NEUE ERGEBNISSE DER NERVENPHYSIOLOGIE

SECHS VORTRÄGE

VON

ALEXANDER v MURALT
DR MED ET PHIL
PROFESSOR FÜR PHYSIOLOGIE AN DER UNIVERSITÄT BERN

MIT EINEM METHODISCHEN ANHANG
GEMEINSAM BEARBEITET MIT
PROF DR MED SILVIO WEIDMANN

MIT 158 ABBILDUNGEN

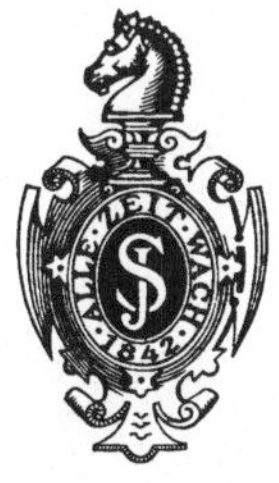

SPRINGER-VERLAG
BERLIN · GÖTTINGEN · HEIDELBERG
1958

ISBN-13 978-3-642-87588-5 e-ISBN-13 978-3-642-87587-8
DOI 10 1007/978-3-642-87587-8

Softcover reprint of the hardcover 1st edition 1958

In memoriam

HERMANN REIN habe ich zum erstenmal 1929 am Internationalen Physiologenkongreß in Boston gesehen. Umgeben von einem Kreis von Zuhörern stand der damals 31jährige, gedrungene, in so eigenartiger und anziehender Weise in sich selbst ruhende Mann vor seiner Thermostromuhr, die er mit hochgezogenen Augenbrauen und vibrierender, eindringlicher Stimme erklärte. Auf Einwände antwortete er mit einem Aufleuchten seiner ungewohnlich großen und glanzenden Augen, gefolgt von einem leichten Lacheln und einer mit sparsamen Handbewegungen begleiteten messerscharfen, intelligenten Replik. Aus dieser Begegnung entstand unsere Freundschaft. HERMANN REIN konnte aber nicht nur ernst sein, sondern auch wunderbar lachen, wenn er die neuesten Kinderaussprüche von seiner Urschi und seinem Hansel mit dem Behagen eines Spitzweg ausmalte. Er war in der süddeutschen Landschaft aufgewachsen und hatte aus diesem Boden einen prachtvollen Natursinn, eine wunderbare Naturlichkeit und viel Gefühl für das Lustige im Leben mitbekommen. Achtzehn Jahre später sehe ich in der Erinnerung den sorgenvollen Rektor der Georgia Augusta-Universität zu Göttingen, auf dessen Schultern der Wiederaufbau nicht nur seiner Universität, sondern auch die Verantwortlichkeit um das Wiederaufleben der Wissenschaft in Deutschland und das Mitfühlen um die geistige Not der Studenten und jungen Assistenten lastete. Ich sehe den Mann, der zur Feder griff, um mahnend in die Zukunft zu weisen, dem die leibliche Versorgung der Studenten in diesen schweren Jahren ein persönliches Anliegen war und der sein Institut zu einer Zufluchtsstatte für alle Entwurzelten gemacht hatte.

Seine intuitive Fähigkeit, die richtigen biologischen Objekte für die wissenschaftlichen Untersuchungen aufzuspüren, seine Ehrfurcht vor den Gleichgewichten des Lebens, die zu stören er sich als Experimentator hütete und seine sichere Vorahnung von Zusammenhängen, die er dann streng naturwissenschaftlich-experimentell anging, hangen mit dem Elternhaus, mit der künstlerischen Veranlagung und seiner Bodenstandigkeit zusammen. Zu diesen Gaben gesellte sich ein starker Gerechtigkeitssinn, gepaart mit einem seltenen Verantwortungsgefuhl und ausgleichendem Verständnis für das Leben. Es ist kein Zufall, daß ihn, der das Ausgeglichene in den menschlichen Beziehungen liebte, die Ausgleichsvorgänge der Lebensfunktionen so stark in ihren Bann zogen. Die „Steuerung“ in den Lebensäußerungen war es, die ihn interessierte. Er wollte wissen, wie der Coronarkreislauf gesteuert wird, wie der Skeletmuskel bei Arbeit mit vermehrten Blutmengen versorgt wird, wie das Herz auf wachsende Belastungen anspricht und welche Rolle die Kollateralkreisläufe in diesen Blutverlagerungsmechanismen spielen. Mit seinem Tod am 14. Mai 1953 hat Deutschland einen großen Sohn, die Physiologie einen ihrer Besten und die große Schar der Freunde und Schüler ihren lieben „Vater Rein“ verloren.

Dem Andenken meines Freundes Hermann Rein widme ich dieses Buch.

Vorwort

Die Nervenphysiologie hat im letzten Jahrzehnt so bemerkenswerte Fortschritte erzielt, daß es mir immer besonderen Genuß bereitet, darüber zu berichten, auch wenn mein eigener Forschungsbeitrag recht gering ist. Aber in der Wissenschaft, ebenso wie in der Musik, braucht es nicht nur Komponisten, die die neuen Werke schaffen, sondern auch Orchester-Dirigenten, die sie zur Aufführung bringen. Nur als solcher fühle ich mich berufen und habe versucht, größeren Hörerkreisen den besonderen Zauber dieses mit feinsten Verfahren arbeitenden Forschungsgebietes zu übermitteln und ihn begreifbar zu machen, wobei die Forderung nach Gemeinverständlichkeit, bei gleichzeitiger wissenschaftlicher Exaktheit, besondere Anforderungen an den „Dirigenten" stellt. Ob es mir bei der Niederschrift der Vorträge, die alle frei und teilweise in englischer und französischer Sprache gehalten wurden, gelungen ist, die unmittelbare Wirkung des gesprochenen Wortes zu wahren, muß der Leser beurteilen. Einen Vorteil hat die Niederschrift und Drucklegung eines Vortrages: die Abbildungen, die als Projektionsbilder viel zu rasch verschwinden, können eingehend betrachtet werden und außerdem kann der Leser im Literaturverzeichnis den oft erwünschten Anschluß an die im Grunde noch viel faszinierendere Originalliteratur finden. Die Beschriftung der Abbildungen habe ich so gehalten, daß sie für sich selbst sprechen sollen und im Text nur noch kurze Hinweise erfordern. Einen Nachteil, der mit der Niederschrift von Vorträgen unvermeidbar ist, muß der Leser leider in Kauf nehmen — die Wiederholung gleicher Tatsachen in den verschiedenen Kapiteln und eine teilweise Überschneidung der Gebiete. Ich habe bei der Abfassung versucht, diesen Mangel soweit es ging zu beheben, konnte ihn aber nicht überall ausmerzen und muß um Nachsicht bitten.

Von sehr vielen Seiten wurden in den letzten Jahren die wissenschaftlichen Arbeiten am Hallerianum in Bern in großzügiger Weise gefördert. Durch den Druck dieser Vorträge und Studien möchte ich allen denen, die sich für unsere experimentelle Arbeit interessiert haben, ein Zeichen der großen Dankbarkeit für das Vertrauen geben, das mir und meinen Mitarbeitern immer entgegengebracht wurde.

Bern, im Oktober 1957

A. v. Muralt

Inhaltsverzeichnis

Dank

Die in diesem Buch dargestellten eigenen Methoden hätten nicht ausgebaut werden können, wenn uns nicht folgende Stiftungen und Instanzen großzügig geholfen hätten: Ciba-Stiftung für chemische, medizinische und technische Forschung; Emil Barell-Stiftung zur Förderung der medizinisch-wissenschaftlichen Forschung; Eidgenössische Kommission zur Förderung der wissenschaftlichen Forschung durch Arbeitsbeschaffungskredite, Unterrichtsdirektion des Kantons Bern.

Bei der Abfassung des Manuskriptes haben mir meine treuen Mitarbeiter und Mitarbeiterinnen geholfen: D. Bussmann, H. Chr. Luttgau, H. P. Gurtner, H. A. Kunz, V. Halász und S. Weidmann. Dankbar denke ich auch an die übrigen Instituts-Mitglieder, die während der Arbeit am Buch durch treue Pflichterfüllung für eine unbeschwerte Atmosphäre gesorgt haben.

Dem Springer-Verlag danke ich für großes Verständnis und stete Freundschaft!

Hinweis

Die Vorträge der verschiedenen Kapitel wurden bei folgenden Anlässen gehalten:

1 *Kapitel:* Rektoratsrede 1955 in Bern und
Gastvorlesung 1956 am Rockefeller-Institut in New York

2 *Kapitel:* Gastvorlesung 1956 an der Universität München
Gastvorlesung 1956 am Rockefeller-Institut in New York
Aschoff-Vorlesung 1956 an der Universität Freiburg i Br
Halliburton Lecture 1957 am King's College, London

3 *Kapitel:* Gastvorlesung 1955 an allen holländischen Universitäten
Gastvorlesung 1957 am Rockefeller-Institut in New York

4 *Kapitel:* Erweiterte Bearbeitung eines 1954 an der Universität Tübingen gehaltenen Vortrages

5 *Kapitel:* Gastvorlesung 1956 an der Sorbonne, Paris
Gastvorlesung 1957 in Caracas, Venezuela
Gastvorlesung 1957 am Rockefeller-Institut in New York

6 *Kapitel:* Studie nach einer Gastvorlesung 1954 in Wuppertal

Verzeichnis der im Text gebrauchten Abkürzungen

sec	=	Sekunde
msec	=	Milli-Sekunde $= 10^{-3}$ sec
μsec	=	Mikro-Sekunde $= 10^{-6}$ sec
kg	=	Kilogramm
g	=	Gramm
mg	=	Milligramm $= 10^{-3}$ g
μg	=	γ = Mikrogramm $= 10^{-6}$ g
mμg	=	mγ = Millimikrogramm $= 10^{-9}$ g
m	=	Meter
cm	=	Zentimeter $= 10^{-2}$ m
mm	=	Milli-Meter $= 10^{-3}$ m
μ	=	Mikro-Meter $= 10^{-6}$ m
mμ	=	Milli-Mikro-Meter $= 10^{-9}$ m
Å	=	0,1 Milli-Mikro-Meter = Ångstrom $= 10^{-10}$ m
M	=	Mol/Liter
mM	=	Milli-molare Konzentration $= 10^{-3}$ M
μM	=	Mikro-molare Konzentration $= 10^{-6}$ M
mμM	=	Milli-mikro-molare Konzentration $= 10^{-9}$ M
pM	=	Piko-molare Konzentration $= 10^{-12}$ M
F	=	Farad
μF	=	Mikro-Farad $= 10^{-6}$ F
$\mu\mu$F	=	pF = Piko-Farad $= 10^{-12}$ F
Ω	=	Ohm
kΩ	=	Kilo-Ohm $= 10^{3}\,\Omega$
MegΩ	=	Meg-Ohm $= 10^{6}\,\Omega$
mho	=	Reziprokes Ohm = Leitfähigkeit
Hz	=	Hertz = Frequenz $1 \cdot \mathrm{sec}^{-1}$
kHz	=	Kilo-Hertz = Frequenz $10^{3} \cdot \mathrm{sec}^{-1}$
Mega Hz	=	Mega-Hertz = Frequenz $10^{6} \cdot \mathrm{sec}^{-1}$
cal	=	Gramm Kalorie
mcal	=	Milli-Gramm Kalorie $= 10^{-3}$ cal
μcal	=	Mikro-Gramm Kalorie $= 10^{-6}$ cal
V	=	Volt
mV	=	Milli-Volt $= 10^{-3}$ V
μV	=	Mikro-Volt $= 10^{-6}$ V
A	=	Ampère
mA	=	Milli-Ampère $= 10^{-3}$ A
μA	=	Mikro-Ampère $= 10^{-6}$ A
m/sec	=	Meter pro Sekunde
R	=	Gaskonstante
T	=	Absolute Temperatur
F	=	Faradaysche Konstante (nicht zu verwechseln mit F als Maß für eine Kapazität)
ln	=	Logarithmus naturalis
log	=	Dekadischer Logarithmus
e	=	Basis der natürlichen Logarithmen

1. Die Grundlagen der Entwicklung der Neurophysiologie

Allgemeine Voraussetzungen

„Wir haben hier gerade ein sehr schönes Nordlicht auf unserem Radarschirm“, mit diesen Worten wurde ich vor einigen Jahren in Mittel-England, beim Besuch einer radio-astronomischen Großanlage in ein Laboratorium eingeladen — und in der Tat! Auf dem Schirm eines Elektronenstrahloszillographen war das schönste Nordlicht zu sehen, in allen Faltungen seines herrlichen Strahlenvorhanges prachtvoll gezeichnet, für mich so gut sichtbar, als ob ich irgendwo hoch im Norden auf dem 80. Breitengrad stünde und in den nächtlichen Polarhimmel hinaufblicken könnte — und das alles bis in die kleinste Einzelheit erkennbar, in einem 2000 Kilometer vom Objekt entfernt liegenden Laboratorium, morgens um 10 Uhr, bei vollem Tageslicht, im Herzen von Mittel-England! Der Begriff „so weit das Auge reicht“ hat heute durch die Kopplung der optischen Sinneswahrnehmung mit der Radar-Technik eine gewaltige räumliche Ausdehnung und Loslösung von den optischen Sichtbedingungen erhalten. Die Zwischenschaltung der Radiowelle zwischen das Objekt und unser Auge macht „Unsichtbares“ plötzlich sichtbar. Ganz allgemein kann gesagt werden, daß die Entwicklung der modernen wissenschaftlichen Instrumente unsere Wahrnehmung der Außenwelt nicht nur verfeinert, sondern auch erweitert hat. Das Beobachtbare wird durch Umwandlung und Einschaltung besonderer Verfahren aus der Ferne herangeholt und in etwas sinnlich Wahrnehmbares umgeformt. Alle dieser Umwandlung dienenden Geräte, durch die unser Wahrnehmungs- oder Perzeptionsbereich in das Gebiet des direkt nicht mehr Wahrnehmbaren ausgedehnt wird, können als *Transformations-Perzeptoren* bezeichnet werden. Gleichzeitig weiten diese Instrumente unsere Perzeption aber auch räumlich über unsere gewöhnliche Wahrnehmungsgrenze hinaus, wobei neue Welten der makroskopischen, wie auch mikroskopischen Dimensionen erschlossen werden. Dieses Prinzip kann *Tele-Perzeption* genannt werden. In der modernen Forschung kommen fast immer Instrumente zur Anwendung, die beide Prinzipien verbinden, d. h. sowohl durch Transformation, wie auch durch Vergrößerung des Sehwinkels, das im erweiterten Wahrnehmungsraum liegende sichtbar machen. Das beste Beispiel für die Verknüpfung dieser beiden Bauprinzipien ist das Elektronenmikroskop, bei dem das Auflösungsvermögen durch Verwendung von Elektronen als „Strahlung“ und elektrischen oder magnetischen Linsen als Abbildner ungeheuer verfeinert wurde (Tele-Perzeption) und die Transformation durch Auffangen des unsichtbaren Bildes auf der photographischen Platte oder auf einem Fluorescenzschirm in ein sichtbares Bild erfolgt. Ein weiteres Beispiel ist das Fernsehmikroskop (vgl. ZWORYKIN 1957), bei dem die Fernsehkamera die Rolle des Auges übernimmt. Das unsichtbare Bild des Gewebes, das in raschem Wechsel mit drei verschiedenen UV-Wellenlängen belichtet wird, wird in der Fernsehkamera umgeformt. Auf dem Fernsehschirm entsteht ein farbiges Bild, in welchem Rot-Grün-Blau den 3 unsichtbaren UV-Wellenlängen entsprechen (Farben-Transformation).

Ist es möglich mit Instrumenten, die auf diesen Grundsätzen der Tele- und der Transformations-Perzeption aufgebaut sind, *unser eigenes* Nervensystem zu erforschen? Können wir die physiko-chemischen Grundlagen unseres eigenen Fühlens, Handelns und Denkens mit solchen Instrumenten erfassen? Können wir diese Vorgänge unseres eigenen Daseins vor den Spiegel der wissenschaftlichen Deduktion und Analyse stellen und ist ein solches Vorgehen erkenntnistheoretisch möglich, oder stoßen wir auf eine a priori gesetzte Schranke?

Vierfach ist das Methodengefüge der modernen naturwissenschaftlichen Forschung (MAX HARTMANN 1953). Induktion und Deduktion beherrschen das Bestreben, die Erscheinungswelt zu rationalisieren und die in der Natur beobachteten Vorgänge in das Gefüge der Kausalität einzuordnen. Vergleichung und Experiment sind die Methoden, mit denen wir unsere Kenntnisse erwerben und erweitern. Der auf ARISTOTELES zurückgehenden reinen oder generalisierenden Induktion ist durch GALILEO GALILEI der „*metodo risolutivo*" als neue analytische Methode gegenübergestellt worden. Diese Methode der sog exakten Induktion hat in der Entwicklung der Naturwissenschaften eine immer größere Bedeutung erlangt. Die Analyse des einzelnen Falles ist an Stelle der Vergleichung zur Grundlage der Entdeckung neuer Naturgesetze geworden. Verallgemeinerung ist dann die Folge der neuen Erkenntnis, und nicht umgekehrt, wie es ARISTOTELES und auch BACON aufgefaßt haben! In der Verallgemeinerung spielt aber die generalisierende Induktion doch die entscheidende Rolle, denn sie hat das Allgemeingültige nicht nur zum Ziel, sondern auch zur Voraussetzung.

Faßt man die in direkter und indirekter Naturbeobachtung, also die mit Hilfe der Tele- und Transformations-Perzeption gewonnenen „Sinneserfahrungen" in der weitesten Bedeutung zusammen, so bleiben sie gestaltlos, solange sie nicht geordnet werden. KANT hat als Ordnungsprinzip die Kategorien als aprioristische Elemente postuliert. Die positivistisch eingestellten Erkenntnistheoretiker wie MACH und VERWORN haben den Inhalt der sog. Kausalurteile über die Sinneserfahrung auf Funktionsbeziehungen, d. h. also auf die mathematische Formulierung des Zusammenhanges Ursache—Wirkung reduziert. Die Einführung der Quantentheorie durch MAX PLANCK gab aber dann zu der Frage Anlaß, ob die bis zum Beginn des 20. Jahrhunderts vorherrschenden Kausalvorstellungen überhaupt noch Gültigkeit haben. NERNST (1922) behandelte in seiner Rektoratsrede diese Frage sehr eingehend (vgl. auch SCHOTTKY 1921), und als 1927 HEISENBERG durch die Formulierung der *Unbestimmtheitsrelation* ein neues Prinzip in der Beschränkung der Erfaßbarkeit aufzeigte, gewann die Diskussion über die Kausalität erneute Bedeutung. Heute stehen wir mehr denn je auf dem Standpunkt, daß Funktionsbeziehungen immer das maßgebende Ordnungsprinzip für unsere „Sinneserfahrungen" und die Grundlage für die Voraussagbarkeit neuer Zusammenhänge sind. Die „Anschaulichkeit" ist, besonders in der modernen theoretischen Physik, fast ganz verlorengegangen; an ihre Stelle ist eine neue Art von „Anschaulichkeit", besonders für die jüngere Generation, getreten: in der Atomwelt haben Begriffe wie „spin", „Proton" usw. eine Vorstellungsrealität angenommen, als ob man sie sehen könnte, und mathematische Operationen, die ganz bestimmte Ereignisse und Befunde voraussagen lassen, die der experimentellen Prüfung zugänglich sind, bekräftigen die Erfaßbarkeit dieser neuen Vorstellungswelt. Solange diese Voraussagen sich bestätigen, ist das Kausalitätsprinzip gesichert, auch wenn die Anschaulichkeit im strengen Sinn verloren gegangen ist.

Wir leben heute in einer Epoche, die als das Zeitalter der Naturwissenschaft und Technik in die Geschichte eingehen wird, und vor 10 Jahren haben wir sogar die Schwelle zu einem sinnlich überhaupt nicht mehr wahrnehmbaren Reich, die Schwelle zur Erschließung der Atomwelt, überschritten. Ungewöhnliche Leistungen des menschlichen Geistes, hoch aus dem Durchschnitt der Menschheitsgeschichte herausragend, besondere Epochen über den gleichmäßigen Fluß des Lebens heraushebend, kommen nur selten und dann zeitlich und räumlich immer sprunghaft vor. Die großen Kulturepochen der Sumerer, Ägypter, Hellenen oder der Menschen der Renaissance sind zeitliche Marksteine; Chaldäa, Ägypten, Griechenland und Nord-Italien waren die Schauplätze ungewöhnlicher Dichtigkeit der Lebensintensität, und wir — wir leben zweifellos im Anbruch des neuen Atomzeitalters, mit einer weltweiten Bühne der Handlung!

Die Wegbereiter der Neurophysiologie

Die Wegbereiter waren die großen Naturforscher des 17. und 18. Jahrhunderts, die, meist unverstanden von ihren Zeitgenossen, mit mathematischen Analysen, mit einer scharfen Beobachtung bedeutungsvoller Einzelfälle und der generalisierenden Induktion Grundlagen geschaffen haben, auf denen, beginnend in der Mitte des 19. Jahrhunderts, eine Entwicklung der Naturwissenschaften in die Breite und Tiefe einsetzte, die von diesen Vorläufern niemals hätte erahnt werden können. EDWIN COHN (1946, 1947), der verstorbene bedeutende Erforscher der physikalischen Chemie der Eiweiße, hat in einer geistvollen Studie die Wurzeln der modernen Naturforschung und

Medizin verfolgt und versucht, Stammbäume der führenden Gedanken aufzustellen. Die Entdeckung der Eigenschaften der Elektrizität und der Radioaktivität, die Erforschung der Gasgesetze und der Kinetik und die chemische Strukturforschung in Verbindung mit analytischer Geometrie, höherer Mathematik und Relativitätstheorie werden in dieser Betrachtung zu den Stammeseltern der großen Familie der modernen exakten und beschreibenden Naturwissenschaften.

Die Erfassung des Wesens der Elektrizität, die zentral den Anbruch der gewaltigen technischen Entwicklung in unserer Zeit ausgelöst hat, hängt interessanterweise mit Beobachtungen an lebenden Objekten zusammen. LAURENS STORM VAN'S GRAVESANDE war in den 50er Jahren des 18. Jahrhunderts wohl der erste, der eine elektrobiologische Erscheinung als solche erkannt hat, indem er die elektrische Natur des Schlages des Zitteraales Gymnotus electricus beschrieb, und ADANSON hat ungefähr zur gleichen Zeit den elektrischen Strom des Zitterwelses oder Raasches, wie ihn die Araber nennen (Malapterurus electricus), durch metallische Leiter abgeleitet (vgl. SACHS 1881). Der nächste entscheidende Schritt war GALVANIS Entdeckung der Zuckung eines Muskels durch Anlegen von Metallbögen (20. September 1786), ein Versuch, der von VOLTA kritisch und in richtiger Weise als äußere Reizstromwirkung erklart wurde.

Die eigentliche Grundlage der Elektrophysiologie wurde aber erst gelegt, als GALVANI im Sommer 1793 die Zuckung ohne Metalle zeigen und damit den Beweis für die im erregbaren Organ selbst entstehende Elektrizität erbringen konnte. Damit wurde es klar, daß bestimmte Gewebe Potentialdifferenzen erzeugen können, und daß diesen bioelektrischen Erscheinungen eine besondere Bedeutung zukommt, die in der Folge viele bedeutende Forscher beschäftigt hat.

Im 19. Jahrhundert haben 1840—1843 DU BOIS-REYMOND und MATEUCCI unabhängig zum erstenmal das Ruhepotential des Muskels und Nerven gemessen[1], 1843 hat DU BOIS-REYMOND das Aktionspotential des Nerven entdeckt[2], 1850 bestimmte HELMHOLTZ als erster die Geschwindigkeit der Nervenleitung, 1863 konnte BERNSTEIN die diskontinuierliche Natur des Aktionspotentials und seine Fortpflanzung als Welle über den Nerven beweisen, 1894 hat HERING zum erstenmal das positive Nachpotential des Nerven beobachtet, und 1897 haben GOTCH und BURCH wahrscheinlich als erste Nerven-Aktionspotentiale registriert (vgl. NAGEL 1909).

Mit dem Beginn des 20. Jahrhunderts nahm die Zahl der Arbeiten sehr rasch zu und die Neurophysiologie begann ihre Entwicklung in verschiedene Richtungen auszudehnen. Besondere Einzelleistungen treten weniger hervor als Erfolge ganzer *Arbeitsgruppen* mit gleicher Arbeitsrichtung.

[1] Es betragt etwa 70—90 mV, innen negativ gegen außen.
[2] Es beträgt etwa 110—130 mV, außen negativ gegen innen.

Mit elektrischen Sonden (sog. Mikroelektroden von weniger als einem $^1/_2\,\mu$ Durchmesser; vgl. S. 230) können heute nicht nur einzelne Nerven- und Muskelfasern elektrisch „abgetastet“ werden, sondern sogar einzelne Nervenzellen in der Netzhaut des Auges, im Rückenmark und im Gehirn. Der Elektronik, in Verbindung mit einer hochentwickelten Mikrotechnik, verdankt die Neurophysiologie ihre bedeutendsten Fortschritte, gelingt es doch seit den 30er Jahren dieses Jahrhunderts, das, was wir Erregung, Leitung, Bahnung

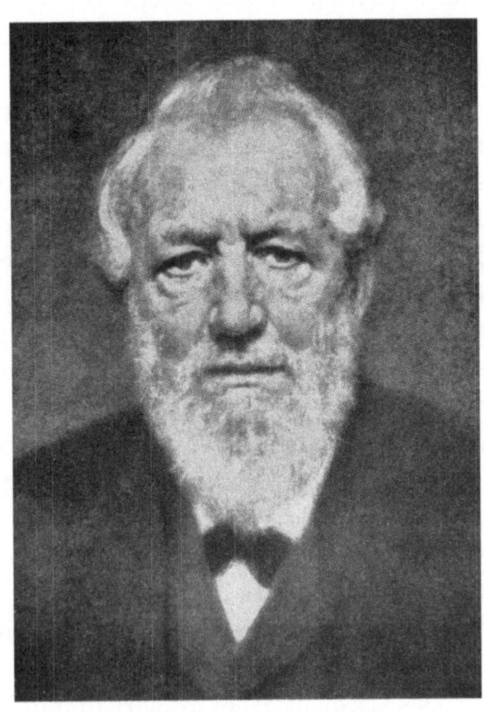

Abb. 1 Emil Du Bois-Reymond (1818—1896), Professor der Physiologie in Berlin. Sein Hauptwerk, die „Untersuchungen über tierische Elektrizität“ (1848), machte ihn zu einem der Führer in einer physiologischen Forschungsrichtung, die man heute Biophysik nennen würde. Sein Vortrag „Über die Grenzen des Naturerkennens“ endete mit dem berühmt gewordenen „Ignoramus — ignorabimus“

und Hemmung nennen, an einzelnen nervösen Elementen nicht nur exakt elektrisch abzuleiten, sondern auch zu registrieren und auf dem fluorescierenden Schirm des Kathodenstrahl-Oszillographen dem Auge sichtbar und durch die Photographie dauernd reproduzierbar zu machen. Ja, es ist sogar möglich, mit Lautsprechern diese Vorgänge einem großen Auditorium hörbar vorzuführen. Die elektronische Technik spielt in keinem Gebiet der Biologie eine so entscheidende Rolle wie gerade in der Neurophysiologie, wo sie die eigentliche Plattform ist, von der aus die wissenschaftliche Forschung erfolgreich ins Unbekannte vorstoßen kann. An die Stelle des beobachtenden Auges tritt heute das messende und registrierende elektronische Gerät.

Diese technischen Hilfsmittel haben den Fortschritt entscheidend beeinflußt. Die Neurophysiologie, wie das ganz allgemein in den Naturwissenschaften der Fall ist, fußt auf verhältnismäßig wenigen, dafür klar und scharf gefaßten Grundgedanken, die für die großen Ströme wissenschaftlicher Arbeit zum breiten Flußbett wurden, und daher in ihren quellenhaften Anfängen heute nicht mehr ganz leicht erkennbar sind. Von diesen Quellen soll nun die Rede sein.

Das Signal der Nervenleitung

Die *Neurophysiologie* ist die Lehre von den Lebensvorgangen und den Aufgaben der nervösen Elemente unseres Körpers. Bausteine des Nervensystems sind die nervösen Zellen und ihre Ausläufer, die als die peripheren und zentralen Leitungsbahnen große Distanzen überbrücken. Die nervösen Zellen, je nach Aufgabe vielfach differenziert, als Empfänger oder Receptoren für Licht, Schall, Warme, Kalte, Geruch, Geschmack, Getast, innere Spannungen, chemische Zusammensetzung und Druck des Blutes, oder als Zellen der Hirnrinde, der Stammganglien, des Ruckenmarkes und des autonomen Nervensystemes, kommen in großer Vielfalt und Aufgabenverteilung im Körper vor. Bei der messenden Untersuchung zeigen diese Zellen aber doch, daß sie im Prinzip alle den gleichen Grundgesetzen folgen und sehr ähnlich gebaut sein müssen. Sie sind untereinander durch die nervosen Leitungsbahnen verbunden. Die Zahl der Bahnen im menschlichen Körper abzuschätzen ist sehr schwer. Allein die aus dem Rückenmark in die Peripherie austretenden sog. efferenten Fasern, und die dem Rückenmark zulaufenden afferenten Fasern machen zusammen mehr als 1,2 Millionen aus. Ebenso viele verschiedene Einzelnachrichten erreichen und verlassen ständig unser zentrales Nervensystem, und es erscheint erstaunlich, wie wenig wir von diesem riesigen Geschehen im Nachrichtennetz unseres Körpers, das mindestens so verzweigt ist, wie das gesamte Telephonnetz der Schweiz, bewußt wahrnehmen. Damit entsteht die wichtige Frage: was ist eine nervöse Nachricht, und wie wird sie übermittelt?

Das Element jeder Nachrichtenübermittlung ist das Signal. In den Anfängen der Schweizerischen Eidgenossenschaft wurden Nachrichten durch das Entzünden von Höhenfeuern bis in die entferntesten Bergtäler hinaufgetragen (einfaches Lichtsignal). NELSON's letzter Befehl bei Trafalgar: „England expects that every man will do his duty", wurde durch das Aufziehen von 12 Flaggenzeichen, die durch Kombination von 10 verschiedenen Signalflaggen in Gruppen von 2 und 3 zusammengesetzt waren, der ganzen englischen Flotte übermittelt (verfeinertes optisches Signal); telegraphisch werden Nachrichten mit Morsezeichen unter Verwendung von nur 2 Signalen, „Punkt" und „Strich", übermittelt. Wesentlich in der Nachrichtenübermittlung ist immer die Entsendung eines oder mehrerer Signale, verbunden mit der „Verabredung" zwischen Aufgeber und Empfänger, d. h. der Kenntnis dessen, was bestimmte Folgen von Signalen zu bedeuten haben. Beim Aufgeber erfolgt zuerst die Verschlüsselung oder Chiffrierung, d. h. die Umformung der Nachricht in die Signalsprache, dann die Übermittlung und beim Empfänger die Entzifferung oder Dechiffrierung. Wie ist die Nachrichtenübermittlung im Nervensystem?

Im Nervensystem wird die Chiffrierung von den nervösen Receptoren besorgt. Sie wandeln, je nach ihrer besonderen Aufgabe, Licht, Schall, Wärme, Kälte, chemische Reize, Druck und Zug usw. in ein der Intensität des Reizes angepaßtes Generatorpotential um (Transformation in ein bioelektrisches Potential). Das Generatorpotential erzeugt einzelne Erregungsimpulse, die über die Leitungsbahnen fortlaufend das „Signal" der nervösen Nachrichtenübermittlung sind (Transformation der Nachricht in eine Signalfolge). Die Häufigkeit oder Frequenz dieser Signale ist der Intensität des Reizes bzw. der Größe des Generatorpotentiales angepaßt, es findet also eine Transformation der Intensität des Reizes in „Signalfrequenz" statt. Es gibt aber auch Receptoren, die umgekehrt arbeiten und nicht etwa das Vorhandensein eines Reizes melden, sondern das Gegenteil: das Fehlen. Die sog. „off"-Receptoren der Netzhaut des Auges reagieren z. B. auf das Aufhören von Licht und verstummen bei Belichtung! — Erstaunlicherweise bedient sich das Nervensystem für seine gesamte Nachrichtenübermittlung, soweit wir es heute wissen, nur *eines einzigen* Signales. Dieses wichtige Signal ist der Erregungsimpuls oder die einzelne Erregungswelle, elektronisch leicht als Aktionspotential meßbar, das je nach der besonderen Art der Nervenfaser mit Geschwindigkeiten von 0,1 m/sec bis zu 160 m/sec fortgeleitet wird und während des „Laufes" auf den Nervenfasern eine Ausbreitung von einigen Zentimetern hat.

Das Alles-oder-Nichts-Gesetz

Der amerikanische Physiologe H. P. Bowditch hat 1870 im Laboratorium von Carl Ludwig bei der Untersuchung der künstlich durch Reiz ausgelösten Kontraktion des Herzens ein Gesetz gefunden, das als „Alles-oder-Nichts-Gesetz" berühmt geworden ist (Bowditch 1871). Es besagt, daß die Zustandsveränderung auf einen Reiz entweder ganz oder gar nicht eintritt, daß sich also ein quantenhafter Vorgang abspielt, der bei Vorliegen verschiedener Elemente mit unterschiedlicher Reizschwelle zwar abstufbar ist, aber immer nur in festgelegten Quanten einzelner „Alles-oder-Nichts"-Antworten. Lange Zeit schien es so, als ob dieses Gesetz nur für das Herz als Besonderheit gelte. 1902 stellte aber Gotch fest, daß die Fortpflanzung und die Dauer des Erregungsimpulses in Nervenfasern unabhängig von der Reizstärke ist, und er beobachtete richtig, daß die bei immer schwächer werdenden Reizen feststellbare Verminderung des Reizerfolges (submaximales Gebiet) auf das sukzessive Ausfallen von Fasern mit hoher Reizschwelle und damit auf die allmähliche selektive Aussonderung der empfindlichsten Fasern zurückzuführen sein müsse. Symes u. Veley (1911) fanden, daß ein Erregungsimpuls eine blockierte Faserpartie entweder passieren kann oder nicht, daß aber die Stärke des Reizes ohne jeden Einfluß auf den Vorgang ist. Dieses Verhalten wurde von Verworn (1913) und seiner Schule genauer untersucht, die fanden, daß bei Narkose die Leitung durch eine narkotisierte Strecke immer im gleichen

Zeitpunkt ausfiel, unabhängig davon, wie stark der gesetzte Reiz war. ADRIAN (1914) hat dies in besonders überzeugenden Versuchen bestätigt, zu einer Zeit, als noch keine elektronischen Geräte zur Verfügung standen! Der endgültige und schlüssige Beweis, daß auch die Nervenfasern dem „Alles-oder-Nichts-Gesetz" folgen, wurde durch eine Pionierarbeit von ADRIAN und YNGVE ZOTTERMAN 1926 erbracht, als sie zum ersten Mal das elektrische Aktionspotential einer einzelnen Nervenfaser ableiten konnten und fanden, daß seine Höhe *völlig unabhängig vom Reiz* ist und streng dem „Alles-oder-Nichts-Gesetz"

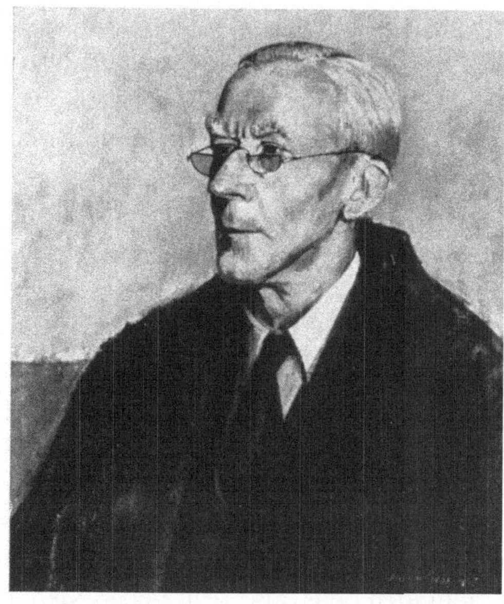

Abb. 2 LORD ADRIAN OF CAMBRIDGE (geb. 20. November 1889), Master of Trinity College in Cambridge, Nobelpreis 1932. Seine beiden Hauptwerke sind "The basis of sensation" (1928) und „The mechanism of nervous action" (1932). ADRIAN hat als Professor der Physiologie in Cambridge hervorragende Wissenschaftler an das Institut zu ziehen gewußt und sich als Präsident der Royal Society um die Förderung der Forschung in der Nachkriegsperiode in England große Verdienste erworben

folgt. ADRIAN und ZOTTERMAN hatten mit ihrer experimentellen Methode und in exakter Induktion an einem neuen Objekt ein bekanntes Gesetz bestätigt und schlossen durch generalisierende Induktion auf Allgemeingültigkeit, eine Folgerung, die sich bis heute in Tausenden von verschiedenen Untersuchungen für alle nervösen Elemente immer wieder experimentell bestätigt hat.

Der Erregungsimpuls kann in seinem „Alles-oder-Nichts"-Verhalten mit einem kippbaren, mit Wasser gefüllten Gefäß verglichen werden, das nach dem Kippvorgang eine Zeitlang leer ist und erst wieder aufgefüllt werden muß, bevor der nächste Kippvorgang auftreten kann. Solange das Gefäß leer ist, ist das Modell absolut refraktär, d. h. es reagiert nicht mehr; bei der langsamen Auffüllung wird es „relativ refraktär". Entsprechend unterscheidet man auch bei erregbaren Objekten eine absolute und relative Refraktärzeit. Die absolute Refraktärzeit, die nach dem Erregungsimpuls im Nerven auftritt, ist sehr kurz (von der Größenordnung einer halben Millisekunde), aber durchaus meßbar. VALLI (1793) war wohl der erste, der am Skeletmuskel das sog. Unerregbarkeitsstadium nach der Aktion entdeckt hat. Er wurde zu diesen

Untersuchungen durch Zweifel an der Richtigkeit der Theorie HALLERs über die Ursache der Kontraktion und Wiedererschlaffung des arbeitenden Herzens angeregt. HALLER glaubte, die Blutfullung als Reiz für den Herzschlag verantwortlich machen zu konnen und sah in der Erschlaffung des Herzens die Folge der Austreibung und somit Beseitigung des Blutreizes. FELICE FONTANA hatte aber 1760 und in den folgenden Jahren schon gezeigt, daß das Herz mit einem Nadelstich gereizt werden kann, auch wenn es leer ist, so daß damit HALLERs Blutreiztheorie falsch sein muß. Bei diesen Versuchen beobachtete er auch, daß ein mit Nadelstich gereiztes Herz für kurze Zeit ganz unerregbar bleibt. Über die Refraktarzeit an Muskeln wurde in der Folge sehr viel gearbeitet. An Nerven konnte die Refraktärphase aber erst verhältnismäßig spät von ADRIAN zum ersten Mal 1921 gemessen werden, weil fur diese Untersuchung wegen der außerordentlich kurzen Zeiten rasch arbeitende Capillarelektrometer notwendig waren.

Die kritischen Größen des Reizes

Eng verknupft mit dem „Alles-oder-Nichts-Gesetz" ist der Begriff der Reizschwelle. In seiner einfachen Fassung konnte man etwa folgendes sagen: Liegt der Reiz unter der Reizschwelle, dann ereignet sich nichts, ist er dagegen überschwellig, dann wird „alles" hergegeben. Die erste kritische Große der Reizschwelle ist diejenige *Reizintensität*, die eben gerade den Kippvorgang der Auslösung des Erregungsimpulses veranlaßt. PFLUGER (1859) hat fur die allgemein übliche elektrische Reizung die wichtige Tatsache entdeckt, daß nur die Kathode in der Lage ist, einen Reiz zu bilden. Wir sagen heute, daß die Kathode depolarisiert und zu einem *Auswärtsstrom* fuhrt. (Im Elektrolyt, und als solchen darf man die Nerven fur diese Betrachtung auffassen, ist es die Wanderungsrichtung der Kationen, die den Stromsinn bestimmt, und unter der Kathode werden sie aus dem Gewebe „abgesogen".) Die von PFLUGER schon gemachte Beobachtung, daß bei Unterbrechung des Stromes an der Stelle, an der vorher die Anode lag, auch ein Reiz entstehen kann, scheint im Widerspruch zu der ausschließlichen Reizwirkung der Kathode zu stehen. Sie wird aber heute im gleichen Sinn gedeutet. Durch den Stromfluß kommt es zunachst zu einer Hyper-Polarisation des Nerven unter der Anode und im Augenblick des Wegfallens der äußeren elektromotorischen Kraft durch Stromunterbruch zu einem Ausgleich, bei dem ein Auswartsstrom dort fließt, wo wahrend des Stromflusses die Anode lag (STAMPFLI 1952). Dieser Strom führt zu einer vorübergehenden Depolarisation, die zur Bildung einer Erregung führen kann.

Die einfache Formulierung „Alles oder Nichts" läßt sich aber heute nicht mehr aufrechterhalten. Ist der äußere Reiz gerade so schwach, daß der Kippvorgang nicht ausgelost wird, so hinterläßt er trotzdem eine Zustandsänderung, die zwar nicht zum Kippen ausreichend ist, aber doch bis zu einer Millisekunde nach dem Reiz noch deutlich nachweisbar bleibt und heute die *unterschwellige*

Erregung (STÄMPFLI 1952), früher „lokale Erregung" oder „lokale Antwort" genannt wurde. VON KRIES u. SEWALL (1881), GILDEMEISTER (1908) und KEITH LUCAS (1910) waren die ersten, die sich mit dieser Erscheinung eingehend beschäftigt haben. Der zeitliche Abfall der unterschwelligen Erregung ist charakteristisch für das erregbare Objekt und so lange unabhängig von der Art des Reizes, als er nur sehr kurz dauert. Die unterschwellige Erregung entspricht somit dem „Nichts" des Gesetzes, dessen prägnante Formulierung

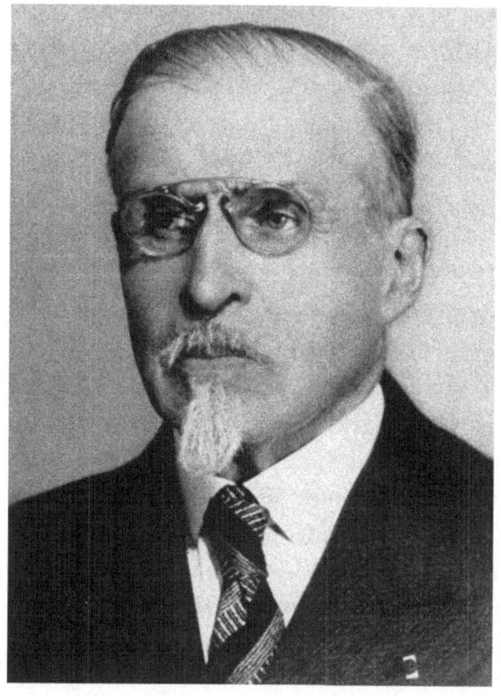

Abb 3 LOUIS LAPICQUE (1866—1952), Professor der Physiologie an der Sorbonne in Paris. Hat zusammen mit seiner Frau sein ganzes Leben der Erforschung des zeitlichen Parameters bei der Erregung gewidmet. Sein Hauptwerk ist „La chronaxie et ses applications physiologiques" (1938). Er hat während Jahrzehnten die französische Physiologie richtunggebend beeinflußt

nicht mehr den heutigen Kenntnissen entspricht. Es wäre besser zu sagen: ein Reiz löst je nach Stärke entweder eine unterschwellige oder eine überschwellige Erregung aus.

Die zweite kritische Größe für die Bestimmung der Reizschwelle ist neben der Intensität die *Zeit*. Je kürzer die Reizdauer oder Flußzeit des Stromes ist, um so größer muß die Reizintensität sein, und die Flußzeit-Intensitätskurve, die für jeden entsprechenden Schwellenwert erhalten wird, ist angenähert eine Hyperbel und wird als *Reizzeitspannungskurve* bezeichnet. J. HOORWEG (1892), G. WEISS (1901), L. und M. LAPICQUE (1903), K. LUCAS (1906) und GILDEMEISTER u. O. WEISS (1903) waren die Pioniere in der Erforschung dieser zeitlichen Zusammenhänge.

Merkwürdigerweise war der dritte kritische Faktor den Physiologen schon vor der Erfassung der Bedeutung der Zeit aufgefallen, und das ist die *Form* des Reizes. Unter Form verstehen wir die in der graphischen Darstellung mit der Intensität als Ordinate und der Zeit als Abszisse sichtbar werdende Reizform. Rechteckige Reize sind, bei gleicher Intensität und Flußdauer, sehr viel stärker wirksam als exponentiell abfallende oder dreieckig an- und absteigende Reize. Die Steilheit des Reizanstieges ist ein bestimmender Faktor, eine Entdeckung, die auf VON KRIES (1884), GILDEMEISTER (1904), K. LUCAS (1907, 1908) und LAPICQUE (1908) zurückgeht. Der Grund für den maßgebenden Einfluß der Reizform ist die Akkommodation (NERNST 1908) oder das „Ausweichen der Reizschwelle" bei langsam ansteigendem Reiz. Ist die Anstiegssteilheit geringer als die Akkommodation, dann gelingt es, mit dem elektrischen

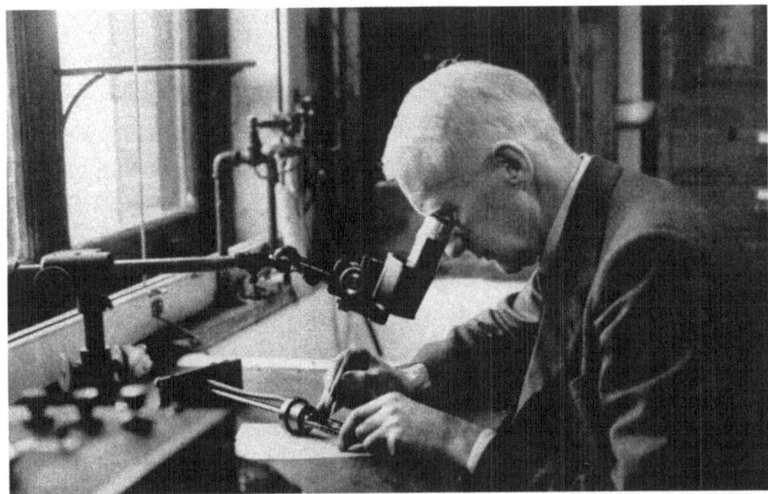

Abb. 4. A. V. HILL (geb 26 September 1886), Research Professor der Royal Society am University College in London. Nobelpreis 1922 HILL hat sich als Lebensaufgabe die Messung der Muskel- und Nervenwärme gestellt, seine selbstentwickelten Methoden immer mehr verfeinert und durch die Verknüpfung theoretischer Gedanken mit seinen Messungen ganz wesentlich zur Entwicklung der Muskelphysiologie und in einigen entscheidenden Fragen auch der Nervenphysiologie beigetragen

Strom ohne Reizung bis zu sehr großen Intensitäten „einzuschleichen". Nicht nur Nerv und Muskel, sondern auch die peripheren Receptoren zeigen ein ähnliches Abklingen ihrer Ansprechbarkeit auf einen Dauerreiz, ein Verhalten, das mit *Adaptation* bezeichnet wird. Die Adaptation der peripheren Receptoren und die Akkommodation des Nerven sind Äußerungen des gleichen Grundprozesses (ADRIAN 1928).

Zwei Zeitfaktoren sind somit für die Erreichung der Reizschwelle und für die Auslösung des Erregungsimpulses maßgebend. Dieser Gedanke ist zum Ausgangspunkt von 3 im Wesen ähnlichen Reiztheorien gemacht worden, die unabhängig je von RASHEVSKY (1933), MONNIER (1934) und HILL (1936) entwickelt wurden. Alle 3 Theorien beschreiben mathematisch-formal, von der Annahme ausgehend, daß im Nerven 2 entgegengesetzte, exponentiell abklingende Prozesse für das Zustandekommen der Erregung und in der Erregung ablaufen, die zu erwartenden Reizgesetze, und ordnen so das in 50 Jahren der Forschung angesammelte experimentelle Material. Wenn man mit GOSTA MITTAG-LEFFLER annimmt, daß exaktes Denken und Mathematik identisch sind,

„Die Zahl ist Anfang und Ende des Denkens,
Mit dem Gedanken wird die Zahl geboren,
Über die Zahl hinaus reicht der Gedanke nicht“,

dann hat mit diesen Reiztheorien das exakte Denken in der Neurophysiologie Einzug gehalten. Eine tiefere Einsicht und ein kausales Verstehen des Wesens des Erregungsvorganges können und wollen diese Reiztheorien aber gar nicht bieten; hier mußte eine ganz neue Auffassung der experimentellen Forschung die Türe zum weiteren Vordringen öffnen.

Die Ionentheorie des Erregungsimpulses

Der für das heutige vertiefte Verständnis des Erregungsvorganges entscheidende Schritt ist (nach meiner Meinung) durch 3 grundlegende und neuartige Arbeiten in den Jahren 1939, 1940 und 1947 gemacht worden. HODGKIN u. HUXLEY haben 1939 mit einer *intra*cellulären Elektrode das Ruhe- und Aktionspotential einer Riesen-Nervenfaser gemessen und sahen, daß das Ruhepotential in der Erregung nicht, wie es die Bernsteinsche Membran- und Depolarisationstheorie forderte und es bisher auch immer angenommen wurde, zu Null depolarisiert wird, sondern daß es sogar darüber hinaus zu einer Umkehr der Ladung an der erregbaren Membran kommt („overshoot“). Merkwürdigerweise war ENGELMANN schon 1873 der erste, der diese Erscheinung, allerdings mit sehr primitiven Methoden, beobachtet hat[1]. CURTIS u. COLE, in den Vereinigten Staaten, fanden 1940 das gleiche wie HODGKIN und KATZ, haben aber den zwingenden Schluß aus dieser Beobachtung nicht gezogen, sondern die Konzeption des entscheidenden neuen Gedankens HODGKIN u. KATZ überlassen, die ihn, in einem für alle Anwesenden unvergessenen (aber leider nicht publizierten) Vortrag nach dem Krieg im Jahr 1947 auf dem Internationalen Physiologenkongreß in Oxford in ganz klarer Formulierung erstmals vorgetragen haben. Zwei Jahre später (HODGKIN u. KATZ 1949a u. b) folgten die klassisch abgefaßten Arbeiten. Damit war die neue *Ionentheorie des Erregungsimpulses* begründet. Ich betone diese zeitlichen Zusammenhänge absichtlich deswegen, weil leider versucht wird, die Originalität dieser Pionierleistung zu verwischen.

[1] ENGELMANN, NUEL u. PEKELHARING berichteten in der Juni-Sitzung der Koniglichen Akademie der Wissenschaften im Jahre 1873 im Haag (Holland). 2⁰. *Electrische verschijnselen bij de contractie.* Elke contractie is van eene negative variatie der stroomen tusschen dwarse en overlangsche doorsnede der kamerspier vergezeld. Zij begint op iedere plaats vóór de verkorting en duurt tot ongeveer aan het einde der systole De variatie schijnt snel haar maximum te bereiken en langzaam weder te verdwijnen. De rigting der kracht (gemeten tusschen natuurlijke overlangsche doorsnede aan de basis en kunstmatige dwarse doorsnede aan de punt) kan gedurende de systole omkeeren. Nog op den top der systole werden belangrijke krachten in omgekeerde rigting geconstateerd.

Nachträglich hat es sich dann herausgestellt, daß wesentliche Ansätze für die Ionentheorie schon zu Beginn des Jahrhunderts vorlagen und nur wegen mangelndem Verständnis und der Unmöglichkeit in der damaligen Zeit, die erforderlichen experimentellen Prüfungen vorzunehmen, der Vergessenheit anheimgefallen waren. Einerseits hat im Jahre 1902 OVERTON eine klassische Arbeitsreihe veröffentlicht, in der er auf die entscheidende Bedeutung der Natriumionen für den Erregungsprozeß hinwies, und andererseits hat JULIUS

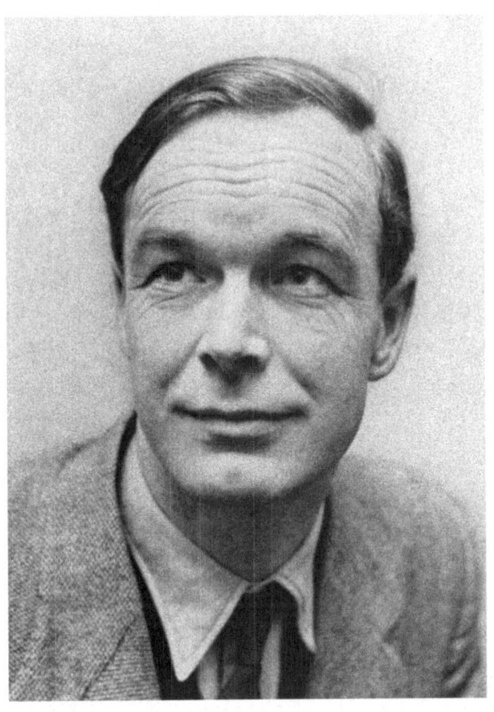

Abb 5 A L HODGKIN (geb 5. Februar 1914), Research Professor der Royal Society in Cambridge Hat in zielbewußter und planmäßiger Weise sich auf die Erforschung der Nervenfunktion konzentriert, die Ionentheorie der Erregung entwickelt und in seinem Kreis eine große Zahl von ganz grundlegenden Arbeiten angeregt und gefordert. Hauptwerk bis jetzt ist „The ionic basis of electrical activity in nerve and muscle“ [Biological Reviews **26**, 339—409 (1951)]

BERNSTEIN (1902) im gleichen Band von Pflügers Archiv eine ebenso bemerkenswerte Studie publiziert, in der er den Erregungsvorgang auf das Verhalten der Plasmamembran bezog (*Membrantheorie von* BERNSTEIN) und auf die selektive Permeabilitat der erregbaren Membran für Kaliumionen und ihre Impermeabilität für andere Ionen im Ruhezustand hinwies. Die Erregung erklärte er als einen plötzlichen Zusammenbruch der selektiven Permeabilität und damit als eine zeitlich beschränkte Depolarisation der Membran, indem er annahm, daß anderen Ionen der Durchtritt durch die Membran gestattet werde, wobei er vermutete, daß es die Anionen seien, die damit zu einem kurzzeitigen Verschwinden der Doppelschicht Anlaß geben.

Ein wesentliches Glied in der Formulierung der Ionentheorie sind die Untersuchungen von CONWAY (BOYLE u. CONWAY 1941; CONWAY 1946, 1947), der die Unhaltbarkeit einer der Bernsteinschen Annahmen bewies, indem er zeigte, daß die erregbare Membran sowohl für Kalium als auch für das

Chloridanion frei passierbar ist und daß die ungleiche Verteilung dieser beiden Ionen und das meßbare Membranpotential einem Donnan-Gleichgewicht an der Membran zugeschrieben werden darf. Damit war der Weg relativ frei für die Entwicklung der neuen Ionentheorie, die sowohl das Ruhepotential wie auch das Aktionspotential mit den ionalen Gleichgewichten und Verschiebungen erklärt und damit die Bernsteinsche Membrantheorie ablöst. HODGKIN und KATZ haben diese Theorie so zwingend und kritisch sorgfältig formuliert, daß sie heute nicht nur das Denken aller Neurophysiologen beherrscht, sondern

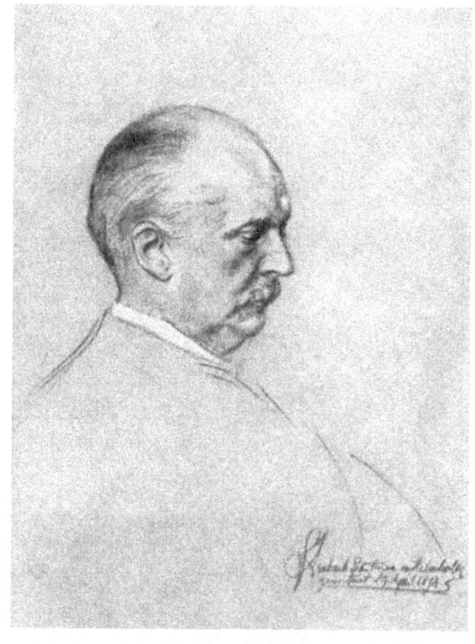

Abb. 6. H. v. HELMHOLTZ (1821—1894), Professor der Physik in Berlin. HELMHOLTZ hat die Physiologie durch die Messung der Leitungsgeschwindigkeit im Nerven, die Entdeckung des Augenspiegels, des Ophthalmometers, die Resonanztheorie des Hörens und viele andere sinnesphysiologische Messungen sehr bereichert. Sein physiologisches Hauptwerk ist das „Handbuch der physiologischen Optik" (1856—1866). Durch seine Schrift „Über die Erhaltung der Kraft" (1847) gehört er mit J. R. MAYER, dem die Priorität zukommt, zu den Begründern der Thermodynamik

richtungweisend für eine große Zahl von neurophysiologischen Arbeiten der letzten Jahre geworden ist (vgl. Kapitel 3).

Für die Nachrichtenübermittlung im Nervensystem ist neben der Erzeugung des Signales natürlich auch seine rasche Weiterleitung maßgebend für die Leistungsfähigkeit. Der Wunderglaube, nervöse Impulse würden in den Nerven unendlich schnell geleitet, wurde 1850 durch HERMANN VON HELMHOLTZ zerstört, der zum ersten Mal an einem Froschnerven die Leitungsgeschwindigkeit des Erregungsimpulses gemessen hat und bei Zimmertemperatur etwa 20—30 m/sec fand. Von da an sind in unzähligen Arbeiten die Geschwindigkeiten in allen Nerven gemessen und miteinander verglichen worden. Auch hier hat die Einführung elektronischer Methoden in der Hand von HERBERT GASSER (vgl. ERLANGER u. GASSER 1937) und seinen Mitarbeitern mit einem Schlag Klarheit geschaffen, indem es sich zeigte, daß in markhaltigen Nerven die Leitungsgeschwindigkeit linear mit dem Durchmesser der betreffenden Nervenfaser zunimmt und daß in einem gemischten Nerven, der 2000—3000 Einzelfasern enthält, nicht etwa eine zufällige

Verteilung der Faserquerschnitte vorherrscht, sondern daß ganz bestimmte Fasergruppen mit relativ einheitlichen Durchmessern vorliegen. Die großen Gruppen werden mit A, B, C, die Untergruppen mit α, β, γ, δ bei den A-Fasern, 1 und 2 bei den B-Fasern bezeichnet. In diesen bestimmten Fasergruppen ist somit auch die Leitungsgeschwindigkeit relativ einheitlich und die Nervenimpulse wandern in einem gemischten Nerven in Gruppen von ganz verschiedener Geschwindigkeit.

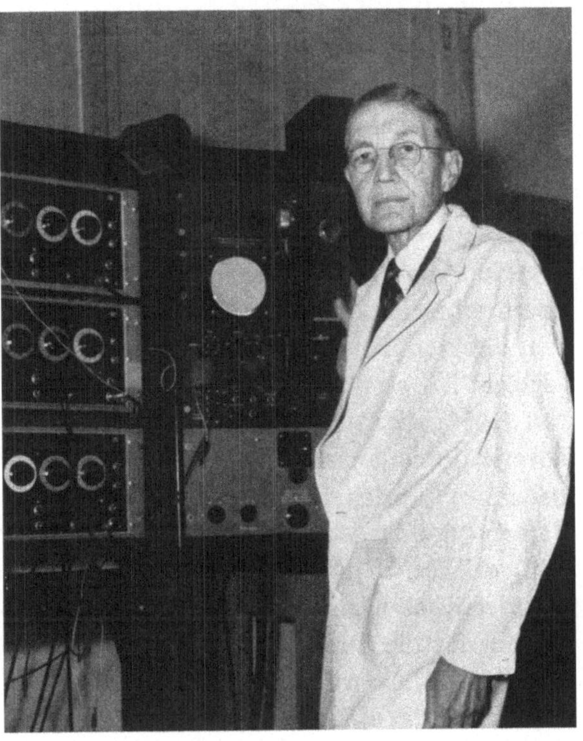

Abb. 7. H. S. GASSER (geb. 5. Juli 1888), Direktor des Rockefeller Institutes für medizinische Forschung in New York. Nobelpreis 1944. GASSER hat durch den Ausbau elektronischer Methoden und die quantitative Analyse des Aktionsstromes einen großen Beitrag zur Entwicklung der modernen Neurophysiologie geleistet. Sein Hauptwerk ist „Electrical signs of nervous activity", das er 1937 zusammen mit ERLANGER veröffentlichte.

Über den Mechanismus der Fortleitung der Erregungsimpulse im Nerven ist sehr viel spekuliert worden, seit DU BOIS-REYMOND (1848) die elektrische Natur des Aktionspotentiales als erster beweisen konnte. Langsam hat sich aber eine physikalisch-chemische Theorie herausgeschält, die als die *Theorie der lokalen Strömchen* bezeichnet werden kann und mit den Arbeiten von HERMANN (1872 bis 1905) verknüpft bleiben wird. Nach dieser Theorie sind für die Fortpflanzung der Erregung die Stromschleifen verantwortlich, die sich von der erregten Stelle aus in die Nachbarschaft ausbreiten, dort depolarisierend auf die ruhende Membran einwirken und bei genügender Stärke zum Erreichen der Reizschwelle führen. So wird ein neues Aktionspotential ausgelöst, das wiederum in gleicher Weise auf benachbarte noch ruhende Membranabschnitte einwirkt. Sehr überzeugend wurde diese Theorie, als LILLIE (1917 bis 1936) mit einem Eisendraht in Salpetersäure ein physikalisch-chemisches Modell konstruierte, das in allen Punkten (Reizschwelle, „Alles-oder-Nichts-Gesetz",

Refraktärphase, Akkommodation, 2 Zeitkonstanten der Reizwirkung usw.) dem Verhalten des Nerven entsprach. BONHOEFFER (1953) und seine Schüler haben diese Modelle weiter ausgebaut und sind zu Anordnungen gekommen, die sogar die Funktion kleiner nervöser Zentren modellmäßig darstellen und ähnliche Ströme liefern, wie sie vom Gehirn abgeleitet werden können.

Der markhaltige Nerv hat eine ganz besondere Struktur, indem er aus regelmäßig sich wiederholenden Segmenten, den sog. Internodien, besteht, die durch die Ranvier-Knoten voneinander getrennt sind. Der marklose Nerv dagegen ist ein glatter Protoplasmazylinder ohne Segmentation. Schon LILLIE hat vermutet, daß die strukturelle Eigentümlichkeit des markhaltigen Nerven mit einer besonderen Funktionsweise zusammenhängen könnte, und ERLANGER u. BLAIR haben 1934 diese Vermutung wieder aufgegriffen und von ihren Versuchen geschrieben, es sähe so aus, als ob die Erregung im markhaltigen Nerven *saltatorisch* von einem Knoten zum nächsten springen würde. TASAKI (vgl. 1953) hat von 1939 an experimentelles Material an einzelnen, isolierten Nervenfasern erbracht, das nur in diesem Sinn gedeutet werden konnte, ohne aber den direkten Beweis liefern zu können, der HUXLEY u. STÄMPFLI (1949) geglückt ist, bestätigt von FRANKENHAEUSER (1952a u. b), LUSSIER u. RUSHTON (1952), GESSLER (1954) und BISHOP u. LEVICK (1956). Damit ist diese Theorie durch Versuche so belegt worden, daß sie heute als gut begründet angesehen werden darf. Die Erregung breitet sich in allen markhaltigen Nerven (und das ist bei den Säugetieren und beim Menschen die große Mehrzahl) *saltatorisch* und nicht kontinuierlich aus, d. h. sie springt von einem Ranvier-Knoten zum nächsten und das Internodium ist nur ein Leitungselement für die Stromschleifen, die an benachbarten Knoten durch Depolarisation einen „Auswärtsstrom“ verursachen und die erregbare, *nodale* Membran reizen. Mit der Entdeckung der saltatorischen Fortpflanzung des Erregungsimpulses ist ein wichtiges Ökonomieprinzip in der Neurobiologie aufgedeckt worden. Markhaltige Nerven leiten mit diesem Mechanismus den Nervenimpuls nicht nur viel schneller als marklose, sie benötigen dazu sehr viel weniger Nervensubstanz und haben je Gramm Gewicht einen etwa 10mal geringeren Stoffwechsel. Diese Einsparung hat zweifellos in der Evolution eine entscheidende Rolle gespielt und die Ausbreitung höherer Tierformen auf dem Land ermöglicht (vgl. Kapitel 4).

Die Receptoren

Bis jetzt war nur die Rede von dem Erregungsimpuls und seiner Leitung, d. h. von der Natur des Signals und seiner Übermittlung. Über die Umwandlung der Nachricht durch Chiffrierung beim Sender und die Dechiffrierung beim Empfänger ist noch nichts gesagt worden. Für die dem Zentralnervensystem zulaufenden Nachrichten arbeiten als Sender die sog. Receptoren und freien Nervenendigungen. Die Receptoren sind spezialisierte Zellen, die selektiv auf Licht, Schall, Kälte, Wärme, Druck, chemische Reize usw. ansprechen. Wir unterscheiden *Exteroceptoren* und *Interoceptoren*. Diese Einteilung verdankt man den grundlegenden Untersuchungen von *Sir* CHARLES SHERRINGTON (1906), dessen Studien über die integrative Wirkung des Zentralnervensystems wegweisend für alle modernen Untersuchungen geworden sind. *Exteroceptoren* sprechen auf Reize der Außenwelt an und dienen der Orientierung des Individuums in bezug auf seine Umwelt. Die *Interoceptoren* bestehen aus 2 Untergruppen, den *Proprioceptoren*, die Meldungen über den Spannungszustand von Muskeln und Sehnen, über die Füllung der Lunge bei der Atmung u. a. m. erstatten, und die *Visceroceptoren*, die Meldungen über den Zustand der Eingeweide (Darm, Herz, Blutgefäße, Blase) dem Zentrum zutragen. Alle diese Receptoren zeigen eine äußerst feine Abstufung bezüglich der Wahrnehmung der Intensität des Reizes und mehr oder weniger starke Adaptation an den Reiz bei Dauereinwirkung. Wie ist das aber möglich, wenn das „Alles-oder-Nichts"-Gesetz gilt? ADRIAN und seine Mitarbeiter und Schüler (ADRIAN, BRONK, MATTHEWS, STELLA, ZOTTERMAN) haben die Lösung gefunden. Je stärker ein Reiz ist, desto stärker ist das „Trommelfeuer" der vom Receptor gebildeten und im Nerv weitergeleiteten Erregungsimpulse; je geringer der Reiz, desto spärlicher sind die Erregungsimpulse. Benutzt man für die Zahl der Impulse je Sekunde den Ausdruck „Frequenz", was nicht ganz korrekt ist, da die Abstände zwischen den Impulsen nie ganz regelmäßig sind, so darf man mit dieser Einschränkung sagen, daß in den Receptoren eine Intensitäts-Frequenz-Transformation stattfindet. Wir sehen zu unserem Erstaunen, daß wir beim Bau wissenschaftlicher Instrumente mit Transformations-Perzeption im Prinzip nur das kopieren, was als Bauplan alle unsere Receptoren beherrscht. In der Technik nennt man die im nervösen Receptor biologisch stattfindende Transformation *Frequenzmodulation*. Wäre das „Alles-oder-Nichts"-Gesetz nicht gültig, dann könnten wechselnde Intensitäten auch durch verschiedene Amplitude der Erregungsimpulse übermittelt werden *(Amplitudenmodulation)*. Jede geringste Störung auf der Leitungsstrecke würde dann aber zu einer Veränderung der Nachricht führen, wie das beim „fading" den amplitudenmodulierten Radiowellen widerfahrt. Aus diesem Grund geht die Radiotechnik zum Verfahren der Frequenzmodulation über, ein Prinzip, das in der nervösen Nachrichtenübermittlung schon realisiert ist, seit es Lebewesen gibt.

Die wichtige Frage, in welcher Weise aus einem äußeren Reiz im Receptor ein fortgeleitetes „Trommelfeuer" von Nervenimpulsen entsteht, wobei die Zahl der Impulse je Sekunde oder das, was wir mit Vorbehalt auch als „Frequenz" bezeichnen können, in gewissen Grenzen der Intensität des einwirkenden Reizes proportional ist, wurde erst in den letzten Jahren durch die Untersuchungen von GRANIT (1955), KATZ (1950), KUFFLER (1955) und GRAY (1953) und ihren Mitarbeitern so beantwortet, daß gesagt werden darf, wir beginnen langsam in diesen Prozeß Einblick zu bekommen. Alle Receptoren zeigen bei Reizung ein Potential (vgl. GRANIT 1955), dessen Größe von der Amplitude oder der Geschwindigkeit der Einwirkung des Reizes abhängt. Dieses *Generator-Potential* ist die abgestufte elektrische Antwort des Receptors auf den äußeren Reiz. Erreicht das Receptor-Potential eine kritische Schwelle, so wird ein Nervenimpuls oder falls die Schwelle überschritten wird, eine mehr oder weniger lange „Schußfolge“ von solchen Impulsen abgefeuert. Größe und Dauer des Generator-Potentials bestimmen die „Frequenz“ und die Dauer des fortgeleiteten „Trommelfeuers“ von Nervenimpulsen, die ihrerseits alle nach dem „Alles-oder-Nichts“-Gesetz, vom Receptor aus gesehen, am ersten Ranvier-Knoten der Leitungsstrecke gebildet werden. Von dort erfolgt ihre zentripetale Leitung saltatorisch zu den zugeordneten zentralen Empfangsstationen. Die Receptoren scheinen alle besonders spezialisierte Membranen zu besitzen, die die Transformation der äußeren Reize in ein graduell abgestuftes Receptor-Potential ermöglichen. Über den Mechanismus dieser Transformation kann man zur Zeit nur Spekulationen anstellen. Ihn aufzuklären ist das Problem erster Größe der Jetztzeit. Eines scheint aber sicher zu sein: die Transformation erfolgt nicht passiv, wie es z. B. bei piezo-elektrischen Modellen der Fall ist, wo die Ladung das energetische Äquivalent der aufgewendeten mechanischen Arbeit ist, sondern aktiv, wie es bei elektronischen Transducern der Fall ist, wo durch die mechanische Deformation ein von einer Anodenbatterie gespeister Elektronenstrom gesteuert wird. Das Receptor-Potential ist die Folge einer Änderung der Ionenpermeabilitäten in der spezialisierten Membran und wird, bilanzmäßig betrachtet, letztendlich durch energieliefernde Prozesse chemischer Art in der Receptorzelle ermöglicht. (Näheres zu dieser Frage vgl. KATZ 1952.) Auf dem Gebiet der Receptoren der Retina sind bemerkenswerte Fortschritte den Arbeiten der Schule von GRANIT (vgl. 1955) und HARTLINE (1952) zu verdanken.

Die chemischen Vorgänge bei der Erregung

Der *Stoffwechsel* und damit verbunden die Kenntnis der chemischen Vorgänge, die die Energie für die besondere Leistung eines Organes bereitstellen, ist ein Grundproblem, das für den Muskel durch die Forschungen der ersten Jahrzehnte dieses Jahrhunderts (FLETCHER u. HOPKINS, HILL, MEYERHOF, EMBDEN, LUNDSGAARD) zu einer sehr vertieften Einsicht und Durchdringung geführt hat. Der Nerv ist leider für eine ähnliche Erforschung denkbar ungünstig; denn die zur chemischen Analyse zur Verfügung stehenden Mengen sind sehr klein, die Umsätze in der Größenordnung von Billionstel Gramm und die Geschwindigkeit der Reaktionen ist sehr groß, d. h. sie sind nach einer bis mehreren Millisekunden schon beendet. Meisterhaft war die Bestimmung der *Nervenwärme* durch HILL und seine Mitarbeiter, die im Jahre 1935 zu einem damals durch die methodischen Begrenzungen diktierten Abschluß kamen. Die Wärmebildung im Nerv erfolgt in 3 Stufen: die Ruhewärme, die Wärmebildung während und sofort nach der Bildung von Erregungsimpulsen und die Wärmebildung in der Erholung. Die erste und die letzte dieser 3 Stufen konnte mit den empfindlichen, aber trägen Instrumenten der damaligen Zeit sehr genau gemessen werden (vgl. HILL 1932); die mittlere aber ist erst durch eine 10fache Verbesserung der Registriertechnik exakt meßbar geworden. Es ist heute möglich (vgl. ABBOTT, HILL u. HOWARTH 1958), die Initialwärme von

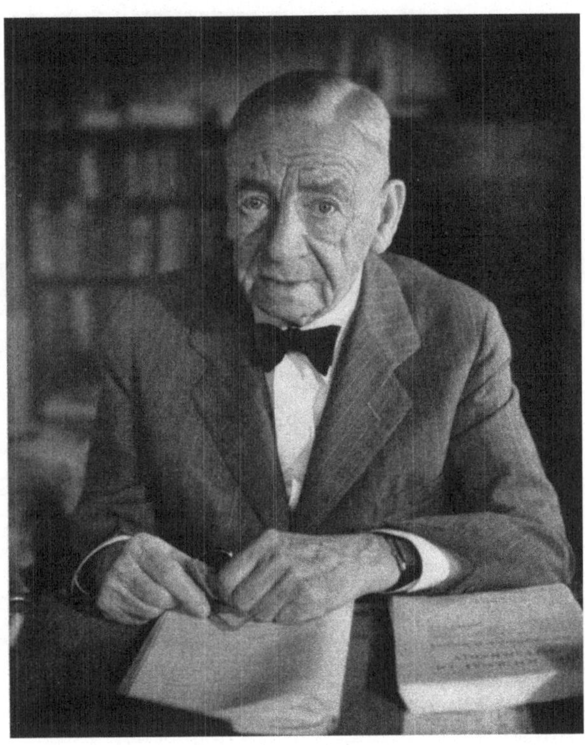

Abb. 8. O. LOEWI (geb. 3. Juni 1873), Research Professor der Pharmakologie an der New York University. Nobelpreis 1936. LOEWI hat die Entdeckung der humoralen Übertragbarkeit der Erregung zu der Lehre von den chemischen Mittlern ausgebaut und ihr trotz vielfacher Anfeindungen zum Sieg verholfen. Sein Nobelvortrag „Die chemische Übertragung der Nervenwirkung" (Stockholm 1936) gibt den besten Überblick über seinen Beitrag zur Physiologie

Krabben-Nerven (Maia) nach einem Reizimpuls von 0,1 sec Dauer (10 Reize) exakt zu analysieren. Positive Wärmebildung erfolgt nur während der Dauer der Erregung; überraschenderweise folgt aber sofort anschließend eine kurze, vorübergehende Phase negativer Wärme. Damit wird die Frage nach der Art der chemischen Reaktionen und ihrem Eingreifen in den Erregungsprozeß mit einer gewichtigen Hypothek belastet: woher rührt diese Phase negativer Wärme? (Vgl. S. 46.)

Aber auch in der Messung der Sauerstoffaufnahme des Nerven sind sehr bemerkenswerte Fortschritte erzielt worden, indem elektrisch (polarographisch) die Atmung des erregten Nerven exakt gemessen werden kann. BRINK, BRONK, CARLSON u. CONNELLY (1952) haben neuerdings schöne Messungen auf diesem Gebiet gemacht (vgl. S. 47). Darüber hinaus liegen aber sehr wenige Anhaltspunkte vor, über die Art des Eingreifens des Stoffwechsels in den Erregungsprozeß und die Natur der chemischen Prozesse. Etwas hoffnungsvoller scheint die chemische Forschung an den nervösen Zentren, besonders beim Gehirn zu sein. Es wäre aber unwissenschaftlich nicht zuzugeben, daß wir auf diesem Gebiet so gut wie nichts wissen und daß die wenigen Kenntnisse, die vorliegen, noch sehr umstritten sind.

O. LOEWI hat mit einer im Jahr 1921 beginnenden Reihe von glänzenden Arbeiten gezeigt, daß am Herzen die ankommenden nervösen Nachrichten

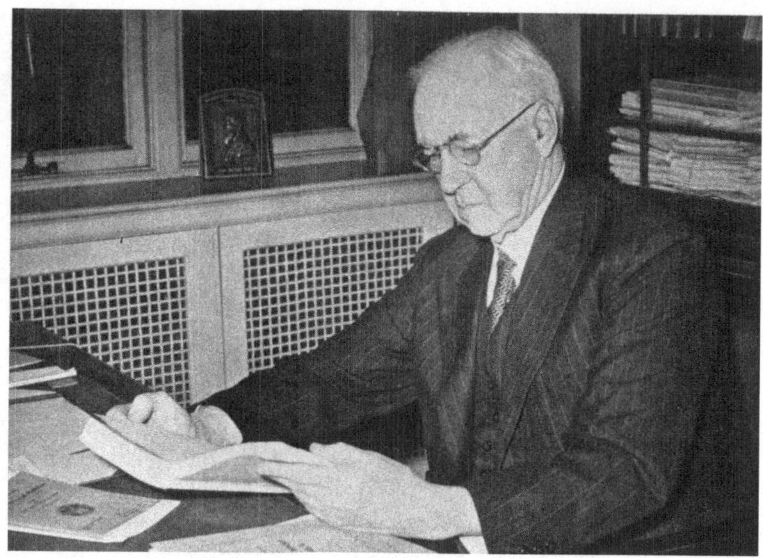

Abb. 9. *Sir* HENRY DALE (geb. 9. Juni 1875), Direktor des National Institute fur medizinische Forschung in Hampstead. Nobelpreis 1936. DALE hat durch seine physiologischen und pharmakologischen Arbeiten einen grundlegenden Beitrag zu unserer Kenntnis der Wirkstoffe, vor allem des Acetylcholins, des Adrenalins und des Histamins geliefert. In seinem Werk „Adventures in Physiology" (Pergamon Press 1953) sind seine klassischen Arbeiten zusammengefaßt worden

durch Vermittlung von 2 chemischen „Mittlern" vom Nerven auf die Herzmuskeln überspringen, wobei an den Vagusenden Acetylcholin und an den Sympathicusenden Adrenalin und Noradrenalin („Sympathin"), wie vor allem v. EULER (vgl. v. EULER 1956) in sehr schönen Arbeiten gezeigt hat, freigesetzt wird. Damit wurde das Denken in elektrischen Großen, das besonders um die Jahrhundertwende die Neurophysiologie beherrscht hat, durch das wichtige Prinzip der chemischen Übertragung für die Übermittlung an allen den Stellen, wo die celluläre Kontinuität endet, erweitert. Schon 1905 hatte ELLIOTT die Vermutung geaußert, an den Enden sympathischer Nerven werde jedesmal, wenn ein Erregungsimpuls ankomme, Adrenalin frei. Diese prophetische Äußerung ist erst sehr viel später verstanden und bewertet worden, als durch die Arbeiten der Schule von DALE in England (vgl. DALE 1953) und CANNON in Boston (vgl. CANNON u. ROSENBLUETH 1937) die Allgemeingültigkeit des Prinzips der chemischen Nachrichtenvermittlung zwischen Nerv und Erfolgsorgan und an allen Synapsen erwiesen wurde. Seither unterscheidet man cholinergische Nerven, die an ihren Enden Acetylcholin freisetzen und adrenergische Nerven, bei denen Adrenalin und Noradrenalin entsteht. Wie steht es nun aber mit den Enden der Nerven in den Zentren. FELDBERG und SCHRIEVER (1936) haben wohl als erste Acetylcholin im Liquor cerebrospinalis und eine Zunahme nach Reizung der peripheren Nerven gefunden, und seit dieser Zeit vermehren sich die Befunde, die auch für die nervösen Übertragungen zwischen den cellulären Elementen chemische Vermittler postulieren. Heute ist es möglich (FELDBERG 1953), mit Dauerkanülen bei Tieren Proben ihres Liquors direkt aus dem Gehirn zu entnehmen und Einspritzungen durchzuführen.

Die chemischen Gesichtspunkte bei der Betrachtung des gesamten Nervensystems sind gerade in den letzten Jahren sehr stark in den Vordergrund gerückt, und immer großer wird die Bedeutung der „biogenen Amine" (GUGGENHEIM 1951). Das Acetylcholin wird im Nervensystem durch die von NACHMANSOHN (1955) entdeckte Cholinacetylase aufgebaut und es wird immer deutlicher, daß dieses synthetisierende Enzym in engster Nachbarschaft des Acetylcholins überall dort gefunden wird, wo das Acetylcholin auch verbraucht wird. Das Vorkommen der Cholin-Acetylase ist der beste chemische Indicator zur Charakterisierung cholinergischer nervöser Elemente. Die Vorstufe in der Bildung von Noradrenalin und Adrenalin ist das Dopamin (BLASCHKO 1957), und es scheint, daß die Anwesenheit dieses Stoffes ein ebenso zuverlässiger chemischer Indicator für adrenergische nervöse Elemente ist. ERSPAMER (1952) hat einen weiteren wichtigen chemischen Überträger gefunden, den er aus den Speicheldrüsen des Polypen Octopus isolieren konnte und der als Hydroxy-Tryptamin (Enteramin, Serotonin) charakterisiert werden konnte. Dieses Hydroxy-Tryptamin scheint im Hypothalamus und Hirnstamm zusammen mit dem Hirn-Sympathin (VOGT 1954) vorzukommen und langsam entwickelt sich eine chemische „Morphologie" des Zentralnervensystems, wobei Regionen mit völlig unterschiedlichem Gehalt an biogenen Aminen aufgefunden werden.

Aber auch auf dem interessanten Gebiet der Hemmung ist heute der chemische Aspekt bedeutsam geworden. Eine oder mehrere stoffliche Komponenten sind in der Lage, in Nervenzellen Hemmung auszulösen, entweder durch Konkurrenz und Verdrängung des Acetylcholins oder anderer erregender Stoffe am Wirkort oder durch direkte Einwirkung auf die Permeabilität der erregbaren Membran (FATT u. KATZ 1953, ECCLES 1957). Es sieht so aus, als ob die inhibitorisch wirkenden Substanzen vor allem die Permeabilität für Chloride erhöhen und verschiedene Beobachtungen deuten darauf hin, daß γ-Amino-Buttersäure ein solcher inhibitorischer Stoff sein könnte. Die chemischen Gesichtspunkte beherrschen heute die Gedanken vieler Physiologen und sind zu einer Diskussionsgrundlage geworden, die scheinbar divergierende Interessen wieder zusammenfaßt.

Der diskrete Aufbau des Nervensystems

Die Erkenntnis, daß das gesamte Nervensystem aus diskreten Einheiten aufgebaut ist, hat sich langsam entwickelt. W. His und A. Forel einerseits und ganz unabhängig davon Ramon y Cajal waren die Pioniere, die diese Lehre zu einem festen Fundament gemacht haben. Auf Waldeyer geht die Formulierung des Begriffes „Neuron" zurück und Cajal hat im Widerstreit der Meinungen der damaligen Zeit gezeigt, daß die Neuronen nur durch Kontakt miteinander in Verbindung stehen und daß keine syncytialen Verbindungen (Verschmelzung verschiedener Neurone an der Verbindungsstelle) bestehen. Sherrington (1897) verdanken wir den Begriff der Synapse (von *συγάπτω-αψω*) und sein unvergeßliches Verdienst war es, daß er durch seine Lebensarbeit die integrativen Vorgänge aller dieser Zellen aufgedeckt hat, wobei sie als Einheiten abgestufte erregende oder hemmende Wirkungen auf andere Nervenzellen ausüben. Mehr als 10^{10} (10 Milliarden) solcher Zellen wirken fein abgestimmt im Zentralnervensystem zusammen. Die Elektrophysiologie der einzelnen Nervenzelle ist heute durch die Entwicklung der Mikro-Elektroden technisch möglich geworden, und wer sich für die erstaunlichen Befunde interessiert, die hier täglich erhoben werden, sei auf die Darstellung von Eccles, einem der führenden Forscher auf diesem Gebiet, verwiesen (Eccles 1957).

Die zentralen Empfangsstellen

Wie steht es nun aber mit den Meldungen, wenn sie das Rückenmark erreichen? Der norwegische Forscher Fridtjof Nansen (1886) scheint der erste gewesen zu sein, der erkannte, daß sich die Leitungsbahnen beim Eintritt in das Rückenmark in aufsteigende und absteigende Äste aufteilen und durch Kollaterale mit anderen Segmenten des Rückenmarks in Verbindung stehen. Der weitere Verlauf bis zur zentralen Projektionsstelle im Thalamus ist begreiflicherweise kompliziert bei Körpernerven, dafür relativ einfach zu verfolgen bei den Kopfnerven. Flourens hat 1823 festgestellt, daß die kontralaterale Hirnrinde für das Sehen des Auges der anderen Seite die Projektionsstelle ist, und Panizza (1855) lokalisierte die Sehfunktion im Occipitallappen. Erst Minkowski (1911) führte aber den strengen Beweis, daß die Area striata das eigentliche Sehzentrum ist. Die Untersuchung der Lokalisation im Großhirn, die mit dem Namen v. Monakow (1914) verbunden bleibt, gehört weniger in das Gebiet der Neurophysiologie als der morphologischen Neuroarchitektonik.

Die elektrische Untersuchung des Rückenmarkes und des Gehirnes, die 1934 durch Hans Berger zum Ausgangspunkt für eine ganz neue Methode, die sog. *Elektroencephalographie*, gemacht wurde, ist schon im 19. Jahrhundert, wenn auch mit ganz ungenügenden technischen Mitteln in Angriff genommen worden. Beck hat schon 1890 (a u. b) gezeigt, daß von der Sehrinde eines Hundes relativ große elektrische Schwankungen abgeleitet werden können, wenn die Netzhaut belichtet wird, und daß auch bei Fehlen eines optischen Reizes elektrische Wellen, aber von geringerer Größe auftreten, die mit der Gehirntätigkeit und nicht etwa mit den Pulswellen oder respiratorischen Schwankungen etwas zu tun haben. Diese Mitteilung von BECK veranlaßte die Wiener Akademie 1890 ein Geheimdokument zu eröffnen, welches FLEISCHL VON MARXOW 1883 mit der Weisung eingereicht hatte, es dürfe erst eröffnet und gelesen

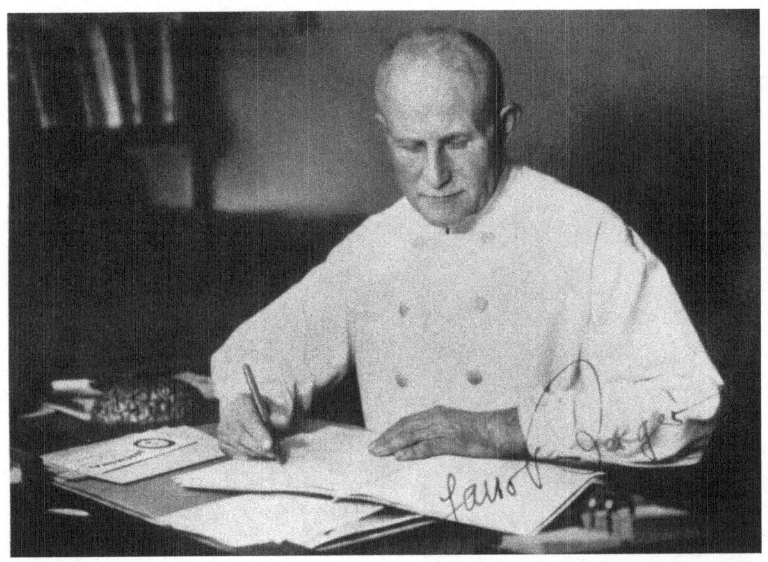

Abb. 10. H. BERGER (1873—1941), Professor der Psychiatrie in Jena. BERGER hat durch seine systematischen und unentwegten Versuche die Elektro-Encephalographie begründet. Er führte sie in einem kleinen im Klinikgelände gelegenen Häuschen unter sehr primitiven Arbeitsbedingungen aus. Der experimentellen Arbeit in der Stille galt seine ganze Leidenschaft, und wenig beachtet, hat er die neue Methode in zäher Arbeit ausgebaut

werden, wenn eine Publikation über die elektrische Aktivität des Gehirnes erscheine. Was ihn zu diesem eigenartigen Vorgehen veranlaßt hatte, bleibt unklar; aber auf jeden Fall stellte sich heraus, daß er wohl der erste gewesen sein dürfte, der elektrische Potentiale vom Gehirn, nicht nur vom eröffneten Organ, sondern auch durch den intakten Schädel hindurch abgegriffen hat und auch bewies, daß sie durch Chloroform-Narkose zum Verschwinden gebracht werden können. Ähnliches berichteten 1892 GOTCH u. HORSLEY von der ganzen Hirnrinde und sprachen die Auffassung aus, daß bestimmte periphere Reizungen zu lokalisierten elektrischen Potentialen in der Hirnrinde, je nach dem Verlauf der Bahnen, führen müssen. DANILEWSKY (1891), LARIONOW (1898) und TRIVUS (1900) setzten solche Lokalisations-Untersuchungen fort. Aber auch hier war die mangelhafte technische Ausrüstung schuld an einem sehr unsicheren und langsamen Vordringen. Mit der Erfindung des Saitengalvanometers durch EINTHOVEN zu Beginn des Jahrhunderts (1906) änderte sich die Sachlage plötzlich. NEMINSKI (1913) berichtete, daß corticale

Potentiale auftreten, wenn der Nervus ischiadicus beim Hund gereizt wird. CYBULSKI und MACIESZYNA (1919) wiederholten mit dem Saitengalvanometer die Versuche und bestätigten die Befunde von BECK. Die bemerkenswerteste der früheren Arbeiten ist diejenige von NEMINSKI aus dem Jahr 1925, in der zum ersten Mal der Begriff Electrocerebrogramm geprägt wird. Er unterscheidet Wellen 1. Ordnung mit einer Frequenz von 10—15 je Sekunde und solche 2. Ordnung von 20—32 je Sekunde und weist auch wieder auf die

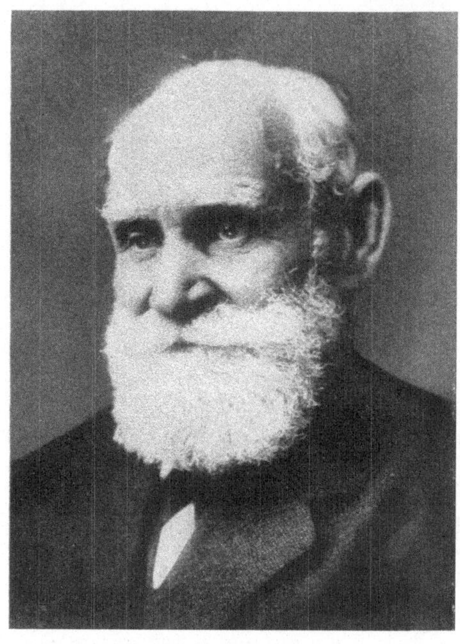

Abb. 11. I. P. PAWLOW (1849—1936), Professor der Physiologie in Leningrad. Nobelpreis 1904. PAWLOW war ein unermüdlicher und erfindungsreicher Arbeiter und ist der Begründer einer großen russischen Schule der Physiologie. Er hat die moderne Verdauungsphysiologie mit wichtigen experimentellen Beiträgen begründet und durch die Entdeckung der bedingten Reflexe ganz neue Wege der Neurophysiologie eingeschlagen. Seine Forschungen sind in mehreren Büchern niedergelegt, die auch in Übersetzungen vorliegen. Die Arbeitsrichtung von PAWLOW wird auch heute noch in der Sowjetunion im großen Umfang weitergeführt

Möglichkeit der Ableitung von der äußeren Schädeldecke hin. HANS BERGER aber verdanken wir die Synthese, die dieser neuen Methode erst zum Durchbruch verholfen hat und sie zu einem klinisch brauchbaren Instrument machte. Erstaunlich mutet es heute an, daß seine 1929 veröffentlichten Berichte über die Registrierung der elektrischen Aktivität des menschlichen Gehirnes allgemein zuerst auf Zweifel, ja sogar Ablehnung stießen. Unbeirrt setzte er aber die Arbeit fort und konnte bis zum Jahr 1934 so überzeugende Messungen vorlegen, daß die Tatsache der elektrischen Potentialwellen des menschlichen Gehirnes, ihres Zusammenhanges mit der Tätigkeit der Neuronen und ihrer Abhängigkeit vom Alter des Individuums, vom Grad der geistigen Tätigkeit, von sensorischer Reizung und vom Allgemeinzustand des Körpers allgemein anerkannt wurde, besonders nachdem ADRIAN (1933) an sich selbst diese Wellen der englischen physiologischen Gesellschaft vordemonstriert hatte. („Womit", wie SIR HENRY DALE in einer Ansprache bei seinem 80. Geburtstag witzig sagte, „alle Anwesenden den greifbaren Beweis erhielten, daß der jetzige LORD ADRIAN wirklich ein Gehirn besitzt.") BERGER nannte die Schwankungen mit ungefähr 8—12/sec α-Wellen und zeigte, daß sie bei Erweckung der Aufmerksamkeit des Patienten die Tendenz zum Verschwinden haben. Die Schwankungen mit dem breiten Spektrum von 16—28/sec bezeichnete er als β-Wellen und die Methode taufte er neu mit dem Namen Elektroencephalographie (E.E.G.), ein Begriff, der heute international anerkanntes Gemeingut geworden ist und für die Kurven verwendet wird, die vom Schädel abgeleitet werden, während man mit Elektrocorticographie die Ableitung von der freigelegten Hirnrinde bezeichnet. Die Methode ist technisch mit großem Aufwand

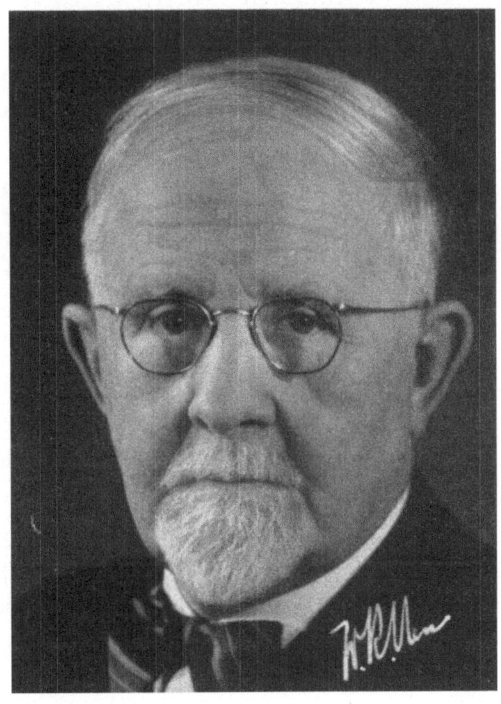

Abb. 12. W. R. HESS (geb. 17. Februar 1881), Professor der Physiologie in Zürich. Nobelpreis 1949. HESS hat sich vor allem den Organisationsproblemen der physiologischen Funktionen gewidmet. Seine Studien über die Kreislaufregulation führten ihn zu den Gleichgewichten im autonomen Nervensystem. Die Erforschung des Hypothalamus und der Organisationsprobleme der höheren Zentren stützte er auf seine lokalisierten Reizversuche. Seine Hauptwerke sind „Die funktionelle Organisation des vegetativen Nervensystems“ 1948 und „Das Zwischenhirn“ 1954

ausgebaut worden und leistet heute in der Klinik und der Forschung Wesentliches. Daß ihr aber auch Grenzen gesetzt sind, geht aus einer Registrierung hervor, in der einmal das Elektrocorticogramm eines Wasserkäfers in Dunkelheit und bei Belichtung registriert wurde, das andere Mal das Elektroencephalogramm von LORD ADRIAN bei Dunkelheit und Belichtung. Die beiden Kurven sind so ähnlich, daß sie sich nicht unterscheiden lassen!

Ganz andere Wege der Erforschung der zentralen nervösen Funktionen hat der große russische Physiologe J. P. PAWLOW (vgl. PAWLOW 1927) beschritten. Durch Übung, so konnte er zeigen, lassen sich bestimmte Beziehungen zwischen afferenten und efferenten Nervenimpulsen über das Zentralnervensystem herstellen, die *bedingten Reflexe*, so z. B., wenn durch Verbindung der Nahrungsaufnahme mit einem ganz bestimmten Glockenzeichen, bei häufiger Wiederholung, das Glockenzeichen allein schon zum Speichelfluß führt. Das Studium der bedingten Reflexe hat die grundlegende Bedeutung des „Erlernens" für unser ganzes Verhalten bewiesen und zusammen mit den neuen Untersuchungen der Verhaltensforschung (LORENZ, VON HOLST) relativ klare Vorstellungen über Bahnung und Hemmung und den Aufbau der „Erfahrung" geliefert.

Eine ganz gezielte Richtung der Hirnforschung hat W. R. HESS (vgl. HESS 1932) durch seine Untersuchungen über Reizung bestimmter, eng umschriebener Abschnitte des Zentralnervensystems eingeleitet. Seine Versuche haben besonders Aufsehen erregt, als es ihm erstmals gelang, bei Katzen durch elektrische Reizung mit feinen, in das Gehirn eingeführten Elektroden Schlaf auszulösen (1944), und von diesen Versuchen sind zahllose Arbeiten über lokalisierte Reizung im Gehirn befruchtet worden.

Ausblick

Im raschen Fluß der Entwicklung einer Wissenschaft, unter dem Eindruck täglich neuer Entdeckungen und Fortschritte einmal anzuhalten und sich der Herkunft und des Standortes zu besinnen, hat etwas ungemein Befriedigendes. Haben wir doch alle das erschreckte Gefühl, durch Technik und Forschung aus der Beschaulichkeit herausgerissen worden zu sein und mit einer stets zunehmenden Geschwindigkeit einem unbekannten Ziel entgegengepreßt zu werden. Galt zu Beginn des Jahrhunderts dem Fortschritt noch der Glaube und die freudige Zustimmung, so sind es eher bange Gedanken, mit denen wir heute diesen Fortschritt in allen Zweigen der Wissenschaft und Technik verfolgen. Die Neurophysiologie macht, im Gegensatz zu anderen Wissenschaften, unsere eigene Wahrnehmung und unser Denken zum Objekt der Forschung und führt uns vielleicht gerade auf diesem Weg zu einer ruhigeren Besinnung. Die Tatsache, daß alle unsere wissenschaftlichen Instrumente und Methoden nichts anderes sind, als dem Bauplan unseres Nervensystems im Prinzip nachgebildete äußere Beobachtungshilfsmittel, entkleidet die mit ihnen gewonnenen Forschungsergebnisse ihrer Unheimlichkeit und läßt selbst die Welt der Atome und extragalaktischen Räume als etwas Natürliches erscheinen. Wir sind vielleicht heute nur noch selbst über die Erweiterung unserer Naturwahrnehmung, die wir uns mit Hilfe der Transformations- und Teleperception selbst geschaffen haben, erschreckt und vergessen, daß alle Forschung im Kern nur eine verfeinerte und erweiterte Schau unserer Umwelt ist.

Die zu Beginn aufgeworfene Frage, ob es möglich sei, das menschliche Fühlen, Wollen und Denken in seinen physikalisch-chemischen Grundlagen vor den Spiegel analytischer, naturwissenschaftlicher Methoden zu stellen, ist teilweise beantwortet worden. Die Darstellung der bisherigen experimentellen Grundlagen hat gezeigt, daß eine Analyse und Synthese der nervösen Prozesse möglich ist und daß unsere Kenntnisse in rascher Entwicklung begriffen sind.

Solange die an einzelnen, ausgewählten Objekten entdeckten Gesetzmäßigkeiten zu voraussagbaren Versuchsresultaten an komplizierteren Systemen und zu positiv verlaufenden experimenta crucis führen, steht die generalisierend induktive Erfassung des Wesens der neurophysiologischen Nachrichtenübermittlung und Nachrichtenverwertung im Nervensystem auf exakter Grundlage. Allzuviel wollen wir uns allerdings nicht auf unsere Kenntnisse zugute halten. Über die Vorgänge der Transformation in den Receptoren wissen wir fast gar nichts, über die Entstehung der Erregung sehr wenig und das gleiche gilt auch für die Leitung der Signale. Was Gedachtnis und Willensbildung, Erfahrung und Erziehung bedeuten, ist noch ganz dunkel und selbst die kompliziertesten elektronischen Rechenmaschinen der Technik haben als Modelle des Nervensystems betrachtet, erst etwa den Organisationsgrad des Zentralnervensystems eines Regenwurms erreicht. Langsam schreiten wir aber mit unserer natürlichen Sinneswahrnehmung, erweitert und verschärft mit wissenschaftlichen Instrumenten, durch den Wundergarten der belebten Welt und nur ganz allmählich werden uns einzelne Zusammenhänge klar. Daß wir eines Tages in ferner Zukunft die Grundprozesse des Lebens, mit denen es sich in einer Welt, in der die Entropie zunimmt, gegen die starke Tendenz zur Nivellierung und Unordnung behaupten kann, verstehen werden, das erwarten wir alle von der weiteren wissenschaftlichen Entwicklung. Ob wir mit dieser Kenntnis dann aber das Wunder des Lebens erfassen werden, ist nicht eine Frage der Naturwissenschaft, sondern eine Frage des Glaubens. Vergessen wir doch nie, daß unsere Erde im Weltall nur ein winziges Staubkorn und unsere 2000jahrige Weltgeschichte im Strom des Lebens auf dieser Erde nur eine Sekunde ist!

Schrifttum

1. Übersichten

v Muralt, A 1946 Die Signalubermittlung im Nerven Basel Birkhauser

— 1948 Alte und neue Tatsachen und Theorien der Nervenleitung Bull schweiz Akad med Wiss **4**, 339—354

— 1954 Neurophysiology Old and new facts and theories Lancet 473—475

— 1956 Die Grundlagen der Entwicklung der Neurophysiologie Rektoratsrede Bern· Paul Haupt

Rothschuh, K E 1953 Geschichte der Physiologie Heidelberg Springer

2. Originalliteratur

Abbott, B C, A. V Hill and J V Howarth 1958: The positive and negative heat production associated with a nerve impulse Proc Roy Soc. (Lond.) B **148,** 149—187.

Adrian, E D 1914. The all-or-none principle in nerve J Physiol (Lond) **47**, 460—474

— 1921 The recovery process of excitable tissues. J Physiol (Lond) **55**, 193—225.

— 1928 The basis of sensation London· Christophers

—, and B H C Matthews 1933 Observations on the electrical activity of the cortex J Physiol (Lond) **80**, 1—2P

—, and Y Zotterman 1926 The impulses produced by sensory nerve-endings Part 2 The response of a single end-organ J Physiol (Lond) **61**, 151—171.

BECK, A. 1890a: Die Bestimmung der Lokalisation der Gehirn- und Ruckenmarksfunctionen vermittelst der elektrischen Erscheinungen. Zbl. Physiol. **4**, 473—476
— 1890b: Die Ströme der Nervencentren. Zbl. Physiol. **4**, 572—573.

BERGER, H. 1929: Über das Elektrenkephalogramm des Menschen. I Mitt. Arch. Psychiat Nervenkr. **87**, 527—570.
— 1934· Über das Elektrenkephalogramm des Menschen IX Mitt Arch. Psychiat Nervenkr. **102**, 538—557.

BERNSTEIN, J. 1902· Untersuchungen zur Thermodynamik der bioelektrischen Strome. Pflug Arch ges. Physiol **92**, 521—562

BISHOP, P. O., and W. R. LEVICK 1956: Saltatory conduction in single myelinated and non-isolated myelinated nerve fibers. J. cell. comp. Physiol. **48**, 1—34.

BLASCHKO, H. 1957: Metabolism and storage of biogenic amines. Experientia (Basel) **13**, 9—12.

BONHOEFFER, K. F. 1953 Modelle der Nervenerregung. Naturwissenschaften **40**, 301 bis 311

BOWDITCH, H P. 1871 Über die Eigenthumlichkeiten der Reizbarkeit, welche die Muskelfasern des Herzens zeigen. Ber. Verh. Leipzig **23**, 652—689.

BOYLE, P. J , and E J CONWAY 1941: Potassium accumulation in muscle and associated changes J Physiol. (Lond) **100**, 1—63

BRINK, F., D. W. BRONK, F. D. CARLSON and C. M. CONNELLY 1952· The oxygen uptake of active axons Cold Spr. Harb. Symp quant. Biol. **17**, 53—67.

CANNON, W B , and A. ROSENBLUETH 1937 Autonomic neuro-effector systems New York: MacMillan.

COHN, E J. 1946: Research in the medical sciences Medicine today, the march of medicine, p 70. New York: Columbia University Press
— 1947 Amer Scientist **37**, 69—90, 243—254.

CONWAY, E. J. 1946 Ionic permeability of sceletal muscle fibres. Nature (Lond.) **157**, 715—717
— 1947: Exchange of K, Na and H ions between the cell and its environment Irish J med. Sci. **6**, 593—609, 645—680

CURTIS, H. J , and K. S COLE 1940: Membrane action potentials from the squid giant axon J. cell comp Physiol **15**, 147—157.

CYBULSKI, N., u JELEŃSKA-MACIESZYNA 1919. Aktionsstrome der Großhirnrinde Zbl Physiol **33**, 406—407.

DALE, Sir HENRY 1953: Adventures in physiology, with excursions into autopharmacology. London: Pergamon Press.

DANILEWSKY, B. 1891: Zur Frage über die elektromotorischen Vorgänge im Hirn als Ausdruck seines Thätigkeitszustandes. Zbl. Physiol. **5**, 1—4.

DU BOIS-REYMOND, E. 1848: Untersuchungen uber thierische Elektrizitat. Berlin · Reimer.

ECCLES, J. C 1957: The physiology of nerve cells. Baltimore · Johns Hopkins Press.

ELLIOTT, T. R. 1905: The action of adrenalin. J. Physiol. (Lond.) **32**, 401—467.

ENGELMANN, NUEL u. PEKELHARING 1873: Over de electromotorische verschijnselen van het hart. Processen verbaal van de gewone vergaderingen der koninklijke Akad. van Wetenschappen, Afdeeling Naturkunde. 28. Juni, S. 2—3.

ERLANGER, J., and E. A. BLAIR 1934: Manifestations of segmentation in myelinated axons. Amer. J. Physiol. **110**, 287—311.
—, and H. S. GASSER 1937: Electrical signs of nervous activity. Philadelphia: Univ. Penn. Press.

ERSPAMER, V. 1952: Identification of octopamine as 1-p-hydroxyphenylethanolamine. Nature (Lond.) **169**, 375—376.

v. EULER, U. S. 1956: Noradrenaline. Chemistry, physiology, pharmacology and clinical aspects. Springfield, Ill.: Ch. C. Thomas.

FATT, P , and B. KATZ 1953: Chemo-receptor activity at the motor end-plate. Acta physiol. scand. **29**, 117—125.

FELDBERG, W., J. A. B. GRAY and W. L. M. PERRY 1953: Effects of close arterial injections of acetylcholine on the activity of the cervical spinal cord of the cat J Physiol (Lond) **119**, 428—438.

—, and H SCHRIEVER 1936 The acetylcholine content of the cerebro-spinal fluid of dogs J Physiol (Lond) **86**, 277—284.

FLEISCHL VON MARXOW, E. 1890 Mittheilungen betreffend die Physiologie der Hirnrinde Zbl Physiol **4**, 537—540.

FLOURENS, P 1823. Recherches physiques sur les propriétés et les fonctions du système nerveux dans les animaux vertébrés Arch gén Méd **2**, 231—374

FRANKENHAEUSER, B 1952a: The hypothesis of saltatory conduction Cold Spr. Harb Symp. quant Biol **17**, 27—36

— 1952b. Saltatory conduction in myelinated nerve fibres J Physiol (Lond) **118**, 107—112

GESSLER, U 1954: Nachweis der saltatorischen Erregungsleitung am intakten Nervenstamm des Warmbluters Pflug. Arch ges Physiol **259**, 165—168

GILDEMEISTER, M 1904. Untersuchungen uber indirekte Muskelerregung und Bemerkungen zur Theorie derselben. Pflug Arch ges Physiol **101**, 203—225

— 1908 Über Interferenzen zwischen zwei schwachen Reizen Pflug Arch ges Physiol **124**, 447—461.

—, u O WEISS 1903 Über die Fortpflanzungsgeschwindigkeit des Elektrotonus Pflug Arch ges Physiol **94**, 509—532

GOTCH, F 1902 The submaximal electrical response of nerve to a single stimulus J Physiol (Lond) **28**, 395—416

—, and V. HORSLEY 1892 On the mammalian nervous system, its functions and their localisation determined by an electrical method VI Phil Trans B **182**, 267 bis 526.

GRANIT, R. 1955: Receptors and sensory perception The aims, means and results of electrophysiological research on the process of reception New Haven Yale University Press

GRAY, J A B, and M SATO 1953 Properties of the receptor potential in Pacinian corpuscles. J Physiol (Lond) **122**, 610—636

GUGGENHEIM, M 1951: Die biogenen Amine Basel S Karger

HARTLINE, H K, H. G. WAGNER and E. C MCNICHOL 1952 The peripheral origin of nervous activity in the visual system Cold Spr Harb Symp quant Biol **17**, 125 bis 141.

HARTMANN, MAX 1953: Allgemeine Biologie Stuttgart Gustav Fischer

HERMANN, L 1899 Zur Theorie der Erregungsleitung und der elektrischen Erregung Pflug Arch ges Physiol **75**, 574

HESS, W R 1932 Beitrage zur Physiologie des Hirnstammes 1 Teil Die Methodik der lokalisierten Reizung und Ausschaltung subkortikaler Hirnabschnitte Leipzig: Georg Thieme

— 1944: Das Schlafsyndrom als Folge dienzephaler Reizung Helv physiol pharmacol Acta **2**, 305—344

HILL, A. V 1932 Chemical wave transmission in nerve Cambridge: Cambridge University Press

— 1936 Excitation and accommodation in nerve Proc roy Soc B **119**, 305—355.

HODGKIN, A L, and A F. HUXLEY 1939 Action potentials recorded from inside a nerve fibre Nature (Lond) **144**, 710.

—, and B KATZ 1949: The effect of sodium ions on the electrical activity of the giant axon of the squid J Physiol (Lond) **108**, 37—77.

—, A. F. HUXLEY and B. KATZ 1949: Ionic currents underlying activity in the giant axon of the squid Arch Sci physiol **3**, 129—150

HOORWEG, J. L 1892 Uber die elektrische Nervenerregung Pflug Arch ges. Physiol. **52**, 87—108

HUXLEY, A F , and R STAMPFLI 1949. Evidence for saltatory conduction in peripheral myelinated nerve fibres J. Physiol. (Lond) **108**, 315—339

KATZ, B. 1950. Depolarisation of sensory terminals and the initiation of impulses in the muscle spindle J Physiol. (Lond.) **111**, 261—282.

— 1952· Different forms of signalling employed by the nervous system Inaug -Lecture London H K Lewis & Co

v KRIES, J 1884 Über die Abhangigkeit der Erregungsvorgange von dem zeitlichen Verlaufe der zur Reizung dienenden Elektrizitats-Bewegungen Arch Anat Physiol (Lpz) 337—372

—, u H SEWALL 1881 Über die Summierung untermaximaler Reize in Muskeln und Nerven Arch Anat Physiol (Lpz) 66—77.

KUFFLER, S W., and C EYZAGUIRRE 1955 Processes of excitation in the dendrites and in the soma of single isolated sensory nerve cells of the lobster and crayfish J gen. Physiol **39**, 87—119

LAPICQUE, L 1908 Excitation par double condensateur C R Soc Biol. (Paris) **64**, 336—339

— L et M 1903 La loi d'excitabilité électrique et les décharges de condensateur. C. R Soc Biol (Paris) **55**, 441—445

LARIONOW, V E 1898 Cortical centers of hearing Diss , S 372, St Petersburg

LILLIE, R S 1936 The passive iron wire model of protoplasmic and nervous transmission and its physiological analogues Biol Rev **11**, 181—209

LOEWI, O 1936. Die chemische Übertragung der Nervenwirkung. Nobelvortrag, Stockholm 12 Dez 1936

LUCAS, K 1906 On the optimal electric stimuli of muscle and nerve J Physiol (Lond) **35**, 103—114

— 1907 On the rate of variation of the exciting current as a factor in electric excitation J. Physiol (Lond) **36**, 253—274

— 1908 On the rate of development of the excitatory process in muscle and nerve J Physiol (Lond) **37**, 459—480

— 1910 Quantitative researches on the summation of inadequate stimuli in muscle and nerve, with observations on the time factor in electric excitation J Physiol (Lond) **39**, 461—475

LUSSIER, J J , and W A H. RUSHTON 1952: The excitability of a single fibre in a nerve trunk. J Physiol. (Lond) **117**, 87—108

MINKOWSKI, M 1911 Zur Physiologie der Sehsphare Pflug Arch ges Physiol **141**, 171—327

v MONAKOW, C 1914 Die Lokalisation im Großhirn Wiesbaden J S Bergmann

MONNIER, A M 1934 L'excitation électrique des tissus Paris Hermann & Cie.

NACHMANSOHN, D 1955 Die Rolle des Acetylcholins in den Elementarvorgangen der Nervenleitung Ergebn Physiol **48**, 575—683.

NAGEL, W. 1909. Handbuch der Physiologie des Menschen Bd IV· Die allgemeine Physiologie der Nerven von M. Cremer Berlin

NANSEN, F 1886 The structure and combination of the histological elements of the central nervous system. Bergens Mus Aarsb 29—214

NEMINSKI, W. W 1913: Ein Versuch der Registrierung der elektrischen Gehirnerscheinungen Zbl Physiol **27**, 951—960

— 1925 Zur Kenntnis der elektrischen und der Innervationsvorgange in den funktionellen Elementen und Geweben des tierischen Organismus Elektrocerebrogramm der Saugetiere Pflug. Arch ges Physiol **209**, 362—382

NERNST, W 1908· Zur Theorie des elektrischen Reizes Pflug Arch ges Physiol **122**, 275—314

— 1922: Zum Gultigkeitsbereich der Naturgesetze Naturwissenschaften **10**, 489—494

OVERTON, E 1902 Beitrage zur allgemeinen Muskel- und Nervenphysiologie II. Über die Unentbehrlichkeit von Natrium- (oder Lithium) Ionen fur den Kontraktionsakt des Muskels Pflug Arch. ges Physiol. **92**, 346—386.

Panizza, B 1855 Osservazioni sul nervo ottico G I R Ist lomb **7**, 237—252
Pawlow, I P 1927 Conditioned reflexes London Oxford University Press
Pflüger, E 1859 Untersuchungen uber die Physiologie des Electrotonus Berlin August Hirschwald
Rashevsky, N 1933 Outline of a physico-mathematical theory of excitation and inhibition Protoplasma (Wien) **20**, 42—56
Sachs, C 1881 Untersuchungen am Zitteraal, Gymnotus electricus, S 127
Schottky, W 1921 Das Kausalproblem der Quantentheorie als eine Grundfrage der modernen Naturforschung uberhaupt Naturwissenschaften **9**, 492—496
Sherrington, Ch 1906 The integrative action of the nervous system New Haven. Yale University Press
Stampfli, R 1952 Bau und Funktion isolierter markhaltiger Nervenfasern Ergebn. Physiol **47**, 70—165
Symes, W L, and V. H. Veley 1911 The effect of some local anaesthetics on nerve Proc roy Soc B **83**, 421—432
Tasaki, I 1953 Nervous transmission Springfield Ch C Thomas
Trivus, S. A 1900. Action currents in the cortex of the brain under the influence of peripheral stimulation Diss, S 148, St. Petersburg.
Valli, E 1793 Experiments on animal electricity with their applications to physiology and some pathological and medical observations London.
Verworn, M 1913. Irritability New Haven· Yale University Press.
Vogt, M. 1954. The concentration of sympathin in different parts of the central nervous system under normal conditions and after the administration of drugs J Physiol. (Lond) **123**, 451—481.
Weiss, G 1901 Sur la possibilité de rendre comparable entre eux les appareils servant à l'excitation électrique Arch ital Biol. **35**, 413—446
Zworykin, V K 1957. Television techniques in Biology and Medicine In Advances in biological and medical physics, Academic Press Inc. New York. Vol. **5**, 243—283

2. Die chemischen Vorgänge bei der Nervenerregung

Was wissen wir über die chemischen Vorgänge bei der Nervenerregung? Welche chemischen Umsätze laufen mit der Erregung sofort oder verzögert als Erholungsprozesse im Anschluß an den Erregungsimpuls im Nerven ab?

Diese wichtige Frage ist noch so ungeklärt, daß die Darstellung des heutigen Standes unseres recht stückhaften Wissens am besten in der Form eines *Gespräches* erfolgt. Als Partner sind ein Biologe, ein Biochemiker und ein Biophysiker aufgeboten. Damit aber auch die Kritik richtig zum Wort komme, gesellt sich ein vierter zu der Gruppe, den wir kurz den advocatus diaboli nennen wollen.

Die Problemstellung

Biologe: „Unsere Vorstellungen über den Erregungsprozeß werden seit etwa 10 Jahren von der *Ionentheorie* (HODGKIN u. KATZ 1949) beherrscht. Sie ist in den Grundzügen nicht neu; denn OVERTON hat schon 1902 in einer sehr interessanten Reihe von Arbeiten auf den entscheidenden Einfluß der Ionen für die Erregbarkeit von Muskel und Nerv hingewiesen, und BERNSTEIN hat

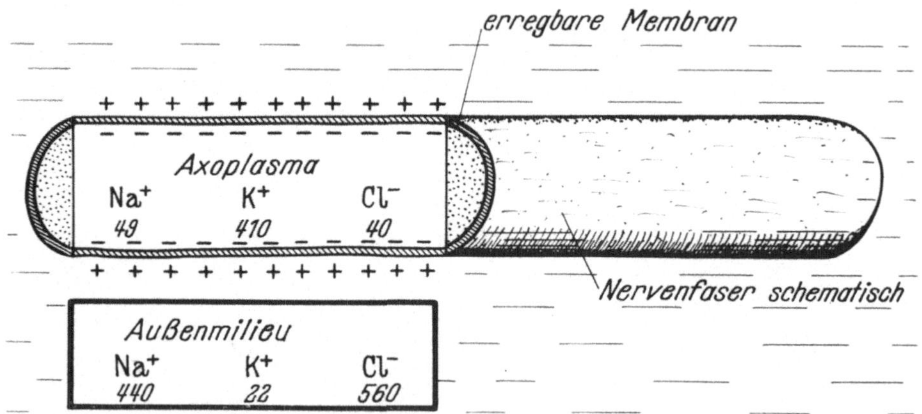

Abb. 13. Ionenverteilung im Nerv (schematisch). Der Nerv ist als Protoplasma-Zylinder gezeichnet, der im Aufschnitt die Ionen-Konzentration „innen" und im umgebenden Milieu die entsprechende Konzentration „außen" zeigt. Die erregbare Membran ist die Trennwand, an der durch die Ungleichheit der Ionenverteilung das Membranpotential entsteht „außen" positiv, „innen" negativ. Die Ionenkonzentrationen entsprechen der marklosen Faser im Meerwasser

im gleichen Jahr die klare Formulierung einer Membrantheorie der Erregung gegeben. Er forderte, daß die erregbare Membran im Ruhezustand selektiv nur für Kalium permeabel sei und daß diese Selektivität in der Erregung einer allgemeinen Durchlässigkeit für andere Ionen explosiv Platz mache, so daß es zu einem Ionenaustausch kommt. HODGKIN u. KATZ haben diese alte, nicht voll befriedigende Theorie neu gefaßt und auf eine der experimentellen Nachprüfung zugängliche Form gebracht, die im folgenden kurz skizziert sei (vgl. auch Kapitel 3).

Sowohl der Nerv wie auch die erregbare Muskelfaser können schematisch als Zylinder dargestellt werden, dessen Hohlraum mit Axo- bzw. Myoplasma angefüllt ist und dessen Wandung die ‚erregbare Membran' enthält. Diese Membran ist wahrscheinlich nur etwa 100 Å dick und erscheint im Elektronenmikroskop bei stärkster Vergrößerung als deutliche Grenzmembran. Abb. 13

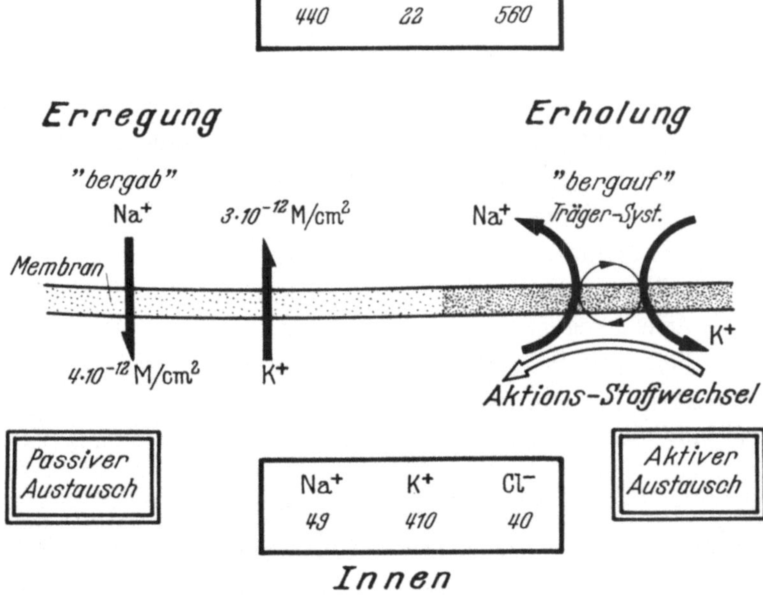

Abb. 14. Schematische Darstellung der Ionenpumpe nach HODGKIN u. KEYNES (1955). Die erregbare Membran ist schematisch als Trennwand zwischen „innen" und „außen" gezeichnet. In der Erregungsphase (gerade Pfeile) fließen die Ionen „bergab", d. h. es findet ein *passiver Transport* unter dem Einfluß des treibenden elektrochemischen Gradienten statt. Natrium strömt ein, Kalium strömt aus. In der Erholung müssen die Ionen in umgekehrter Richtung „bergauf" gepumpt werden (gekrümmte Pfeile). Die dazu notwendige freie Energie stammt aus dem Aktions-Stoffwechsel. Hier sind chemische Vorgänge mit den Ionenverschiebungen gekoppelt. Ein besonderes Trägersystem besorgt den *aktiven Transport*. Die Ionenkonzentrationen entsprechen der marklosen Faser im Meerwasser

zeigt die ungleiche Verteilung der Ionen zwischen ‚innen' und ‚außen'. Die Größe des aus der ungleichen Verteilung des Kaliums resultierenden Ruhepotentiales ist etwa 70—90 mV (Millivolt). Das Ionen-Ungleichgewicht und damit auch das Ruhepotential besteht aber nur so lange, als der Nerv oder die Muskelfaser einen ungestörten oxydativen Stoffwechsel besitzen.

Bei der Erregung wird diese ‚erregbare' Membran ganz plötzlich und kurzzeitig für Na-Ionen durchlässig; es kommt zu einem lawinenartigen Einstrom von Natrium-Ionen ‚bergab', unter dem Einfluß des Konzentrationsgefälles und des elektrischen ‚Gefälles' von außen nach innen, und die Ladung der

Membran wird umgekehrt. Gleichzeitig beginnend, aber langsam verlaufend, nimmt auch die Permeabilität für Kalium zu, und damit fließt auch dieses Ion ,bergab', aber von innen nach außen und hebt durch seinen Austritt die Ladungsumkehr wieder auf. (Die Permeabilität für die Chloride ändert sich nicht!)

Die Erregung ist somit ein Vorgang, bei dem ein *Ordnungszustand* von Ionen, dessen dynamisches Gleichgewicht durch oxydative Prozesse aufrecht erhalten wird, plötzlich vermindert wird, indem, wie wir aus den schönen Messungen von KEYNES (1951) wissen, je Erregungsimpuls etwa $4 \cdot 10^{-12}$ Mol Na/cm^2 durch die Membran ein- und $3 \cdot 10^{-12}$ Mol K/cm^2 ausströmen. In der nachfolgenden Erholung wird der ursprüngliche Ordnungszustand relativ langsam wieder hergestellt. Die Ionen werden durch eine Natrium-Kalium-Pumpe ,bergauf' befördert, es ist dies somit ein endergonischer Vorgang, der die zum ,Betrieb' notwendige freie Energie aus chemischen Reaktionen beziehen muß (vgl. Abb. 20, S. 49). Die Frage lautet daher: welches sind die chemischen Prozesse, die die Natrium-Kalium-Pumpe energetisch ,betreiben', wie sind diese Prozesse miteinander gekoppelt und wie ist der Ablauf der Reaktionen? Nehmen wir als Beispiel den Muskel, so wissen wir, daß dort die in der Kontraktion verausgabte Energie durch Energieübertragung über mehrere Zwischenglieder, vom oxydativen Abbau eines Kohlenhydrat-Äquivalentes her, durch energetische Kopplung zwischen den einzelnen Gliedern der Kette bis zum Primärprozeß sichergestellt ist (Abb. 14). *Liegen beim Nerven ähnliche Verhältnisse vor, und was ist darüber bekannt?*"

Der Ruhestoffwechsel

Biochemiker: „Jeder Nerv hat, wie alle lebenden Gewebe, eine *Ruheatmung*, durch die während der Dauer des Lebens seine Funktionsbereitschaft gesichert wird. Markhaltige Froschnerven z. B. nehmen bei 20° C ungefähr 40 mm^3 Sauerstoff je Gramm und je Stunde auf. Dieser Sauerstoff wird im Nerven über das Cytochrom-Eisensystem den oxydativen Prozessen zugeführt, und es gelingt in vivo, in ähnlicher Weise wie bei Atmungsversuchen in vitro, mit Kohlenoxyd oder Blausäure dieses Überträgersystem zu blockieren, wobei der Nerv interessanterweise zunächst noch während 30—60 min seine Funktionsbereitschaft scheinbar ungestört aufrecht erhält, sie dann aber rasch verliert. Diese Erscheinung zeigt, worauf HILL (1932) aufmerksam gemacht hat, daß der Nerv eine gewisse eigene Energiereserve besitzt, die beim Wegfallen des oxydativen Energienachschubes beansprucht werden kann."

Biophysiker: „Die gemessenen Werte des Ruhe-Sauerstoffverbrauches können in schöner Weise mit der *Wärmebildung* des Nerven in Verbindung gebracht werden. Bei einem respiratorischen Quotienten (Verhältnis zwischen abgegebener Kohlensäure und aufgenommenem Sauerstoff) von 1 entspricht jedem Kubikmillimeter veratmetem Sauerstoff im Stoffwechsel eine oxydative

Wärmebildung von 5 mcal. Aus diesem Wärmeäquivalent des Sauerstoffes kann man berechnen, wie groß die Wärmebildung eines Nerven bei einer Atmung von 40 mm³/g·Std sein mußte und man erhält 5 · 40 = 200 mcal/g·Std. BERESINA (1932) hat in sehr exakten Messungen bei 20° C mit dem Hill'schen Thermoelement 240 mcal/g·Std gemessen! Die Übereinstimmung zwischen der gemessenen Wärmebildung des ruhenden Nerven und seinem Sauerstoffverbrauch ist wirklich sehr befriedigend, wenn man bedenkt, welche technischen Schwierigkeiten bei beiden Messungen unabhängig zu überwinden waren."

Advocatus diaboli: „Wenn ich recht verstanden habe, besteht die ‚Funktionsbereitschaft' des Nerven darin, daß durch die Aufrechterhaltung des Ionen-Ungleichgewichtes und eines Ruhepotentials in der Höhe von etwa 70 mV die Erregbarkeit des Nerven gesichert wird. Nachdem die Membran im Ruhezustand nur für Kalium durchlässig ist, wird wohl vor allem eine Kaliumpumpe den Ordnungszustand gegenüber der allgemeinen Tendenz zum Ausgleich der Ionenkonzentrationen aufrecht erhalten, während die Natriumpumpe erst anschließend an die ‚Tätigkeit' einsetzt. Muß man annehmen, daß diese Ionenpumpen die gesamte je Gramm und Stunde im Nerv umgesetzte Energie verbrauchen?"

Biophysiker: „Diese Frage wurde von HODGKIN u. KEYNES (1954) am Nerven, allerdings nur in einer relativ kleinen Zahl von Versuchen an Sepia-Fasern[1] geprüft, mit dem Ergebnis, daß nur etwa 10% des Stoffwechsels für die Na-Pumpe beansprucht werden. Beim Muskel, wo die Verhältnisse etwas leichter zu untersuchen sind, haben KEYNES u. MAISEL (1954) folgende Resultate erhalten: Schon LEVI u. USSING (1948) haben versucht, den Ruhestoffwechsel des Sartorius-Muskels vom Frosch mit der Na-Pumpe in Verbindung zu bringen und kamen zum Schluß, daß etwa 30% der Gesamtenergie dafür beansprucht werden. Als Unterlage standen ihnen aber nur gesonderte Messungen für Sauerstoffaufnahme und Na-Ausstrom zur Verfügung, und erst KEYNES u. MAISEL haben beide Größen an der gleichen Muskelfaser gemessen und fanden nur 10%. Es ist ja schon lange bekannt, daß Erhöhung der äußeren Kalium-Konzentration auch die Ruheatmung eines Muskels erhöht (HEGNAUER, FENN u. COBB 1934) und in gleicher Weise steigert Kaliumerhöhung die Aktivität der Na-Pumpe (KEYNES 1954). Allein schon aus diesem Parallelverhalten darf auf eine feste Beziehung zwischen Atmungsgröße und Aktivität der Na-Pumpe geschlossen werden."

Advocatus diaboli: „Ich bin überrascht, daß Sie ausschließlich von der Na-Pumpe sprechen und nicht auch von der K-Pumpe. Und dann, was heißt das: ‚Aktivität der Na-Pumpe'?"

Biophysiker: „Die Na-Pumpe leistet aktiven Na-Transport gegen das bestehende Konzentrationsgefälle *und* gegen das Membranpotential, eine Leistung,

[1] Riesennervenfasern des Tintenfisches. Sie besitzen einen Durchmesser von 200 bis 400 μ, vgl. Abb 28, S. 66

die man als *Sekretionsarbeit* bezeichnen kann, und es wäre besser, diesen Ausdruck zu gebrauchen. Um diese Arbeit zu berechnen, muß der elektrochemische Potentialgradient, gegen den die Ionen bewegt werden, und die gesamte im Ausstrom bewegte Na-Menge bekannt sein. Die Na-Menge wird durch Einbringung des radioaktiven Isotopes ^{24}Na als intracelluläres Natrium und nachfolgende Messung des austretenden ^{24}Na mit dem Zählrohr bestimmt. Die elektrochemische Potentialdifferenz wird dann wie folgt berechnet: sie besteht aus 2 Komponenten, dem Konzentrationspotential V_{Na} und dem Membranpotential V_R

1. Komponente: $$V_{Na} = \frac{RT}{F} \cdot \ln \frac{[Na]_a}{[Na]_i} \qquad (1)$$

2. Komponente: V_R = Membranpotential,

worin $[Na]_a$ und $[Na]_i$ die extra- und intracelluläre Natrium-Konzentration, R die Gaskonstante, T die absolute Temperatur und F die Faradaysche Konstante bedeutet."

Advocatus diaboli: „Die Nernstsche Gleichung, auf die Sie sich hier offensichtlich stützen, ist nur exakt, wenn die Aktivitäts-Koeffizienten berücksichtigt werden. Diese Koeffizienten sind doch sicher im extra- und intracellulären Raum für Na ganz verschieden, so daß Gl. (1) falsche Werte ergeben muß."

Biophysiker: „Oh nein! Neuere Untersuchungen zeigen, daß der spezifische elektrische Widerstand im extra- und intracellulären Raum fast gleich groß ist, daß radioaktiv markiertes ^{42}K im Axoplasma einer Nervenfaser unter dem Einfluß einer äußeren elektromotorischen Kraft die gleiche Ionenbeweglichkeit hat wie in freier Lösung (Hodgkin u. Keynes 1953) und daß die Aktivitätskoeffizienten für Na^+ innen und außen in Muskelfasern annähernd dieselben sind (Desmedt 1953). Es darf daher, allerdings mit Vorsicht, angenommen werden, daß V_{Na} mit Gl. (1) richtig berechnet wird. Die *Sekretionsarbeit* A_{sekr} ergibt sich dann aus V_{Na} und dem mit Mikroelektroden gemessenen Membranpotential V_R nach folgender Gleichung:

$$A_{sekr} = k \cdot C_i \cdot F(V_{Na} + V_R), \qquad (2)$$

worin C_i die intracelluläre Na-Konzentration in mM/kg Muskel, k die Geschwindigkeitskonstante des Austritts von Na, F die Faradaysche Konstante (in passenden Einheiten 23100 cal/V · Mol) bedeuten. Keynes u. Maisel fanden, daß nur ungefähr 10% des Ruhestoffwechsels für die Na-Pumpe beansprucht werden. Dieser Wert stimmt mit dem von Hodgkin u. Keynes (1954) an Sepia-Nerven von 200 μ ermittelten Betrag gut überein."

Advocatus diaboli: „Damit ist in bezug auf die Na-Pumpe eine Antwort gegeben und der Wert von 10% ist wohl eher zu niedrig als zu hoch. Wie verhält es sich aber mit der K-Pumpe?"

Biophysiker: „Im Gegensatz zur Na-Pumpe arbeitet die K-Pumpe gegen ein sehr geringes elektrochemisches Potential, denn V_K und V_R haben *entgegengesetztes* Vorzeichen. Solange die K-Pumpe mit der Na-Pumpe gekoppelt ist, beansprucht sie nur wenig Energie. Anders ist es, wenn die Außenlösung K-frei ist, denn dann findet kein K-Einstrom mehr statt und die Kopplung zwischen Na- und K-Pumpe muß unterbrochen sein. Vergiftet man den Stoffwechsel mit 2:4 Dinitrophenol, dann finden nur noch passive Bewegungen von K-Ionen statt (HODGKIN u. KEYNES 1955). Das Studium der passiven K-Verschiebungen hat gezeigt, daß die K-Ionen sich gegenseitig behindern, wenn sie durch die Membran in entgegengesetzter Richtung laufen, so als ob nur enge Tunnels in der Membran zur Verfügung stünden, in denen die K-Ionen nur in der einen oder andern Richtung unbehindert je ‚in Einerkolonne' durchtreten konnten."

Advocatus diaboli: „Nachdem die Permeabilitäts-Erscheinungen für Kalium und Natrium so eng gekoppelt sind, mußte doch auch etwas Ähnliches fur die Na-Ionen beobachtet werden?"

Biophysiker: „Das scheint nicht der Fall zu sein; denn bei dem starken Natrium-Einstrom wahrend des Aktionspotentials wurde ein Na-Ausstrom durch die Membran gemessen, der $^2/_3$ des Einstromes betrug (HODGKIN u. KEYNES 1955); wenn also eine gegenseitige Behinderung für Na vorliegen sollte, so ist sie sehr viel geringer als für den gegenläufigen Durchtritt der K-Ionen."

Advocatus diaboli: „Diese Fragen bedürfen doch wohl noch weiterer experimenteller Abklarung! Es scheint mir aber, daß die Begriffsbildungen Na-Pumpe und K-Pumpe nicht auf den gleichen Grundlagen aufgebaut sind. Die Na-Pumpe arbeitet gegen ein elektrochemisches Gefälle und leistet eine definierbare Sekretionsarbeit. Die K-Pumpe dagegen hängt begrifflich nur mit der experimentell gesicherten Feststellung zusammen, daß die hohe Kalium-Konzentration im Innern des Nerven mit der Ruheatmung gekoppelt ist und bei Anoxie oder Blockierung der sauerstoffübertragenden Fermente verloren geht. In der ursprünglichen Fassung der Ionentheorie durch HODGKIN u. KATZ wurde ja von einer K-Pumpe gar nicht gesprochen und der Begriff wurde erst auf Grund des deutlich zutage tretenden Zusammenhanges zwischen Sauerstoffversorgung und Ruhepotential in die Betrachtung eingeführt. Wie ist denn überhaupt der Zusammenhang zwischen Stoffwechsel und Ruhepotential?"

Biophysiker: „Ich kann hier einen Beitrag liefern! Die von LING u. GERARD (1949) gemachte Entdeckung, daß Muskel- und Nervenfasern mit feinen Elektroden von weniger als 0,5 μ Außendurchmesser punktiert werden können, hat es mit einem Schlag möglich gemacht, in exakter Weise das Ruhepotential von Riesen-Nervenfasern und Muskelfasern als Membranpotential in Abhängigkeit vom Stoffwechsel zu bestimmen. Das Ruhepotential von

Froschmuskeln hängt bei physiologischen, aber auch bei hohen inneren und äußeren Kalium-Konzentrationen in erster Annäherung von der Nernst'schen Gleichung ab:

$$E = \frac{R \cdot T}{F} \cdot \ln \frac{[K]_i}{[K]_a}, \qquad (3)$$

worin $[K]_a$ und $[K]_i$ die extra- und intracelluläre Kalium-Konzentration, R die Gaskonstante, T die absolute Temperatur und F die Faradaysche Konstante sind. Trägt man das Ruhepotential E in Funktion der äußeren Kalium-Konzentration $\ln [K]_a$ auf, so erhält man eine Regressionslinie, deren Steilheit für eine 10fache Konzentrationsänderung 52,3 mV ist (ADRIAN 1956), während theoretisch 58 mV zu erwarten wären. Die Membran ist aber auch im Zustand der Ruhe ganz wenig ($^1/_{30}$ der Permeabilität für K) für Natrium durchlässig, was diese Abweichung erklärt. Im Mittel fand ADRIAN beim Sartorius-Muskel des Frosches 92,2 mV Ruhepotential bei einer Innenkonzentration von 139 $\pm$2 mMol/kg Kalium.

Verschiedene Untersucher hatten schon gefunden, daß mindestens 2 Komponenten im Zusammenhang Stoffwechsel—Ruhepotential unterschieden werden müssen (LORENTE DE NÓ 1947 unterscheidet sogar 3). LING u. GERARD nennen diese Komponenten A u. B, wobei an den untersuchten Muskelfasern die A-Fraktion etwa 25 mV, die B-Fraktion 55 mV betrug. Durch Anoxie wird die A-Fraktion in 2—3 Std auf $^1/_2$—$^1/_3$ reduziert, wobei zusätzliche Blockierung der Glykolyse mit Monojodessigsäure den Abfall beschleunigt. 30—60 min nachdem die A-Fraktion auf Null abgesunken ist, bricht auch die B-Fraktion in kurzer Zeit zusammen. Die Temperaturabhängigkeit für diese Depolarisation hat einen Temperaturquotienten Q_{10} von 2—3. In den Versuchen mit Anoxie und Monojodessigsäure-Wirkung war der Kreatinphosphorsäuregehalt der Fasern null, im Zeitpunkt, wo die A-Fraktion des Ruhepotentiales auf Null abgefallen war. Gleichzeitig setzte die bekannte Monojodessigsäure-Starre ein. Die Autoren schließen daraus, daß in Muskelfasern der Kreatinphosphat-Stoffwechsel die A-Fraktion des Ruhepotentials aufrecht erhält und daß die B-Fraktion des Stoffwechsels zur Erhaltung der Leistungsfähigkeit und Integrität der erregbaren Membran notwendig sei."

Advocatus diaboli: „Das ist ja ganz schön und interessant; eine Muskelfaser ist aber eben doch etwas anderes als eine Nervenfaser. Ich möchte Näheres über den Stoffwechsel des Nerven hören."

Biochemiker: „Es ist hier vielleicht am Platz, etwas weiter auszuholen. Die Bausteine der lebenden Materie sind ja außerordentlich vielfältig, so daß man glauben könnte, die Unterschiede im chemischen Geschehen seien ebenso differenziert. Und doch werden gerade die so spezifisch reagierenden Eiweiße alle aus dem gleichen Baukasten mit nur 20 verschiedenen Aminosäuren aufgebaut. Diese Ökonomie in der Verwendung der Bausteine wird, wie wir heute wissen, nicht nur beim Bau der Eiweiße eingehalten, sondern ähnliches gilt auch bei allen chemischen Reaktionen, die der Energielieferung dienen. Eine relativ kleine Zahl von chemischen Reaktionen wiederholen sich immer wieder im ganzen Bereich der Lebewesen mit gleicher Zweckbestimmung.

Die Freisetzung der chemischen Energie aus den Nahrungsstoffen erfolgt in 3 großen Schritten. Der erste Schritt ist der Abbau von Kohlenhydraten zu Hexosen, Eiweißen zu Aminosäuren und die Spaltung der Fette in Glycerin und Fettsauren. Er liefert nur ganz geringe Energiemengen und ist für unsere Betrachtung hier ganz unwesentlich. Der zweite Schritt führt zu 3 Schlüsselprodukten des intermediären Stoffwechsels: *Acetyl-Coenzym A*, *α-Ketoglutarsäure* und *Oxalessigsäure* — je nachdem! $^2/_3$ des Kohlenstoffs der Hexosen und des Glycerins, $^1/_2$ der Kohlenstoff-Skelette der Aminosäuren und alle Kohlenstoffatome der Fettsauren liefern Acetyl-Coenzym A. Die α-Ketoglutarsaure entsteht aus Glutaminsäure, Histidin, Arginin, Citrullin, Ornithin, Prolin und Hydroxyprolin. Oxalsaure wird aus Asparaginsaure und über Malonsaure aus einem Teil des Benzolringes von Tyrosin und Phenylalanin gebildet. Die Zahl der chemischen Stufen im Abbau zu diesen 3 Intermediarprodukten ist erstaunlich klein, die freigesetzte Energie dagegen groß! (Nahere Einzelheiten s. Krebs u. Kornberg 1957.)

Der dritte Schritt ist der Endprozeß des oxydativen Stoffwechsels, in welchem Acetyl-Coenzym A, α-Ketoglutarsäure und Oxalessigsäure durch den Tricarboxylsäure-Cyclus miteinander gekoppelt Kohlensaure und Wasser als Endprodukte liefern. $^2/_3$ der Energie wird bei diesem Schritt frei, $^1/_3$ schon beim zweiten Schritt. Das Wesen aller dieser Reaktionen ist aber nicht die ‚Freisetzung' von Energie, sondern die energetische Kopplung zwischen der energieliefernden Reaktion und der Synthese von ‚energiereichen Phosphatbindungen' vom Typus der Adenosintriphosphorsaure (ATP) (Lipman 1941). Zwei chemische Mechanismen, vielleicht drei, liefern *anaerob* die Synthese der energiereichen Pyrophosphatbindung der ATP: 1. bei der Glykolyse dann, wenn Glycerinaldehyd 3-Phosphat zu 3-Phosphoglycerinsäure oxydiert wird; 2. bei der Glykolyse dann, wenn 2-Phosphoglycerinsäure durch Wasseraustritt zu Phosphoenolbrenztraubensaure und durch Phosphatübertragung auf Adenosindiphosphorsäure (ADP) zu Brenztraubensäure umgewandelt wird; 3. (unsicher) Umwandlung von α-Ketoglutarsäure in Bernsteinsäure durch Dehydrierung in Anwesenheit von ADP (wird zu ATP) und Diphosphopyridin-Nucleotid (wird zu reduziertem DPN). Die chemischen Prozesse werden so geführt, daß der Hauptteil der freien Energie nur in einer Reaktion ubertragen wird und allmahliche Verluste in den übrigen Reaktionsstufen vermieden werden. Die energetische Kopplung sichert einen Wirkungsgrad der Energieübertragung von etwa 60—70%. Alle 3 Reaktionen erfolgen anaerob (d. h. ohne Sauerstoff) und benötigen Substratmolekule. Man nennt sie daher *anaerobe Phosphorylierungen auf Substratniveau*. Im Gegensatz dazu stehen die mit der Oxydation des reduzierten Pyridin-Nucleotids ($DPNH_2$) gekoppelten *oxydativen Phosphorylierungen,* die intermediären Wasserstoff und Elektronenträger in katalytischen Konzentrationen benötigen. Die beiden Formen unterscheiden sich durch ihr verschiedenes Verhalten gegenüber 2:4 Dinitrophenol und Na-Azid, aber auch in der Lokalisation. Die oxydativen Phosphorylierungen werden durch Dinitrophenol und Azid ‚entkoppelt', d. h. die Oxydation geht weiter, die Phosphorylierung und damit die Energieübertragung ist aber ‚abgehängt' und findet nicht mehr statt; außerdem ist der ganze Prozeß in den Mitochondrien der Zellen lokalisiert. Bei der anaeroben Phosphorylierung auf Substratniveau dagegen wirken die ‚Entkoppler' nicht und eine Lokalisierung der chemischen Prozesse ist bis jetzt nicht beobachtet worden. Man rechnet heute, daß 3 Pyrophosphatbindungen bei der Oxydation eines Moleküls $DPNH_2$ gebildet werden können (LEHNINGER 1954) und es ist sehr wahrscheinlich, daß ATP, Kreatinphosphat (KP) oder Argininphosphat (Arg P) die hauptsächlichen Energiespeicher für die Nervenfunktion sind. (Von einer dritten Möglichkeit soll später gesprochen werden, vgl. S. 184.)

Durch gleichzeitige Gabe von Blausäure und Monojodessigsäure werden sowohl die oxydativen, wie auch die glykolytischen Energiespeicher ausgeschaltet. Das Ruhepotential einer so ‚mißhandelten' Nervenfaser sinkt sehr bald auf Null. Durch 2:4 Dinitrophenol und Na-Azid wird die Na-Pumpe sehr wirksam blockiert, da sie zu ihrer Energieversorgung offensichtlich oxydative Phosphorylierungen braucht. Nach Behandlung mit Dinitrophenol verschwindet der Na^+-Austritt ‚bergauf', gemessen mit Hilfe des radioaktiven Isotopes ^{24}Na."

Advocatus diaboli: „Darüber möchte ich Näheres hören!"

Biophysiker: „Ich will hier referieren; denn die Arbeit mit radioaktiven Isotopen hat chemische Bestimmungen von einer Feinheit möglich gemacht, an die noch vor 10 Jahren kein Chemiker geglaubt hätte.

HODGKIN u. KEYNES (1955) haben Sepia-Riesenfasern mit 2:4 Dinitrophenol vergiftet. Vorerst wurde die Faser mit 156 Reizen/sec während 4 min in Meerwasser, welches das radioaktive ^{24}Na enthielt, gereizt, so daß es zu einem starken Einstrom des radioaktiven Isotops kam. Dann wurde die Faser in die in Abb. 156, S. 247 dargestellte Apparatur eingebracht, die es erlaubt, in konstantem Strom Meerwasser ohne radioaktives Natrium an der Faser vorbeiströmen zu lassen. Mit einem Geiger-Müller-Zähler wird der Austritt des ^{24}Na aus der Faser gemessen. Durch die Natriumpumpe wird exponentiell mit der Zeit abfallend das ^{24}Na herausgepumpt, so daß der Gehalt (gemessen als Zahl der Stöße je Minute, Ordinate in Abb. 16) in logarithmischer Darstellung linear abfällt. Bei Vergiftung mit 0,2 mM-Dinitrophenol tritt mit einer gewissen zeitlichen Latenz ein steiler Abfall des Na-Ausflusses auf etwa $^1/_{20}$ des normalen Betrages ein. Im Augenblick, wo der Hemmstoff durch Auswaschen entfernt wird, steigt der Na-Ausstrom wieder auf den ursprünglichen, der Zeit nach zu erwartenden Wert an. Diese hemmende Wirkung des Dinitrophenols wurde nicht nur mit der Durchströmungsmethode gefunden, sondern auch bei Messung der Gesamtradioaktivität der Nerven. Vom Zeitpunkt an, an dem der Hemmstoff 2:4 Dinitrophenol wirkt, tritt praktisch keine Veränderung des Gehaltes des Nerven an ‚innerem' ^{24}Na mehr ein. Die genaue

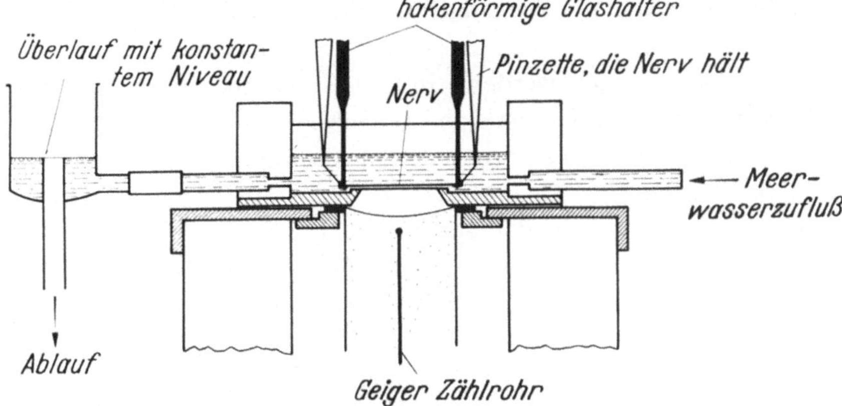

Abb. 15. Erste Apparatur zur Messung des Ausstromes von radioaktivem ^{24}Na aus Riesenfasern, nach KEYNES (1951). Die Riesenfaser ist zwischen zwei Pinzetten gehaltert und liegt in einem Bad von Meerwasser direkt über einem Geiger-Müller-Zähler. Inaktives Meerwasser strömt in konstantem Strom an der Faser vorbei. Der Ausstrom des ^{24}Na, das durch vorangegangene Reizung aus radioaktivem Meerwasser in das Innere der Faser eingebracht wird, wird mit Hilfe des zeitlichen Abfalles der Radioaktivität der Faser im strömenden Meerwasser gemessen. Die Methode wurde in der Folge verbessert und noch empfindlicher gemacht (vgl. Abb. 156, S. 247)

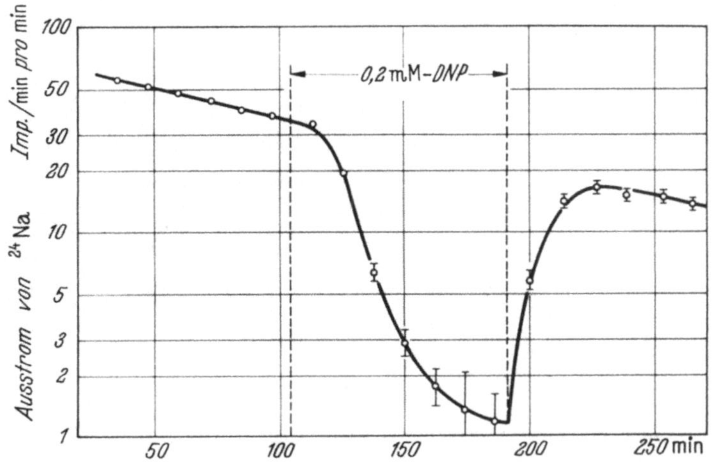

Abb. 16. Verlauf des Natrium-Ausstromes und Wirkung der Stoffwechsel-Blockierung, nach HODGKIN u. KEYNES (1955). Zu Beginn des Versuches ist die mit ^{24}Na beladene Nervenfaser in künstlichem Meerwasser, und radioaktives Natrium wird von der Ionenpumpe nach „außen" bergauf gepumpt. Werden die oxydativen Phosphorylierungen mit 2:4 Dinitrophenol entkoppelt, dann hört das Auspumpen auf und der Na-Ausstrom sinkt in 1 Std auf ganz niedrige Werte ab. Auswaschen des Stoffwechselgiftes setzt die Ionenpumpe wieder in Betrieb, weil offensichtlich die Energielieferung erneut in Gang kommt

Messung der durch die Membran austretenden Mengen an Natrium ergab folgendes: unmittelbar nach der Reizung betrug der Austritt 40 pM/cm²·sec. Nach 30 min sank dieser Wert auf 34 pM/cm²·sec ab. Nach Eintritt der Dinitrophenol-Vergiftung betrug er nur noch 0,7 pM/cm²·sec. Durch Dinitrophenol wird die Natriumpumpe so gut wie ganz ausgeschaltet. Die Wirkung der Blausäure ist ähnlich, nur etwas langsamer als diejenige des Dinitrophenols. Natriumazid wirkt noch langsamer. Bei allen 3 Stoffwechselhemmern ist der Effekt im wesentlichen aber gleich."

Advocatus diaboli: „Ich weiß, daß mit diesen Stoffwechsel-Blockierungen sehr viel gearbeitet wird und daß meist recht weitreichende Schlüsse aus derartigen Versuchen gezogen werden. Ich würde es aber vorziehen, wenn Sie durch direkte chemische Bestimmung nachweisen könnten, daß die für die Wirkungen verantwortlich gemachten chemischen Energiespeicher auch wirklich erschöpft wurden."

Biochemiker: „Ich bin in der glücklichen Lage, diesem Vorwurf mit den Ergebnissen von 2 neuen Arbeiten begegnen zu können. CALDWELL (1956) hat das Axoplasma von Riesenfasern des Kalmars (Loligo) und des Tintenfisches (Sepia) untersucht. Diese Fasern eignen sich für die chemische Aufarbeitung so gut, weil sich das fast flüssige Axoplasma relativ leicht auspressen läßt, dann mit Trichloressigsäure extrahiert und nachher durch Auftrennung mit 2-dimensionaler Papierchromatographie bezüglich der Phosphatester analysiert werden kann. CALDWELL fand im normalen Nerven 170—230 γ P/g als Orthophosphat und 70—130 γ P/g in einer als Adenosintriphosphat (ATP) angesprochenen Fraktion. Ferner 50—150 γ P/g in einer als ‚Phosphagen' (vermutlich Argininphosphat) angesprochenen Fraktion. Um zu zeigen, daß diese Phosphatester im Stoffwechsel eingreifen, hat CALDWELL die oxydative Phosphorylierung durch Vergiftung mit 2:4 Dinitrophenol (0,2 mM während 100 min) entkoppelt. Durch diesen Eingriff wurde die ATP-Fraktion nur wenig beeinflußt, die ‚Phosphagen'-Fraktion dagegen sank auf sehr niedrige Werte. Nach Auswaschung des ‚Blockers' kehrten die Phosphagenwerte aber wieder zur Norm zurück. Blausäurevergiftung war sehr viel radikaler (2 mM während 100 min) und führte zum Verschwinden beider Fraktionen (ATP und ‚Phosphagen'); aber auch hier kam es nach Auswaschen des Blockers zum Wiederanstieg. Gerade diese Restitution bei Aufhebung der blockierenden Wirkung ist doch recht überzeugend und zeigt, daß der Bestand dieser energiereichen Phosphatbindungen vom Nachschub oxydativer Energie abhängt, oder, um es anders auszudrücken, daß die Energie der Phosphatbindungen zur Aufrechterhaltung der Funktionsbereitschaft des Nerven ständig beansprucht wird.

Der zweite neue Befund wurde von GREENGARD u. STRAUB (1957) erbracht. Sie arbeiteten am herausgeschnittenen Vagusnerv des Kaninchens, dessen symmetrische Nerven präpariert und auf Erregbarkeit mit Hilfe der Aktionsströme geprüft wurden. Der eine Nerv wurde gereizt (15 sec) und dann in einen bei 100° C gehaltenen Triäthanolamin-Puffer von p_H 8,1 eingetaucht. Nach 40 sec wurde rasch auf 0° C abgekühlt und der Inhalt der Röhrchen homogenisiert und mit Chloroform extrahiert. Die fluorometrische Enzymmethode von GREENGARD (1956) diente zur Analyse und lieferte folgende Ergebnisse: je Milligramm Eiweiß enthält der normale, ruhende N. vagus

4 mμM Kreatinphosphat, 5 mμM Adenosintriphosphat, 0,8 mμM Adenosinmonophosphat. Die Übereinstimmung der Analysenwerte zwischen symmetrischen Nerven war 5%. Bei Reizung mit 5 Reizen je Sekunde konnte keine Veränderung gemessen werden, dagegen bei 50 Reizen je Sekunde sanken ATP und KP um 15—30% ab, dafür nahm der Gehalt an ADP und AMP entsprechend zu."

Advocatus diaboli: „Wie war die Erregbarkeit der Nerven bei der Vergiftung mit Dinitrophenol in den Versuchen von CALDWELL?"

Biochemiker: „CALDWELL fand, daß sie während der ganzen Dauer der Vergiftung mit DNP Aktionspotentiale bilden und fortleiten konnten. Das entspricht den Feststellungen von HODGKIN u. KEYNES (1955), die gefunden haben, daß trotz völliger Blockierung der Natriumpumpe durch Dinitrophenol, Riesenfasern noch Millionen von Nervenimpulsen bilden können. Das ist so zu deuten, daß die Natriumpumpe zwar auf lange Sicht zur Wiederherstellung der Ionenbilanz notwendig ist, nicht aber kurzzeitig, und daß bestimmte Mengen vom Natrium im Innern des Axons vorübergehend angehäuft werden können, ohne die Bildung der Aktionspotentiale wesentlich zu beeinträchtigen. Durch die Blockierung des Stoffwechsels wird die *Erholungsfähigkeit* (Na-Pumpe), nicht aber die *Aktionsfähigkeit* des Nerven beeinträchtigt. Die Erholungsfähigkeit des Nerven von der Tätigkeit und sein Ruhestoffwechsel scheinen nach dem, was wir heute wissen, in erster Linie an die Energielieferung aus Phosphatbindungen vom Typus Phosphagen (Arginin- oder Kreatinphosphat) geknüpft zu sein.

Es muß hier aber noch präzisiert werden! Das Dinitrophenol hat am Kaltbluternerven gar keine Wirkung auf die Größe des Ruhepotentials (STRAUB 1956, HODGKIN u. KEYNES 1955) und bei Warmblüternerven nur eine ganz geringfügige Wirkung (DETTBARN u. STAMPFLI 1957). Es sieht also so aus, als ob der Ruhestoffwechsel, der das Ruhepotential aufrechterhält, mit anaeroben Phosphorylierungen auf Substratniveau arbeitet, während der Tätigkeitsstoffwechsel durch DNP entkoppelt werden kann, und somit bezüglich der Energielieferung von oxydativen Phosphorylierungen abhängt."

Der Tätigkeitsstoffwechsel

Advocatus diaboli: „Bis jetzt war mehr die Rede von dem Stoffwechsel des Nerven, der teilweise für die Erhaltung des Ruhepotentials notwendig zu sein scheint. Wie steht es nun aber mit dem Stoffwechsel bei der Tätigkeit, d. h. also bei der Erregung, und wie ist der Zusammenhang mit dem Ruhestoffwechsel?"

Biologe: „Ich kann hier ganz allgemein feststellen, daß in der Natur offenbar 2 Möglichkeiten bestehen, um den erhöhten Energiebedarf bei Tätigkeit zu decken. Der einfachste Weg ist der, daß der Ruhestoffwechsel während der Tätigkeit in dem Umfang erhöht wird, wie es dem vermehrten Energiebedarf entspricht. Ist der Energiebedarf größer als die maximale Leistungsfähigkeit der oxydativen Energiequellen, dann können die während der Tätigkeit eingegangenen ‚Schulden' durch Fortdauer der Erhöhung des Stoffwechsels nach der Tätigkeit noch abgedeckt werden. Bei komplizierteren biologischen Systemen kommt es bei der Tätigkeit aber noch zu einem zusätzlichen und besonderen Tätigkeitsstoffwechsel, der teilweise oder ganz auf anderen chemischen Reaktionen zu beruhen scheint als der Ruhestoffwechsel. Zwischen diesen 3 Möglichkeiten sind in der Regel fließende Übergänge vorhanden."

Biochemiker: „Verallgemeinert man die chemischen Befunde, die das sehr eingehend bearbeitete Gebiet der Muskelchemie zutage gefördert haben, so kann man sagen, daß der oxydative Stoffwechsel, der in der Energielieferung pro Mol umgesetzter Substanz sehr ausgiebig ist, in der Geschwindigkeit der Bereitstellung der Energie aber nur träge arbeitet. Rasche Prozesse vom Typus der Kreatinphosphorsäure-Spaltung oder der Adenosintriphosphorsäure-Spaltung werden daher eingeschaltet, um als Zwischenspeicher schnelle Energielieferungen zu ermöglichen. Man spricht mit A. V. Hill immer dann von der Aufnahme einer *Sauerstoffschuld,* wenn im Interesse der raschen Energielieferung von anaeroben Prozessen in der Tätigkeit Energie geliefert wird, und man spricht von einer ‚Abzahlung der Sauerstoffschuld', wenn in der auf die Tätigkeitsphase folgenden Erholung diese Zwischen-Energiespeicher durch Energielieferung aus oxydativen Prozessen wieder aufgeladen werden. Beim Muskel haben die thermoelektrischen *Wärmemessungen* von Hill und seinen Mitarbeitern viel für das Verständnis beigetragen. Wie steht es mit der Wärmemessung beim Nerven?"

Biophysiker: „Die Frage, ob auch beim *Nerven* eine Wärmebildung meßbar sei, hat schon Helmholtz (1848) beschäftigt. Mit der gleichen Anordnung, mit der er zum ersten Mal die Muskelwärme gemessen hatte, versuchte er die Nervenwärme zu messen — aber ohne Erfolg. Auch Heidenhain (1868) und Cremer (1897) waren erfolglos, während Valentin (1863), Oehl (1866) und Schiff (1868) glaubten, eine Wärmebildung festgestellt zu haben, eine Unwahrscheinlichkeit deswegen, weil ihre Instrumente viel zuwenig empfindlich waren. Erst im Jahr 1926 gelang es A. V. Hill, die Wärmebildung zunächst beim marklosen Nerven einwandfrei zu messen, und es waren auch hier, wie so oft in der Biologie, richtige Wahl des Objektes und Verfeinerung der physikalischen Meßmethode maßgebend für den Erfolg (vgl. v. Muralt 1946). Anschließend konnten Hill und seine Mitarbeiter auch beim markhaltigen Nerven die Wärmebildung, die 3—10mal kleiner ist als beim marklosen, exakt messen. Wie beim Muskel wird auch beim Nerven neben der Ruhewärme von 240 mcal/g·Std eine ‚Aktionswärme' gefunden. Sie tritt in 2 Phasen, der Initialwärme und der Erholungswärme zeitlich getrennt auf. Bei kurzer tetanischer Reizung wird sowohl beim Froschnerven, wie auch beim Warmblüternerven eine Vergrößerung der Wärmebildung pro Zeiteinheit beobachtet, deren

Analyse ergeben hat, daß die Initialwärme pro Erregungsimpuls konstant bleibt; aber schon während der Tatigkeit beginnen die Erholungsprozesse einzugreifen, die Erholungswärme reicht bei längerer Aktion bereits in die Aktionsphase hinein und führt so zu einer progressiven Erhöhung. Die maximale Wärmebildung der Initialphase ist 8 μcal/g · sec oder 2,9 mcal/g · Std; sie ist also nur etwas mehr als 1 % größer als die Ruhewarme (240 mcal/g · Std). Das Verhältnis zwischen Initialwärme und oxydativer Erholungswärme ist beim Nerv

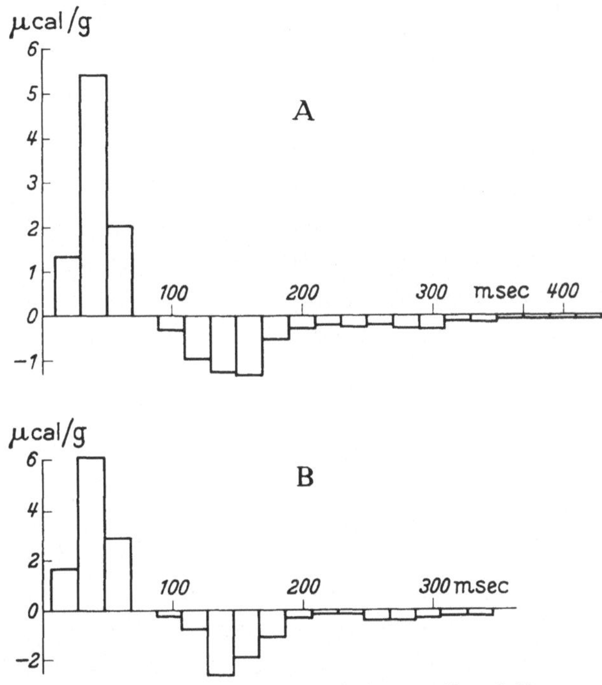

Abb 17. Warmebildung und -absorption im Nerven, nach ABBOTT, HILL & HOWARTH (1958) A Bei 0°C wurde ein einzelner Reiz gesetzt und anschließend die positive und negative Warmebildung in Einheiten von 20 msec analysiert. Mittelwert von 5 Versuchen Gesamtwarme 2,0 μcal/g. Positive Warme 8,8 μcal/g Negative Warme 6,8 μcal/g B Einzelversuch. Gesamtwarme 2,7 μcal/g. Positive Warme 10,7 μcal/g Negative Warme 8,0 μcal/g.

1:30, so daß die gesamte Aktionswärme des Nerven etwa einer 30%igen Steigerung der Ruhewarme entspricht.

Die konsequente Weiterentwicklung der Methoden der Wärmemessung durch HILL hat es heute moglich gemacht, die zeitliche Analyse der Warmeschübe bis zu Analysen-Einheiten von nur 20 Millisekunden vorzutreiben und das bei so hoher Empfindlichkeit des Registriersystemes, daß die ‚Aktionswarme‘ von einer einzigen Erregung gemessen werden konnte. Dabei hat es sich gezeigt, daß die ‚Aktionswärme‘ der verwendeten Nerven (markloser Nerv der Krabbe Maja, es gilt aber sicher auch mehr oder weniger für alle übrigen Nerven) aus zwei Initial-Warmeschüben besteht. Zuerst kommt ein Schub positiver Wärme, auf den eine Phase der Wärmeabsorption (negative Wärme) folgt, wie Abb. 17 nach ABBOTT, HILL und HOWARTH (1958) zeigt. Die positive

Initialwärme von 9—10 μcal/g dauert etwa 60 msec und wird von einer langsamer verlaufenden, aber fast gleich großen Wärmeabsorption abgelöst, so daß bilanzmäßig nur etwa 2 μcal/g positive Wärme pro Erregungsimpuls übrigbleiben. In Wirklichkeit sind die positiven Werte noch etwas größer, weil die einzelnen Nervenfasern des Bündels die Erregung verschieden rasch leiten, so daß die schnellen Fasern schon Wärme zu absorbieren beginnen, wenn die langsameren Fasern noch positive Wärme bilden. — Woher rühren diese beiden sich fast aufhebenden Wärmeschübe?

Der Ionen-Austausch durch die erregbare Membran muß als mögliche Wärmequelle betrachtet werden. Die Mischungswärme von zwei Modell-Lösungen (0,6 M-NaCl und 0,6 M-KCl) ist rund 100 cal/Mol. Sie würde unter Berücksichtigung der an Loligo-Nerven gemessenen Größe des Ionen-Austausches pro cm^2 und Erregungsimpuls und bei Übertragung dieser Werte auf Maja-Nerven mit 10^4 cm^2/g Faseroberfläche eine Wärmebildung von 11,4 μcal/g pro Erregungsimpuls bei 0°C erwarten lassen. ABBOTT hat aber den Kalium-Austritt bei Reizung in Maja-Nerven bestimmt, so daß die Rechnung auch von dieser Größe ausgehen kann ($9 \cdot 10^{-8}$ M/g Kalium-Austritt). Man erhält dann 6 μcal/g pro Erregungsimpuls. Größenordnungsmäßig kommt also der Betrag der gemessenen positiven Initialwärme von 9—10 μcal/g ziemlich angenähert auf Grund der Mischungswärme durch Rechnung heraus.

Wieso kommt es nun aber zur Wärme-Absorption und damit zum diphasischen Verlauf der Wärmebildung? Drei mögliche Erklärungen werden von ABBOTT, HILL und HOWARTH diskutiert: 1. Die positive Wärme rührt von der Mischung von Na und K bei der Erregung her, die negative Wärme von der teilweisen Entmischung in der Erholung. 2. Die positive Wärme rührt von der Entladung der Membrankapazität in der ansteigenden Phase des Aktionspotentials her. Die negative Wärme würde dann von der Wiederaufladung des Kondensators herrühren und der bilanzmäßige positive Betrag an Wärme wäre der Na-K-Mischung zuzuschreiben. 3. Die positive Wärme rührt von exothermen Prozessen her, die die Permeabilitätsänderung der Membran veranlassen, die negative Wärme von anaeroben, chemischen Vorgängen in einer frühen Phase der Erholung (ähnlich wie beim Muskel!). Es würde zu weit führen, hier die detaillierte Diskussion dieser Möglichkeiten wiederzugeben. HILL kommt zum Schluß, daß die positive Wärme entweder von chemischen Vorgängen im Zusammenhang mit der Permeabilitätsänderung der Membran oder von der Mischungswärme von Na und K, oder von beiden Prozessen herrührt und daß die negative Wärme von früh einsetzenden endothermen Erholungsprozessen chemischer Art verursacht ist.

Advocatus diaboli: „Sie haben bei der Besprechung der Ruhewärme auf die erstaunliche Übereinstimmung zwischen Ruheatmung und gemessener Wärme hingewiesen. Besteht ein ähnlicher Zusammenhang zwischen Aktionswärme und zusätzlicher Aktionsatmung?“

Biophysiker: „O ja! Es liegen hier sehr schöne Messungen von BRINK, BRONK, CARLSON u. CONNELLY (1952) vor. Mit einer Platinkathode kann polarographisch der Sauerstoffgehalt einer Lösung fortlaufend registriert werden. Abb. 18 zeigt das neue, in der Stabilität und Empfindlichkeit wesentlich verbesserte Fließ-Respirometer der Autoren. Der in einer Sauerstoffatmosphäre gereizte Froschnerv taucht in eine O_2-gesättigte Ringerlösung, die in konstantem Fluß am Nerven vorbei abgesaugt wird. Der gereizte Nerv

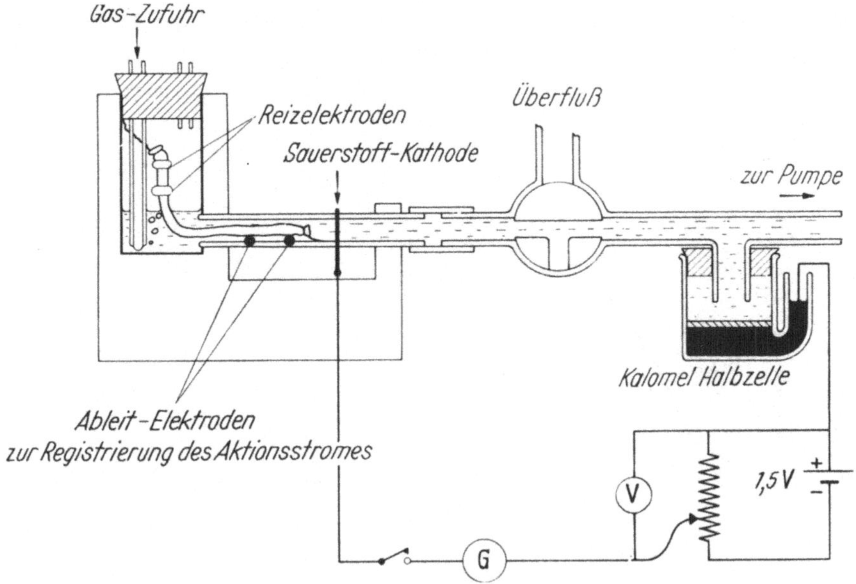

Abb. 18. Gerät zur polarographischen Messung der Sauerstoffaufnahme eines Nerven, nach BRINK, BRONK, CARLSON u. CONNELLY (1952). Der Nerv liegt auf den Reizelektroden und taucht in einen gleichmäßigen Strom von sauerstoffgesättigter Ringerlösung ein. Der Nerv atmet und entzieht der Lösung den entsprechenden Betrag an Sauerstoff. Die O_2-verarmte Lösung fließt an einem Platindraht (Sauerstoffkathode) vorbei — durch einen Dreiweghahn — an einer Kalomel-Halbzelle vorbei (Anode) und zur Pumpe. Bei Reizung sinkt der durch die Sauerstoffkathode fließende Strom um einen Betrag, der vom Sauerstoffdefizit der Lösung, von der Geschwindigkeit des Flüssigkeitsstroms und der Elektrodenkonstante abhängt. Die beiden letzteren Größen können geeicht werden, und so mißt die Platinelektrode direkt den Sauerstoffverbrauch. Mit unabhängigen Ableitelektroden wird der Aktionsstrom des gereizten Nerven zur Kontrolle aufgenommen.

nimmt aus der Ringerlösung Sauerstoff auf und das Sauerstoffdefizit wird von der stromabwärts angelegten Platinelektrode, die mit der indifferenten Kalomel-Elektrode in einem polarographisch registrierenden Stromkreis liegt, als Stromverminderung gemessen und ausgewertet. Die Aktionsatmung (Zunahme der Atmung über den Ruhewert hinaus bei Erregung des Nerven) ist merkwürdigerweise sowohl eine Funktion der Reizfrequenz als auch der Dauer der Reizung. Berechnet man die Sauerstoffmenge, die auf einen Erregungsimpuls entfällt, so findet man, daß sie mit Erhöhung der Frequenz abnimmt. Für eine Reizfrequenz von 10 Erregungsimpulsen/sec ist der Betrag 14 pM/g · Impuls und bei 200 Erregungsimpulsen/sec 8 pM/g · Impuls zu Beginn der Reizung. Dauert die Reizung aber längere Zeit an, dann nimmt bei allen Frequenzen die Sauerstoffaufnahme pro Impuls ab und stellt sich auf einen konstanten Endwert ein. Er beträgt für

10 Erregungsimpulse/sec	8 pM/g · Impuls
200 Erregungsimpulse/sec	2 pM/g · Impuls.

Wir wissen nicht, warum bei langer Tätigkeit weniger Sauerstoff pro Impuls gebraucht wird und bei Erhöhung der Frequenz die gleiche Erniedrigung auftritt."

Biologe: „Zwei Möglichkeiten scheinen zur Deutung dieser Beobachtung in Frage zu kommen: 1. Der Wirkungsgrad der oxydativen Restitution wird bei der Tätigkeit größer und damit sinkt der Sauerstoffbedarf pro Erregungsimpuls.

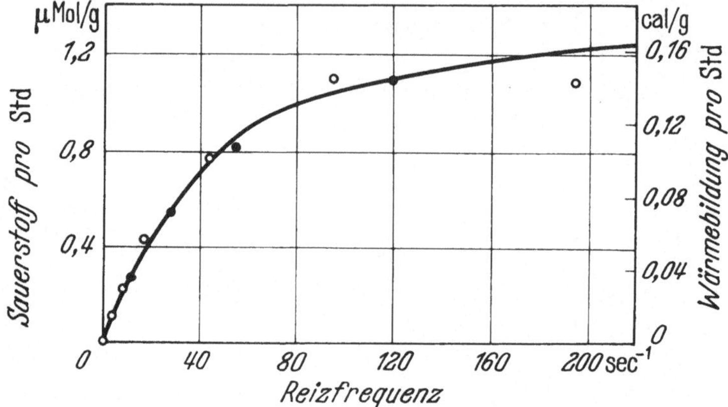

Abb. 19. Beziehung zwischen Sauerstoffaufnahme und Wärmebildung eines Nerven, nach BRINK, BRONK, CARLSON u. CONNELLY (1952). Im gleichen Diagramm sind eingezeichnet: als Abszisse die Reizfrequenz, mit der der Nerv gereizt wurde, als Ordinate einerseits die Sauerstoffaufnahme (unausgefüllte Punkte) und andererseits die Wärmebildung (ausgefüllte Punkte) nach Messungen von FENG u. HILL 1933. Ein gewisses Defizit ist vorhanden, denn 1 μM O_2 entspricht ohne Verlust 0,11 cal (man vergleiche die beiden Abszissen)

2. Bei der Tätigkeit kommt es nur zu einer ganz unvollkommenen Erholung und die Restitution wird mit zunehmender Tätigkeit in immer stärkerem Maß auf die nachfolgende Erholung abgeschoben. Es scheint zur Zeit schwierig zu sein, zwischen diesen beiden Erklärungen zu entscheiden."

Advocatus diaboli: „Meine Frage, ob Aktionsatmung und Aktionswärme in Beziehung gebracht werden können, ist aber immer noch nicht beantwortet!"

Biophysiker: „Abb. 19 zeigt eine Kurve, die der Arbeit von BRINK, BRONK, CARLSON u. CONNELLY entnommen ist, in der Werte der Aktions-Sauerstoffaufnahme und die Werte der Aktionswärme in Abhängigkeit von der Reizfrequenz eingezeichnet sind. Die gleiche Kurve verbindet beide Werte, eine Übereinstimmung, die wirklich erstaunlich gut ist!"

Advocatus diaboli: „Wie verhält sich aber die Aktionsatmung des Nerven bei der Einwirkung von Stoffwechselgiften?"

Biochemiker: „Einen Überblick über die bisher beobachteten Wirkungen von Stoffwechselgiften gibt Abb. 20. In dieser Abbildung sind Ruhestoffwechsel und Aktionsstoffwechsel als unabhängige Systeme der Energielieferung für den Nerven dargestellt, ohne Rücksicht darauf, daß sie sich eventuell gegenseitig beeinflussen können und daß der Ruhestoffwechsel bei Blockierung des Aktionsstoffwechsels fakultativ einspringen kann. Die erregbare Membran ist ganz schematisch als Trennwand zwischen innen und außen gezeichnet. Durch den Ruhestoffwechsel wird niedrige Na-Konzentration und hohe K-Konzentration innen gegenüber dem Konzentrationsgefälle aufrechterhalten.

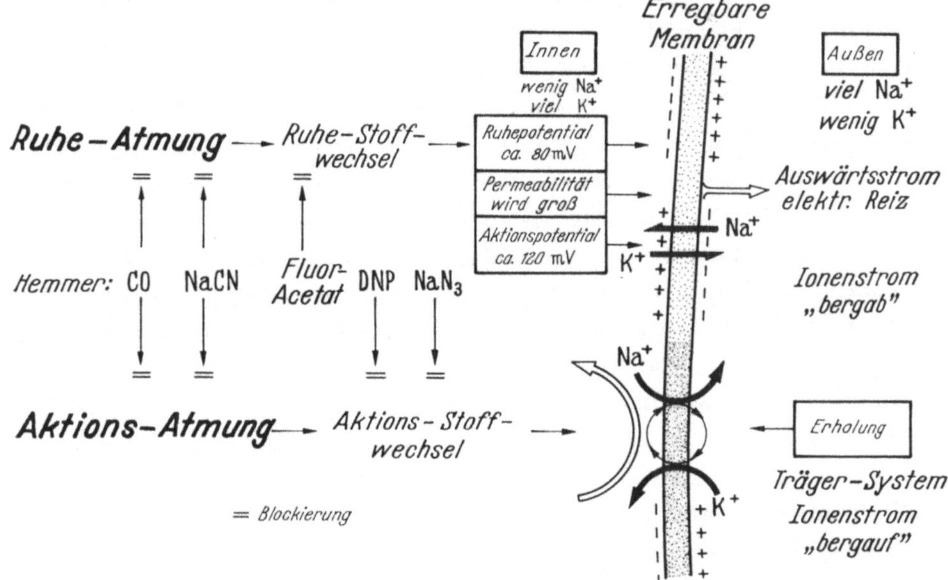

Abb 20 Die Bedeutung des Ruhe-Stoffwechsels und des Aktions-Stoffwechsels, ihre Beeinflußbarkeit durch Stoffwechselgifte Die erregbare Membran ist schematisch als Trennwand eingezeichnet Der *passive Transport* der Ionen ist mit geraden Pfeilen, der *aktive Transport* mit gekrümmten Pfeilen dargestellt Ruhe-Stoffwechsel und Aktions-Stoffwechsel sind stark schematisiert als völlig unabhängige Vorgänge wiedergegeben Die Verschiedenheit der blockierenden Wirkung von Stoffwechselgiften auf beide Größen ist zur Darstellung gebracht CO = Kohlenmonoxyd, NaCN = Blausäure, DNP = Dinitrophenol, NaN_3 = Natriumazid

Hierzu ist Sauerstoff notwendig, denn Anoxie oder Blockierung der Sauerstoffübertrager-Fermente durch Kohlenoxyd oder Cyanid führen zu einem Verschwinden des Ruhepotentials und zu Verlust der Erregbarkeit. Diese Gifte blockieren gleichzeitig aber auch die Aktionsatmung, die in der Erholungsphase die Na- und K-Pumpe für den aktiven Ionentransport antreibt. Vergiftet man Nerven aber mit DNP oder 0,1—0,2 mM-Na-Azid, dann verlieren sie nur ihre Fähigkeit zur Aktionsatmung, aber die Ruheatmung bleibt unbeeinflußt (BRINK, BRONK, CARLSON u. CONNELLY 1952). Das Fluor-Azetat hat die entgegengesetzte Wirkung wie das Na-Azid, es reduziert die Ruheatmung, ohne die Aktionsatmung zu beeinflussen (DOTY und GERARD 1950). Der Alkohol Chloreton wiederum hat einen andern Effekt, indem er die Ruheatmung nur teilweise und die Aktionsatmung auch teilweise hemmt, aber in ganz verschiedenen Verhältnissen (BRINK, BRONK, CARLSON u. CONNELLY 1952). Daß Ruheatmung und Aktionsatmung auf relativ unabhängig voneinander verlaufenden chemischen Prozessen beruhen können (sicher ist es nicht!), geht daraus hervor, daß bei einer progressiven allgemeinen Schädigung des Nerven zuerst die Aktionsatmung verloren geht und erst zeitlich sehr viel später ein langsamer Abfall in der Ruheatmung beobachtet wird. Blockiert man den Aktionsstoffwechsel mit Natriumazid oder blockiert man die Energiequelle für die Natriumpumpe bei einer Riesennervenfaser mit 2:4 Dinitrophenol (DNP), dann unterdrückt man dadurch nur die Na-Pumpe und man beobachtet, daß trotzdem noch während sehr langer Zeit Erregungsimpulse gebildet werden können (Brink, Bronk und Mitarbeiter 1952; Hodgkin u. Keynes 1955). In bezug auf die Stoffwechselvorgänge im Nerven müssen daher 3 verschiedene Möglichkeiten in Betracht gezogen werden: 1. Der Ruhestoffwechsel kann, falls der Aktionsstoffwechsel blockiert ist, zusätzlich Energie für die Aufrechterhaltung der Erregbarkeit liefern, ohne in seiner Größe zuzunehmen. 2. Eine gewisse Anhäufung von Natriumionen im Innern der Nervenfaser kann von der Membran vorübergehend vertragen werden, ohne daß die Bildung von normalen Erregungen dadurch behindert würde. 3. Unbekannte chemische Prozesse können Energie liefern, ohne daß es zu einer offensichtlichen Sauerstoffschuld kommt."

Advocatus diaboli: „Was weiß man eigentlich über chemische Intermediärprozesse und über Aktionssubstanzen im Nerven?"

Biochemiker: „Über die Intermediärprozesse weiß man leider recht wenig. Die älteren Analysen von Gerard 1932 und Eggleton 1928 bezüglich der Phosphatester sind durch die modernen Methoden überholt worden. Im Vagusnerven des Kaninchens haben Greengard u. Straub (1957) z. B. die Werte gefunden, die bereits erwähnt wurden (vgl. S. 43). Außerdem enthält der Nerv ungefähr 0,1 μM/g Tri- und Di-Phosphopyridin-Nucleotid (85% in der oxydierten Form; Greengard, Brink u. Colowick 1954) und ähnliche Mengen an Aneurin-Poly-, Aneurin-Di- und -Mono-Phosphat (vgl. S. 188). Alle diese Verbindungen sind so interessant, weil sie energiereiche Phosphatbindungen (Lipman 1941) besitzen, deren Energie offensichtlich zur Restitution der Ionenverschiebungen nutzbar gemacht wird. Weil-Malherbe (1952) hat ein Schema gegeben, wie man sich die Energiestufen vorstellen könnte. Es ist stark von den Ergebnissen der chemischen Analyse der Vorgänge im Gehirnbrei beeinflußt und darf nur mit Vorsicht auf den peripheren Nerven übertragen werden.

Ich möchte zum Schluß dieser Betrachtung einen Gedanken kurz darstellen, den Brink, Bronk, Carlson u. Connelly im Anschluß an ihre Messungen der Aktionsatmung zu dieser Frage veröffentlicht haben. Das Aktionspotential ist ein Ionenaustausch, der sich nur an der erregbaren Membran abspielt, die oxydativen Phosphorylierungen dagegen sind an Mitochondrien oder ähnliche Strukturen gebunden, die vielleicht in der Nähe der erregbaren Membran, sicher aber nicht in der Membran selbst liegen. Wie sind nun aber die Ionenverschiebungen mit dem Stoffwechsel der Mitochondrien gekoppelt? Das ist noch eine ganz offene Frage!“

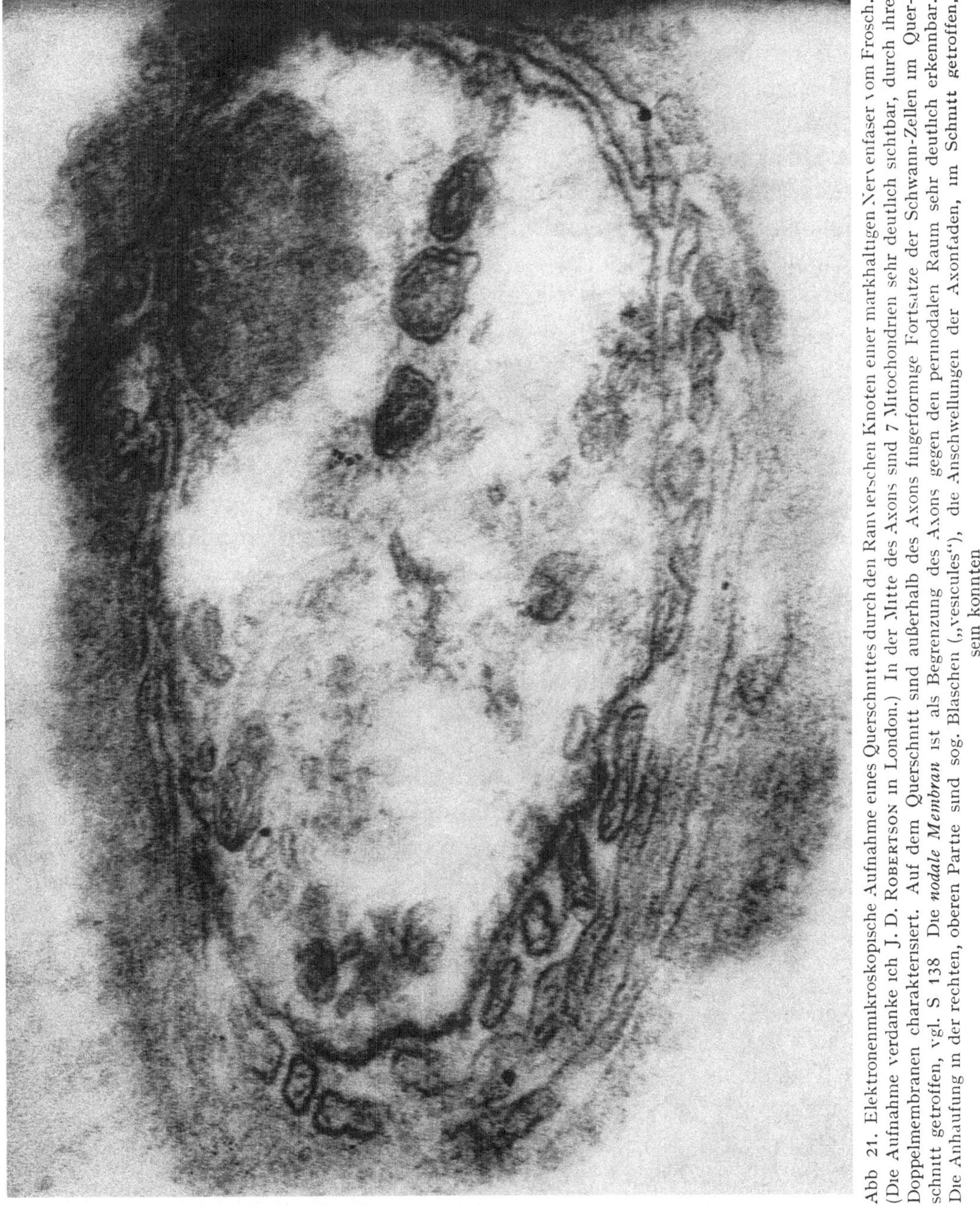

Abb. 21. Elektronenmikroskopische Aufnahme eines Querschnittes durch den Ranvierschen Knoten einer markhaltigen Nervenfaser vom Frosch. (Die Aufnahme verdanke ich J. D. ROBERTSON in London.) In der Mitte des Axons sind 7 Mitochondrien sehr deutlich sichtbar, durch ihre Doppelmembranen charakterisiert. Auf dem Querschnitt sind außerhalb des Axons fingerförmige Fortsätze der Schwann-Zellen im Querschnitt getroffen, vgl. S. 138. Die *nodale Membran* ist als Begrenzung des Axons gegen den perinodalen Raum sehr deutlich erkennbar. Die Anhäufung in der rechten, oberen Partie sind sog. Bläschen („vesicules“), die Anschwellungen der Axonfaden, im Schnitt getroffen, sein konnten

Biophysiker: „Abb. 21 zeigt eine elektronenmikroskopische Aufnahme von Mitochondrien im Axon markhaltiger Nerven. Solche Mitochondrien haben GASSER (1952) und ROBERTSON (1955) in der Nähe des Ranvierschen Knotens gehäuft beobachtet, also gerade dort, wo die erregbare nodale Membran liegen muß."

Biochemiker: „Lassen Sie mich weiterfahren: die erwähnten Autoren (BRINK, BRONK, CARLSON u. CONNELLY) diskutieren folgende Möglichkeit:

1. Die oxydativen Phosphorylierungen in Mitochondrien werden vorwiegend durch den Anfall von Phosphat-Acceptoren angeregt (Adenosin-Diphosphat, Kreatin, Diphosphopyridin-Nucleotid). Dies scheint ein grundlegendes Steuerungsprinzip für die Gewebeatmung zu sein (vgl. POTTER u. RECKNAGEL 1951). Eine Suche nach solchen Phosphat-Acceptoren, die im Anschluß an die Erregung entstehen könnten und zu den Mitochondrien gelangen, wäre lohnend.

2. Es ist denkbar, daß bei der Erregung, gekoppelt mit den Ionenverschiebungen ATP und KP gespalten werden. GERARD (1932) hat eine solche Spaltung im Nerven bei Aktivität gefunden, ist heute aber gegenüber der Rolle dieser beiden Stoffe im Aktionsstoffwechsel des Nerven eher skeptisch eingestellt (vgl. GERARD 1955), während die bereits erwähnten Versuche von CALDWELL (1956) sehr dafür sprechen. TPN und DPN sind in diesem Zusammenhang noch zu wenig untersucht. Durch die Spaltung von ATP und KP, eventuell TPN, entstehen Phosphat-Acceptoren, die den oxydativen Stoffwechsel der Mitochondrien so lange anregen können, bis sie selbst wieder zu ATP, KP und TPN aufgebaut sind. Der Beginn der Aktivitätsatmung wäre somit durch die Spaltung der Phosphat-Donatoren und das Auftreten von Phosphat-Acceptoren, das Abklingen durch die Resynthese und damit durch das Verschwinden der Phosphat-Acceptoren gesteuert.

3. Der Ruhestoffwechsel des Nerven verläuft unabhängig von Phosphat-Acceptoren und über eigene Wege, während der Mitochondrienstoffwechsel spezifisch nur auf Aktivität eingestellt ist. Damit wäre die selektive Vergiftbarkeit des Aktionsstoffwechsels mit Dinitrophenol und Na-Azid erklärbar."

Advocatus diaboli: „Das scheint mir doch reichlich spekulativ zu sein! Beantworten Sie mir lieber noch die Frage nach den Aktionssubstanzen."

Die Aktionssubstanzen

Biochemiker: „Der Begriff Aktionssubstanzen geht auf v. MURALT (1939) zurück. Er definierte ihn damals wie folgt: ‚Die chemischen Vorgänge im Nerven sind ein ebenso integrierender Bestandteil des Erregungsvorganges wie die elektrischen, die so viel leichter faßbar sind. Als Aktionssubstanz ist jeder Stoff zu bezeichnen, der im Zusammenhang mit der Erregung des Nerven neugebildet, aus einer Bindung freigesetzt oder in seiner Konzentration verändert wird und ein unentbehrliches Glied in der Kette der Aktionsreaktionen ist. Ob er im Erregungszustand vorauslaufend oder synchron mit dem Aktionspotential oder im Restitutionszustand entsteht, ob er mit der Entstehung der Erregung oder mit der Wiederherstellung des Ruhezustandes zusammenhängt, ist zunächst für die Zuordnung nicht entscheidend.' Durch die Umschreibung dieses Begriffes sollte die Aufmerksamkeit auf den Aktionsstoffwechsel gerichtet werden, zu einer Zeit, als die meisten Forscher nur an die elektrischen Vorgänge dachten."

Advocatus diaboli: „Dann müßte man aber heute das Na-, K- und Ca-Ion als Aktionssubstanzen bezeichnen, denn sie verändern während der Erregung ihre Konzentration."

Biochemiker: „Nein, ich glaube das wäre nicht richtig, denn der Begriff Aktionssubstanz wurde mit dem Blick auf die chemischen und energieliefernden Vorgänge geprägt, die mit den elektrischen (Ionenverschiebungen) gekoppelt sind. Die Ionenverschiebung ist der elektrische Primärprozeß, während die chemischen Vorgänge, von denen bisher die Rede war, sekundäre Aufladeprozesse bezüglich der Energie sind.

Schwierigkeiten bereitet die Frage, ob das Acetylcholin, das von NACHMANSOHN für die Permeabilitätsänderung an der erregbaren Membran verantwortlich gemacht wird und eine Art von Trigger-Wirkung[1] haben soll, zu den Aktionssubstanzen gerechnet werden kann. Heute ist es zweckmäßig zu unterscheiden:

1. Energieliefernde Aktionssubstanzen,
2. Aktionssubstanzen mit Trigger-Wirkung."

Advocatus diaboli: „Welche chemischen Verbindungen könnte man heute als energieliefernde Aktionssubstanzen des Nerven bezeichnen?"

Biochemiker: „Adenosintriphosphat, Kreatinphosphat, Argininphosphat und Triphosphopyridin-Nucleotid sind zweifellos energieliefernde Aktionssubstanzen des Nerven. v. MURALT und seine Mitarbeiter (vgl. Kapitel 5) haben außerdem gefunden, daß Aneurin in verschiedenen Formen, und zwar nicht nur die Cocarboxylase allein (Aneurin-Diphosphat), sondern noch andere Verbindungen des Aneurins bei den chemischen Prozessen im Aktionszustand des Nerven eine ganz entscheidende Rolle spielen. Und dann darf der von WINTERSTEIN (vgl. GERARD 1932) erhobene und mehrfach bestätigte Befund, daß bei der Erregung des Nerven Ammoniak in kleinsten Mengen entsteht, nicht vergessen werden, so daß auch mit Desaminierungen gerechnet werden muß."

Advocatus diaboli: „Das Wissen auf diesem Gebiet scheint mir doch sehr bruchstückhaft zu sein! Hier ist ein lohnendes Feld für die Biochemiker. Man sollte ihnen aber sagen, daß mit dem Studium des Gehirnbreies das Problem der Biochemie des peripheren Nerven nicht gelöst werden kann. Wie steht es aber mit unseren Kenntnissen über Aktionssubstanzen mit Trigger-Wirkung?"

[1] Trigger ist der englische Ausdruck für den Abzug an einer Schußwaffe. Man könnte von „Abzug-Wirkung" sprechen, der Ausdruck scheint mir aber nicht geeignet zu sein.

Die Acetylcholintheorie

Biochemiker: „NACHMANSOHN hat eine chemische Theorie der Permeabilitätsänderung der erregbaren Membran aufgestellt und verteidigt, über die kurz berichtet werden soll (vgl. NACHMANSOHN 1955).

Die Vermutung, daß chemischen Stoffen bei der Erregungs*übertragung* eine Bedeutung zukommen könnte, ist im Jahr 1905 von ELLIOTT erstmals geäußert worden, als er die Hypothese aufstellte, daß an den Enden sympathischer Nerven jedesmal, wenn eine Erregungswelle ankommt, Adrenalin frei werde. Dieser prophetische Gedanke wurde aber erst sehr viel später in seiner großen Bedeutung verstanden und ausgewertet. Es dauerte 20 Jahre, bis durch die Untersuchungen von LOEWI, DALE, BROWN, CANNON, FELDBERG, V. EULER und ihren Schülern die Allgemeingültigkeit des Prinzipes ‚chemischer Mittler', der sog. Neurohumoren, als Übertragungsmechanismus von Erregungsimpulsen erwiesen war, wobei den übertragenden Stoffen Acetylcholin, Adrenalin und Noradrenalin eine *inter*celluläre Rolle zugesprochen wurde. Zwei Prinzipien der Beweisführung fanden vor allem Anwendung: 1. die Beobachtung der erregenden Wirkung kleinster Mengen dieser Stoffe an den Synapsen und motorischen Endplatten; 2. die Freisetzung der Stoffe bei Erregung, die durch Bestimmung der Änderung des Gehaltes in einer Perfusionslösung synchron mit der Reizung gemessen werden kann. Neuerdings sind auch auf diesem Gebiet erhebliche Fortschritte durch die Einführung von Mikropipetten mit weniger als 0,5 μ Durchmesser erzielt worden, die z. B. Acetylcholin in einem kleinen ‚Mikrostrahl' oder in kontinuierlichem Fluß an eine sehr eng umschriebene Stelle abgeben. Der ‚Mikrostrahl', der weniger als 10^{-15} mol Acetylcholin enthält, wird durch einen ganz kurzen, nach außen fließenden Stromimpuls, der das Acetylcholin (ACh^+) elektrophoretisch mitnimmt, gut kontrollierbar erzeugt (vgl. NASTUK 1951, 1953 u. 1954; DEL CASTILLO u. KATZ 1955a, 1957). NACHMANSOHN hat die Rolle des Acetylcholins im Erregungsprozeß ganz allgemein aufgegriffen und insbesondere seinen Einfluß auf die Bildung des Aktionspotentials untersucht. Seine Auffassung, die er erstmals 1942 und seither in immer weiter ausgebauten Publikationen vorgetragen hat, beruht im Kern darauf, daß er dem Acetylcholin eine *intra*celluläre Funktion zuweist und es als entscheidenden Faktor für die Auslösung der Permeabilitätsänderung an der erregbaren Membran anspricht (vgl. Abb. 14 S. 33). Nach der Auffassung von NACHMANSOHN (vgl. 1955) bildet das Acetylcholin einen integralen Teil des Elementarvorganges, durch den bioelektrisch Aktionspotentiale erzeugt werden, und er spricht von der *elektrogenen, intracellulären* Funktion des Acetylcholins.

Im einzelnen beruht die Theorie von NACHMANSOHN auf folgenden Überlegungen: die erregbare Membran, die von einer Reizelektrode oder durch eine andere Störung des Gleichgewichtes depolarisiert wird, löst eine Dissoziation von Acetylcholin aus der gebundenen Form aus. Das Acetylcholin ist wahrscheinlich an ein Trägereiweiß oder Lipoprotein S (1. Eiweiß) gebunden und wird beim Reiz freigesetzt. Neuerdings wird auch sein Einschluß in Bläschen diskutiert (vgl. S. 59). Der freie Ester wirkt auf ein besonderes Receptoreiweiß R (2. Eiweiß) der erregbaren Membran ein, wobei dieses Eiweiß möglicherweise seine Konfiguration ändert und als Ionenbarriere unwirksam wird. Jetzt können die Na-Ionen unter dem elektrochemischen Gefälle einströmen und es entsteht das meßbare Aktionspotential. Die Dauer der Einwirkung des Acetylcholins ist aber sehr kurz, denn es wird äußerst rasch von der anwesenden Acetylcholinesterase E (3. Eiweiß) in Cholin und Acetat gespalten und damit inaktiviert. Die Resynthese von Acetylcholin erfolgt unter der Einwirkung der von NACHMANSOHN aufgefundenen Cholin-Acetylase (4. Eiweiß) mit energetischer Beteiligung der Adenosintriphosphorsäure (ATP)-Spaltung, gekoppelt mit dem Acetylcoenzym A-System. Das resynthetisierte Acetylcholin wird in der Form S („storage") wieder gespeichert und steht zur weiteren Verwendung zur Verfügung.

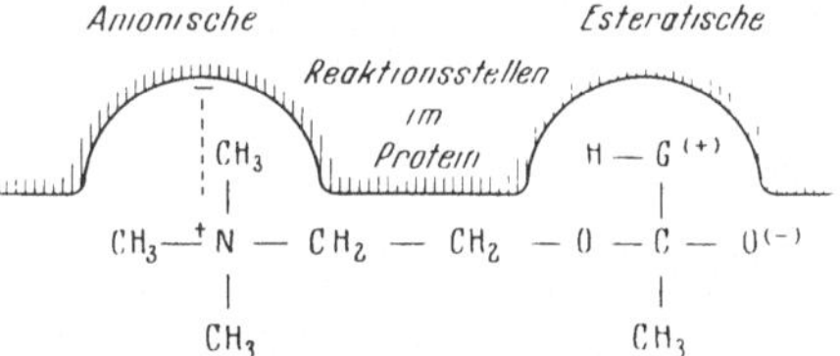

Abb. 22. Theoretisches Bild der Wechselwirkung zwischen Acetylcholin und den Reaktionsstellen im Eiweiß, nach NACHMANSOHN u. WILSON (1951). Die Annahme einer anionischen und einer esteratischen Reaktionsstelle im Eiweiß führt zu einer elektrischen Anziehung der am Stickstoff des Acetylcholins verankerten positiven Ladung und zu einer kovalenten Bindung des Acetylcholins an die esteratische Gruppe. In dieser Weise ist die Einwirkung auf die erregbare Membran zu denken.

Der Konzeption einer Bindung zwischen dem freien Acetylcholin und dem Receptoreiweiß R liegt die gleiche theoretische Vorstellung zugrunde, wie sie NACHMANSOHN für die Bildung des Substrat-Enzymkomplexes zwischen Acetylcholin und Acetylcholinesterase entwickelt hat und in sehr schönen Modellversuchen zusammen mit WILSON (1951a u. b) auch nachweisen konnte. Die Vorstellungen haben zur Erklärung des Wirkmechanismus der Nervengase geführt (z. B. ‚Tabun' oder ‚Sarin'), unter denen das Diisopropylfluorophosphat (DFP)

$$\begin{matrix} C_3H_7O & & O \\ & P\!\!\!\!\!\!\!\! & \\ C_3H_7O & & F \end{matrix}$$

am meisten untersucht wurde (Gruppe der Alkylphosphate). Abb. 22 zeigt die theoretische Vorstellung von NACHMANSOHN und WILSON (1951), wie die Wechselwirkung zwischen dem Acetylcholin und den Reaktionsstellen im Eiweiß der Esterase gedacht wird. Der Enzym-Substratkomplex wird an der anionischen Reaktionsstelle durch Coulomb-Kräfte angezogen und durch van der Waals-Kräfte stabilisiert. An der esteratischen Reaktionsstelle entsteht eine kovalente Bindung, die sich zwischen dem Carbonylkohlenstoff und der basischen Gruppe bildet."

Advocatus diaboli: „Wie ist aber die Wirkung der Nervengifte zu verstehen, die doch starke Hemmstoffe für die Acetylcholinesterase sind?"

Biochemiker: „Die irreversible Inaktivierung der Acetylcholinesterase durch Alkylphosphate wurde von WILSON in folgender Weise erklärt: Die Esterase spaltet die Alkylphosphate, wobei eine P—O-Bindung gebrochen wird und das Phosphoratom eine kovalente Bindung mit der nucleophilen Gruppe der esteratischen Seite des Enzyms eingeht (WILSON u. BERGMANN 1950), die so stark ist, daß eine irreversible Blockierung entsteht. WILSON drückte es so aus: Durch die Attacke auf das Alkylphosphat begeht das Enzym Selbstmord.

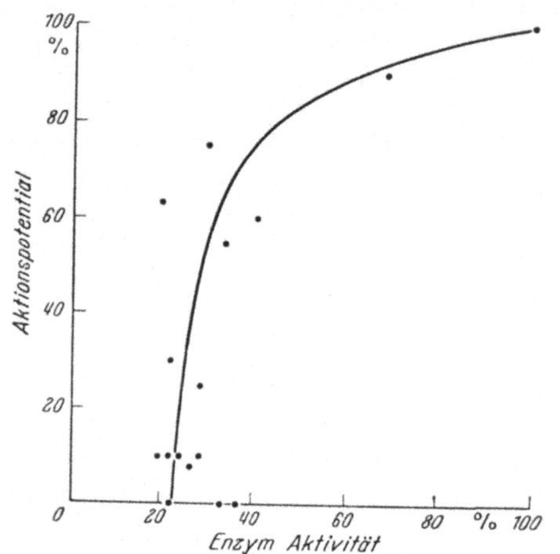

Abb. 23. Beziehung zwischen Aktionspotential und Aktivität der Acetylcholin-Esterase, nach WILSON u. COHEN (1953). Die Aktivität der Acetylcholin-Esterase wurde durch DFP gehemmt und als Substrat wurde Dimethylaminoäthylacetat genommen, das als tertiäres Amin in die Nervenfaser eindringt. Am intakten Krabbennerven konnte so gleichzeitig die Höhe des Aktionspotentials und die Aktivität der durch DFP partiell blockierten Acetylcholin-Esterase gemessen werden; so sind die Meßwerte der Abbildung gewonnen worden

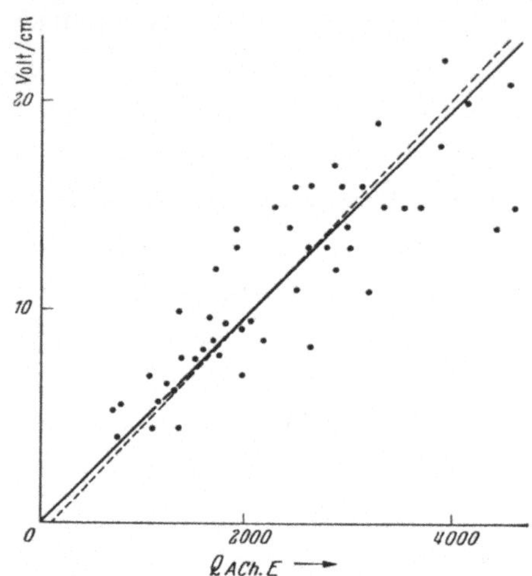

Abb 24. Beziehung zwischen der elektrischen Leistung des elektrischen Organs und der Konzentration der Acetylcholin-Esterase, nach NACHMANSOHN (1955). Die Voltzahl je Zentimeter im elektrischen Gewebe von Electrophorus electricus ist als Ordinate und die Konzentration der gefundenen Acetylcholin-Esterase als Abszisse aufgetragen. Die ausgezogene Linie entspricht der Annahme, daß die lineare Beziehung durch den Nullpunkt geht, die gestrichelte Linie wurde nach der Methode der kleinsten Quadrate aus den Daten berechnet

Wenn die Erklärung richtig ist, dann sollte es möglich sein, durch Verdrängung der Phosphatgruppe das Enzym wieder zu aktivieren. Das ist auch gelungen, und diese theoretischen Vorstellungen haben zu der Entdeckung eines äußerst wirksamen Alkylphosphat-Gegengiftes, des PAM (2-Pyridin-Aldoximmethiodid) geführt, einem Stoff, der in 1—2 min in einer Konzentration von 10^{-5} M die alkylphosphatvergiftete Cholinesterase reaktivieren kann: ein bewundernswerter praktischer Erfolg, gewonnen durch rein theoretische Leitgedanken! (vgl. KEWITZ u. WILSON 1956)."

Biophysiker: „Hier ist es am Platz, auf die Versuche von WILSON und COHEN (1953) hinzuweisen. Sie haben die Korrelation zwischen der Höhe des summierten Aktionspotentials und der Aktivität der Acetylcholin-Esterase untersucht. Abb. 23 zeigt diese Beziehung. Eine Abnahme der Höhe des Aktionspotentials bedeutet nichts anderes als Abnahme der Anzahl noch aktiv Erregungen bildender Fasern. Sinkt die Enzymaktivität auf 20%, dann sind alle Fasern blockiert. Interessant ist auch die Kurve von Abb. 24, in der die lineare Abhängigkeit der Leistung des elektrischen Organs des elektrischen Aales (Electrophorus electricus) in Volt/cm von der Konzentration des Enzyms dargestellt ist."

Advocatus diaboli: „Ich bin nicht ganz befriedigt! Soweit ich sehe, stützt sich die Theorie auf die Tatsache des reichen Vorkommens des Enzyms in allen nervösen Strukturen, auf die Bildung eines besonderen Substrat-Enzymkomplexes, der in vitro an der Acetylcholinesterase studiert werden kann, auf seine Hemmung und auf die direkte Beobachtung der elektrogenen Wirkung des Acetylcholins am elektrischen Organ und der motorischen Endplatte. Der Sprung von diesen experimentellen Grundlagen zu der Konzeption, daß auch das Receptoreiweiß R in der erregbaren Membran der Nervenfaser auf Acetylcholin gleich reagieren soll und daß durch die Bildung eines solchen Komplexes mit Acetylcholin die Ionenbarriere für Natrium wirklich geöffnet wird, scheint mit kühn und durch eigentliche Versuche nicht gestützt zu sein. Als Beweis für die Theorie wären folgende Beobachtungen wünschbar:

1. Es müßte nachgewiesen werden, daß bei jeder Erregung im Nerven eine kleine Menge Acetylcholin vom Trägereiweiß S auf das Receptoreiweiß R übergeht.

2. Mikroinjektion oder geeignete Applikation von Acetylcholin an der erregbaren Membran des Nerven müßte eine starke Erhöhung der Natriumpermeabilität zur Folge haben.

Wie steht es damit?"

Biophysiker: „Der Mechanismus der Acetylcholin-Freisetzung ist neuerdings an einem besonderen Objekt sehr gut erforscht worden, an der motorischen Endplatte. Fatt u. Katz (1952) haben als erste die Miniaturpotentiale beobachtet, die in statistischer Zufallsverteilung durch die quantenhafte Freisetzung von einigen Tausend Acetylcholin-Molekülen entstehen und ‚elektrogen' die Miniaturpotentiale verursachen (Abb. 25a). Ein Erregungsimpuls verursacht normalerweise ein Endplattenpotential, das 100mal größer ist; aber durch Verminderung des Ca-Gehaltes und Ersatz eines Teiles des Na durch Magnesium kann man dieses Endplattenpotential so reduzieren, daß es ganz deutlich wird, daß es im Prinzip aus mehreren solchen Quanten aufgebaut ist und sich vom Miniaturpotential nur durch die Menge des freigesetzten Acetylcholins unterscheidet (Castillo u. Katz 1954, 1955b). Depolarisation der Nerven-Endigungen erhöht die Frequenz der Miniaturpotentiale, Hyperpolarisation hat einen stabilisierenden Effekt (Liley 1956). Ein Zusammenhang zwischen Depolarisation, elektrischem Reiz und Acetylcholin-Freisetzung ist also sicher vorhanden."

Advocatus diaboli: „Ja, an der motorischen Endplatte! Für mich ist aber damit noch lange nicht erwiesen, daß sich das gleiche im peripheren Nerv auf der Leitungsstrecke abspielt."

Biophysiker: „Das ist natürlich richtig und es muß gesagt werden, daß der periphere Nerv gegen Acetylcholin praktisch unempfindlich ist und daß Mikroinjektionen von Acetylcholin in das Axon, zwar zu Block, aber nie zu einer Erregung geführt haben. DEL CASTILLO (1958)[1] ist beim Studium unterschwelliger Erregungen (‚local responses') an einzelnen Ranvier-Knoten markhaltiger Nervenfasern des Frosches auf eine ganz merkwürdige Erscheinung gestoßen. H. CHR. LÜTTGAU hat im Hallerianum, den schriftlichen Angaben DEL CASTILLO'S folgend, diese Erscheinung registriert. Abb. 25b zeigt das Ergebnis.

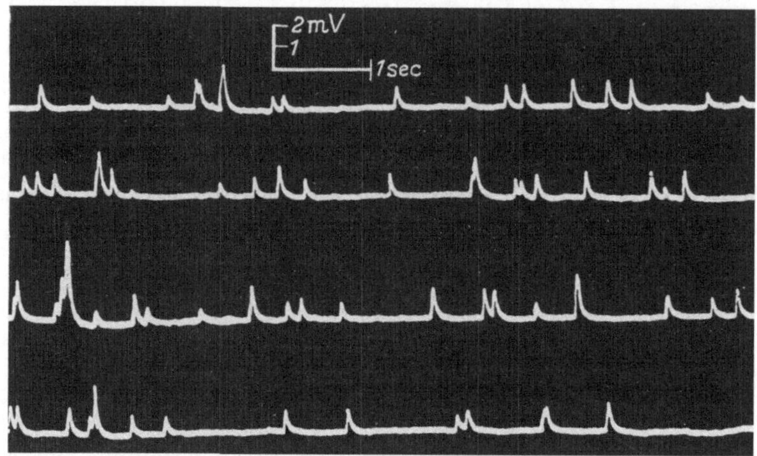

Abb. 25a. Miniatur-Potentiale von einer motorischen Endplatte, nach FATT u. KATZ (1952). Durch Prostigmin wurde die Acetylcholin-Esterase blockiert. Unter diesen Bedingungen erscheinen die Miniatur-Potentiale sehr deutlich in statistischer, d. h. zufälliger Verteilung. Sie entsprechen der zufälligen Freisetzung von „Acetylcholin-Paketen" mit der entsprechenden elektrogenen Wirkung

Der Reiz bestand aus einem unterschwelligen, kathodischen Stromstoß von 50 μsec Dauer, und es wurden ungefähr 30 unterschwellige Erregungen von einem Knoten übereinander photographiert. In den Versuchen von DEL CASTILLO wurde die Maximalamplitude jeder Kurve gemessen und das Verteilungsdiagramm gezeichnet. Was schon von bloßem Auge, bei Verwendung eines lange nachleuchtenden Oszillographenschirmes auffällt, nämlich daß die Amplituden nicht zufällig und kontinuierlich streuen, sondern daß ‚Sprünge' quantenhafter Art vorhanden sind, ist bei der Aufzeichnung des Verteilungsdiagrammes noch offensichtlicher geworden. Das Diagramm hat einen multimodalen Charakter an Stelle einer einfachen Glockenkurve, und die Maxima (CASTILLO hat 5 messen können) sind mit gleichmäßigen Abständen voneinander getrennt. Der Abstand scheint etwa $^1/_{80}$ des Aktionspotentials zu betragen. Die Konstanz der Reizstromstärke und -dauer war in den Versuchen von DEL CASTILLO garantiert. Die ‚Quanten-Sprünge' von einer bevorzugten Amplitude des Erfolges zur nächsten sind den quantenhaften Prozessen an der motorischen Endplatte, die mit der Freisetzung kleiner Acetylcholin-‚Pakete' zusammenhängen, sehr ähnlich. Man kann aber auch

[1] Briefliche Mitteilung.

unverbindlicher von ,Depolarisations-Einheiten' sprechen, deren Zahl von Reiz zu Reiz zufällig schwankt, wobei deswegen quantenhafte Sprünge entstehen, weil immer ganzzahlige Gruppen in Aktion geraten. Man könnte auch die Öffnung von natriumspezifischen Kanälen in der nodalen Membran diskutieren, wobei besonders spezialisierte ,Orte' sich durch das Vorhandensein von Na-Trägern auszeichnen. Gerade die nodale Membran mit ihrer sehr geringen

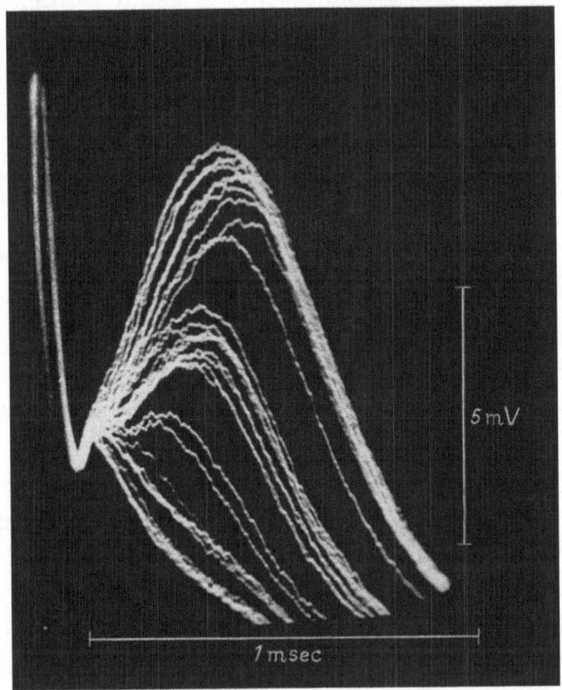

Abb 25b Unterschwellige Erregung eines Ranvier-Knotens mit einem Reiz, der so gut wie möglich bezüglich Intensität und Dauer gleichgehalten wurde Aufnahme von H CHR LÜTTGAU. Man erkennt die „Bündelung" der Kurven und es erscheint möglich, daß 5 verschiedene „Quanten" unterschwelliger Erregung vorliegen könnten

Fläche und ihrem hohen Widerstand müßte einen merklichen Potentialsprung geben, wenn plötzlich einige Tausend positive Ladungen mehr oder weniger an solchen spezialisierten ,Orten' einströmen können. Es wird sehr interessant sein zu sehen, in welcher Art diese Beobachtungen in den kommenden Jahren vertieft werden."

Biologe: „Hier möchte ich auf eine interessante neue Entwicklung hinweisen. Das Elektronenmikroskop hat kleinste Bläschen (Vesicles) von etwa 300 Å Durchmesser aufgezeigt, die sich um die mit dem Muskel in Kontakt stehende Membran der motorischen Endplatte gruppieren (CASTILLO u. KATZ 1955a, 1956, PALADE u. PALAY 1954, ROBERTSON 1957, DE ROBERTIS u. BENNETT 1955). Es besteht ziemliche Sicherheit, daß es sich hier um ,Pakete' von Acetylcholin handelt, deren Entleerung zur ,Freisetzung' von Acetylcholin führt, und daß das mittlere ,Quantum' Acetylcholin, das freigesetzt wird, unter veränderten äußeren Bedingungen immer gleich groß bleibt (KATZ u. THESLEFF 1957). Solche Bläschen finden sich auch in der Nähe der nodalen Membran des markhaltigen Nerven (ROBERTSON 1957)."

Biophysiker: „Das Problem liegt aber doch noch recht unabgeklärt vor uns. STRAUB (1954, 1956) hat die Veratridinwirkung auf markhaltige Nervenfasern untersucht und gefunden, daß vor allem die Permeabilität der erregbaren Membran für Natrium erhoht wird — also der Effekt, der dem intracellulären Acetylcholin zugeschrieben wird. Setzt man nach oder vor Veratridinvergiftung Acetylcholin zu, so tritt eine antagonistische und nicht eine synergistische Wirkung auf und aus diesen Versuchen ist ganz deutlich, daß zugesetztes Acetylcholin am Ranvier-Knoten die Na-Permeabilität der Membran nicht erhöht, sondern als Antagonist zur erhöhenden Veratrinwirkung (eventuell durch selektive Erhöhung der Kaliumpermeabilität) wirksam ist."

Biochemiker: „Ja, das mag sein! Aber SCHOFFENIELS, WILSON und NACHMANSOHN (1958) haben inzwischen lipoidlösliche Analoge des Acetylcholins hergestellt (z. B. Nor-Acetylcholin-dodekjodid) und fanden, daß diese Stoffe an der isolierten Elektroplatte des Zitteraales *Electrophorus electricus* nicht nur das intracellulär abgegriffene Ruhepotential depolarisieren, sondern sogar umkehren! Man darf abschließend schon sagen, daß im Verlauf des letzten Jahrzehntes NACHMANSOHN und seine Mitarbeiter durch sehr intensive Arbeit versucht haben, viele Beweise für die Theorie zu beschaffen, und ihre Gegner haben diesen Umstand nicht immer in fairer Weise in Rechnung gesetzt. Die Kernfrage: wird im peripheren Nerv auf der Leitungsstrecke intracellulär in unmittelbarer Nachbarschaft der erregbaren Membran als ‚Trigger-Aktionssubstanz' Acetylcholin freigesetzt, bleibt heute noch offen."

Advocatus diaboli: „Wenn ich unsere ganze Diskussion überblicke, dann muß ich schon sagen, daß das ganze Gebiet der chemischen Prozesse, die mit dem Erregungsvorgang gekoppelt sein sollen, noch recht unklar ist und unsystematisch bearbeitet wurde."

Biologe, Biophysiker und *Biochemiker* antworten gemeinsam: „Das mag sein! Aber das, was an Kenntnissen vorliegt und das ganze Problem als solches ist so spannend, daß wir abschließend sagen wollen: Es mag ein Gebiet sein, das noch recht verwirrend aussieht; aber in ihm experimentell tätig zu sein, macht Riesenspaß!"

Schrifttum

ABBOTT, B. C., A. V. HILL and J. V. HOWARTH 1958: The positive and negative heat production associated with a nerve impulse. Proc. Roy. Soc. (Lond.) B **148** 149—187.

ADRIAN, R. H. 1956. The effect of internal and external potassium concentration on the membrane potential of frog muscle. J. Physiol. (Lond.) **133**, 631—658.

BERESINA, M. 1932: The resting heat production of nerve. J. Physiol. (Lond.) **76**, 170—180

BERNSTEIN, J. 1902. Untersuchungen zur Thermodynamik der bioelektrischen Strome. Pflug. Arch. ges. Physiol **92**, 521—562.

BRINK, F., D. W. BRONK, F. D. CARLSON and C. M. CONNELLY 1952: The oxygen uptake of active axons. Cold Spr. Harb. Symp. quant. Biol **17**, 53—67.

CALDWELL, P. C. 1956: The effects of certain metabolic inhibitors on the phosphate esters of the squid giant axon. J. Physiol. (Lond.) **132**, 35 P.

CASTILLO, J. DEL 1958. Briefliche Mitteilung.

—, and B. KATZ 1954. Quantal components of the end-plate potential. J. Physiol. (Lond.) **124**, 560—573.

— — 1955a: On the localization of acetylcholine receptors. J. Physiol. (Lond.) **128**, 157—181.

— — 1955b: Local activity at a depolarized nerve-muscle junction. J. Physiol. (Lond.) **128**, 396—411.

— — 1957: A comparison of acetylcholine and stable depolarizing agents. Proc. roy. Soc. B **146**, 362—386.

DESMEDT, J. E. 1953. Electrical activity and intracellular sodium concentration in frog muscle. J. Physiol. (Lond.) **121**, 191—205.

DETTBARN, W. D., u. R. STAMPFLI 1957. Die Wirkung von 2,4-Dinitrophenol auf das Membranpotential der markhaltigen Nervenfaser. Helv. physiol. pharmacol. Acta **15**, 25—37.

DOTY, R. W., and R. W. GERARD 1950. Nerve conduction without increased oxygen consumption: action of azide and fluoroacetate. Amer. J. Physiol. **162**, 458—468.

EGGLETON, P., and G. P. EGGLETON 1928. Further observations on phosphagen. J. Physiol. (Lond.) **65**, 15—24.

ELLIOTT, T. R. 1905. The action of adrenalin. J. Physiol. (Lond.) **32**, 401—467.

FATT, P., and B. KATZ 1952. Spontaneous subthreshold activity at motor nerve endings. J. Physiol. (Lond.) **117**, 109—128.

GASSER, H. S. 1952. Discussion remark. Cold Spr. Harb. Symp. quant. Biol. **17**, 32—36.

GERARD, R. W. 1932. Nerve metabolism. Physiol. Rev. **12**, 469—592.

— 1955. Biological roots of psychiatry. Science **122**, 225—230.

GREENGARD, P. 1956. Determination of intermediary metabolites by enzymic fluorimetry. Nature (Lond.) **178**, 632—634.

—, F. BRINK and S. P. COLOWICK 1954. Some relationship between action potential oxygen consumption and coenzyme content in degenerating peripheral axons. J. cell. comp. Physiol. **44**, 395—420.

—, and R. W. STRAUB 1957. Effect of glucose deprivation on the post-tetanic hyperpolarization of mammalian non-medullated nerve fibres. J. Physiol. (Lond.) **138**, 32—33 P.

HEGNAUER, A. H., W. O. FENN and D. M. COBB 1934. The cause of the rise in oxygen consumption of frog muscles in excess of potassium. J. cell. comp. Physiol. **4**, 505—526.

HILL, A. V. 1932. Chemical wave transmission in nerve. Cambridge: Cambridge University Press.

HODGKIN, A. L., and B. KATZ 1949. The effect of sodium ions on the electrical activity of the giant axon of the squid. J. Physiol. (Lond.) **108**, 37—77.

—, and R. D. KEYNES 1953. Sodium extrusion and potassium absorption in Sepia axons. J. Physiol. (Lond.) **120**, 46—47 P.

— — 1954. Movements of cations during recovery in nerve. Symp. Soc. exp. Biol. **8**, 423—437.

— — 1955: Active transport of cations in giant axons from Sepia and Loligo. J. Physiol. (Lond.) **128**, 28—60.

KATZ, B., and S. THESLEFF 1957. On the factors which determine the amplitude of the „miniature endplate potential". J. Physiol. (Lond.) **137**, 267—278.

KEWITZ, H., and I. B. WILSON 1956. A specific antidote against lethal alkylphosphate intoxication. Arch. Biochem. **60**, 261—263.

KEYNES, R. D. 1951. The ionic movements during nervous activity. J. Physiol. (Lond.) **114**, 119—150.

— 1954. The ionic fluxes in frog muscle. Proc. roy. Soc. B **142**, 359—382.

—, and G. W. MAISEL 1954. The energy requirement for sodium extrusion from a frog muscle. Proc. roy. Soc. B **142**, 383—392.

KREBS, H. A, and H L KORNBERG 1957 A survey of the energy transformations in living matter. Ergebn. Physiol. **49**, 212—298

LEHNINGER, A L 1954: Oxydative phosphorylation. Harvey Lect **49**, 176—213.

LEVI, H., and H. H USSING 1948· The exchange of sodium and chloride ions across the fibre membrane of the isolated frog sartorius. Acta physiol scand **16**, 232—249

LILEY, A. W. 1956· The effects of presynaptic polarization on the spontaneous activity of the mammalian neuro-muscular junction J Physiol (Lond) **134**, 427—443

LING, G, and R W. GERARD 1949 The normal membrane potential of frog sartorius fibers J cell. comp Physiol **34**, 383—396

LIPMAN, F. 1941 Metabolic generation and utilization of phosphate bond energy Advanc Enzymol **1**, 99—162

LORENTE DE NÓ, R 1947 A study of nerve physiology Stud Rockefeller Inst. med Res **131/132**

v. MURALT, A 1939 Gibt es Aktionssubstanzen bei der Nervenerregung? Naturwissenschaften **27**, 265—270

— 1946: Die Signalubermittlung im Nerven Basel Birkhauser

NACHMANSOHN, D 1955· Die Rolle des Acetylcholins in den Elementarvorgangen der Nervenleitung Ergebn Physiol **48**, 575—683

—, and I. B WILSON 1951. The enzymic hydrolysis and synthesis of acetylcholine Advanc. Enzymol **12**, 259—339

NASTUK, W. L 1951· Membrane potential changes at a single muscle end-plate produced by acetylcholine Fed Proc **10**, 96

— 1953: Membrane potential changes at a single muscle end-plate produced by transitory application of acetylcholine with an electrically controlled microjet Fed. Proc **12**, 102

— 1954. Relation between extracellular Na^+ and the depolarizing action of acetylcholine on the end-plate membrane Fed Proc **13**, 104

OVERTON, E. 1902: Beitrage zur allgemeinen Muskel- und Nervenphysiologie II Uber die Unentbehrlichkeit von Natrium- (oder Lithium-) Ionen fur den Kontraktionsakt des Muskels Pflug Arch ges Physiol **92**, 346—386

PALADE, G E, and S L PALAY 1954 Electron microscope observations of interneuronal and neuromuscular synapses. Anat Rec **118**, 335—336

POTTER, V. R., and R O RECKNAGEL 1951· The regulation of the rate of oxidation in rat liver mitochondria. Symposium on Phosphorus Metabolism **1**, 377—385.

ROBERTIS, E. D P. DE, and H S. BENNETT 1955. Some features of the submicroscopic morphology of synapses in frog and earthworm J biophys biochem Cytol **1**, 47—58

ROBERTSON, J. D. 1955: The ultrastructure of adult vertebrate peripheral myelinated fibers in relation to myelinogenesis J biophys biochem. Cytol **1**, 271—278.

— 1957 The ultrastructure of nodes of Ranvier in frog nerve fibres. J. Physiol. (Lond) **137**, 8—9P.

SCHOFFENIELS, E., I. B. WILSON and D. NACHMANSOHN 1958: Overshoot and block of conduction by lipid-soluble acetylcholine analogues. Biochim. biophys. Acta **27**, 629—633.

STRAUB, R W 1954: Einfluß des Veratridins auf das Membranpotential von markhaltigen Nervenfasern. Helv. physiol pharmacol Acta **12**, C 89—92

— 1956: Die Wirkungen von Veratridin und Ionen auf das Ruhepotential markhaltiger Nervenfasern des Frosches Helv. physiol pharmacol Acta **14**, 1—28

WEIL-MALHERBE, H. 1952. Die Chemie und der Stoffwechsel des Nervengewebes Berlin-Gottingen-Heidelberg Springer

WILSON, I. B. 1951a: Mechanism of enzymic hydrolysis I Role of acidic groups in the esteratic site of acetylcholinesterase. Biochim. biophys. Acta **7**, 466—470.

— 1951b: Mechanism of hydrolysis II New evidence for an acylated enzyme as intermediate. Biochim. biophys Acta **7**, 520—525.

—, and F. BERGMANN 1950. Studies on cholinesterase VII. The active surface of acetylcholine esterase derived from effects of p_H on inhibitors. J biol. Chem **185**, 479—489

—, and M. COHEN 1953: The essentiality of acetylcholinesterase in conduction. Biochim. biophys. Acta **11**, 147—156.

3. Die Ionentheorie der Erregung

Es liegt in der Natur des sprunghaften Fortschreitens der wissenschaftlichen Forschung, daß sich ein Gebiet während längerer Zeiträume nur zögernd entwickelt, um dann ganz unerwartet einen erheblichen Sprung nach vorne zu machen. Vieles, was lange Zeit schwer faßbar erschien, wird mit einem Mal klar und einfach, manches, was als belanglos angesehen wurde, wird wichtig, und zahlreiche, in mühsamer Kleinarbeit gewonnene Befunde versinken zur Bedeutungslosigkeit. Einen solchen Sprung hat die Nervenphysiologie nach meiner Meinung in den letzten Jahren gemacht. Ich will versuchen, dieses Neue zu beschreiben und, so gut es geht zu bewerten, wobei vieles, was bis zum Jahr 1948 noch als wichtig angesehen wurde, als Ballast mutig abgeworfen werden soll.

Alle erregbaren biologischen Strukturen (Nerven, Muskeln, Drüsen, elektrische Organe, Sinnesreceptoren, Zellen des Zentralnervensystemes) sind,

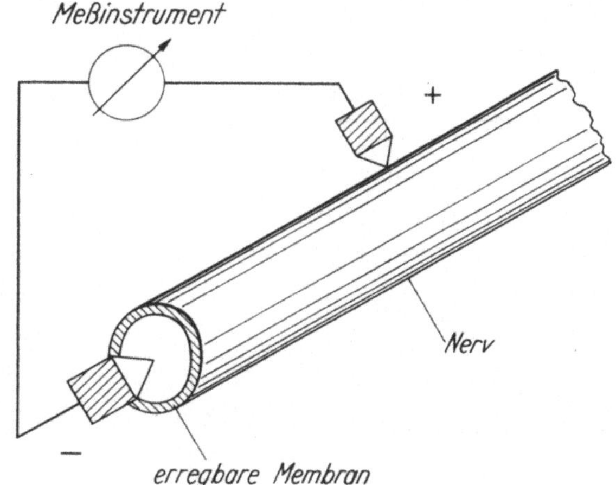

Abb. 26. Schema der Messung des Ruhepotentials Mit unpolarisierbaren Elektroden wird „außen" und „innen" an der erregbaren Membran abgegriffen. Wenn keine Nebenschlusse vorhanden sind, mißt man das Ruhepotential der Membran Praktisch versucht man den Widerstand der unvermeidlichen Nebenschlusse so groß als moglich zu machen

solange sie leben, durch das Vorhandensein einer meßbaren, elektrischen Potentialdifferenz gegenuber ihrer Umgebung gekennzeichnet. Wird ihr Stoffwechsel durch Sauerstoffmangel, Gifte oder durch das Absterben vermindert und schließlich blockiert, so findet ein Ausgleich der Ionen statt, die während des Lebens in einem besonderen Zustand des Ionen-Ungleichgewichtes gehalten wurden, und mit dieser Degradation zur Unordnung verschwinden auch die Potentialdifferenzen.

Matteucci und du Bois-Reymond haben in den Jahren 1840—1843 unabhängig voneinander entdeckt, daß Muskeln und Nerven im Ruhezustand einen elektrischen Strom liefern, dessen Stromquelle im Gewebe selbst liegt (vgl. NAGEL 1909). Er wurde Verletzungs- oder Demarkationsstrom genannt, weil er nur meßbar ist, wenn durch Schnitt oder Verbrennung an einer Stelle die ableitende Elektrode mit dem Zellinneren in elektrische Verbindung gebracht werden kann. Unter solchen Bedingungen fließt ein Strom von der unverletzten Zelloberfläche durch das Meßinstrument zu dem durch Demarkation elektrisch abgreifbar gemachten Zellinneren, vgl. Abb. 26. Die modernen elektronischen Methoden haben es möglich gemacht, die primäre Stromquelle, die diesen Strom liefert, praktisch ohne jede Verletzung zu messen. Man bezeichnet die gemessene Potentialdifferenz als das *Ruhepotential*. Wie so oft in der Physiologie hat erst die Verbesserung der Methodik einwandfreie Bestimmungen möglich gemacht, durch die leider die durch Unzulänglichkeit der Apparate behinderten Bemühungen der älteren Forscher, die sich über Jahrzehnte hingezogen haben, hinfällig geworden sind. (Eine sehr gute Übersicht über alle diese älteren Arbeiten hat SCHAEFER 1940 gegeben.)

Die Messung des Ruhepotentials

Zwei neuen Schritten in der Methodik verdanken wir die Möglichkeit, zuverlässige und gut reproduzierbare Werte des Ruhepotentials von Nervenfasern zu gewinnen. (Die exakte Beschreibung der Technik findet sich im Anhang, vgl. S. 224.) Durch die Wahl eines besonders geeigneten biologischen Objektes, nämlich der Riesennervenfaser des Tintenfisches[1], kamen die ersten exakten Messungen zustande und die Entdeckung, daß der Einstich einer genügend feinen Mikroelektrode, wenn ihr äußerer Durchmesser unter $^1/_2\,\mu$ liegt, von allen Zellen ohne Schädigung ertragen wird, gestattete es, die Messung auf fast alle anderen erregbaren Objekte auszudehnen.

HODGKIN und HUXLEY (1939, 1945), CURTIS und COLE (1940, 1942) und HODGKIN und KATZ (1949a) haben in überaus sauberen Arbeiten den Auftakt gegeben, indem sie zeigten, daß man eine feine Elektrode (in der Regel eine Glascapillare oder einen Silberdraht) in das Innere der Riesennervenfasern des Kalmars (Loligo) oder des Tintenfisches (Sepia) (vgl. Abb. 27) axial so einführen kann, daß fast keine Schädigung an der Meßstelle entsteht. Die Wahl dieser Kopffüßler (Cephalopoden) als Objekt war denkbar glücklich, und die Riesennervenfasern von Loligo gehören heute zu den bestuntersuchten Nerven. Die Elektrode wird koaxial in die Faser eingeführt, wobei natürlich an der Schnittstelle eine Schädigung entsteht, aber schon nach axialem Vorstoßen über 5 mm gelangt sie in intaktes Gewebe und die Fasern „überleben" diesen Eingriff über viele Stunden (vgl. Abb. 140, S. 228). Man kann dieses Vorgehen kurz als das *Verfahren der Punktion mit koaxialer Innenelektrode* bezeichnen. Abb. 28 zeigt im Querschnitt den gewaltigen Unterschied

[1] Auf die großen biologischen Arbeitsmöglichkeiten, die diese Fasern bieten, hat J. Z. YOUNG aufmerksam gemacht (vgl. YOUNG 1944).

im Durchmesser zwischen einer Riesenfaser und einem gewohnlichen markhaltigen Nerven.

LING und GERARD (1949) und NASTUK und HODGKIN (1950) haben einen neuen Weg gefunden, indem sie Mikroelektroden auszogen, deren Spitzen einen

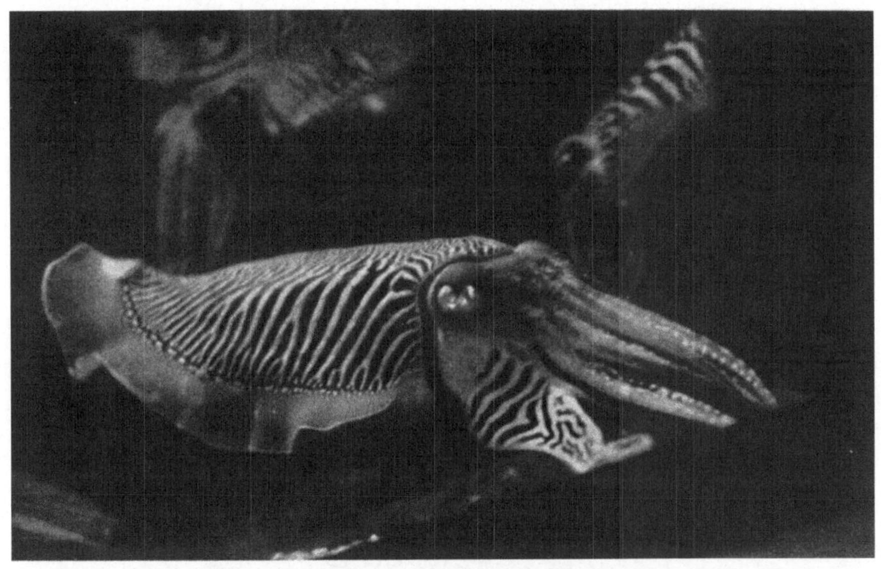

a

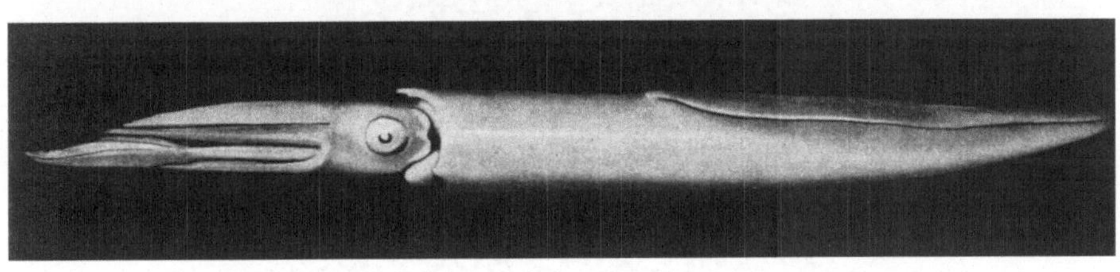

b

Abb 27 a u b a Der Tintenfisch, Sepia officinalis (Aufnahme von S WEIDMANN) b Der nordatlantische Kalmar, Loligo pealii [Photographie eines Modells nach WILLIAMS (1909) und COLE (1953)]

Außendurchmesser von weniger als $^1/_2\,\mu$ ($^1/_2$ tausendstel Millimeter) hatten. Derart feine Spitzen dringen durch das Maschennetz der Zellmembran ein, ohne es wesentlich zu verletzen (vgl. Anhang S. 229).

Ein Beispiel moge diese eigenartige Vertraglichkeit der neuen Mikroelektroden erlautern. In Schottland werden die beruhmten Homespunstoffe hergestellt, deren Echtheit vom Kaufer dadurch geprüft wird, daß er versucht, einen Bleistift durch den Stoff zu stoßen. Beim echten Homespun gleitet der Bleistift ohne Schaden durch, weil die Maschen so locker gewoben sind, daß sie nur ausweichen und nach Passieren des Fremdkörpers ihre Struktur elastisch wieder herstellen. Etwas Ähnliches scheint sich auf submikroskopischem Gebiet an der Zellmembran beim Einstoßen einer Mikroelektrode abzuspielen. Heute werden ohne Schadigung der Zelle sogar doppelläufige

Mikroelektroden mit einem Außendurchmesser von weniger als $^1/_2\,\mu$ verwendet (vgl. Abb. 141, S. 230). Der mit solchen Elektroden gemessene Betrag des Ruhepotentials weicht höchstens 1—2% vom wahren Wert ab (vgl. NASTUK

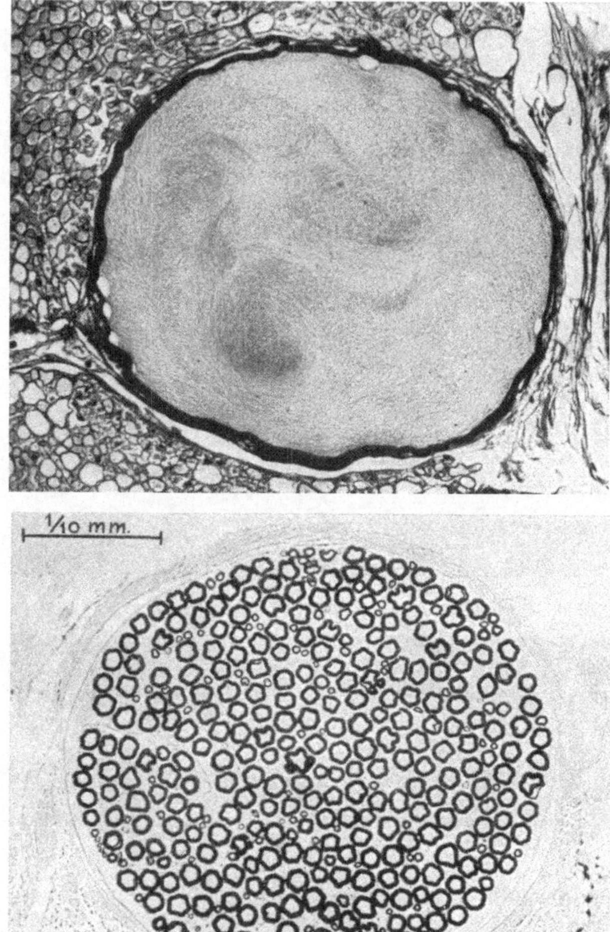

Abb. 28. Mikrophotographie des Querschnittes einer Riesen-Nervenfaser vom Kalmar und eines gewöhnlichen Nervenfaserbündels gleichen Durchmessers vom Kaninchen. Man kann sich gut vorstellen, daß eine sehr feine Elektrode ohne Schaden in die Riesen-Nervenfaser eingeführt werden kann. Nach YOUNG (1951)

und HODGKIN 1950, aber auch ADRIAN 1956). Nervenfasern, Muskelfasern, Drüsenzellen, Sinnesreceptoren, Vorderhornzellen des Rückenmarkes, Ganglienzellen und Zellen im Zentralnervensystem sind mit Erfolg punktiert worden. Wir wollen die Methode als das *Verfahren der Punktion mit der Mikroelektrode* bezeichnen (vgl. Abb. 29).

Besondere Schwierigkeiten entstehen bei der Arbeit mit markhaltigen Nervenfasern, die bei den Wirbeltieren ja die Mehrzahl aller Nerven bilden.

Trotz vielfacher Versuche von WOODBURY (1950, 1952) und TASAKI (1953) ist es bis jetzt nicht gelungen, eine Mikroelektrode ohne schwere Schädigung in das Innere der markhaltigen Nervenfaser vorzustoßen. Es mußten daher andere Wege gesucht werden. HUXLEY und STAMPFLI (1951a) haben mit einer komplizierten, aber zuverlässigen Kompensationsmethode zum ersten Mal das Ruhepotential an markhaltigen Nervenfasern des Frosches gemessen. Eine

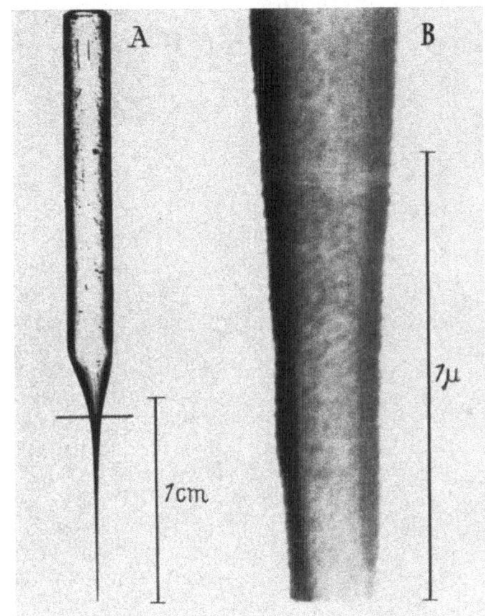

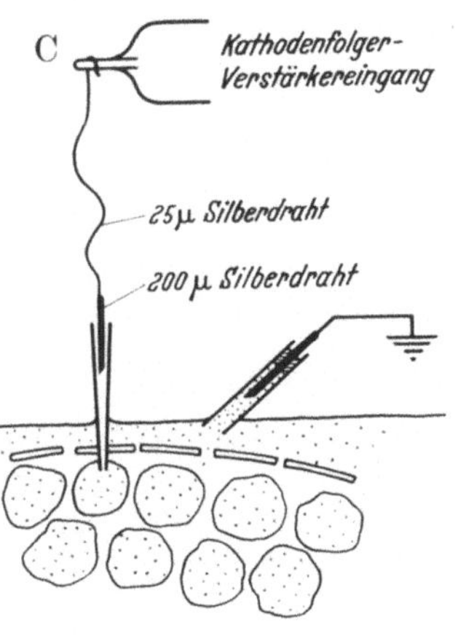

Abb. 29. Die Mikroelektrode. A zeigt die Mikroelektrode als Ganzes, B zeigt eine elektronenmikroskopische Aufnahme der Spitze. Man beachte den großen Unterschied im Abbildungsmaßstab, C zeigt die Punktion eines erregbaren Gewebes mit dieser Mikroelektrode, die federnd an einem äußerst feinen Silberdraht schwebt und eventuellen Bewegungen des Tieres, ohne abzubrechen, folgen kann. Als Verstärkereingang wird eine Kathodenfolger-Stufe (imperativer Vorsatz) verwendet. Nach ALEXANDER und NASTUK (1953)

zweite, technisch einfachere Methode, die auf einem neuen Prinzip beruht, hat STAMPFLI (1954) angegeben.

Bei dem Kompensationsverfahren von HUXLEY und STAMPFLI wird an eine einzelne markhaltige Nervenfaser, deren Ruhepotential gemessen werden soll, von außen eine kompensierende elektromotorische Kraft angelegt, deren Größe so gewählt wird, daß im Meßstromkreis kein Strom fließt. Die markhaltige Nervenfaser ist ja in Segmente unterteilt, die man *Internodien* nennt. Zwischen je 2 Internodien liegt der Ranviersche *Knoten*, im folgenden immer kurz als „Knoten“ bezeichnet. Der Achsenzylinder oder das *Axon* ist im Internodium mit der Markscheide, die aus Myelin besteht, umgeben und elektrisch relativ gut isoliert. Am Knoten erfolgt dagegen eine Einschnürung des Axons auf etwa $^1/_3$ seines Durchmessers (vgl. Abb. 77, S. 131), und dort grenzt nur die nodale Membran mit relativ kleinem Widerstand das Axon gegen außen ab (genau gesagt gegen den perinodalen Raum, s. S. 131). Das Ruhepotential markhaltiger Nervenfasern muß also am Knoten gemessen werden, denn es wird über die nodale Membran von innen gegen außen aufrechterhalten. Wird ein Knoten der Faser isoliert in eine Kaliumchloridlösung gelegt, deren Konzentration der K-Konzentration im Inneren des Axons entspricht, so erfolgt eine vollständige Depolarisation der nodalen Membran. Zwischen einem in dieser Weise depolarisierten Knoten und dem benachbarten intakten Knoten kann jetzt das Ruhepotential abgegriffen und kompensiert werden, wenn dafür gesorgt wird, daß zwischen den beiden Knoten und über die äußere Oberfläche der Faser durch Nebenschlüsse kein Strom fließt. Durch

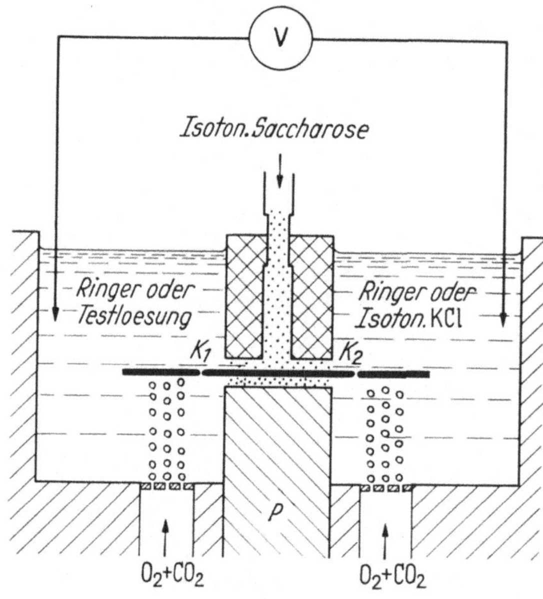

Abb. 30. Die Saccharose-Trennwand, nach STÄMPFLI (1954). Die einzelne markhaltige Nervenfaser oder ein vom Perineurium befreites Bündel von Nerven wird durch einen Tunnel in einem Perspexblock (P) gezogen, in dessen Mitte seitenständig isotonische Saccharose einströmt und sich gleichmäßig auf beide Tunnelseiten verteilt. Der elektrische Widerstand im Tunnel ist wegen der geringen Leitfähigkeit der Zuckerlösung sehr hoch, während die Knoten K_1 und K_2 (falls eine Einzelfaser verwendet wird) in sauerstoff- und kohlensäurehaltiger Lösung liegen. Ist links Ringerlösung und rechts isotonische Kalium-Chlorid-Lösung, dann wird K_2 depolarisiert und das Meßinstrument V zeigt das Ruhepotential des Knotens K_1, links positiv und rechts negativ

Anlegen einer kompensierenden Spannung und durch Isolation der Faser mit Öltrennwänden kann dieser Forderung entsprochen werden.

Die neuere Methode von STÄMPFLI (1954) beruht auf einer anderen Überlegung. Wird an einer Nervenfaser über eine gewisse Strecke der elektrische Widerstand „außen" sehr stark erhöht, dann kann zwischen dem intakten Knoten und den durch Kaliumchlorid weitgehend depolarisierten Knoten kein Strom von störender Größe mehr fließen. Isotonische Saccharoselösung (Rohrzucker) wird vom Nerven sehr gut vertragen und erhöht den Widerstand sehr stark. Abb. 30 zeigt das Prinzip dieser Methode, die als das *Verfahren der Saccharose-Trennwand* bezeichnet werden kann. An Stelle einzelner Nervenfasern gestattet dieses Verfahren auch die Messung an ganzen Nerven und das Ruhepotential und seine Änderungen können mit Tintenschreibern fortlaufend registriert werden (vgl. Abb. 40, S. 79 und Abb. 144, S. 232).

Die Messung der Ionenverteilung

Vier Ionen spielen für den Erregungsvorgang eine besondere Rolle: das einwertige Kat-Ion des Natriums und des Kaliums, das zweiwertige Kat-Ion des Calciums und das einwertige Anion des Chlors. Für die Messung der Verteilungs-Ungleichgewichte an lebenden Nerven braucht man Mikromethoden, da das zur Analyse kommende Material sehr spärlich ist und die Mengen der Ionen außerdem klein sind. Auch auf diesem Gebiet haben verbesserte Methoden in den letzten Jahren ganz neue Einsichten gebracht!

Das *Flammenspektrophotometer* hat es endlich moglich gemacht, vor allem das Kalium im Mikromaßstab genau zu bestimmen. Die *Papierchromatographie* erlaubt es, kleinste Mengen von organischen Bestandteilen zu erfassen, und die *Methode der radioaktiven Aktivierung* war, vor allem in der Hand von KEYNES, besonders erfolgreich zur Bestimmung der Ionenverteilung. Es darf wohl vorausgesetzt werden, daß die ersten beiden Methoden genügend bekannt sind, so daß sich eine Darstellung erübrigt, nicht aber die Methode der radioaktiven Aktivierung.

Die Aktivierungsmethode ist typisch für das neuangebrochene Atomzeitalter. Sie beruht auf folgendem Prinzip: Eine Nervenfaser, in der der Gehalt an den genannten Ionen bestimmt werden soll, wird im Atommeiler während längerer Zeit einer starken Bestrahlung durch Neutronen ausgesetzt. Die zu bestimmenden Elemente werden in ihre radioaktiven Isotope umgewandelt und konnen anschließend nach Entnahme aus dem Atommeiler durch Messung ihrer Strahlung unter Verwendung von besonders ausgewählten Filtern und unter Berücksichtigung ihrer Zerfallszeiten getrennt beobachtet und genau gemessen werden. TOBIAS und DUNN (1949) und BROWN und GOLDBERG (1949) waren die ersten, die auf diese neue Moglichkeit der Bestimmung von Natrium und Kalium in Nerven aufmerksam gemacht haben. KEYNES und LEWIS (1951) haben das Verfahren aber zu einer Präzisionsmethode der Physiologie ausgebaut und schöne Ergebnisse damit erhalten. Riesennervenfasern wurden im Atommeiler von Harwell während einer Woche bestrahlt. Es entstehen dann die radioaktiven Isotope ^{24}Na und ^{42}K, die mit einer Halbwertszeit von 14,8 (^{24}Na) und 12,4 (^{42}K) Std in ^{24}Mg und ^{42}Ca unter Abgabe von β- und γ-Strahlung zerfallen. Wie mit Hilfe besonderer Filter die Strahlung so gemessen wird, daß Na und K genau bestimmt werden können und die Fehlerquellen bei der Auswertung eliminiert sind, ist im Anhang dargestellt (vgl. S. 245). KEYNES und LEWIS haben die Methode so ausgebaut, daß es ihnen möglich war, 0,3 μg Natrium und 3 μg Kalium mit einer Genauigkeit von ± 2% in Riesennervenfasern zu bestimmen. Das Chlorid ^{35}Cl wird bei der Bestrahlung im Atommeiler in Schwefel ^{35}S umgewandelt, der mit einer Halbwertszeit von 87 Tagen radioaktiv zerfällt und daher sehr leicht neben den relativ kurzlebigen radioaktiven Isotopen in einer Probe gemessen werden kann.

Die Messung des Aktionspotentials

Die Verwendung der koaxialen Innenelektrode bei Riesennervenfasern hat es mit einem Schlag möglich gemacht, die bei der Erregung auftretende

Potentialänderung, das *Aktionspotential*, exakt zu messen. Abb. 31 zeigt die Registrierung eines Aktionspotentials von einer Riesenfaser des Tintenfisches (Sepia) bei 15° C durch WEIDMANN (1951a). Das Ruhepotential der Faser beträgt —62 mV außen (+) gegen innen (—) gemessen. Bei der Erregung wird dieses Potential nicht nur auf Null depolarisiert, sondern sogar „überschießend" auf +35 mV erhöht („overshoot" der englischen Literatur) und es entsteht

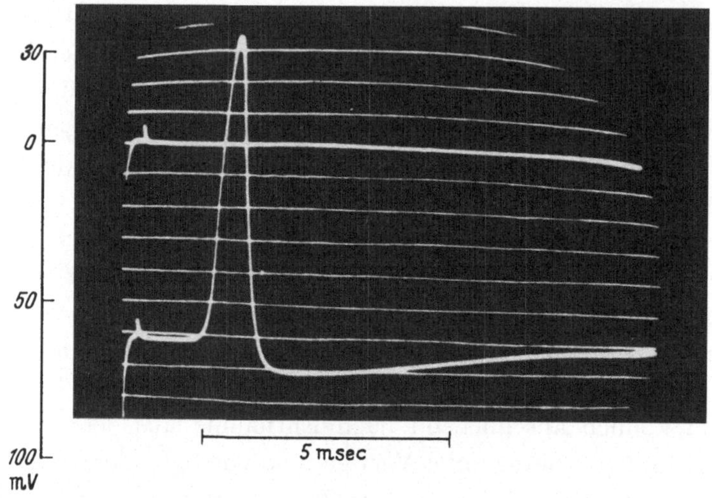

Abb. 31. Das Aktionspotential einer Sepia-Faser (WEIDMANN 1951a). Das Ruhepotential betragt 62 mV (innen negativ) und das Aktionspotential ist 97 mV (außen 35 mV negativ) und zeigt das „Überschießen" („overshoot"). Auf das Spitzenpotential folgt ein hyperpolarisiertes Nachpotential. Die Nullinie ist verstarkt. Die ubrigen Linien des Eichnetzes haben einen Abstand von 10 mV, nach unten negativ (Innenelektrode)

das Spitzenpotential von 62+35=97 mV) („spike"). Anschließend kommt es zu einem Abfall und einem neuen Überschießen in entgegengesetzter Richtung, für das die Bezeichnung *hyperpolarisiertes Nachpotential* (früher positives Nachpotential genannt) eingeführt sei. Es beträgt 71—62=9 mV am Maximum der Hyperpolarisation.

Für die größeren marklosen Nerven und alle anderen erregbaren Strukturen, mit Ausnahme der markhaltigen Nervenfasern, ist das Verfahren der Punktion mit Mikroelektroden für die Gewinnung exakt meßbarer Aktionspotentiale heute allgemein im Gebrauch und liefert einwandfreie Werte.

Die markhaltige Nervenfaser dagegen stellt auch hier wieder besondere Probleme, denn die Punktion mit Mikroelektroden ist ohne Schädigung nicht möglich. Das Aktionspotential entsteht nur am Knoten und der Knoten, an dem es gemessen werden soll, muß daher elektrisch isoliert und elektrisch abgeleitet werden. TASAKI (1939a) hat als erster mit seiner *Brücken-Isolator-Methode* (Abb. 32) an einzelnen markhaltigen Fasern je einen Knoten isolieren können. Man kann *binodale Aktionsströme* (Abb. 33) ableiten, wenn die beiden Ableitelektroden an benachbarten erregbaren Knoten liegen (K_2—K_3)

und *mononodale Aktionsströme,* wenn der benachbarte Knoten (K_3) durch Cocain inaktiviert wird. Die Beobachtung, daß eine markhaltige Nervenfaser auf eine kurze Strecke im Internodium eine Austrocknung gut verträgt, hat

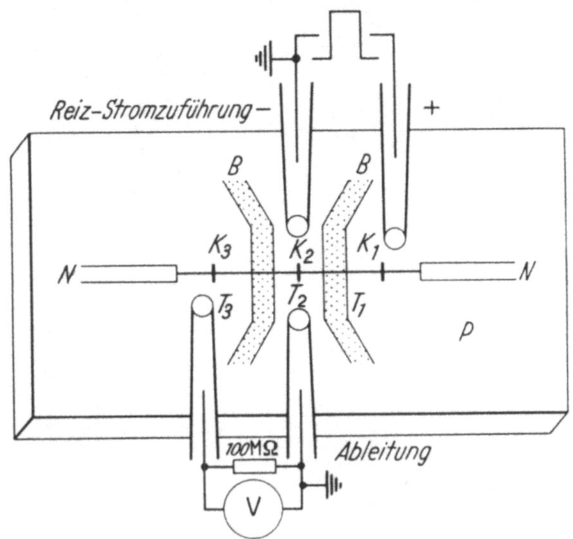

Abb. 32 Die Brückenisolator-Methode. Die einzelne Nervenfaser mit 3 Knoten K_1, K_2, K_3 wird so auf die Brücke B-B gelegt, daß der Knoten K_2 in den mittleren „Ringer-Tümpel" T_2 und die beiden anderen Knoten in die äußeren „Tümpel" T_1 und T_3 zu liegen kommen. Die Brückenleisten bestehen entweder aus Glascapillaren, die mit Paraffinöl bestrichen sind, oder aus Vaselinestreifen, die jedesmal frisch gelegt werden. Der Nervenstamm N liegt gleich wie die Brückenleisten auf einer Perspexplatte P. Von den 3 „Tümpeln" mit Ringerlösung, T_2, T_3 wird mit unpolarisierbaren Elektroden zur Registrierung mit dem Oszillographen V abgeleitet. Der Reizstrom wird dem „Tümpel" T_2 kathodisch und geerdet zugeführt, so bleibt der äußere Reiz auf den Knoten K_2 beschränkt

zur *Luftspaltmethode* geführt und von dort war es ein weiterer bemerkenswerter Schritt zur *Methode des isoliert bespülten Knotens.* Abb. 34 orientiert über diese neue Methode, deren technische Einzelheiten im Anhang diskutiert werden.

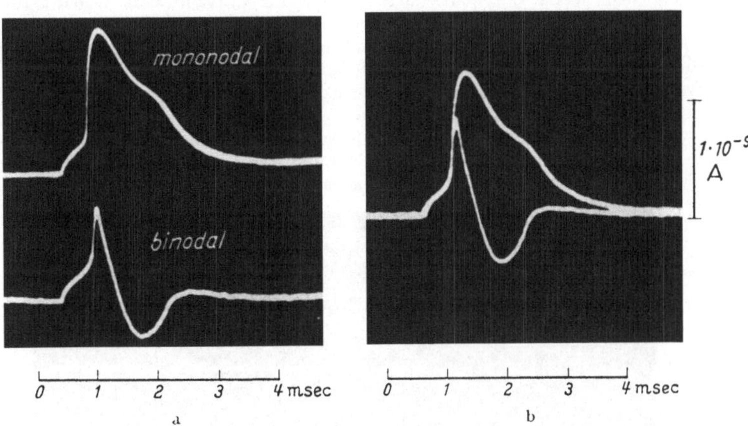

Abb. 33a u. b. Mononodaler und binodaler Aktionsstrom (Aufnahme H. Chr. Lüttgau). a Oben mononodaler Aktionsstrom mit typischem Verlauf. Unten binodaler Aktionsstrom. Er ist kurz, weil der Aktionsstrom des benachbarten Knotens K_3 sehr kurz folgt und die Richtung des Stromes umkehrt. b Mononodaler und binodaler Aktionsstrom auf dem gleichen Oszillogramm. Nach Aufnahme des binodalen Aktionsstromes wurde der benachbarte Knoten cocainisiert und fällt damit aus. — Direkte Reizung. Der Reizeinbruch ist als anfängliche Erhebung mit geringer Steilheit sichtbar

Abb. 35 zeigt das Aktionspotential eines einzelnen Knotens *(mononodales A.P.)* von Stämpfli, mit der Methode des bespülten Knotens aufgenommen (Kilb u. Stämpfli 1956). Höhe des Ruhepotentials, Überschuß des Spitzenpotentials und Abfall in 2 Steilheitsphasen sind deutlich erkennbar.

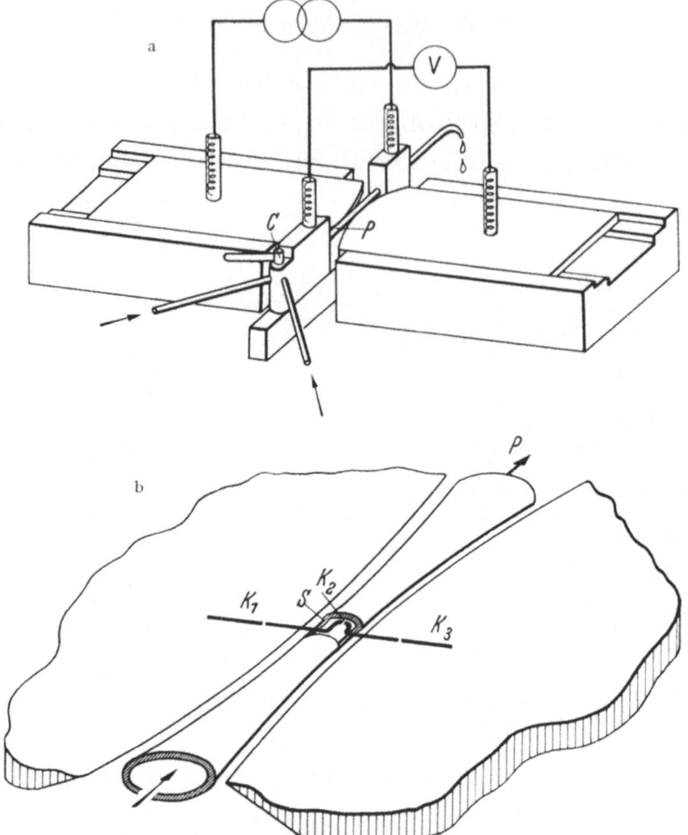

Abb. 34. Methode des isoliert bespülten Knotens, nach STAMPFLI (1956b). Zwischen 2 verschiebbaren Perspexplatten ist ein größerer Luftspalt, durch den ein Polyäthylen-Schläuchlein geführt wird, in das ein feines Loch geschnitten ist. Die einzelne Nervenfaser (vgl. b) wird mit ihren Knoten K_1, K_2, K_3 so über die Platten gelegt, daß K_1 auf der linken, K_2 im Loch des Schläuchleins und K_3 auf der rechten Platte liegt. Auf beiden Seiten des Schläuchleins liegt eine kurze Strecke des Internodiums in Luft. Durch das Schläuchlein wird der Knoten K_2 bespült. Die Flüssigkeit (Ringerlösung) tritt wegen der Unbenetzbarkeit der Lochränder *nicht* aus, sondern fließt im Schlauch weiter. Mit den unpolarisierbaren Elektroden wird, gleich wie bei der Brückenmethode, ein Reiz auf den bespülten Schnürring gegeben und gleichzeitig abgeleitet und registriert (vgl. a). Durch einen Hahn C können die zugeführten Lösungen sehr rasch gewechselt werden (vgl. auch Abb. 145, S. 233)

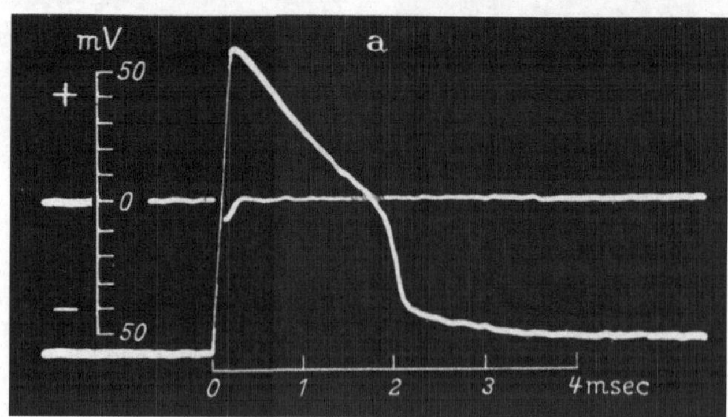

Abb. 35. Mononodales Aktionspotential registriert mit der Methode des bespülten Knotens. (Die Aufnahme verdanke ich R. STAMPFLI.) Das Ruhepotential ist als waagrechte Linie sichtbar. Der steile Anstieg des Aktionspotentials und der Abfall in 2 verschiedenen Steilheiten ist deutlich. Nach Registrierung des mononodalen Aktionspotentials wird ganz rasch auf eine isotonische KCl-Spüllösung umgeschaltet (100 msec); die nachstfolgende Auslenkung des Elektronenstrahles zeigt schon die völlige Depolarisation des Knotens an und registriert damit die Nullinie. Der Versuch läßt sich beliebig oft wiederholen. Der Aufstrich des Aktionspotentials wurde leicht nachgezogen

Die Ionenverteilung im Nerven

Die ungleiche Verteilung der Ionen Natrium, Kalium und Chlor ist das charakteristische Merkmal nicht nur der peripheren Nerven, sondern aller erregbaren Strukturen. Weitaus die zahlreichsten und zuverlässigsten Werte der Ionen-Verteilung liegen heute für die Riesennervenfasern vor. Bei den markhaltigen Nerven muß auf ältere Bestimmungen von FENN, COBB, HEGNAUER u. MARSH (1934) und FENN (1936) zurückgegriffen werden. Neuere Werte für Na und K in Katzennerven hat KRNJEVIĆ (1955) gemessen. In Tabelle 1 sind einige typische Beispiele zusammengestellt, um vor allem das Wesentliche im Verteilungsmodus zu illustrieren (vgl. auch Abb. 13, S. 32).

Tabelle 1

Nach HODGKIN (1951), KEYNES (1951a), ECCLES (1953) und STÄMPFLI (1952)

Untersuchtes Material	Innen-Konzentration in mM			Außen-Konzentration in mM			Verhältnis innen/außen		
	Na	K	Cl	Na	K	Cl	Na	K	Cl
Loligo 500 μ — Axon	49	410	40	440	22	560	0,11	19	0,071
Sepia 200 μ — Axon	43	360	—	450	17	540	0,10	21	—
Krabbe Carcinus, Bein-Nerv	52	410	26	510	12	540	0,10	34	0,048
Frosch, Nerv	37	110	—	110	2,6	77	0,34	42	—
Frosch, Muskel	15	125	1,2	110	2,6	77	0,14	48	0,016
Ratte, Herzmuskel	13	140	—	150	4,0	120	0,087	35	—
Hund, Skeletmuskel	12	140	—	150	4,0	120	0,08	35	—

Nach der Isolierung verlieren die Riesenfasern ihr Kalium ziemlich rasch und nehmen dafür Natrium auf. Die Werte sind so korrigiert, daß sie den in vivo-Bedingungen entsprechen.

Aus der Zusammenstellung ist zu erkennen, daß die Verhältnisse der Ionen zwischen innen (i) und außen (a) etwa die folgenden sind:

$\frac{[Na]_i}{[Na]_a} \sim 0{,}34$—$0{,}08$, d. h. der Konzentrationssprung ist etwa 3—12fach.

$\frac{[K]_i}{[K]_a} \sim 19$—$48$, d. h. der Konzentrationssprung ist etwa 20—50fach.

$\frac{[Cl]_i}{[Cl]_a} \sim 0{,}016$—$0{,}071$, d. h. der Konzentrationssprung ist etwa 14—60fach.

Die ruhende Membran des Nerven ist für Kalium-Ionen sehr gut und für Chlorid-Ionen etwas weniger permeabel. Für Natrium-Ionen dagegen ist die ruhende Membran so gut wie gar nicht permeabel, und sofern Na-Ionen nach innen gelangen, werden sie von der lebenden Faser sofort wieder nach außen „gepumpt". Diese *Natriumpumpe*, die die für ihre Arbeit notwendige freie Energie aus Stoffwechselprozessen bezieht (vgl. S. 49), hält die Natrium-Konzentration im Inneren gegen das elektrochemische Gefälle (vgl. S. 91) auf etwa 10% des Außenwertes aufrecht. Diese starke Einseitigkeit der Natriumverteilung und das Vorkommen weiterer organischer Anionen (z. B.

der Glutamin- und Asparaginsäure) im Inneren des Nerven, die überhaupt *nicht* durch die Membran permeieren können, führt zu einer ungleichen Verteilung der permeierenden Ionen K^+ und Cl^-, und es stellt sich ein Donnan-Gleichgewicht ein. Es gilt:

$$[K]_i \times [Cl]_i = [K]_a \times [Cl]_a \quad \text{oder} \quad \frac{[K]_i}{[K]_a} = \frac{[Cl]_a}{[Cl]_i}. \tag{1}$$

Tabelle 1 zeigt, daß die theoretisch zu erwartende Bedingung für die Verteilung der Kalium- und Chlorid-Ionen auch experimentell annähernd beobachtet wird. Überall dort, wo Abweichungen gefunden werden, muß mit inneren Salzbildungen des Kaliums am Eiweiß und ähnlichen Störungen gerechnet werden. Bei den Riesenfasern treten in vitro außerdem immer Verluste an Kalium-Ionen auf. Die Daten der Tabelle 1 lassen aber erkennen, daß sich in vivo bei freier Durchlässigkeit der Membran für Kalium- und Chlorid-Ionen ein Donnan-Gleichgewicht, gemäß Formel (1), einstellen kann. Dieser Punkt der Theorie ist allerdings, vor allem von GRUNDFEST, KAO u. ALTAMIRANO (1954) bestritten worden (vgl. S. 77).

Das Ruhepotential

Das Ruhepotential darf in erster Annäherung als ein Kalium-Diffusionspotential beschrieben werden. Seine Größe hängt somit von der Konzentrationsdifferenz des Kaliums zwischen innen und außen oder der Chloride zwischen außen und innen und der absoluten Temperatur ab.

Eine anschauliche Vorstellung, wie das Ruhepotential sich aufbaut, gibt folgendes Gedanken-Experiment: Die positive Ladung auf der Außenseite der Membran werde durch kurzzeitiges Anlegen einer Kathode entfernt und dadurch wird das Ruhepotential auf Null reduziert. Der Einfachheit halber sei angenommen, daß diese plötzliche Depolarisation der Membran die selektive Permeabilität für Kalium nicht verändert (was nicht stimmt!). Bei Abwesenheit des Ruhepotentials können jetzt K-Ionen nach außen fließen, entsprechend dem Konzentrationsgefälle und Chlorid-Ionen strömen ebenfalls entsprechend ihrem Konzentrationsgefälle nach innen. Durch diese Ionenverschiebung wird die Nervenfaser innen negativ und außen positiv und ein Membranpotential baut sich langsam auf, durch das die Ionenbewegung zuerst verzögert und dann stillgestellt wird. Gleichgewicht herrscht dann, wenn das Membranpotential die bestehende Kalium-Konzentrationsdifferenz zwischen innen und außen, oder die bestehende Chlorid-Konzentrationsdifferenz zwischen außen und innen gerade ausgleicht. Die elektromotorische Kraft dieses Membranpotentials nennt man das Ruhepotential.

Erhöht man in der Außenlösung, mit der eine erregbare Struktur bespült wird, die Kalium-Konzentration während nicht zu langer Zeit, so ändert sich die innere Kalium-Konzentration anfänglich *nicht* (BOYLE u. CONWAY 1941) und das Potential, das unter diesen künstlich geschaffenen Bedingungen besser als ruhendes Membranpotential oder kurz *Membranpotential* bezeichnet wird, sinkt. Der Abfall des Membranpotentiales ist, besonders bei höheren Kalium-Konzentrationen, linear proportional der Differenz der Logarithmen der Kalium-Konzentrationen innen $[K]_i$ und außen $[K]_a$, d. h. also dem Logarithmus des Quotienten. Wird das Verhältnis der Konzentrationen 1, d. h. sind sie außen und innen gleich, dann wird die Differenz der Logarithmen null und die Membran ist vollständig depolarisiert. Diese experimentell feststellbare Tatsache ist schon sehr früh im richtigen Sinn gedeutet worden, daß namlich das Membranpotential auf der Kalium-Differenz zwischen innen und außen oder Chlorid-Differenz beruht (HOBER 1905; BERNSTEIN 1912; HODGKIN 1951). Das Membranpotential laßt sich also durch Anwendung der Nernstschen Gleichung als Diffusionspotential berechnen:

$$E_M = \frac{RT}{F} \cdot \ln \frac{[K]_i}{[K]_a} = \frac{RT}{F} \cdot \ln \frac{[Cl]_a}{[Cl]_i}, \tag{2}$$

worin R die Gaskonstante, T die absolute Temperatur, F die Faradaysche Konstante und ln der natürliche Logarithmus sind. Die Gleichung gilt, wenn der Nerv oder Muskel im stationaren Zustand ist. Der Einfachheit halber ist auch angenommen worden, die Aktivitäten von $[K]_i$ und $[K]_a$ seien gleich (vgl. S. 36). Stationäre Bedingungen sind im Nerv aber nicht erfüllt und unter solchen Bedingungen müssen die Ionen-Austausche und die relativen Permeabilitäten für die verschiedenen Ionen-Arten berücksichtigt werden. Unter Verwendung der „constant field" Theorie von GOLDMAN (1943) sind HODGKIN u. KATZ (1949a) zu folgender Gleichung gelangt, um das Membranpotential von Riesenfasern zu berechnen:

$$E_M = \frac{RT}{F} \cdot \ln \frac{P_K [K]_i + P_{Na} [Na]_i + P_{Cl} [Cl]_a}{P_K [K]_a + P_{Na} [Na]_a + P_{Cl} [Cl]_i}, \tag{3}$$

worin P_K, P_{Na} und P_{Cl} die relativen Permeabilitäten für die 3 wichtigen Ionen sind. Aus anderen Daten wurden dafür folgende Verhältniszahlen im Ruhezustand errechnet:

$$P_K : P_{Na} : P_{Cl} = 1 : 0{,}04 : 0{,}45, \tag{4}$$

was theoretisch ein Ruhepotential von 59,5 mV ergeben müßte, während 61 mV gemessen wurden. Der Übereinstimmung kommt eine Bedeutung zu, die nicht überschätzt werden sollte.

Die modernen Methoden haben es nun möglich gemacht, das Ruhepotential sehr exakt zu bestimmen und die Veränderung des Membranpotentials mit der äußeren und inneren Kalium-Konzentration zu studieren. Abb. 36 zeigt das Resultat einer modernen Messung von ADRIAN (1956) (dem Sohn von Lord ADRIAN!) allerdings am Sartorius-Muskel des Frosches. Sie ist deshalb als Beispiel gewählt worden, weil in dieser Messung die als Fehlerquellen störenden Faktoren besonders sorgfältig untersucht wurden und ceteris paribus die

Befunde am Muskel auch für den Nerven gelten. Die Messung am Sartorius des Frosches zeigte bei Verwendung der Mikroelektrode in einer 2,5 mM KCl enthaltenden physiologischen Ringerlösung und einer Innenkonzentration des Kaliums von 139 mMol/kg Muskelwasser einen Mittelwert des Ruhepotentials von 92,2 mV. Besondere Sorgfalt wurde auf die Eliminierung der Berührungspotentiale in den feinen Elektrodenspitzen gelegt, die von der Blockierung mit Substanzen herrühren, die die Beweglichkeit der Chlorid-Ionen behindern und den Unterschied in der Beweglichkeit der Natrium- und Kalium-Ionen künstlich vergrößern (vgl. S. 230). Im oberen Teil der Abbildung ist der Abfall des Membranpotentials als lineare Funktion des Logarithmus der Kalium-Konzentration deutlich zu sehen, gleichzeitig aber auch der Befund, daß die beobachteten Werte, besonders bei kleinen und physiologischen Konzentrationen des Kaliums nicht mit der theoretisch zu erwartenden Steilheit abfallen. Für die Kalium-Innenkonzentration von 139 mM erhält man bei Verwendung von dekadischen Logarithmen bei der Versuchstemperatur die lineare Funktion

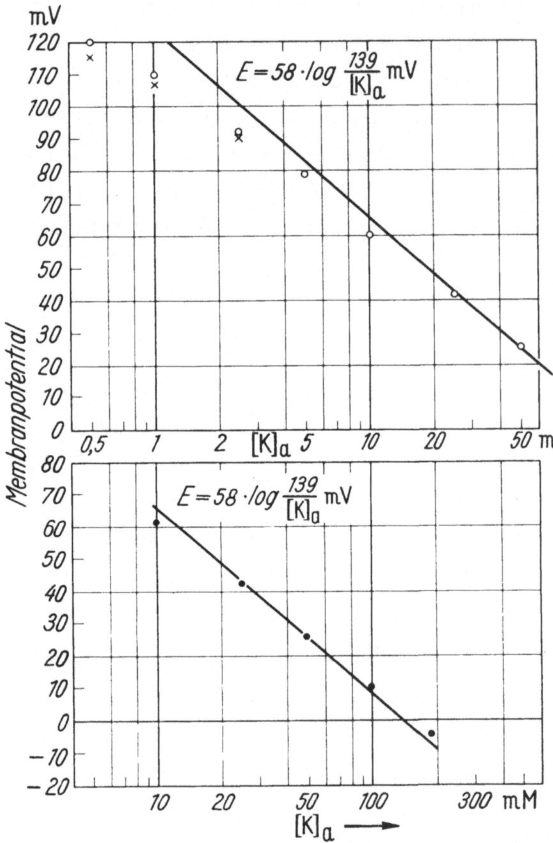

Abb. 36 Abhängigkeit des Membranpotentials eines Sartorius-Muskels von der äußeren Kalium-Konzentration, nach ADRIAN (1956). Ordinate Membranpotential in mV. Abszisse Kalium-Konzentration in mM in logarithmischem Maßstab. Die unausgefüllten Punkte geben die Meßwerte in Ringerlösung mit Kalium-Chlorid wieder, die ausgefüllten Punkte den Verlauf des Membranpotentials in Kalium-Sulfat-Lösungen und die Kreuze das Membranpotential in Kalium-Chlorid-Lösungen, in denen die Natrium-Chlorid-Konzentration auf die Hälfte heruntergesetzt wurde. Bei den meisten Versuchen entspricht jeder Punkt einem Mittelwert von 4 Messungen. Man beachte die Linearität des Verlaufes bei Verwendung von Kalium-Sulfat

$$E_M = 58 \cdot \log \frac{139}{[K]_a} \text{ mV}. \qquad (5)$$

Die Abweichung der experimentell bestimmten Werte ist in den Versuchen von ADRIAN wegen sorgfältiger Ausschaltung der Fehler viel geringer, als man nach den früheren Messungen anderer Autoren hätte annehmen müssen (vgl. LING u. GERARD 1949; JENERICK 1953; HARRIS u. MARTINS-FERREIRA 1955). Theoretisch müßte für eine 10fache $[K]_a$-Änderung, wenn $[K]_i$ konstant bleibt, der Logarithmus also 1 wird, eine negative Steigung von 58 mV beobachtet werden. Die Regressionslinie in den Versuchen mit Sulfat in der Außenlosung (unterer Teil der Abbildung) hat eine negative Steigung von 52,3 ±0,64 mV; das Membranpotential wird bei 139 mM = 0 und bei noch hoheren Werten sogar negativ! Diese Umkehr des Vorzeichens, die theoretisch zu erwarten ist, ist von CURTIS u. COLE (1942) schon an Riesenfasern vom Squid und von HODGKIN u. KEYNES (1955 a) an Riesenfasern von Sepia beobachtet worden. Die Abweichung der Regressionslinie vom theoretischen Wert rührt bei niedrigen $[K]_a$-Konzentrationen von der Permeabilität der Membran für andere Ionen her. Aus diesem Grund wurde

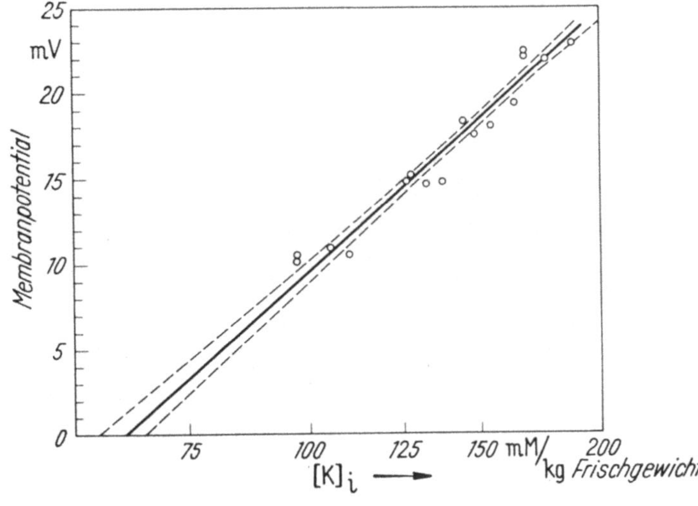

Abb 37 Abhangigkeit des Membranpotentials eines Sartorius-Muskels von der *inneren* Kalium-Konzentration, nach ADRIAN (1956) Ordinate Membranpotential in mV Abszisse Innere Kalium-Konzentration in mM bezogen auf das kg Muskel-Frischgewicht Die Regressionslinie entspricht der Beziehung zwischen log $[K]_i$ und dem Membranpotential Die gestrichelten Linien geben die Streuung an

in den im unteren Teil der Abbildung dargestellten Versuchen eine K_2SO_4-Lösung zur Schaffung der einstellbaren äußeren Kalium-Konzentration gewählt, wobei zwar die Aktivität des Kaliums wegen der Anwesenheit des Sulfat-Anions geringer wird, dieses Anion aber nicht in das Innere der Muskelfaser eindringen kann (die Membran ist in vivo sulfatimpermeabel). Bei diesen Versuchen quellen die Fasern auch nicht auf, wie das bei den KCl-Versuchen der Fall ist, und man erhalt einen sehr schönen linearen Abfall des Membranpotentials und bei gleicher Kalium-Konzentration dieselben Werte, wie in Kaliumchloridlosungen. Dies offenbar deshalb, weil das Chlorid ausgleichend den Kalium-Aktivitatsverlust in Sulfatlösung kompensiert.

ADRIAN hat aber auch die Innenkonzentration an Kalium variiert und die in Abb. 37 dargestellte Kurve erhalten. Die Innenkonzentration wurde durch Veranderung des osmotischen Druckes eingestellt und ADRIAN hat zum ersten Mal auch die lineare Abhangigkeit des Membranpotentials vom Logarithmus der *Innen*konzentration experimentell erhalten, wahrend FALK u. GERARD (1954) und GRUNDFEST und Mitarbeiter (1953, 1954) bei Injektion von KCl und NaCl in die Faser keine linearen Anderungen des Membranpotentials gesehen hatten. Die Diskrepanz ist noch unabgeklärt. Die positive Steigung der linearen Funktion in Abb. 37 ist 50,2 mV für eine 10fache Änderung der Innenkonzentration des Kaliums. Die Abweichung vom theoretisch zu erwartenden Wert von 58 mV ist hier wohl vor allem auf die Änderung der Aktivität des Kaliums im Inneren der Faser zurückzuführen.

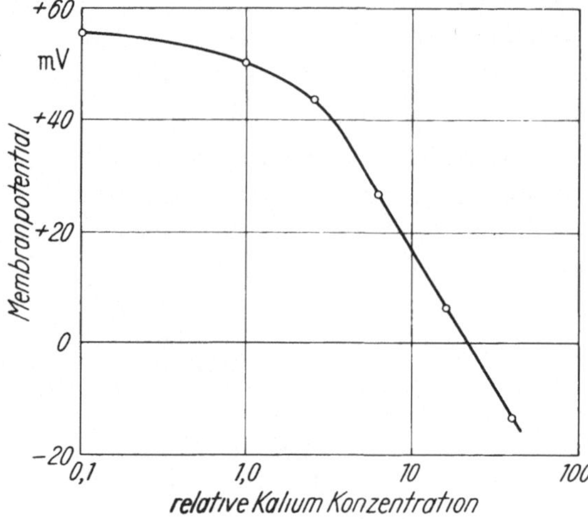

Abb. 38. Abhängigkeit des Membranpotentials einer Sepia-Faser von der äußeren Kalium-Konzentration, nach CURTIS u. COLE (1942) Ordinate Membranpotential. Abszisse relative Kalium-Konzentration, bezogen auf die normale Konzentration (1,0). Man beachte den linearen Verlauf in einem relativ großen Bereich Dieser Versuch zeigte zum ersten Mal die Umkehr des Vorzeichens des Membranpotentials, wenn die äußere Kalium-Konzentration großer ist als die innere

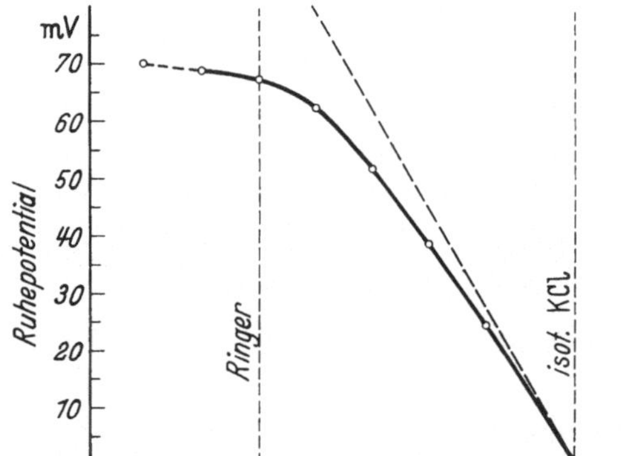

Abb. 39. Abhängigkeit des Membranpotentials einer markhaltigen Nervenfaser von der äußeren Kalium-Konzentration, nach HUXLEY u STAMPFLI (1951b) Ordinate Membranpotential. Abszisse Kalium-Konzentration in mM. Man beachte die Abweichung vom linearen Verlauf, die vor allem den Chloriden zuzuschreiben ist

Etwas anders sehen die Kurven der Abhängigkeit des Membranpotentials von der äußeren Kalium-Konzentration für *Nerven* aus. Abb. 38 zeigt diese Abhängigkeit für die Riesenfaser des Kalmars nach Messungen von CURTIS und COLE (1942) mit dem erwähnten Umschlag auf negative Werte, und Abb. 39 dasselbe für die markhaltige Nervenfaser des Frosches nach HUXLEY u. STAMPFLI (1951b). Die Methode der Saccharose-Trennwand gestattet es, diese Beziehungen besonders schön darzustellen, und in Abb. 40 ist eine Originalkurve von *Stämpfli* wiedergegeben, auf der besonders die sehr rasche Einstellung des neuen Gleichgewichtes sichtbar ist, so daß man wirklich sagen kann, das Membranpotential ist in Ruhe diffusionsbedingt, ein echtes Diffusionspotential.

Nach Gl. (3) ist zu erwarten, daß das Ruhepotential proportional zur absoluten Temperatur ansteigt, eine Feststellung, die schon BERNSTEIN (1912) gemacht hat. Der Temperatur-Quotient sollte also 1,035 sein, und dies ist fur Riesenfasern von Loligo zwischen 0° und 20° C der Fall (HODGKIN u. KATZ 1949b). Bei Froschmuskeln haben LING u. WOODBURY (1949) 1,033 gefunden, wobei allerdings bei höheren Temperaturen ein Abfall gesehen wurde, den auch HODGKIN u. KATZ bei den Riesenfasern beobachtet haben.

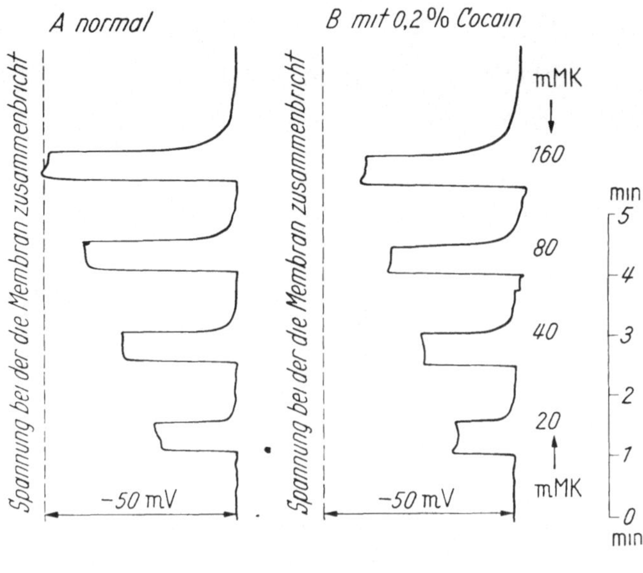

Abb 40. Registrierkurve der Abhängigkeit des Membranpotentials der markhaltigen Nervenfaser von der äußeren Kalium-Konzentration (Die Aufnahme verdanke ich R. STÄMPFLI.) Mit der Methode des bespülten Schnürrings wird das Membranpotential und seine Verschiebung registriert. Die verwendeten äußeren Kalium-Konzentrationen sind 20, 40, 80 und 160 mM, man beachte den Unterschied zwischen der normalen Ringerlösung (A) und einer Testlösung, welcher 0,2% Cocain beigemischt wurde (B). Um den Nullpunkt des Membranpotentials zu ermitteln, wird die Membran elektrisch durchgeschlagen. Man beachte an den Kurven den raschen Eintritt der Depolarisation und die Restitution des Membranpotentials von etwa −50 mV beim Umwechseln auf normale Ringerlösung. Die lineare Abhängigkeit von der äußeren Kalium-Konzentration ist aus der Lage der einzelnen Plateaus, sowohl für den normalen Versuch, wie auch für den Versuch mit Cocain deutlich ersichtlich

Das Aktionspotential

Die von HODGKIN u. KATZ (1949a) neu gefaßte Ionentheorie der Erregung enthält als Kern die schlagartige Erhöhung der Natrium-Permeabilität der Membran zu Beginn des Erregungsprozesses (vgl. S. 33). Das Na-Ion fließt im elektrochemischen Gefälle „bergab" von außen nach innen und die Ladung der Membran sinkt nicht nur auf Null, sondern wird „überschießend" umgekehrt. Wäre die Permeabilitäts-Erhöhung unendlich groß, so würde das Gleichgewichtspotential für Na erreicht werden:

$$E_{\mathrm{Na}} = \frac{RT}{F} \cdot \ln \frac{[\mathrm{Na}]_i}{[\mathrm{Na}]_a}. \tag{6}$$

Das ist aber nie der Fall, dagegen darf mit einer 500fachen Erhöhung der Natriumpermeabilität gerechnet werden. Einen solchen Fall haben HODGKIN u. KATZ (1949a) quantitativ diskutiert und dafür folgende numerischen Werte benützt:

Ruhe $\quad P_{\mathrm{K}} : P_{\mathrm{Na}} : P_{\mathrm{Cl}} = 1 : 0{,}04 : 0{,}45 \qquad (4)$

Erregung $\quad P_{\mathrm{K}} : P_{\mathrm{Na}} : P_{\mathrm{Cl}} = 1 : 20 : 0{,}45 \qquad (7)$

$$[K]_i = 345 \text{ mM} \qquad [Na]_i = 72 \text{ mM} \qquad [Cl]_a = 540 \text{ mM}$$

$$[K]_a = 10 \text{ mM} \qquad [Na]_a = 455 \text{ mM} \qquad [Cl]_i = 61 \text{ mM}$$

(Diese Werte weichen etwas von den in Tabelle 1 gegebenen ab!)

Dann ergeben sich unter Benützung der Goldmanschen Gl. (3) und Umformung auf dekadische Logarithmen folgende Werte:

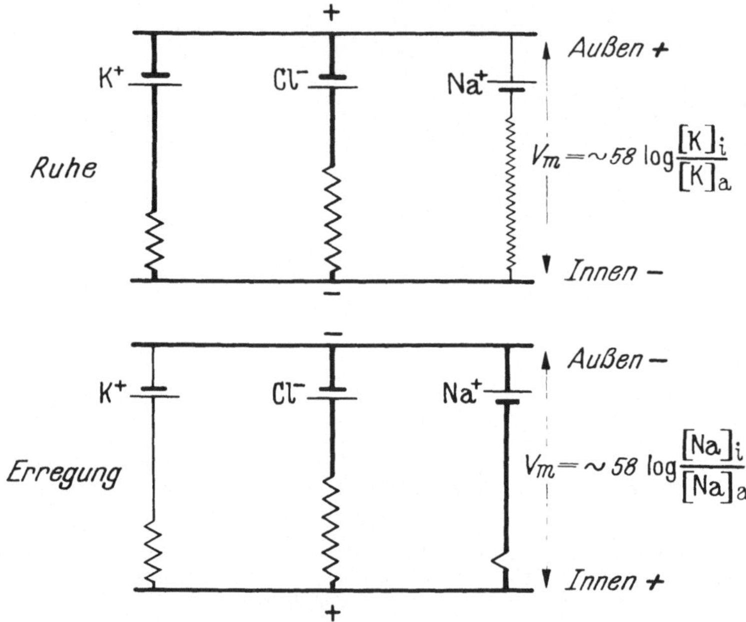

Abb 41. Elektrisches Ersatzschema fur das Verhalten der Membran in Ruhe und bei Erregung, nach STAMPFLI (1952). Im Ruhezustand ist das Membranpotential (Ruhepotential) durch die Kalium-Batterie bzw Chlor-Batterie bestimmt. Die ungleiche Verteilung des Natriums (Na-Batterie) kann sich wegen der sehr geringen Permeabilitat (hoher Widerstand) kaum auswirken Das Membranpotential V_m ist fast ausschließlich ein Kalium-Konzentrationspotential — Im Zustand der Erregung wird die Membran fur Natrium sehr permeabel (niedriger Widerstand) Jetzt dominiert die Natrium-Batterie und das Membranpotential V_m erreicht fast, aber nie ganz den Wert fur ein Natrium-Konzentrationspotential — Man beachte die Umladung der Membran, als Folge der Permeabilitats-(Widerstands-)Anderung fur Natrium-Ionen

Ruhender Nerv:

$$E_M = 58 \cdot \log \frac{1 \times 345 + 0{,}04 \times 72 + 0{,}45 \times 540}{1 \times 10 + 0{,}04 \times 455 + 0{,}45 \times 61} = 60 \text{ mV}.$$

Erregter Nerv:

Maximalwert

$$E_M = 58 \cdot \log \frac{1 \times 345 + 20 \times 72 + 0{,}45 \times 540}{1 \times 10 + 20 \times 455 + 0{,}45 \quad 61 \times} = -38 \text{ mV}.$$

Diese Werte entsprechen ungefähr dem an Riesenfasern von Loligo beobachteten Ruhepotential von 61 mV und einem Aktionspotential von 96 mV = 61+35 mV, vgl. Abb. 31, S. 70; aber auch hier sollte der guten Übereinstimmung nur die Bedeutung zugemessen werden, die solchen theoretischen Überlegungen bei der Behandlung komplizierter biologischer Systeme zukommt.

Bei der Besprechung dieser Gedanken hat sich das in Abb. 41 wiedergegebene Schema nach STAMPFLI (1952) als besonders anschaulich erwiesen; die Diffusions-Potentiale sind als Batterien dargestellt.

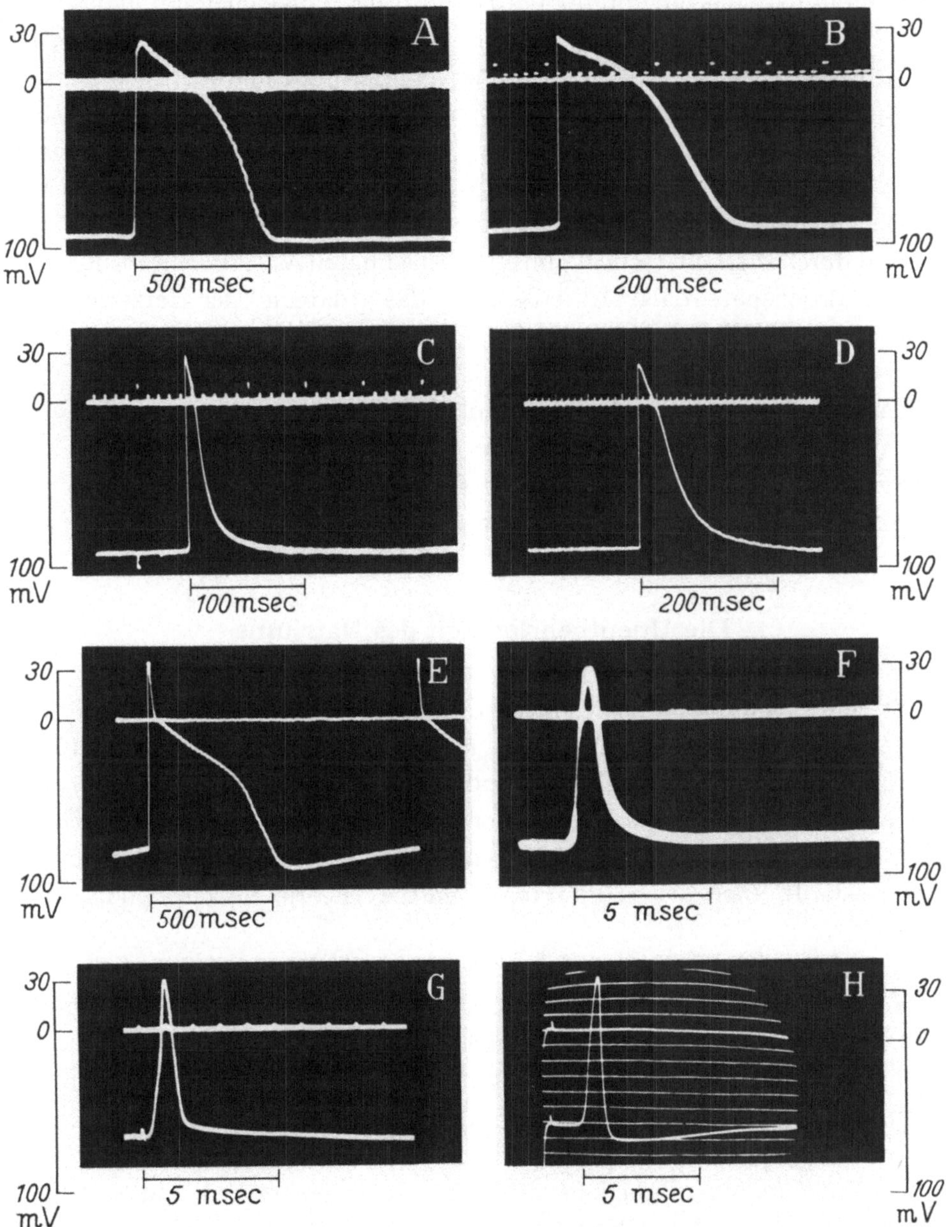

Abb. 42 A—H. Ruhe- und Aktionspotentiale verschiedener Zellarten, nach S. WEIDMANN (1956). A Froschherz, B Herzkammer des Hundes, C Herzkammer der Ratte, D Herzvorhof des Hundes, E Purkinje-Faser des Schafes, F Ratten-Zwerchfell, G Vorderhornganglienzelle der Katze, H marklose Nervenfaser des Tintenfisches. — Alle Kurven sind mit dem Verfahren der Punktion mit einer Mikroelektrode gewonnen worden. An den Eichlinien am Rand erkennt man deutlich die Lage des Ruhepotentials und die Größe des Überschießens des Aktionspotentials. Trotz verschiedenem Kurvenverlauf sind die Grenzwerte sehr ähnlich. Man beachte den gleichen Maßstab der Ordinate und die großen Unterschiede im Zeitmaßstab der Abszisse. Die Aufstriche der Aktionspotentiale wurden nachgezogen.

Die *Repolarisation* erfolgt dadurch, daß gleichzeitig mit der Erhöhung der Natriumpermeabilität, aber langsamer einsetzend auch die Kaliumpermeabilität zunimmt, so daß Kalium vermehrt ausströmt. Dadurch nimmt die Umladung der Membran ab, das Membranpotential kehrt das Vorzeichen um und kommt beim Ruhepotential ungefähr wieder in das Gleichgewicht zurück (vgl. Abb. 42). Die Erregung entsteht an den Riesennervenfasern, an markhaltigen Nervenfasern, an Myokardfasern (Herzfasern) und Muskelfasern gleich. Der steile Anstieg des Aktionspotentials bis zum „Überschießen" ist überall im Prinzip sehr ähnlich. Nicht aber der Abfall des Aktionspotentials, der bei den verschiedenen Objekten sehr unterschiedlich erfolgt. Abb. 42 gibt eine Übersicht über die durch die Unterschiede im Abfall bedingten Variationen im Kurvenbild des Aktionspotentials. Auffallend ist das „Plateau" der Herzfasern, der „Knick" im Abfall des mononodalen Aktionspotentials der Purkinje-Faser des Schafes, ein „Knick", der sehr ähnlich demjenigen der markhaltigen Nervenfaser ist, und der steile Abfall bei Riesen-Nervenfaser und quergestreiftem Muskel. Der „Knick" im mononodalen Aktionspotential zeigt einen zweiten Labilitätspunkt an (der erste liegt dort, wo das Aktionspotential einsetzt), worauf STÄMPFLI (1955) zum ersten Mal aufmerksam gemacht hat.

Die Unentbehrlichkeit des Natriums

Der Grundpfeiler der Ionentheorie ist die Vorstellung, daß Na-Ionen bei der Erregung von außen nach innen strömen. Die daraus resultierende Umladung der Membran („overshoot") muß infolgedessen von der äußeren Natrium-Konzentration abhängen und mit ihr variieren; sie sollte verschwinden, wenn die Na-Konzentration außen und innen gleich ist und die Erregbarkeit müßte ganz aufhören, wenn außen gar kein Natrium mehr vorhanden ist. In allen diesen Punkten kann die Theorie entscheidend geprüft werden.

Der Effekt, der durch eine Änderung der äußeren Na-Konzentration auf die erregbare Membran ausgelöst wird, ist beim Kalmar Loligo von HODGKIN u. KATZ (1949a) und an einzelnen markhaltigen Nervenfasern vom Frosch von HUXLEY u. STÄMPFLI (1951b) erstmals untersucht worden (Abb. 43a). Die Verminderung der äußeren Natriumkonzentration, ausgehend vom Normalwert, der durch eine gestrichelte Linie angegeben ist, führt zu einer ganz geringfügigen Zunahme des Ruhepotentials, aber zu einer starken und linear abfallenden Reduktion des „Überschusses" („overshoot") des Aktionspotentials, wobei die Nullinie an dem Punkt unterschritten wird, wo die äußere und innere Natrium-Konzentration gleich groß sind. Die einzelnen markhaltigen Nervenfasern folgen der linearen, theoretisch zu erwartenden Abhängigkeit besonders schön. Für Loligo sind noch bessere Versuche von COLE (1953) mitgeteilt worden, bei denen die Abhängigkeit wirklich linear ist (Abb. 43b).

Hält man das Membranpotential der Riesennervenfaser durch elektronische Rückkopplung fest, z. B. in einer Anordnung, wie sie MARMONT (1949) erstmals beschrieben hat, dann kann man das Membranpotential auf beliebige Werte einstellen und es z. B. auf den Wert des Natrium-Diffusionspotentials bringen; unter diesen Bedingungen findet kein Natrium-Einstrom mehr statt (HODGKIN u. HUXLEY 1952). An Muskelfasern des Sartorius vom Frosch (NASTUK u. HODGKIN 1950) und an Herzfasern vom Säugetier (DRAPER u.

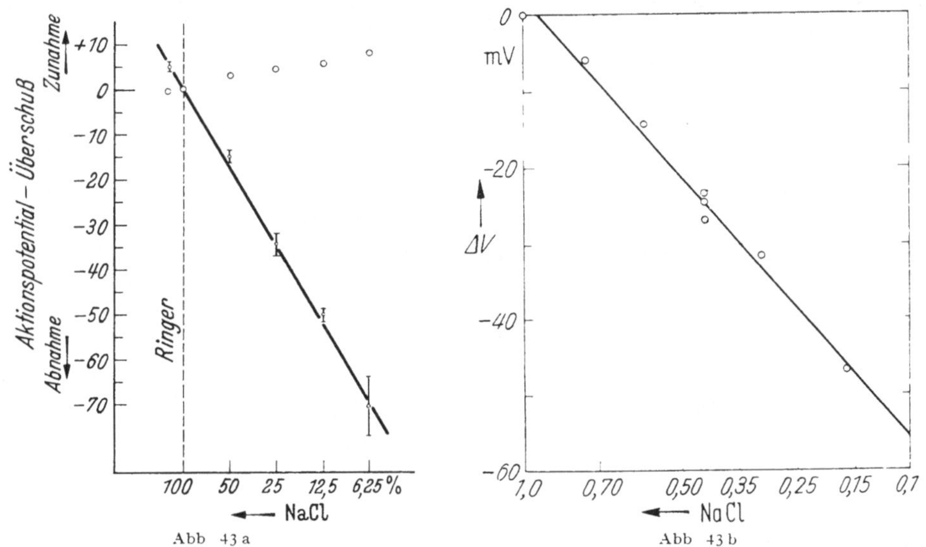

Abb. 43a Abhangigkeit des Aktionspotential-Uberschusses einer markhaltigen Nervenfaser von der außeren Natrium-Konzentration, nach HUXLEY u. STAMPFLI (1951 b). Ordinate Große des Uberschießens, d h der Umladung der Membran Abszisse· außere Natrium-Konzentration in abnehmenden Werten Die unausgefullten Kreise zeigen den Einfluß auf das Ruhepotential, der sehr untergeordnet ist

Abb 43b Abhangigkeit des Aktionspotential-Uberschusses (ΔV) einer Riesenfaser des Kalmar Loligo von der außeren Natrium-Konzentration, nach COLE (1953). Ordinate Verminderung der Hohe des Aktionspotentials (ΔV), nach Abzug der Ruhepotential-Anderung Abszisse außere Natrium-Konzentration in abnehmenden Werten

WEIDMANN 1951) wurde die gleiche Abhängigkeit gefunden. Lithium ist geeignet, die Rolle des Natriums zu übernehmen und wurde in dieser Eigenschaft an Riesenfasern von Loligo und markhaltigen Einzelfasern studiert (HODGKIN u. KATZ 1949a; HUXLEY u. STÄMPFLI 1951b). Die Nervenfasern sind dagegen nicht in der Lage, das Lithium wieder herauszupumpen, so daß es zu einer Anhaufung im Inneren kommt, die bei markhaltigen Nervenfasern auf die Knoten und die unmittelbar angrenzenden Axon-Abschnitte beschrankt bleibt (CONNELLY 1958).

Nicht nur das „Überschießen" des Aktionspotentials ist vom Einstrom des Natriums abhängig, sondern die ganze Dauer dieser Störung des Ruhegleichgewichtes. Es darf also erwartet werden, daß auch die Dauer des Aktionspotentials von der außeren Natrium-Konzentration abhängt. Erhohung der Natrium-Konzentration führt zur Ausbildung eines „Plateaus" bei markhaltigen Nervenfasern (vgl. S. 109) und Erniedrigung zur Verkürzung, die aber schwer zu messen ist. An Herzfasern dagegen, bei denen die Dauer des Aktionspotentials natürlicherweise sehr viel größer ist, kann diese Abhängigkeit sehr schön geprüft werden.

Overton (1902) hatte schon beobachtet, daß Froschmuskeln unerregbar werden, wenn sie in Lösungen verbracht wurden, die weniger als $^1/_{10}$ des normal notwendigen Natriums enthielten. In den modernen Versuchen wird jetzt in der Regel das Natrium ganz durch Cholin ersetzt und alle anderen Ionen werden konstant gehalten. In den meisten Fällen wurde Block beobachtet, der sofort aufgehoben werden konnte, sobald eine Spur von Natrium der Außenlösung zugesetzt wurde. Ich hatte ursprünglich nicht die Absicht, auf eine Polemik einzugehen, die im Zusammenhang mit diesen Versuchen entstanden ist und 1956 beigelegt schien. Sie ist aber im Jahr 1957 wieder aufgeflammt, und so ist es doch wohl nötig, einen kurzen Hinweis zu geben. In allen Fällen, wo die Ionen der Außenlösung unbehinderten Zutritt zu der erregbaren Membran haben, erfolgt der Erregungsblock sofort nach dem Auswechseln der natriumhaltigen Lösung durch eine natriumfreie Lösung. An isolierten markhaltigen Nervenfasern, wo der Diffusionsweg von der Außenlösung bis zur nodalen Membran des Ranvier-Knotens sehr kurz ist (wahrscheinlich nur einige μ), tritt in 1 sec Block ein, und ebenso rasch erfolgt die Rückkehr des Aktionspotentials, wenn Na wieder zugesetzt wird (Huxley u. Stämpfli, 1951b). Bei den Riesennervenfasern und bei Muskelfasern vom Frosch dauert die Zeit gerade so lang, als es braucht, um das Natrium aus den extracellulären Räumen auszuwaschen (Hodgkin u. Katz 1949a; Hodgkin 1951). Verwendet man hingegen Nervenstämme mit intakter Nervenscheide, dann kann es Stunden dauern, bis ein Block eintritt. Lorente de Nó (1950) hat daraus den Schluß gezogen, daß Nervenimpulse während mehreren Stunden geleitet werden können, wenn die „äußere“ Natrium-Konzentration null ist. Diese Ansicht wurde durch recht viele Versuche in den Jahren 1950 bis 1956 widerlegt. Crescitelli (1951) hat pharmakologisch aktive Substanzen an Nerven mit und ohne Nervenscheide untersucht, wobei das Epineurium (äußere Nervenscheide) wie ein Strumpf über den Nerv auf eine Seite „gestrupft“ wurde. Am enthüllten Nerv war die Wirkung viel stärker und schneller. Wurde nun ausgewaschen und der „Strumpf“ wieder über den Nerv gezogen, dann trat die verminderte und verzögerte Wirkung wieder auf, in gleicher Weise wie sie vor der „Enthüllung“ beobachtet worden war. Das Epineurium ist eine Barriere besonders für Ionen, und so ist es nicht verwunderlich, daß Nervenstämme in Na-freie Lösungen verbracht noch relativ lange Zeit erregbar bleiben und leiten, da die auswaschende Wirkung durch die Nervenscheide gebremst wird. Seither wird von allen einsichtigen Wissenschaftern bei ähnlich gelagerten Versuchen nur noch mit „enthüllten“ („desheathed“) Nerven oder noch besser mit isolierten Einzelfasern gearbeitet.

LORENTE DE Nó dagegen war und bleibt bei der Auffassung, daß die Nervenhüllen kein wesentliches Diffusionshindernis seien, daß dagegen durch die „Enthüllung“ oder Präparation von Einzelfasern Schädigungen gesetzt werden, die die Empfindlichkeit der Nervenfasern erhöhen und daß nur auf diesem Weg die beschleunigte Wirkung entstehen soll. Unter den vielen Untersuchungen, die dies widerlegen, seien lediglich einige neuere erwähnt. KRNJEVIĆ (1954) hat gefunden, daß ein sehr beträchtlicher zeitlicher Unterschied des Wirkungseintrittes beobachtet wird, je nachdem, ob eine Na-freie Lösung durch Perfusion der Blutgefäße oder von außen an den Nervenstamm gebracht wird (Abb. 44). Der Versuch ist deswegen so überzeugend, weil die

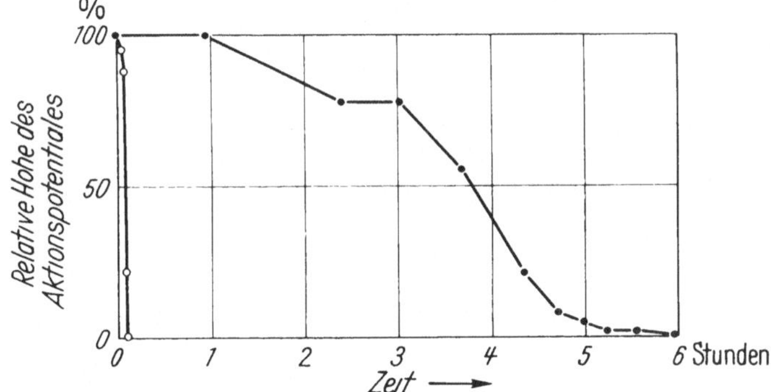

Abb. 44. Einfluß einer natriumfreien Lösung auf die Höhe des Aktionspotentials, nach KRNJEVIĆ (1954). Die ausgefüllten Punkte zeigen den Verlauf des Abfalles bei Anwendung der Lösung von außen am intakten Nervenstamm. Die nicht ausgefüllten Punkte zeigen den raschen Eintritt der Wirkung bei Anwendung der natriumfreien Lösung durch Perfusion. Die Kurve zeigt, wie stark die Behinderung der Einstellung eines neuen Gleichgewichtes durch die Nervenscheide ist

Nervenscheide überhaupt nicht berührt und durch die Perfusion in die Blutgefäße einfach „umgangen“ wird. NICELY (1955) hat mit einer sehr hübschen elektrischen Anordnung mit isolierten Nervenscheiden gearbeitet, die durch Zubinden am Ende zu einem „Würstchen“ gemacht wurden (Abb. 45). Wurde das Würstchen innen mit Ringerlösung gefüllt und in Ringerlösung verbracht, so war das Äußere negativ gegen innen mit etwa 10 mV. Wurde das Würstchen „gewendet“, dann kehrte auch der Ladungssinn um. Die Frage, ob sogar eine Na-Pumpe in der Membran tätig ist, konnte nicht entscheidend beantwortet werden, aber daß die Membran mit den von NICELY gemessenen 500 Ω cm^2 Widerstand ein erhebliches Hindernis für Ionen-Diffusion ist, ist unzweifelhaft. LEHMANN (1953, 1957) hat die Frage von der morphologischen Seite her aufgegriffen und die innere Plattenschicht der Nervenscheide, das Neurothel untersucht, das den Endoneuralraum lückenlos umschließt und als Diffusionsbarriere auch bei der histologischen Anfärbung sehr wirksam ist. Nun hat LORENTE DE Nó (1958) neuerdings Versuche mitgeteilt, bei denen er an den Wurzeln des Rückenmarkes bei Anwendung eines Bades mit einer Na-freien Lösung noch während Stunden Erregung und Leitung erhielt. Der Befund wäre an und für sich interessant, wenn er Anstoß dazu geben würde abzuklären, warum offenbar auch hier bei Fehlen einer eigentlichen Nervenscheide eine Diffusionsbarriere besteht. (Die Rückenmarkswurzeln haben kein eigentliches Epineurium!) Er wird aber als entscheidendes Gegenargument gegen die Ionentheorie angesehen und hier muß einmal gesagt werden, daß auch in der Wissenschaft ein Gesetz des Respektes vor einem mit großer Sorgfalt und Kritik zusammengetragenen Beweismaterial gelten muß, dem sich auch diejenigen beugen müssen, die ein solches Gebäude mit einigen wenigen, nicht einmal überzeugenden Versuchen zum Einsturz bringen möchten. Das gilt auch für die von SEGAL (1953, 1954, 1955, 1956) verfochtenen neuen Auffassungen vom

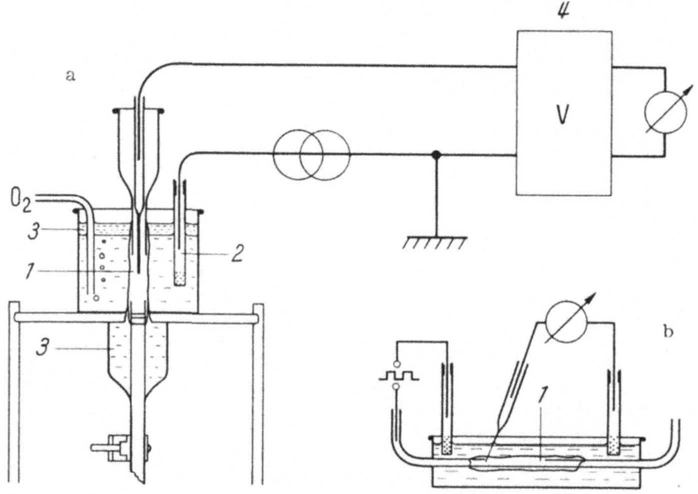

Abb. 45 a u. b. Anordnung zur Messung des Membranpotentials des Perineuriums, nach NICELY (1955). b Das aus dem Perineurium hergestellte Würstchen wird mit einer Mikroelektrode angestochen und gleichzeitig werden durch eine Innenelektrode Rechteckimpulse zugeführt. In dieser Anordnung kann der Membranwiderstand gemessen werden. a Messung des Membranpotentials des Perineuriums (*1*), in einem mit Sauerstoff gesättigten Bad, mit Bezugselektrode (*2*), Paraffinöl (*3*), Meßanordnung mit Kathodenfolgestufe (*4*)

Erregungsvorgang, die ohne richtig (einige Kurven der englischen Autoren werden zwar abgedruckt) auf das große, kritisch bearbeitete Erfahrungsgut einzugehen, mit physikalisch-chemischen Versuchen an Gelatine und anderen Eiweißen eine neue Erregungstheorie begründen sollen.

LORENTE DE NÓ (1949) hat auf die Tatsache aufmerksam gemacht, daß bei den kleineren markhaltigen und marklosen B- und C- Nervenfasern des Frosches eine große Vielfalt von quaternären Ammonium-Ionen das Natrium-Ion vollständig ersetzen können, so daß solche Fasern, auch Einzelfasern, in Na-freier Lösung fast normale Aktionspotentiale bilden (vgl. z. B. MÜLLER 1956), wobei das Tetraäthylammonium (TEA)[1]-Ion besonders wirksam ist. Bei großen A-Fasern des Frosches und bei den Riesenfasern des Kalmars Loligo und der Krabbe Carcinus ist TEA unwirksam.

Dagegen kann Guanidin[2], das auch ein quaternäres Stickstoff-Atom enthält, in Na-freien Lösungen die Leitung der A-Fasern ermöglichen, während es

[1] Die Abkürzung enthält das englische *e*thyl.
[2] Vgl. auch neuerdings LÜTTGAU (1958).

merkwürdigerweise für B- und C-Fasern unwirksam zu sein scheint. Fünf weitere -onium Ionen (vgl. S. 184) besitzen die gleiche Eigenschaft: Formamidin, Aminoguanidin, Hydrazin, Hydroxylammonium und Ammonium, wobei immer nur das Ion wirksam ist (LARRAMENDI, LORENTE DE NÓ und VIDAL 1956 und LORENTE DE NÓ, VIDAL und LARRAMENDI 1957). Es ist theoretisch sehr interessant und noch nicht genügend abgeklärt, warum die quaternären Ammoniumverbindungen, die physiologisch nicht vorzukommen scheinen, die Rolle des Natriums übernehmen konnen und außerdem noch je nach Faserart und Objekt verschieden wirken.

Es scheint mir aber, daß immer dann, wenn man auf physiologische Bedingungen abstellt, unter denen weder Ammoniumverbindungen noch Lithium im Nerven vorkommen, die Auffassung der Unentbehrlichkeit des Natriums fur den Erregungsvorgang gut gestützt ist.

Der Na- und K-Austausch

Die radioaktiven Isotope ^{24}Na und ^{42}K sind ausgezeichnete Helfer, um den tatsachlich bei der Erregung auftretenden Fluß von Ionen durch die erregbare Membran und die Wiederherstellung der Ionenverteilung in der Erholung qualitativ und auch quantitativ zu studieren. Die Verwendung dieser Isotope hat es moglich gemacht, die Ionentheorie sehr genau und kritisch zu uberprufen. Die ersten Messungen an Riesen-Nervenfasern sind von ROTHENBERG (1950), GRUNDFEST u. NACHMANSOHN (1950) und KEYNES (1951a) gemacht worden. Der Einstrom der Ionen konnte direkt gemessen werden; der Ausstrom der Ionen dagegen hing von der Messung der Geschwindigkeit des Verlustes an radioaktiven Ionen in inaktivem Meerwasser ab und absolute Werte konnten nur berechnet werden, wenn Annahmen uber die intracellulären Konzentrationen im Nerven zugrunde gelegt wurden. Für den *Ruhezustand* von Tintenfisch- (Sepia-) Nerven wurde ein 3—4mal größerer Ausstrom von K^+ im Vergleich zum Einstrom gefunden, die Fasern hatten aber Ruhepotentiale, die niedriger waren, als dem aus dem Verhältnis der Kalium-Konzentrationen berechneten Wert entsprach. Der Einstrom von Na^+ bei der ruhenden Faser war doppelt so groß wie der Ausstrom, 61 pM/cm²·sec gegen 31 pM/cm²·sec, und die relative Permeabilität der Membran 0,08. Diese Fasern waren vermutlich etwas geschädigt; denn bei spateren Versuchen und guter Technik wurde ein ungefahr gleich großer Na-Ein- und -Ausfluß gefunden. Bei *Reizung* war der Na-Einstrom stark erhöht. Der Ausstrom nahm auch zu, aber da er geringer war als der Einstrom, kam es zu einer Na-Anhäufung in den Fasern. Der Kalium-Ausstrom war bei Reizung ebenfalls erhöht und da der K^+-Einstrom weniger zunahm als der Ausstrom, kam es zu einem Kaliumverlust. KEYNES u. LEWIS (1951) konnten dann mit ihrer neuen Technik der radioaktiven Aktivierung die Innenkonzentration an Ionen genau bestimmen und auf dieser Basis konnten nun zuverlässige Absolutwerte für den Natrium-

Einstrom und den Kalium-Ausstrom bei der Erregung gegeben werden. Diese Werte bei künstlich gereizten Sepia-Riesenfasern sind:

Netto-*Einstrom* von Natrium $3{,}8 \cdot 10^{-12}$ M Na/cm² oder 3,8 pM Na/cm²;
Netto-*Ausstrom* von Kalium $3{,}6 \cdot 10^{-12}$ M K/cm² oder 3,6 pM K/cm²

Diese Zahlen gelten pro einzelnen Erregungsimpuls. Die Analyse von ausgequetschtem Axoplasma der gleichen Riesen-Nervenfasern ergab für den Ruhezustand 46 mM Na/kg und 323 mMol K/kg (vgl. S. 32) und bei Reizung eine Zunahme des Natriums um 3,5 pM/cm² je Erregungsimpuls und eine Abnahme des Kaliums um 3,0 pM/cm² je Erregungsimpuls, also eine sehr gute Übereinstimmung mit den obigen Werten. Die Fortsetzung dieser Versuche hat dann zu der klassischen Arbeit von HODGKIN u. KEYNES (1955a) geführt, in welcher der passive und aktive Transport der Ionen gemessen und einander gegenübergestellt wurde. Als passiven Transport bezeichnet man den Ionenstrom „bergab", d. h. in der Richtung des abnehmenden elektrochemischen Gradienten. Dieser Transport zeigt Proportionalität zur absoluten Temperatur. Aktiven Transport nennt man den Ionenstrom „bergauf", d. h. gegen das elektrochemische Gefälle. Für den aktiven Transport muß freie Energie aus chemischen Prozessen bereitgestellt werden, denn er ist endergonisch (vgl. S. 34). Um diese endergonischen Leistungen zu charakterisieren, wird ganz allgemein der anschauliche Begriff „Pumpe" gebraucht und man spricht im Zusammenhang mit den Ionentransporten *nach* der Erregung von der Sekretionsarbeit, die durch die Na-Pumpe geleistet wird und von der Saugarbeit, die die K-Pumpe besorgt. Die beiden Pumpen sind gekoppelt und können in anschaulicher Weise mit der Drehtüre eines Hotels verglichen werden, die von einem „Portier" (Stoffwechsel) in Bewegung gesetzt wird, die „Na-Touristen" herausbefördert und die „K-Touristen" hereinzieht. In bezug auf Natrium kann mit Hilfe der von USSING (1949) und TEORELL (1949) abgeleiteten Gleichung berechnet werden, wie groß der Ein- und Ausstrom auf Grund des elektrochemischen Gradienten bei passivem Transport sein müßte,

$$\frac{M_{\text{einwarts}}}{M_{\text{auswarts}}} = \frac{f_a}{f_i} \frac{C_a}{C_i} \cdot e^{\frac{EF}{RT}},$$

worin M der Ionenstrom für ein bestimmtes Ion, f_a und f_i die Aktivitäten „außen" und „innen" und C_a und C_i die entsprechenden Konzentrationen, E die Potentialdifferenz, F das Faraday-Äquivalent, R die Gaskonstante und T die absolute Temperatur sind. Die Aktivitätskoeffizienten dürfen, nach allem, was wir bis jetzt wissen, gleichgesetzt werden und unter Berücksichtigung der Konzentrationsunterschiede für Na zwischen innen und außen (vgl. Tabelle 1) und einem Membranpotential von 60—70 mV erhält man für

$$\frac{M_{\text{einwarts}}}{M_{\text{auswarts}}} = 200:1 \sim 50:1,$$

während die experimentelle Verwendung von Isotopen ungefähr 40 pM/cm²·sec für Ein- und Ausstrom, also ein Verhältnis 1:1 ergibt. Es können also nur 0,5—2% des Na-Ausstromes dem passiven Transport durch Diffusion zugeschrieben werden, und fast alles andere wird aktiv transportiert und benötigt oxydative Energie. Sepia-Riesennervenfasern verbrauchen 1,6 mm³ Sauerstoff/mg Trockengewicht je Stunde (CARDOT, FAURE u. ARVANITAKI 1950). Von diesem Wert gelangt man zu einer recht interessanten Zahl. Berechnet man, wie viele Na-Ionen von jedem Sauerstoff-Molekül aktiv nach außen transportiert werden, so erhält man 4 Na^+-Ionen je 1 Molekül veratmetem Sauerstoff, unter der Voraussetzung, daß die gesamte Sauerstoff-Aufnahme nur für die Na-Pumpe eingesetzt wird (vgl. hierzu S. 33). Die Energie aus der Oxydation wird über oxydative Phosphorylierungen und Adenosintriphosphat der Natriumpumpe zugeführt. (Über diese Befunde und die Wirkung der Entkopplung durch Dinitrophenol vgl. S. 41.) Vergiftet man die Nervenfaser mit 0,1 mM-Dinitrophenol oder Na-Azid, und entkoppelt man dadurch die oxydative Phosphorylierung, dann „steht die Natriumpumpe still". Das gleiche kann auch mit Blausäure oder Abkühlung direkt über die Oxydation erreicht werden. HODGKIN und KEYNES fanden, daß der aktive Natrium-*Ausstrom* dann Null wurde, der Einstrom dagegen kaum verändert war. Die Faser bleibt voll erregbar und hat auch den gleichen Na-Einstrom bei der Erregung. Der Mechanismus, durch den die Umladung der Membran entsteht (passiver Na-Einstrom), kann also durch Stoffwechselgifte von der Na-Pumpe dissoziiert werden. Bei anderen erregbaren Strukturen (Muskel, markhaltiger Nerv) sind die Verhältnisse nicht so übersichtlich, vermutlich vor allem deswegen, weil unter dem Einfluß der Stoffwechselgifte Kalium-Anreicherungen in den inter- und extracellularen Räumen auftreten und damit Änderungen des Membranpotentials und der übrigen Ionenverteilung verursachen. Die ersten Anhaltspunkte, daß Kalium nach der Erregung aktiv rückresorbiert wird, ergaben die Versuche von SHANES (1951). Dinitrophenol und Blausäure beeinflussen auch diesen aktiven Kalium-Einstrom von etwa 22 pM/cm²·sec und reduzieren ihn auf 3 pM/cm²·sec, während der passive Kalium-Ausstrom unverändert blieb (HODGKIN u. KEYNES 1955a). Damit wurde die Vermutung von SHANES (1951), daß die Kalium-Aufnahme im Nerv ein aktiver Transport ist, voll bestätigt. HODGKIN u. KEYNES haben auch die Temperaturabhängigkeit der Ionenbewegung untersucht und fanden:

Für den Na-Einstrom $Q_{10} \sim 1{,}4$
Für den K-Ausstrom $Q_{10} \sim 1{,}1$
Für den Na-Ausstrom $Q_{10} \sim 3$ (variabel je nach Temperatur).
Für den K-Einstrom $Q_{10} \sim 3{,}3$.

Abb. 46 zeigt die Temperaturabhängigkeit der Natriumpumpe zwischen 0° und 30°.

In einer zweiten, ebenso bemerkenswerten Arbeit (HODGKIN u. KEYNES 1955b) wird der Mechanismus des Kalium-Transportes im Nerven genauer analysiert. Bei Entkopplung des oxydativen Stoffwechsels mit Dinitrophenol werden alle Kalium-Transporte passiv, d. h. auch die Kaliumpumpe „steht still". Wird die erregbare Membran bei den Riesenfasern der Kopffußler depolarisiert, dann steigt die Kalium-Permeabilität markant an und das Studium der Änderungen des K-Ionenflusses bei verschiedenen elektromotorischen Ausgangslagen der Membran hat HODGKIN u. KEYNES zu einer interessanten Vorstellung geführt. Es sieht so aus, als ob die K^+-Ionen durch enge Röhren oder Kanäle, deren innerer Durchmesser nicht viel größer als das hydratisierte Ion ist, im „Gänsemarsch" durchtreten müssen, so daß die Bewegung eines Ions den gleichsinnigen Strom anderer K^+-Ionen begünstigt und den gegensinnigen Strom erschwert. Merkwürdigerweise scheint dieser Mechanismus gegensinniger Behinderung für die Natrium-Ionen nicht gültig zu sein. Abb. 47 ist eine schematische Darstellung der Verhältnisse, angelehnt an eine von ECCLES (1957) gegebene Zeichnung.

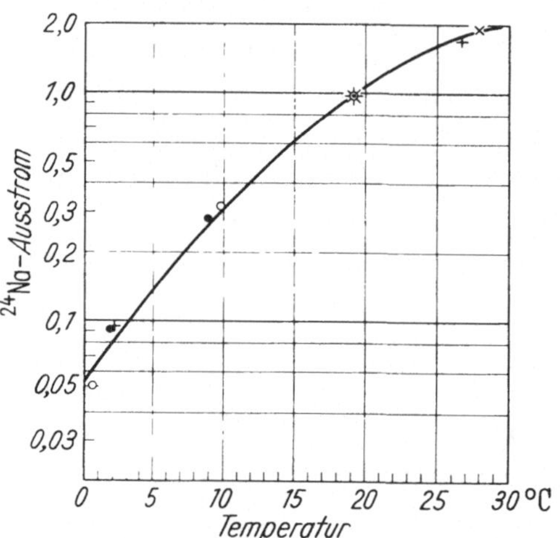

Abb. 46. Temperaturabhängigkeit des Ausstromes von radioaktivem Natrium aus der Nervenfaser, nach HODGKIN u. KEYNES (1955 a). Ordinate: Ausstrom des Natriums bzw. „Aktivität" der Natriumpumpe. Abszisse: Temperatur. Der Sternpunkt gibt den Ausstrom bei normaler Natrium-Konzentration an. Man beachte die relativ große Steilheit der Kurve. Das ^{24}Na wurde durch Reizung in die Faser gebracht

Zur Veranschaulichung sei noch eine Kurve wiedergegeben (Abb. 48), die den Kalium-Austritt bei Erregung besonders schön zeigt, allerdings nicht am Nerven gewonnen, sondern am Herzen der Schildkröte, das sich wegen der Möglichkeit der Durchströmung durch die Coronargefäße und der langsamen Folge der Herzschläge besonders gut für solche Messungen eignet (WILDE 1957). Mit jeder Erregung schwillt der K-Ausstrom an und sinkt bis zur nächsten wieder zur Norm ab. Ähnlich, aber sehr viel rascher, muß man sich die Verhältnisse bei den Riesenfasern vorstellen.

Die Frage, ob es gelingt, die innere Zusammensetzung der Ionen durch *Mikro-Injektion* zu verändern, hat verschiedene Forscher beschäftigt, und an den Riesenfasern haben GRUNDFEST, KAO und NACHMANSOHN mit ihren Mitarbeitern die ersten Versuche gemacht [GRUNDFEST, NACHMANSOHN, KAO u. CHAMBERS (1952), GRUNDFEST, ALTAMIRANO-ORREGO, KAO u. NACHMANSOHN (1953)]. Dann folgten die Versuche von HODGKIN u. KEYNES (1956) und FLÜCKIGER u. KEYNES (1955), über die berichtet werden soll. Die Mikropipette war eine dünnwandige Glasröhre von 10—15 cm Länge, deren äußerer Durchmesser 90—110 μ betrug, die koaxial in die Riesenfaser von Loligo an

Stelle der Innen-Elektrode von 100 μ eingebracht werden konnte und auf der Spur der herausgezogenen Elektrode vorsichtig im Axon vorgestoßen wurde. Damit entstand die gleiche Verdrängung durch die Injektionscapillare, wie vorher durch die Elektrode. Es ist natürlich sehr wichtig, daß bei der Injektion ein relativ ausgedehntes Gebiet gleichförmig verändert wird, was durch langsames Zurückziehen der Mikropipette während der Injektion

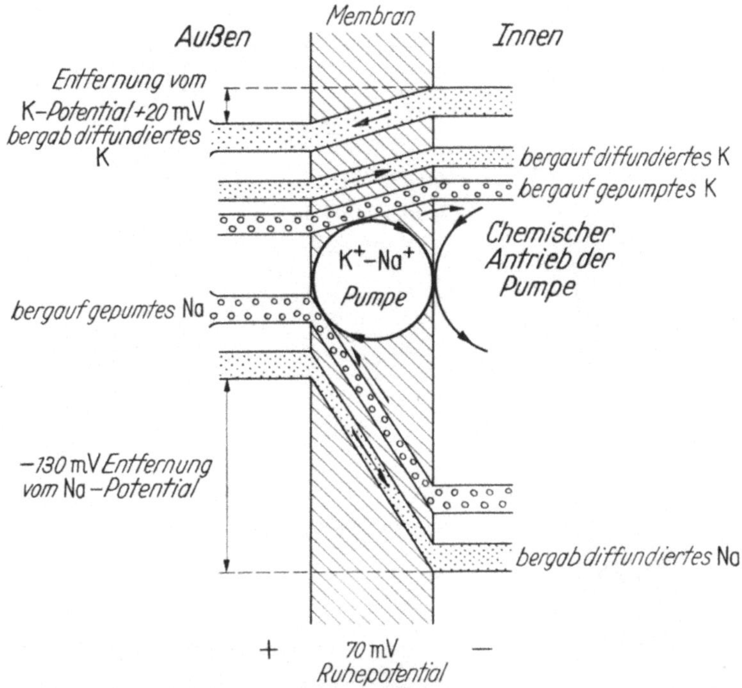

Abb 47 Schema der Natrium-Kalium-Pumpe, umgezeichnet nach ECCLES (1957). Der elektrochemische Gradient zwischen außen und innen ist als Höhenunterschied schematisch zur Darstellung gebracht. Die Diffusion (passiver Transport) verläuft in beiden Richtungen, ist jedoch für Natrium von innen nach außen so klein, daß sie nicht gezeichnet wurde. Der aktive Transport wird durch die Pumpe bewerkstelligt, die Kalium von außen nach innen „bergauf" pumpt und Natrium gegen das sehr viel größere Gefälle von innen nach außen befördert. Der Querschnitt der entsprechenden Kanäle ist so gezeichnet, daß er die in der Zeiteinheit beförderten Mengen angenähert darstellt. Die Pumpe wird durch Lieferung freier Energie aus chemischen Prozessen betrieben. Der Ionenstrom im passiven und aktiven Transport ist durch gesonderte Kanäle symbolisiert

erreicht werden kann, wobei das Gesamtvolumen konstant blieb und das Volumen der injizierten Lösung $^1/_{25}$ des Axon-Volumens je Längeneinheit betrug. Mit Farbstoffen haben HODGKIN u. KEYNES zunächst die Technik aufgebaut und kontrolliert. Methylenblau und Eosin diffundierten gleichmäßig von der koaxial, zentralen Injektionsstelle in radialer Richtung durch das Axoplasma, aber langsamer als in freier Lösung. Kleine Mengen injiziertes Kalium-Chlorid hatten keinen deutlichen Einfluß auf das Membranpotential, dagegen verminderten gleiche Mengen injizierten Na-Chlorids den „Überschuß" des Aktionspotentials um den Betrag, der aus der Zunahme der inneren Na-Konzentration auch rechnerisch ermittelt werden konnte. Eingebrachtes ^{24}Na wurde aber durch die Na-Pumpe schon nach 1 min herausbefördert, so daß bei Anrechnung des Zeitverlustes auf dem Diffusionsweg von der Injektionsstelle bis zur Membran angenommen werden muß, daß die Na-Pumpe sofort aktiviert wird, wenn vermehrt Na-Ionen von innen her

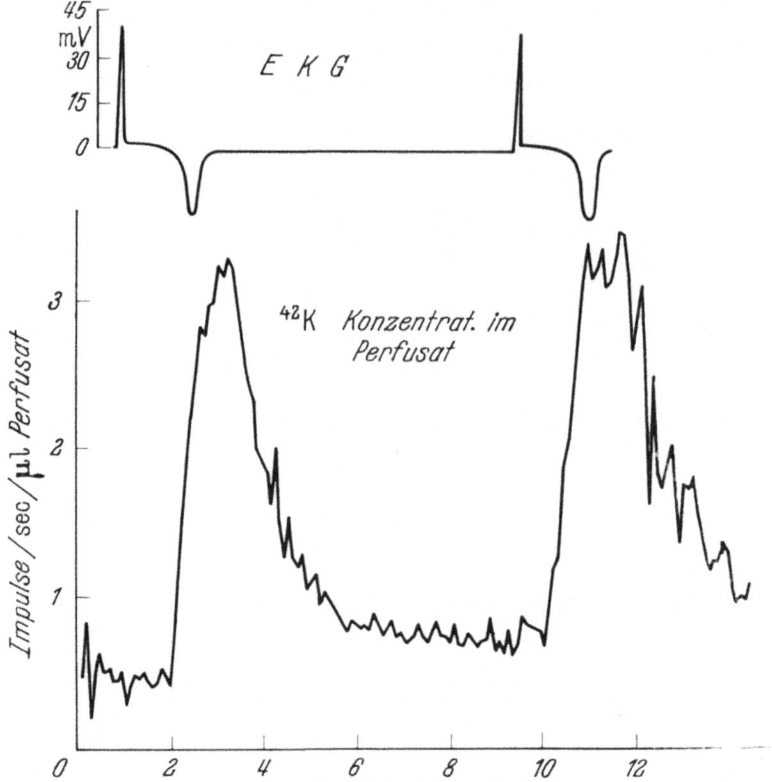

Abb 48. Kalium-Abgabe eines Herzens der Schildkröte, nach WILDE (1957). Im oberen Teil der Abbildung ist das Elektrokardiogramm (EKG) des Schildkrötenherzens bei sehr langsamer Schlagfolge registriert Im unteren Teil der Abbildung sieht man, wie der Gehalt an radioaktivem ^{42}K im Perfusat der Kranzgefäße dieses Herzens mit jeder Erregung ansteigt und in der langen Pause zwischen den Erregungen wieder abfällt Man beachte den steilen Anstieg des Kalium-Ausstromes und die sehr langsame Schlagfolge des Herzens, die diese bemerkenswerte Registrierung möglich gemacht hat

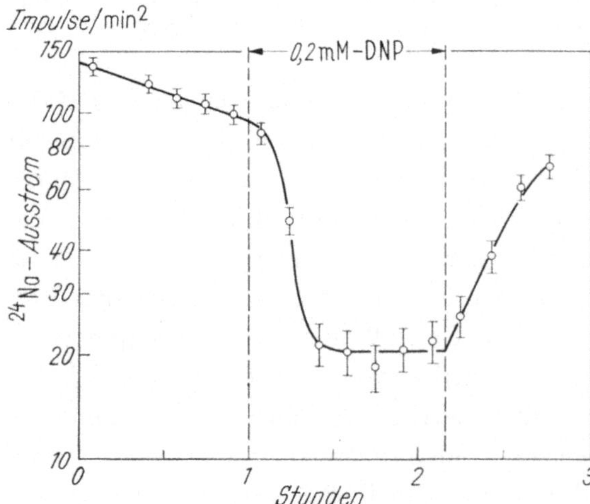

Abb. 49. Natrium-Ausstrom aus einer Riesen-Nervenfaser, nach HODGKIN u. KEYNES (1956). Durch Mikroinjektion wird radioaktives Natrium (^{24}Na) in die Riesen-Nervenfaser eingebracht. Der Ausstrom durch aktiven Transport kann dann verfolgt werden. — Ordinate Ausstrom, gemessen mit Hilfe des Geiger-Müller-Zählrohres als Impulse je Minute, je Minute Ausstrom. Abszisse Zeit — Durch Vergiftung mit 0,2 mM Dinitrophenol wird der Stoffwechsel-Antrieb der Natriumpumpe entkoppelt und sofort läßt die Leistung nach. Nach Auswaschen des Stoffwechselgiftes nimmt die Pumpenleistung wieder zu

an die Membran gelangen. Durch Dinitrophenol konnte auch in diesen Versuchen die Na-Pumpe „stillgestellt" werden, wie Abb. 49 sehr schon zeigt.

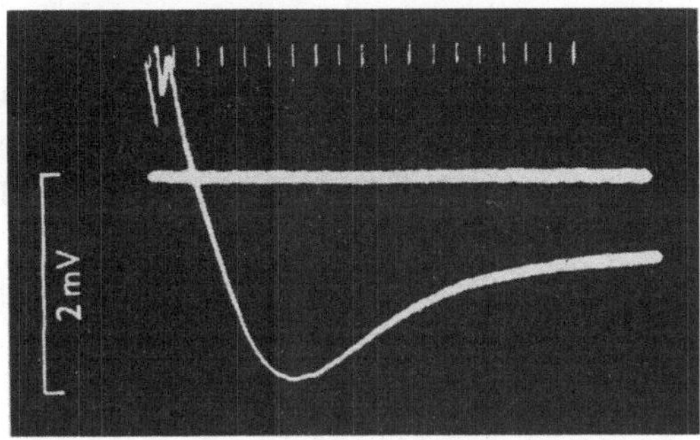

Abb 50a Hyperpolarisation markloser Nerven nach tetanischer Reizung, nach RITCHIE u STRAUB (1956) Auf dem Oszillogramm ist in horizontaler Aufzeichnung die Lage des Ruhepotentials zu sehen Die Kurve zeigt die *Ruckkehr* des Aktionspotentials nach tetanischer Reizung mit einer langer dauernden Phase der Hyperpolarisation Die Kurve wurde mit der Methode der Saccharose-Trennwand gewonnen und man sieht nur das hyperpolarisierte Nachpotential

Von einer ganz anderen Seite ist neuerdings ein Einblick in den Mechanismus des Na-K-Austausches gewonnen worden. BROWN u. HOLMES (1956) fanden, daß die dünnen marklosen, sympathischen Fasern des Warmblüters sehr interessante Nacheffekte nach tetanischer Reizung zeigen, unter denen eine länger dauernde Hyperpolarisation der Membran („positives" Nachpotential) und die anschließende Depolarisation („negatives" Nachpotential) besonders interessant ist. RITCHIE u. STRAUB (1956, 1957) haben mit der Saccharose-Trennwand-Methode von STÄMPFLI diese posttetanische Hyperpolarisation exakt studiert und bemerkenswerte Ergebnisse erhalten. Abb. 50a nach RITCHIE u. STRAUB (1956) zeigt die Hyperpolarisation nach einer tetanischen Reizung von 10 sec, deren Aktionsstrome auf der Abbildung nicht sichtbar sind. Man darf diese Kurve als das elektrische Aquivalent fur das Einsetzen der restitutiven Ionen-Ruckverschiebungen und chemischen Prozesse nach der Erregung betrachten. Den Beweis für diese Behauptung haben RITCHIE u. STRAUB (1957) durch neue Versuche erbracht. Sie haben mit Dinitrophenol (DNP) die oxydativen Phosphorylierungen entkoppelt und fanden die in Abb. 50b dargestellte Wirkung. Man sieht, daß schon 0,2 mM DNP die Hyperpolarisation deutlich verkleinert, und bei Erhöhung

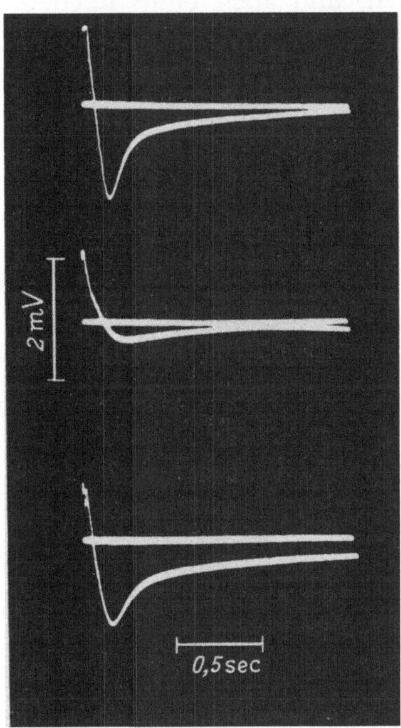

Abb 50b Wirkung der Vergiftung mit DNP auf die posttetanische Hyperpolarisation, nach RITCHIE u STRAUB (1957) Die oberste Registrierung zeigt die posttetanische Hyperpolarisation in Locke-Losung, die mittlere Kurve nach 10 min der Einwirkung von 0,2 mM DNP, die unterste Kurve 17 min spater, nachdem der Nerv wiederum in Locke-Losung zuruckgebracht wurde Entkopplung der energieliefernden chemischen Prozesse bringt die Hyperpolarisation zum Verschwinden

auf 0,1 mM verschwindet sie ganz. Gleiche Wirkung haben 0,3—1 mM Cyanid, 1 mM Monojodessigsäure und 3 mM Natrium-Azid (vgl. S. 49). Durch Blockierung des Stoffwechsels auf der Stufe der oxydativen Phosphorylierung (Entkopplung durch DNP), der Glykolyse (Monojodessigsäure) oder der Oxydation (Blausäure) kann diese interessante elektrische Äußerung der posttetanischen Hyperpolarisation zum Verschwinden gebracht werden. Wie ist der Mechanismus? Ganz offensichtlich handelt es sich um die Stillegung der Natriumpumpe; denn auch das Herz-Glykosid Ouabain, das die Na-Pumpe direkt blockiert (SCHATZMANN 1953, MATCHETT u. JOHNSON 1954, GLYNN 1955, EDWARDS u. HARRIS 1957) hebt die posttetanische Hyperpolarisation auf und Ersatz der Außenlösung durch eine kaliumfreie Lösung, so daß keine Kalium-Ionen hereingepumpt werden können, hat den gleichen Effekt. RITCHIE u. STRAUB haben ferner die Natrium-Ionen durch Lithium-Ionen ersetzt (vgl. S. 83), von denen man weiß, daß sie nach Einstrom in den Nerven nicht herausgepumpt werden können, und auch dann blieb die Erscheinung aus. Die Versuche ergeben damit folgendes Bild, wobei ich mich an die von den Autoren gegebene Interpretation halte: Bei der tetanischen Erregung strömen Na-Ionen in die dünnen Nervenfasern (Durchmesser $^1/_2$—1 μ) ein und Kalium strömt aus. Wegen der Kleinheit der Fasern kommt es im Inneren zu einer relativ sehr viel größeren Erhöhung der Natrium-Konzentration als bei markhaltigen oder gar Riesen-Nervenfasern. Die Natriumpumpe ist aber um so aktiver, je höher die Innen-Konzientration ist (HODGKIN u. KEYNES 1956), und im gleichen Maß, wie Natrum herausgepumpt wird, wird auch Kalium wieder hereingesaugt. Dieser Prozeß ist so aktiv, daß es in den extracellulären Räumen zu einer relativen Kalium-Verarmung kommt, weil das im Austausch mit dem Natrium während der Erregung ausgeströmte Kalium schon teilweise durch Diffusion aus den extracellulären Räumen in die äußere Flüssigkeit abgewandert ist. Die relative Kalium-Verarmung erhöht aber das Verhältnis K_i/K_a und damit auch das Ruhepotential (vgl. S. 75) so lange, als die Natriumpumpe durch Kalium-Ansaugung als Folge der intensiven Natrium-Austreibung diese relative Verarmung aktiv aufrecht erhalten kann. Wird dagegen die Pumpe blockiert, so ist die Lage völlig verändert. Das Kalium ist durch Ausstrom während der Reizung im Inneren relativ vermindert, in den extracellulären Räumen dagegen eher erhöht, das Ruhepotential ist daher erniedrigt, und es wird eine posttetanische langdauernde Depolarisation („negatives" Nachpotential) beobachtet. In diesem Punkt kann die Hypothese geprüft werden: In kaliumfreier Außenlösung kann überhaupt kein Kalium zurückgepumpt werden, da in der Anordnung von RITCHIE u. STRAUB die Lösungen fließen und der größte Teil des während der Erregung ausgeströmten Kaliums auch weggewaschen wird. Die posttetanische Hyperpolarisation darf, wenn die Annahmen richtig sind, den Wert des Ruhepotentials der Membran in kaliumfreier Außenlösung nicht überschreiten. Abb. 51 zeigt, daß diese Forderung tatsächlich experimentell bestätigt wird. Die posttetanische Hyperpolarisation scheint wirklich der elektrisch meßbare Indicator für die erhohte Aktivitat der Na—K-Pumpe zu sein und diese kleinen marklosen Nervenfasern sind die geeigneten Objekte, weil bei ihnen das Verhaltnis Oberfläche/Volumen groß ist und damit bei Erregung viel starkere relative Konzentrationserhöhungen der Ionen eintreten als bei den Riesen-Nervenfasern. Auf diese Erhöhungen reagiert die Na—K-Pumpe sehr lebhaft und macht ihre Aktivität durch Hyperpolarisation der Membran elektrisch bemerkbar.

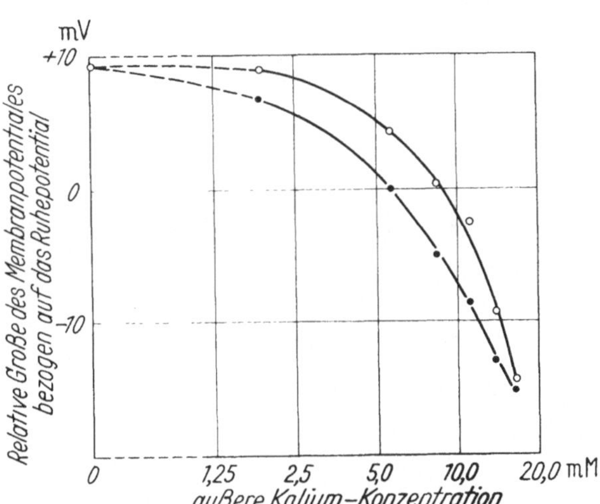

Abb 51. Abhangigkeit des Membranpotentials markloser Nervenfasern von der außeren Kalium-Konzentration, nach RITCHIE u STRAUB (1956) Ordinate Membranpotential in mV Abszisse außere Kalium-Konzentration in mM. Die Kurve der unausgefullten Punkte zeigt die Phase der posttetanischen Hyperpolarisation in Abhangigkeit von der außeren Kalium-Konzentration und die ausgefullten Punkte geben den Verlauf des Ruhepotentials Die Hyperpolarisation entspricht einer recht beträchtlichen Verminderung der „wirksamen“ außeren Kalium-Konzentration (waagrechter Abstand der Kurven)

Elektrische Messungen

Die elektrische Messung der Ionenverschiebungen durch Schaffung ubersehbarer Bedingungen ist für den Fachmann ebenso überzeugend, wie der direkte Nachweis mit Hilfe radioaktiv markierter Ionen; für den Nicht-Fachmann sind diese Versuche aber weniger durchsichtig und sollen daher hier nur kurz gestreift werden. (Einzelheiten vgl. HODGKIN 1951, HODGKIN u. HUXLEY 1952, COLE 1953 und HARRIS 1956.) Bei Riesenfasern ist es möglich, zwei Elektroden ohne wesentlichen Schaden in das Innere zu bringen. Mit einer Elektrode wird das Membranpotential abgegriffen. Durch elektronische Rückkopplung kann es unter Verwendung der zweiten Elektrode „festgeklemmt“ werden. Der dazu notwendige Strom wird mit Außenelektroden gemessen und als Funktion der Zeit registriert. Mit diesem Kunstgriff werden die spontanen Änderungen des Membranpotentials ausgeschaltet und der Membranstrom analysiert.

Abb. 52 nach HUXLEY (1954) zeigt die Ergebnisse der Analyse eines solchen Versuches mit einer Riesen-Nervenfaser, die einmal in Meerwasser a und in natriumfreiem Milieu b gehalten wurde. Der Membranstrom besteht unter den Bedingungen a aus einer Einwarts- und Auswarts-Komponente und die Analyse ergibt die Form des Na-Einstromes und des verzögerten Kalium-Ausstromes. Unter Na-freien Bedingungen ist der Verlauf ganz anders, es findet ein Aus-

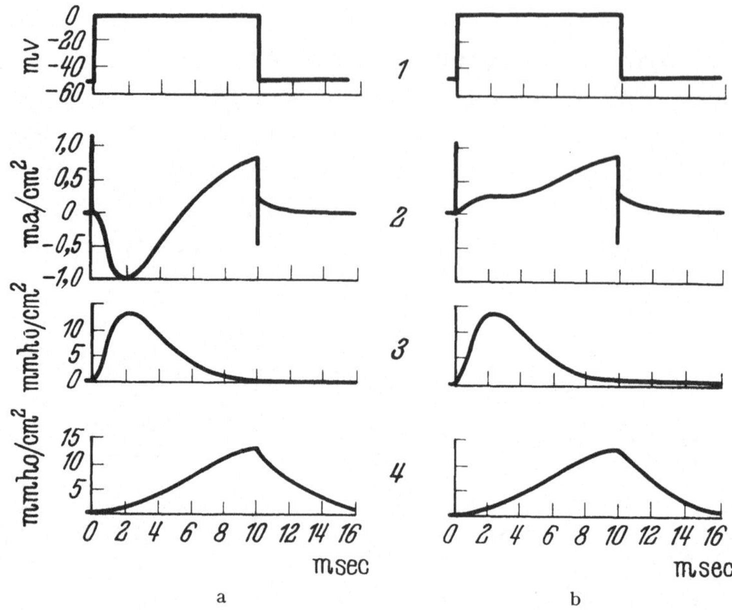

Abb. 52 a u. b. Abhangigkeit der Permeabilitat (Leitfahigkeit) der Nervenmembran fur Natrium- und Kalium-Ionen von Veranderungen des Membranpotentials, nach HUXLEY (1954). a Nervenfaser in Meerwasser, b Nervenfaser in einer natriumfreien Losung. 1. Erzwungene Potentialanderung im Inneren der Faser. Ordinate· Membranpotentialanderung in mV. Abszisse. Zeit in msec. 2. Membranstrom. Ordinate: Strom in Milliampère/cm². Abszisse Zeit. Man beachte den verschiedenen Verlauf in a und b. Der Auswartsstrom ist nach oben registriert. 3. Analyse des Membranstromes. Ordinate: Leitfahigkeit. Abszisse Zeit. Die Kurve gibt den Membranstrom bezogen auf Natrium-Ionen wieder. 4. Die Kurve gibt die Leitfahigkeit bezogen auf Kalium-Ionen wieder. Die Leitfahigkeits-Anderungen sind in a und b dieselben, aber der Natriumstrom verlauft in einer natriumfreien Losung in umgekehrter Richtung, weil in dieser Losung der elektrochemische Gradient fur Natrium nach auswarts anstatt nach einwarts gerichtet ist

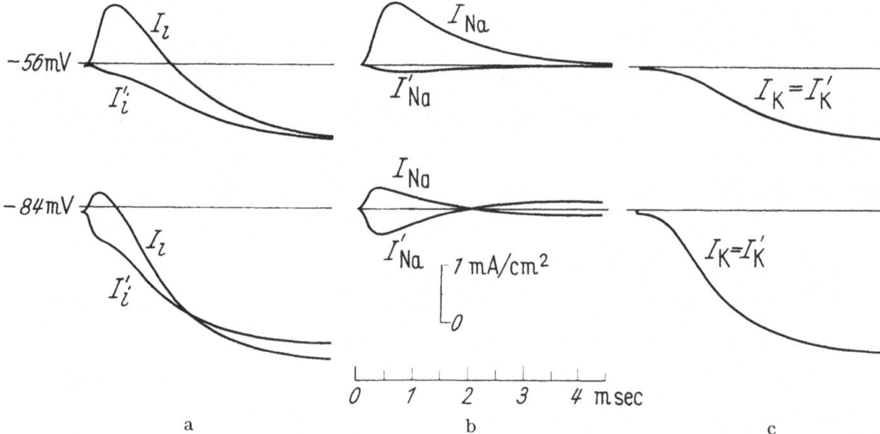

Abb. 53 a—c Getrennte Kurven des Membranstromes fur Natrium und Kalium, nach HODGKIN u. HUXLEY (1952). a Ionenstrom I_i das Axon befindet sich in Meerwasser und das Membranpotential wird um 56 mV vermindert. I'_i das Axon befindet sich in Meerwasser mit nur 10 % des normalen Natriumgehaltes. Das Membranpotential ist um 60 mV vermindert. b Natriumstrom: I_{Na} das Axon ist in Meerwasser, I'_{Na} das Axon ist in Meerwasser mit 10 % des normalen Natriumgehaltes. c Kaliumstrom. $I_K = I'_K$ der Kaliumstrom wird durch die Veranderung des Natriumgehaltes des Meerwassers nicht beeinflußt. Unterer Teil der Abbildung dasselbe, aber das Membranpotential ist fur Meerwasser auf 84 mV und fur das auf 10 % des normalen Gehaltes an Natrium reduzierte Meerwasser auf 88 mV gesetzt. Man beachte den raschen Einsatz des Natriumstromes (Einstrom ist nach oben, Ausstrom nach unten registriert), das langsame Einsetzen des Kaliumstromes und das Zusammenwirken beider Komponenten in a strom mit 2 Maxima statt: einem frühzeitigen Na-Ausstrom unter dem Einfluß des umgekehrten elektrochemischen Gradienten und ein Kalium-Ausstrom, gleich wie bei a. Abb. 53 zeigt einen weiteren Versuch. In Meerwasser steigt ein Einwärtsstrom rasch zu einem Maximum an, fällt dann ab und kehrt die Richtung zu einem Auswärtsstrom um. In natriumarmem Meerwasser (Na zu 90% durch Cholin ersetzt) dagegen findet nur ein Auswärtsstrom statt, dem ein ganz schwacher „Buckel“ in der Richtung eines kleinen Einwärtsstromes

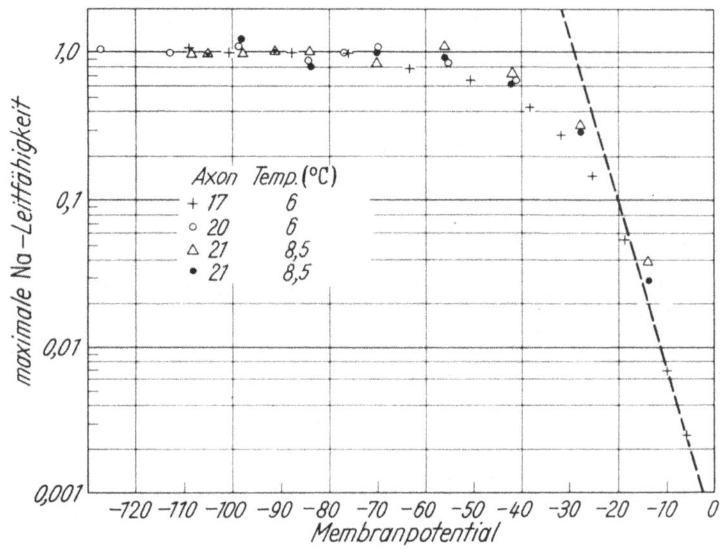

Abb 54a Maximale Natrium-Leitfähigkeit in Abhängigkeit von der Lage des Membranpotentials, nach HODGKIN u HUXLEY (1952) Auf der Ordinate ist die maximale Natrium-Leitfähigkeit in logarithmischem Maßstab und auf der Abszisse die Verschiebung des Membranpotentials aufgetragen. Man beachte, wie steil die Leitfähigkeit bei starker Depolarisation abfällt

aufgesetzt ist. Die erste Phase ist daher der Einwärtsstrom des Natriums, der in natriumarmem Meerwasser in einen ganz geringen Natrium-Ausstrom umschlägt, weil die erhohte Permeabilität der Membran den Natrium-Austritt in das natriumarme Außenmilieu gestattet. Die zweite Phase ist der Auswärtsstrom des Kaliums, der durch natriumarmes Meerwasser nicht verändert wird. Aus diesen Versuchen, die bei verschieden „festgehaltenen“ Membranpotentialen durchgeführt wurden, kann das Verhältnis des Na-Stromes zu dem „treibenden“ Potential (Membranpotential-Na-Diffusionspotential) berechnet werden und man erhält die Natrium-Leitfähigkeit G_{Na}, die zeitlich variiert und von der Polarisation der Membran abhängt. In ahnlicher Weise wird die Kalium-Leitfähigkeit G_K berechnet. Abb. 54 zeigt die Abhangigkeit dieser Leitfähigkeiten von der Lage des Membranpotentiales, bezogen auf den Absolutwert von G_{Na} bei einer Depolarisation der Membran um 100 mV (20 m mho/cm²) und G_K bei gleicher Depolarisation um 100 mV (25 m mho/cm²). HODGKIN u. HUXLEY (1952) haben in der abschließenden Veröffentlichung ihrer ausgedehnten Versuche über den Zeitverlauf der Membranleitfähigkeit und die

Abhängigkeit vom jeweiligen Membranpotential Gleichungen entwickelt, mit denen der Ionenstrom bei jedem Membranpotential und zu jeder Zeit berechnet werden kann, und erhielten theoretische Kurven, die den gemessenen Verlauf während eines Aktionspotentials sehr gut reproduzieren.

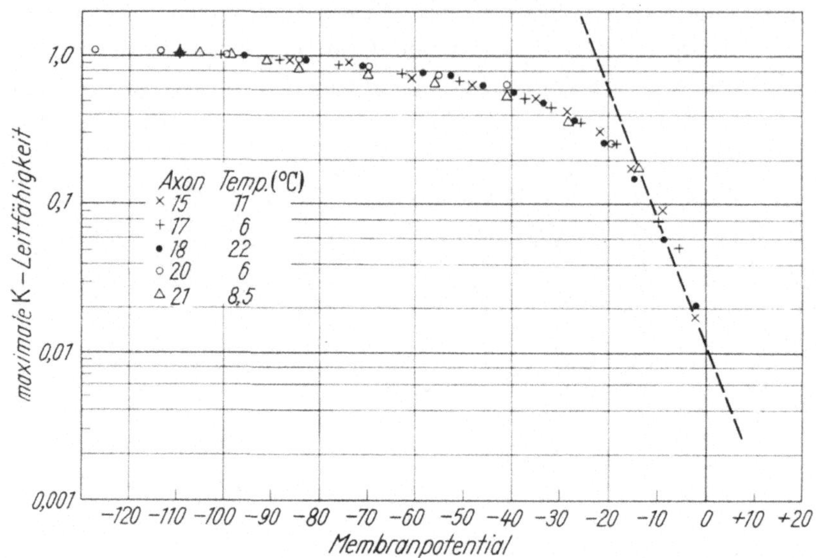

Abb 54b Maximale Kalium-Leitfähigkeit in Abhängigkeit von der Lage des Membranpotentials, nach HODGKIN u. HUXLEY (1952) Auf der Ordinate ist die maximale Kalium-Leitfähigkeit in logarithmischem Maßstab und auf der Abszisse die Verschiebung des Membranpotentials aufgetragen

Das Natrium-Transportsystem

Bei markhaltigen Nervenfasern wird das Aktionspotential nur an den Ranvier-Knoten gebildet und kann als mononodales Aktionspotential mit der Brücken-Isolator-Methode abgeleitet werden, wenn ein imperativer Vorsatz („cathode follower") mit positiver Rückkopplung verwendet wird (vgl. Anhang, S. 243). Abb. 55 zeigt ein typisches mononodales Aktionspotential, das durch Fernreizung am Nervenstamm und Leitung bis zum isolierten Knoten ausausgelöst wurde (LÜTTGAU 1956). Der benachbarte Knoten war durch 0,3 % Cocainlösung inaktiviert worden. Durch Vorsatz eines Widerstands-Kapazitätsgliedes (RC-Glied 200 pF, 100 kΩ) kann das Aktionspotential differenziert werden (dV/dt), d. h. die „Steilheiten" werden registriert und gelangen in Volt pro Sekunde (V/sec) zur Messung. Im Anstieg ist die Steilheit sehr groß, etwa 450 V/sec, dann folgt ein etwas abgeflachter Abfall mit 50 V/sec, der mit einem deutlich sichtbaren Knick in einen steileren Abfall von 120 V/sec übergeht. Beim monophasischen Aktionspotential der Purkinje-Faser des Herzens werden 5 Phasen unterschieden (CORABOEUF u. WEIDMANN 1954), die international mit den Ziffern 0—4 markiert werden: Der steile Anstieg (Phase 0), der exponentielle Abfall (Phase 1), das Plateau (nur bei Herzfasern und unter anormalen Bedingungen auch beim marklosen und markhaltigen Nerven (Phase 2), der steile Abfall (Phase 3) und das Nachpotential (Phase 4). Der normale Ablauf beim mononodalen Aktionspotential ist somit 0—1—3—4, beim Herzen dagegen 0—1—2—3—4 (vgl. Abb. 56).

Bei der markhaltigen Nervenfaser ändert sich die Kalium-Permeabilität während der Erregung fast nicht (TASAKI u. FREYGANG 1955), im Gegensatz zu den Riesenfasern der Kopffüßler und den Herzfasern, so daß die einzelnen Phasen des Aktionspotentials in erster Linie nur mit Natrium-Verschiebungen zusammenhängen müssen. Diese einseitige Steigerung der Natrium-Permeabilität bei der Erregung stellt aber bei der markhaltigen Nervenfaser ein besonderes Problem bezüglich der Membran heraus, wenn ihre Kalium-Permeabilität sich während der Erregung nicht ändert: der Radius des hydratisierten K-Ions ist 1,98 Å und derjenige des hydratisierten Na-Ions 2,56 Å (STEINBACH 1952). Wenn eine Poren-Membran vorliegt ist es zwar verständlich, daß das K-Ion frei diffundieren kann und das Na-Ion nur sehr schlecht, wenn man annimmt, daß die Porenweite weniger als 2,5 Å, aber mehr als 2 Å beträgt. Unverständlich wird es aber, daß während der Erregung ein fast unbehinderter Einstrom von Natrium auftritt und trotzdem die Kalium-Permeabilität gleichbleibt. Eine „Öffnung" der Poren für Natrium müßte auch eine gleichzeitige „Öffnung" für Kalium bedeuten. Schon an den Riesenfasern sieht man aber, daß die Permeabilitäts-Zunahme für Natrium zeitlich *vor* derjenigen für Kalium einsetzt und bei den markhaltigen Nerven scheint die Membran bei Erregung überhaupt nur für Natrium vermehrt durchlässig zu werden. Solche und ähnliche Überlegungen haben zur Annahme eines *besonderen* Natrium-Transportsystems geführt (KROGH 1946, HODGKIN u. KATZ 1949a, HODGKIN, HUXLEY u. KATZ 1949, HODGKIN u. HUXLEY 1952). Mit den elektrophysiologischen Meßmethoden kann nur festgestellt werden, ob ein Transport stattfindet oder

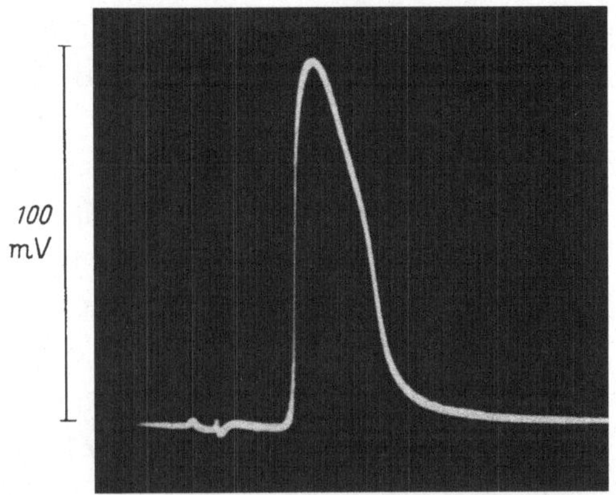

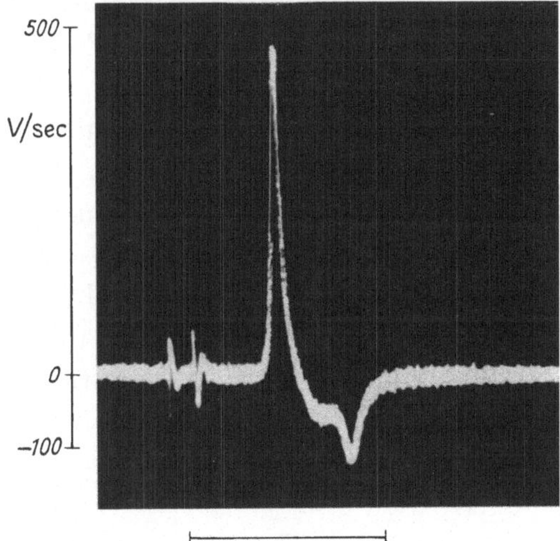

Abb. 55. Mononodales Aktionspotential eines einzelnen Ranvier-Knotens, nach LÜTTGAU (1956). Obere Registrierkurve: mononodales Aktionspotential ausgelöst durch Fernreizung, untere Kurve: Registrierkurve des differenzierten Aktionspotentials, durch welche die „Steilheiten" (*dv/dt*) registriert werden.

nicht und wie groß er unter den jeweiligen Bedingungen ist. Die Annahme eines besonderen Transportsystems in der Membran ist eine Hypothese, deren Brauchbarkeit experimentell geprüft werden kann. Dabei darf mit neuen Erkenntnissen gerechnet werden, die dann vielleicht auf experimenteller Grundlage Vorstellungen über die Form dieses Trägersystems zulassen. Hier stehen wir mitten in einer neuen Entwicklung vor einem Problem, das den Theoretiker, den physikalischen Chemiker und alle Biologen gleichermaßen interessiert.

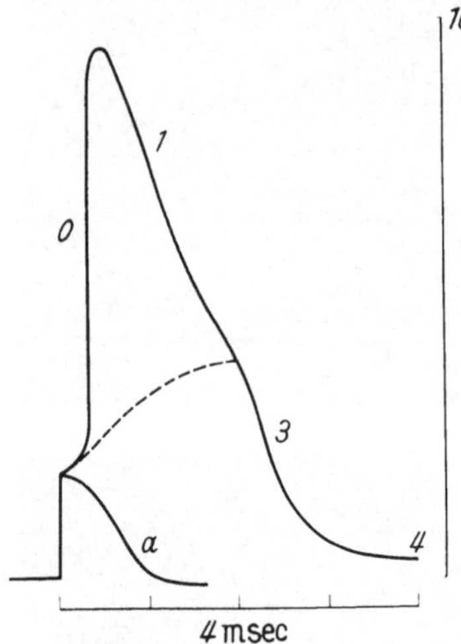

Abb. 56. Phasen des mononodalen Aktionspotentials, nach LÜTTGAU (1956). Der rechteckige Reiz ist entweder unterschwellig, dann fällt das Potential elektrotonisch auf der Kurve a ab, oder er ist überschwellig, dann entsteht das Aktionspotential mit der Anstiegsphase 0, dem steilen Abfall 1, dem verlangsamten Abfall 3 und dem Nachpotential 4. Die Phasen-Numerierung entspricht internationaler freundschaftlicher Übereinkunft. Die gestrichelte Linie gibt den Anstieg des Schwellen-Potentials wieder

Die Anstiegssteilheit des Aktionspotentials ist ein sehr brauchbares Maß für die Größe des Na-Einstromes, d. h. für die Permeabilität P_{Na} der erregbaren Membran (HODGKIN u. KATZ 1949a, WEIDMANN 1955a, LÜTTGAU 1956)[1]. Auf dem Boden der „Trägertheorie" kann man sagen, daß die Anstiegssteilheit dV/dt somit auch ein Maß für die Zahl der „aktiven", d. h. Natrium transportierenden Träger ist. Interessanterweise variiert ihre Zahl, je nach „Vorgeschichte". Wird nämlich *vor* dem eigentlichen Reiz mit einem Rechteckimpuls von 20 msec Dauer die Membran depolarisiert oder hyperpolarisiert, dann beobachtet man, daß die Anstiegssteilheit des anschließend ausgelösten Aktionspotentials sehr stark von dieser „Vorgeschichte" abhängt. Bei Depolarisation nimmt die Anstiegssteilheit um so stärker ab, je größer die vorgängige Depolarisation war, und bei Hyperpolarisation nimmt sie zu. Hyperpolarisation um 20—30 mV führt zu maximaler Anstiegssteilheit von 450 V/sec, d. h. sämtliche „Träger" sind durch den Reiz aktiviert worden. Beim normalen Ruhepotential des Nerven (kein Vorimpuls) ist die Aktivierung der „Träger" nur 90% und bei —7 mV Depolarisation beträgt sie nur noch 50%. Die Kurve der Abb. 57 zeigt den ganzen Verlauf der Steilheit dV/dt in Abhängigkeit von dem Vorzeichen und der Größe des „bedingenden" Vorimpulses. Diese S-Kurve spielt heute im Kreis der Neurophysiologen eine sehr bedeutsame Rolle und soll daher eingehender besprochen werden.

Betrachtet man die verschiedenen Phasen der Nervenaktion, dann kann man 3 „Zustände" der Natrium-Permeabilität P_{Na} der Membran oder, kurz gesagt, der „Träger" unterscheiden:

[1] Bei diesen Ausführungen stütze ich mich auf Überlegungen von WEIDMANN (1955a) und LÜTTGAU (1956)

ruhender Träger, niedrige P_{Na}; durch Depolarisation in aktiven Träger zu verwandeln

aktiver Träger, hohe P_{Na}, Na-transportierend,

inaktivierter Träger, niedrige P_{Na}, refraktär gegen Aktivierung.

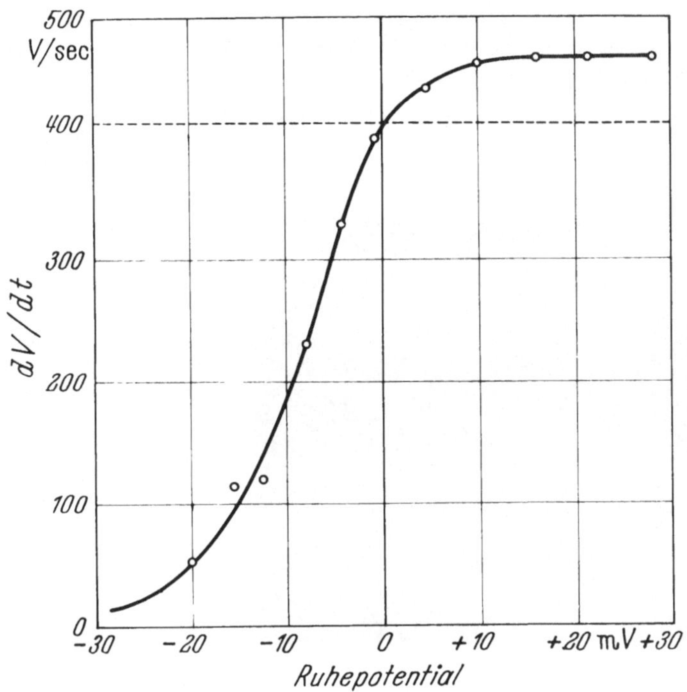

Abb. 57. Abhängigkeit der Anstiegssteilheit des Aktionspotentials vom Membranpotential, nach LÜTTGAU (1956). Ordinate: Steilheit des Anstieges des Aktionspotentials. Abszisse: Verschiebung des Membranpotentials durch einen Vorimpuls von 20 msec Dauer.

Durch den Vorimpuls wird, je nach Vorzeichen und Spannung und außerdem je nach Dauer, z. B. folgende Reaktion ausgelöst:

Vorimpuls	ruhende Träger	inaktivierte Träger	*Reiz:* aktive Träger
+ 20 mV	100%	0%	100%
0 mV	90%	10%	90%
− 7 mV	50%	50%	50%
− 20 mV	10%	90%	10%

In der graphischen Darstellung entsteht die S-Kurve.

Mit dem Eintritt der Erregung depolarisiert das mächtig einströmende Natrium die Membran und lädt sie sogar um, bis fast zur Höhe des Na-Diffusionspotentials: *Phase 0 des Aktionspotentials.* Mit der Abnahme des Membranpotentials und der Umladung der Membran kommt es zu einer immer stärker zunehmenden Inaktivierung der Träger — und das Aktionspotential sinkt ab: *Phase 1 des Aktionspotentials.* Dieser Prozeß dauert eine Weile, bis ein neuer Labilitätspunkt erreicht wird, der als „Knick“ bei den mononodalen Aktionspotentialen (vgl. Abb. 55, S. 99) sehr deutlich in Erscheinung tritt. Vom

„Knick" an setzt ein neuer Prozeß ein, indem jetzt *zusätzlich* zur Inaktivierung der Träger auch noch aktive Trager direkt in ruhende Träger übergeführt werden: *Phase 3 des Aktionspotentials.* Dieser Prozeß beschleunigt die Annäherung des Membranpotentials an das Ruhepotential (Zunahme der Negativität innen). Soweit aktive Träger in inaktive übergeführt wurden, spielt sich jetzt ein langsamer Regenerationsprozeß inaktiver Träger in ruhende Träger ab: *Phase 4 des Aktionspotentials.* In dieser Phase kann ein verstärkter Reiz ein neues Aktionspotential auslösen, dessen Höhe kleiner als normal ist, aber in dem Maß größer wird (bei konsekutiver Reizung

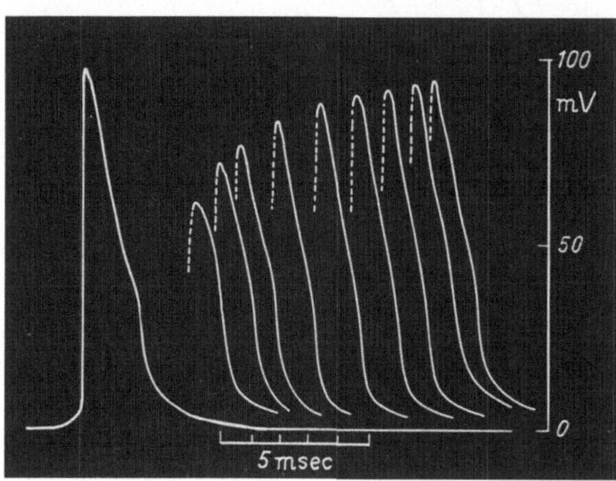

Abb. 58. Aktionspotentiale in der relativen Refraktärphase eines einzelnen Ranvier-Knotens, nach LUTTGAU (1956). Mit Beginn der Erregung ist der Ranvier-Knoten ***absolut refraktar*** und es kann kein zweites Aktionspotential ausgelost werden. Mit etwas großerem zeitlichem Abstand entstehen in der ***relativen Refraktarphase*** zuerst kleine und zum Schluß immer großer werdende Aktionspotentiale von Alles-oder-Nichts-Charakter. Nach 15 msec ist die relative Refraktarperiode beendet und das Aktionspotential ist wieder normal. Die Aufnahme wurde gewonnen, indem bei offener Kamera der Knoten mit 2 Impulsen erregt wurde, wobei der 2. zeitlich immer naher an den 1. herangeruckt wurde

mit immer größerem Zeitabstand von der Initialerregung), als der Prozeß inaktiv → ruhend fortschreitet (relative Refraktärphase). Der langsame Verlauf dieses Vorganges ist in Abb. 58 (nach LUTTGAU) sehr schön zu beobachten. 15—20 msec nach der Initialerregung wird das nachfolgend ausgelöste Aktionspotential normal, die relative Refraktarzeit ist zu Ende, alle inaktiven Träger sind zu ruhenden geworden und können jetzt durch einen Reiz von normaler Stärke wieder in aktive verwandelt werden.

Was ist das Refraktärstadium? Offenbar ein Mangel an ruhenden Trägern, die durch einen zweiten Reiz aktiviert werden könnten und das sichere Anzeichen dafür, daß die inaktiven Trager auch durch einen verstärkten Reiz *nicht* aktiviert werden konnen. Hier muß eine Kurve besprochen werden, die von BRINK, BRONK, CARLSON u. CONNELLY (1952) erhalten wurde (Abb. 59). Bei langdauernder Reizung eines Nervenstammes kommt es zu einer Vergroßerung der Refraktär-Phase um 50% und zu nachfolgender Erholung. Das sieht so aus, als ob der *Stoffwechsel* bei langer Tatigkeit nicht ausreiche, um die Restitution der Ionen zu sichern und steht scheinbar im Widerspruch zur Erklärung der Refraktärzeit auf Grund des Natrium-Transport-Systems. So ahnlich die Kurve derjenigen der Sauerstoff-Aufnahme im Tätigkeitsstoffwechsel des Nerven auch ist (vgl. Abb. 19, S. 48), so unzutreffend ist aber die

Erklärung. Vergiftet man den Stoffwechsel mit Na-Azid, so bleiben der Verlauf der Kurve und die Erholung gleich, d. h. oxydative Phosphorylierungen sind direkt *nicht* notig, um die Refraktärzeit zu sichern. Es darf eher angenommen werden, daß es bei langdauernder Reizung zu einer geringen

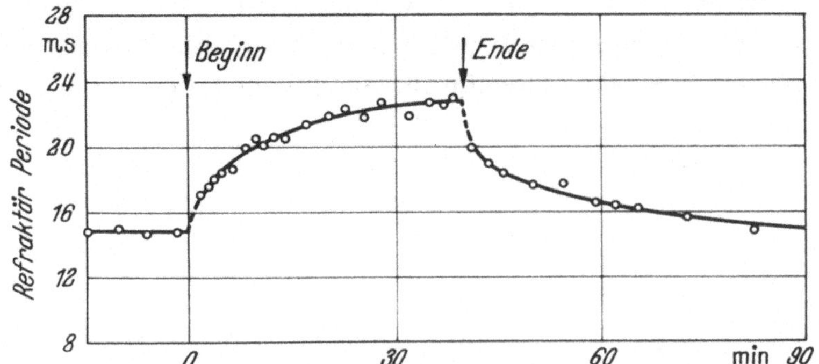

Abb. 59. Änderung der Refraktärzeit eines Nerven bei langdauernder Reizung, nach BRINK, BRONK, CARLSON u. CONNELLY (1952). Die Refraktärperiode ändert sich bei langdauernder Reizung eines Nervenbündels meßbar und nimmt um etwa 50% zu. Die Sauerstoff-Aufnahme nimmt in ähnlichem Umfang zu, ohne aber eine gewisse Verschiebung in den Ionen-Konzentrationen bei langer Reizung ganz kompensieren zu können

Anhäufung von Kalium und damit zu einer Depolarisation der Nervenfasern im Inneren des Nervenstammes, der ja von seiner Scheide umhüllt ist, kommt. Die Folge ist eine Abnahme der Zahl aktivierbarer „Träger" und eine Verlängerung der Refraktärzeit. Durch langsame Diffusion nach außen gleicht sich nach der Reizung die Kalium-Anhäufung unabhängig vom Stoffwechsel der Nervenfasern aus und die Depolarisation verschwindet.

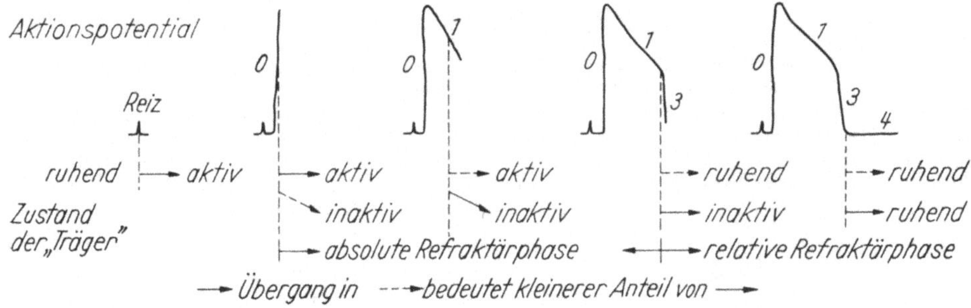

Abb. 60. Schema der „Zustände" im Natrium-Transport-System

Schematisch ist das Gesagte noch einmal in Abb. 60 zum besseren Verständnis für den Fall zusammengefaßt, daß alle ruhenden Träger beim Reiz in aktive Träger übergehen (Hyperpolarisation der Membran um +20 mV). Zu Beginn der Vorgänge findet eine von außen erzwungene Änderung des Membranpotentials statt (Vorimpuls), dann eine sehr kurze überschwellige Depolarisation durch den Reizstrom und dann die „aktive" Fortsetzung der Potentialänderung durch den Na-Einstrom.

Die Frage, ob durch äußere Eingriffe, wie z. B. durch einen elektrischen Vorimpuls, nicht unphysiologische Prozesse ausgelöst werden, ist sicher berechtigt. An der Herzfaser kann, wegen dem relativ langsamen Ablauf der Erregung und der langsamen Depolarisation in der Diastole, der Einfluß des Membranpotentials sehr schön verfolgt werden. Aus diesem Grund sei hier ein Versuch von WEIDMANN (1955a) eingefügt, der am Schafherzen an einer typischen „Schrittmacher-Region" gewonnen wurde. Meiner Meinung nach zeigt er in sehr überzeugender Weise, wie die Lage des Membranpotentials, unbeeinflußt durch äußere Maßnahmen, die Steilheit des Aktionspotentials,

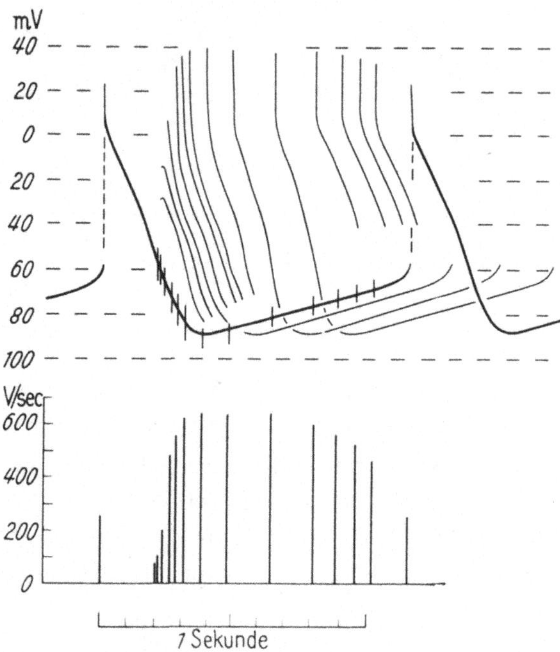

Abb. 61. Aktionspotentiale in einer Purkinje-Faser vom Schaf, nach WEIDMANN (1955a). Reizung des Präparates in verschiedenen Phasen der Herzaktion, markiert durch feine Striche. Im unteren Teil der Kurve sind die Steilheiten der betreffenden in der relativen Refraktärphase ausgelösten Aktionspotentiale dargestellt. Man sieht deutlich, daß zuerst die Höhe des Aktionspotentials kleiner als normal, dann größer als normal ist und schließlich in langsamem Abfall der Normalität zustrebt. Die Anstiegssteilheiten verhalten sich ganz ähnlich. Sie zeigen aber ein gewaltiges Überschießen über die Normalität, entsprechend der Hyperpolarisation der Membran in dieser Phase

d. h. die Bereitstellung von Na-Trägern steuert. In Abb. 61 ist auf der Ordinate das registrierte Membranpotential (mit Mikro-Innenelektrode) in Abhängigkeit von der Zeit und die Höhe und Steilheit der bei verschiedener physiologischer Lage des Membranpotentials ausgelösten Extra-Aktionspotentiale registriert. Die absolute Refraktärphase war abgelaufen, wenn das Membranpotential auf —59 mV (innen) zurückgefallen war. In der jetzt einsetzenden relativen Refraktärzeit konnten Extra-Aktionspotentiale ausgelöst werden. Ihre Höhe nahm in gleicher Weise zu, wie in Abb. 58. Das Membranpotential der Herzfaser in einer „Schrittmacher-Region" depolarisiert sich aber nach Erreichung des Repolarisations-Maximums spontan und die Abbildung zeigt schöner als viele Worte, wie mit dieser natürlichen Depolarisation auch Steilheit und Höhe des Aktionspotentials, d. h. die Bereitstellung der Träger wieder absinken. Trägt man die Steilheit als Funktion der natürlichen, aber veränderlichen Lage des Membranpotentials auf, so erhält man auch hier die gleiche S-Kurve wie sie Abb. 57 zeigt.

Die Herzversuche geben besonders schone Werte und es sei daher hier auch noch der Einfluß weiterer Faktoren an Hand derartiger Messungen besprochen; die Ergebnisse dürfen auf andere erregbare Membranen übertragen werden. Maßgebend für die Anstiegssteilheit des Aktionspotentials, d. h. für die

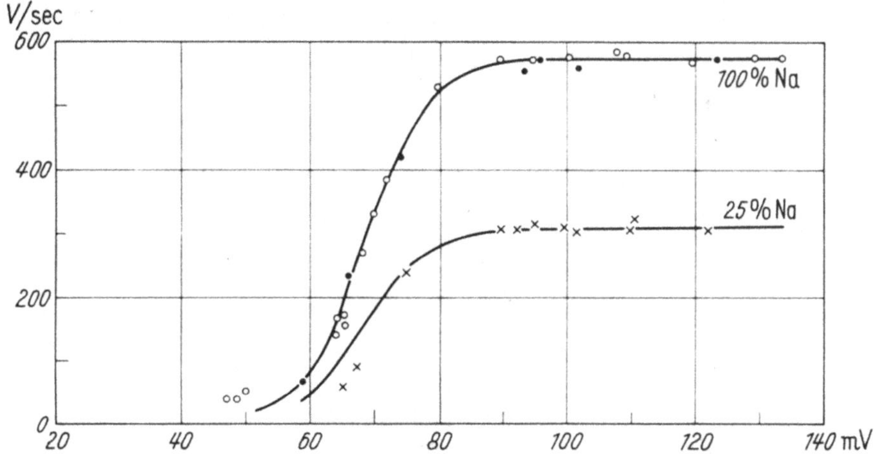

Abb. 62 Abhangigkeit der Anstiegssteilheit des Aktionspotentials von der außeren Natrium-Konzentration, nach WEIDMANN (1955a) Ordinate Anstiegssteilheit in Volt/sec. Abszisse· Betrag des festgehaltenen Membranpotentials Runde, unausgefullte Punkte die Faser befindet sich in normaler Tyrode-Losung. Kreuze die Faser wird in eine Losung verbracht, die nur 25% des normalen Natriumgehaltes aufweist. Runde, ausgefullte Punkte die Faser befindet sich wieder in normaler Tyrode-Losung. Man beachte die Erniedrigung des Sattigungswertes der S-Kurve

Natrium-Permeabilitat der Membran, sind folgende Faktoren: 1. das Membranpotential, 2. die Dauer, während der das Membranpotential auf einem vom Ruhepotential entfernten Wert gehalten wird, 3. die Konzentration des äußeren Natriums, 4. die Konzentration des Calciums, 5. Einwirkung nicht depolarisierender Narkotica, 6. Einwirkung depolarisierender Narkotica; dies ist keine unabhängige Wirkung, sie läßt sich durch 1. und 2. erklären (vgl. Abb. 151, S. 241).

Die Beziehung zwischen Anstiegssteilheit und Membranpotential gibt die S-Kurve von Abb. 57 (Faktor 1 und 2). Abb. 62 (nach WEIDMANN 1955a) zeigt den Einfluß einer Verminderung der äußeren Natrium-Konzentration auf die S-Kurve der Sattigungswert wird herabgesetzt. Diese Kurve ist m. E. ein ganz wesentlicher Stutzpfeiler für die Ionentheorie; denn wie kann diese Wirkung anders erklart werden, als daß Anstiegssteilheit und verfugbare Natrium-Ionen direkt zusammenhängen! (Faktor 3.) Abb. 63 nach WEIDMANN (1955b) zeigt den Einfluß einer 4fachen Erhöhung der Calcium-Konzentration. Der Sattigungswert der S-Kurve bleibt gleich, aber es hat eine *Linksverschiebung* stattgefunden. Beim Membranpotential von 70 mV ist die

Anstiegssteilheit größer als in der Norm, d. h. durch das Calcium findet eine Stabilisierung der Membran statt. Im Sinne der „Träger"-Hypothese bedeutet das, daß bei Calcium-Wirkung eine vergrößerte Zahl von ruhenden Trägern beim gleichen Membranpotential zur Aktivierung zur Verfügung stehen

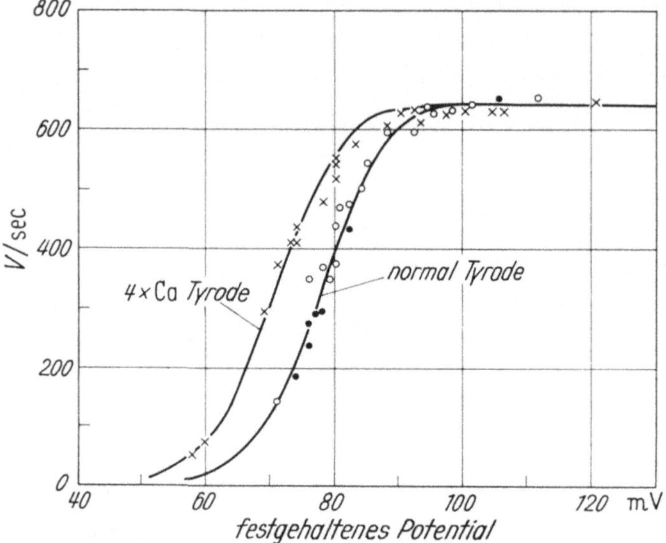

Abb. 63. Abhängigkeit der Anstiegssteilheit des Aktionspotentials von der äußeren Calcium-Konzentration nach WEIDMANN (1955b). Ordinate Anstiegssteilheit in Volt/sec. Abszisse Betrag des festgehaltenen Membranpotentials. Runde, unausgefüllte Punkte die Faser befindet sich in normaler Tyrode-Lösung. Kreuze: die Faser wird in eine Lösung verbracht, die den 4fachen Calciumgehalt aufweist. Runde, ausgefüllte Punkte: die Faser befindet sich wieder in normaler Tyrode-Lösung. Man beachte die Linksverschiebung der S-Kurve

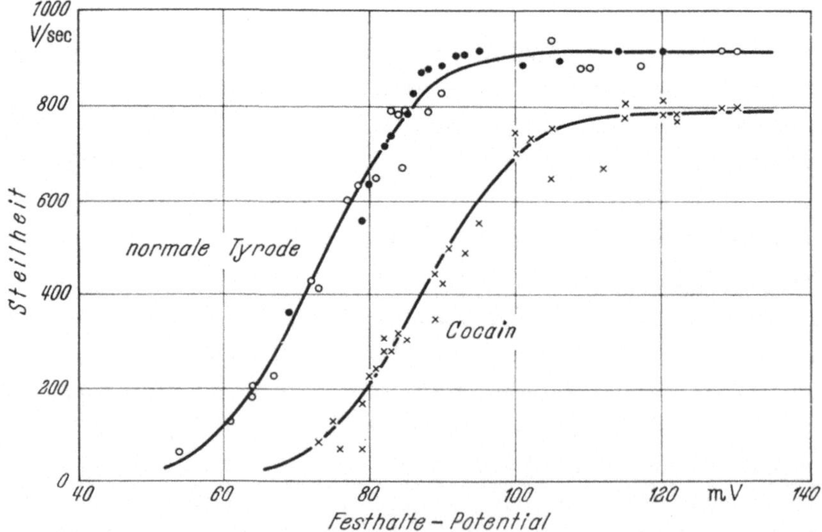

Abb. 64. Abhängigkeit der Anstiegssteilheit des Aktionspotentials einer Purkinje-Faser von der Einwirkung eines nichtdepolarisierenden Narkoticums (Cocain), nach WEIDMANN (1955b). Ordinate Anstiegssteilheit in Volt/sec. Abszisse Betrag des festgehaltenen Membranpotentials. Runde, unausgefüllte Punkte: die Faser befindet sich in normaler Tyrode-Lösung. Kreuze die Faser befindet sich in einer Cocain-Lösung von 0,05 mM. Runde, ausgefüllte Punkte· die Faser befindet sich wieder in normaler Tyrode-Lösung. Man beachte die Rechtsverschiebung der S-Kurve durch Cocain

(Faktor 4). (FRANKENHAEUSER u. HODGKIN 1957, FRANKENHAEUSER 1957b) Abb. 64 zeigt den Einfluß einer Cocainwirkung, die so dosiert wurde, daß die Erregung noch ausgelöst werden konnte. Cocain beeinflußt die S-Kurve im Sinn einer *Rechtsverschiebung* mit einer geringen Senkung des Sättigungswertes. Im Sinn der „Träger“-Hypothese muß es sich um eine Verstärkung der Inaktivierung handeln, es verbleiben mehr Träger im inaktiven Zustand. Sie können nur durch eine Erhöhung des Membranpotentials in ruhende und damit aktivierbare Träger umgewandelt werden (Faktor 5).

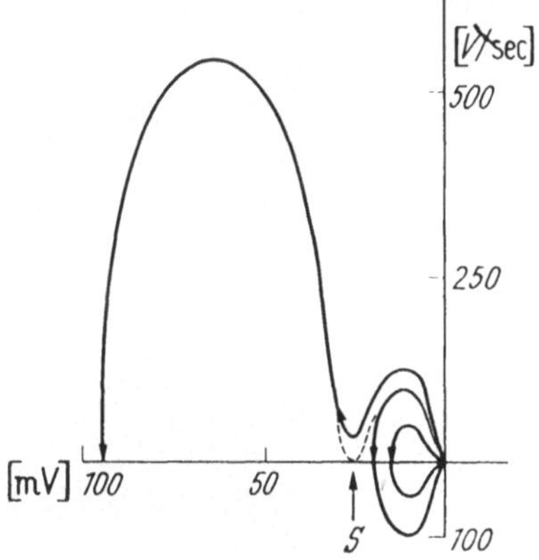

Abb. 65. Abhängigkeit der Anstiegssteilheit des Aktionspotentials (Ordinate) vom Membranpotential (Abszisse), nach LÜTTGAU (1956) Erklärung im Text

Abb. 65 ist eine verallgemeinerte Darstellung der Vorgänge, die LÜTTGAU (1956) angelehnt an HODGKIN u. KATZ (1949a) gegeben hat. Nach einem *unterschwelligen* Reiz nimmt das Membranpotential ab, wobei die Geschwindigkeit der Potentialabnahme, d. h. der durch aktivierte Na-Träger verursachte Ionen-Einstrom anschwillt und wieder abschwillt, um in einen Ausstrom in beschleunigter Rückkehr zum Ruhezustand abzusinken. Ist die Depolarisation *überschwellig*, dann wird bei größerer Potentialabnahme die Nullinie fast erreicht, d. h. Ausstrom und Einstrom werden gleich; aber bei diesem Labilitätspunkt genügt schon ein geringes Überwiegen des Einwärtsstromes über den Auswärtsstrom; es kommt zu einer selbständig zunehmenden Depolarisation und das Aktionspotential wird lawinenartig ausgelöst.

Die anodische Repolarisation

Die Vorstellungen über die Aktivierung und Inaktivierung der „Träger“ muten denjenigen, der sich zum ersten Mal mit ihnen auseinandersetzen muß, reichlich spekulativ an, und doch kann man mit einem sehr anschaulichen Experiment zeigen, daß sie ein gutes Modell der tatsächlichen Vorgänge sind. HODGKIN, HUXLEY und KATZ (1949) haben als erste ein Aktionspotential durch einen anodischen Impuls unterbrechen können, und dann hat WEIDMANN 1951 zeigen können, daß sich diese anodische Repolarisation längs einer Purkinje-Faser ausbreiten kann. TASAKI 1956 und LÜTTGAU 1956 haben die Alles-oder-Nichts-Repolarisation auch an der isolierten markhaltigen Nervenfaser nachgewiesen (vgl. WEIDMANN 1951b, 1956).

Wird während der Dauer des Aktionspotentials (am besten in Phase 1) ein kurzzeitiger positiver Rechteckimpuls (Einwärtsstrom am untersuchten Knoten) gegeben, so wird das Membranpotential plötzlich wieder in die Nähe des Ruhepotentiales gebracht (Abb. 66). Ist der Rechteckimpuls gerade überschwellig, dann entstehen Kurven, wie sie in einer Serie von übereinander photographierten Versuchen zu sehen sind. Sie haben Alles-oder-Nichts-Charakter. Entweder ist der Impuls überschwellig, dann findet eine beschleunigte Repolarisation statt (Kurven A), oder er war gerade unterschwellig, dann wird ein Potential ausgelöst, das nicht die volle Größe des normalen Aktionspotentiales hat. Dies tont so, als ob eine Verwechslung stattgefunden habe; denn bei überschwelligem anodischem Impuls kehrt das Potential zum Ruhepotential zurück, bei unterschwelligem Impuls entsteht

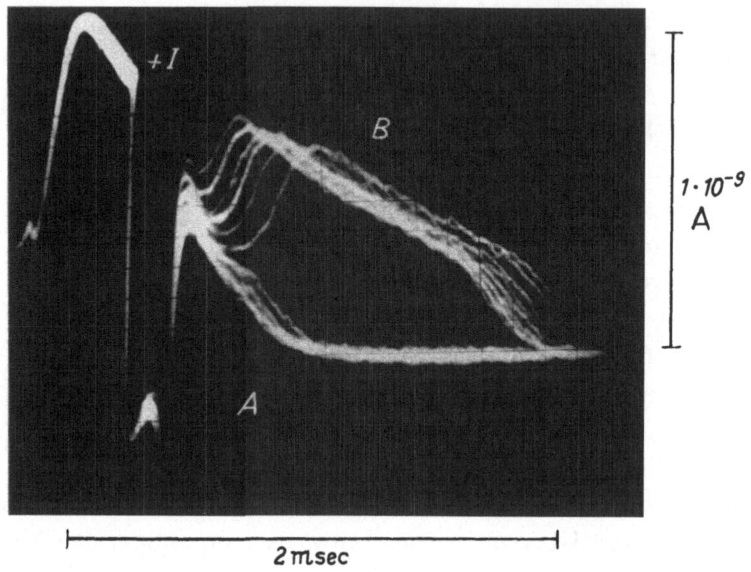

Abb. 66. Unterbrechung eines Aktionsstromes durch einen positiven Impuls $+I$ von Schwellenstarke, nach LUTTGAU (1956). Im absteigenden Teil des Aktionsstromes wurde ein sehr kurzer positiver Impuls gegeben ($+I$). Die Registrierkurve zeigt die uberlagerten Oszillogramme einer Serie von uberschwelligen (A) und unterschwelligen (B) Repolarisationen

ein neues Potential! Die Trager-Theorie zeigt aber sofort, mit was für Vorgängen man rechnen muß. Der sehr kurze Impuls beschleunigt den Übergang aktiv-ruhend und erzeugt gewissermaßen eine künstliche Phase 3. Den Übergang aktiv → inaktiv dagegen beeinflußt er nicht oder kaum, weil dessen Zeitkonstante zu groß ist. Er löst den sich selbst beschleunigenden Übergang aktiv-ruhend aus, also einen lawinenartigen Prozeß, der eine Schwelle besitzt und das Potential in umgekehrter Richtung verschiebt. Diese Schwelle wird von oben nach unten erreicht, während die Schwelle zur Auslösung der Erregung von unten nach oben erreicht wird (in der konventionellen Art der Darstellung des Aktionspotentials). Ist der anodische Impuls dagegen unterschwellig, dann entstehen die Kurven B der Abb. 66. Während der Dauer des Impulses gehen zwar aktive Träger in den Zustand ruhend über, aber nicht genügend, um den Prozeß selbsttatig zu erhalten. Sie kehren daher bei Aufhören des äußeren Stromes wieder in den aktiven Zustand zurück, was in den 6 verschiedenen Anstiegskurven sehr schon verfolgt werden kann. Darauf werden sie relativ langsam inaktiviert, bis wiederum die Schwelle erreicht ist und der Abfall des Aktionspotentials in Phase 3 beschleunigt zu Ende geht.

Das Plateau (Phase 2)

Die Fasern des Herzens zeigen unter normalen Bedingungen ein ausgesprochenes „Plateau" des monophasischen Aktionspotentials im abfallenden Teil (DRAPER u. WEIDMANN 1951, WOODBURY, HECHT u. Christopherson 1951, TRAUTWEIN u. ZINK 1952, WEIDMANN 1956). Dieses Plateau ist deswegen von so großem Interesse, weil es Ähnlichkeit mit dem Generatorpotential einzelner Sinnes-Receptoren hat, und in seinem seitlichen Verlauf und daher wahrscheinlich auch im Mechanismus vergleichbar ist (vgl. GRANIT 1955). Durch das Generatorpotential wird der auf einen Receptor einwirkende Reiz in eine relativ langdauernde, lokale und nach Reizintensität abgestufte elektrische Erscheinung übergeführt (Transformation). Dieses Generatorpotential löst, je nach Höhe, die mehr oder weniger frequent ausgesandten Aktionspotentiale aus, die dem Alles-oder-Nichts-Gesetz folgen und die Nachricht der Intensität durch ihre Zahl zentralwärts weiterleiten (Intensität-Frequenz-Umformung).

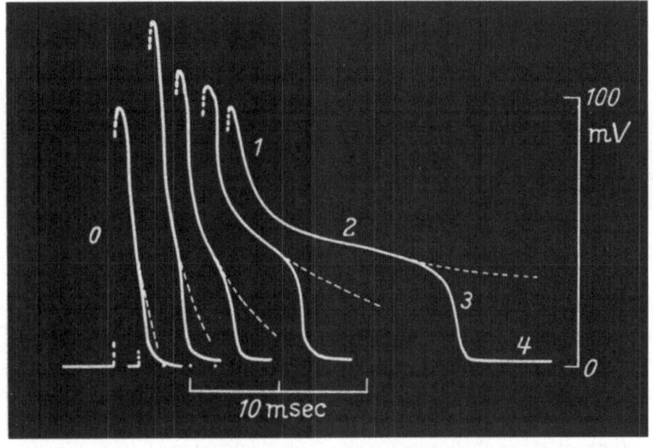

Abb. 67. Veränderung des mononodalen Aktionspotentials und Bildung eines Plateaus (Phase 2) bei Erhöhung der äußeren Natrium-Konzentration, nach LÜTTGAU (1956). Die Kurven wurden erhalten, indem die gewöhnliche Ringerlösung durch eine Lösung von 5% NaCl ersetzt wurde. Zunächst nimmt die Höhe des Aktionspotentials zu und dann bildet sich das „Plateau" deutlich aus, bei leichter Abnahme der Spitze des Potentials

TASAKI hat 1950 beobachtet, daß eine 5%ige NaCl-Lösung am isolierten Knoten der markhaltigen Faser eine starke Verlängerung des mononodalen Aktionspotentials verursacht. Behandlung des Knotens mit Alkaloiden (Sinomenin, Brucin, Emetin, Heroin) löst die Erscheinung ebenfalls aus (TASAKI u. MIZUGUCHI 1949) und neuerdings wurde gefunden, daß intraaxonale Injektion von Tetraäthylammonium (TEA 0,55 M 0,6—1,2 mm^3) in das Axon der Riesenfaser des Kalmars I oligo in wenigen Sekunden das normale Aktionspotential mit einer Dauer von 0,7 msec auf 10—30 msec verlängert. Die Kurve wird praktisch identisch mit dem normalen monophasischen Aktionspotential, so wie es für die Herzfaser typisch ist (TASAKI u. HAGIWARA 1957). Der Effekt einer 5%igen NaCl-Lösung, nach einem Versuch von LÜTTGAU (1956), ist in Abb. 67 dargestellt. Zuerst nehmen Anstiegssteilheit und

Höhe des Überschießens bei Erhöhung des äußeren Natriums zu, wie es nach der Ionentheorie zu erwarten ist. Dann nehmen die Spitzenpotentiale wieder ab und das Plateau (Phase 2) schiebt sich ein. In dieser Phase ändert sich der Membranwiderstand nicht, so daß geschlossen werden darf, daß für einige Millisekunden ein Gleichgewicht im Ionentransportsystem herrscht. Abb. 68 zeigt die Wirkung der Erhöhung der äußeren Natrium-Konzentration bei einer Purkinje-Faser des Herzens nach WEIDMANN (1957). Hypertonie verlängert ganz allgemein den abfallenden Teil des Aktionspotentials und führt zu Plateaubildung, während Hypotonie den Abfall verkürzt (STAMPFLI 1956b).

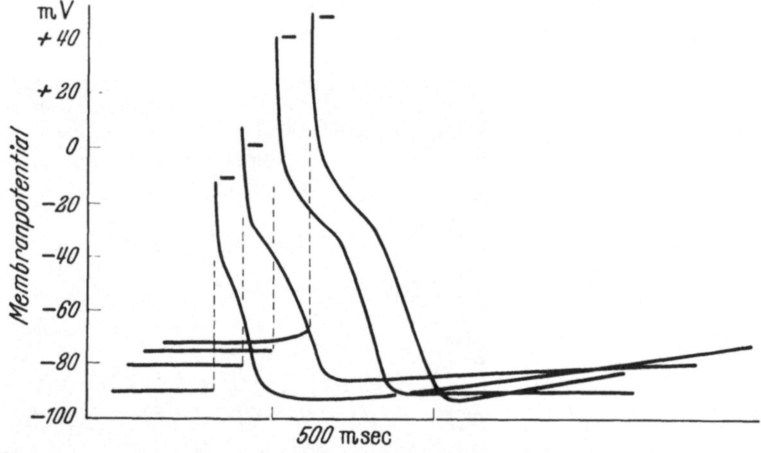

Abb. 68. Wirkung von verschiedenen äußeren Natrium-Konzentrationen auf die Hohe des Aktionspotentials einer Purkinje-Faser, nach WEIDMANN (1957) Fur vier verschiedene Natrium-Konzentrationen wurde kurz nacheinander das Aktionspotential aufgenommen. Die waagrechten Striche bezeichnen das auf Grund der Natrium-Konzentration theoretisch zu erwartende Maximum der Spitze des Aktionspotentials Ordinate Membranpotential (Vorzeichen bezogen auf die Innen-Elektrode) Abszisse Zeit

Im Sinn der „Träger"-Vorstellungen wird im Plateau die Reaktion aktiv ⟶ inaktiv bei einem Potential von etwa 60 mV über dem Ruhepotential plötzlich verlangsamt, und die Schwelle für die Phase 3 wird erst sehr stark verspätet erreicht.

In Abb. 67 ist mit gestrichelten Linien angedeutet, wie das Aktionspotential weiter verlaufen würde, wenn die Phase 3 nicht einsetzen könnte. Unter diesen nur gedanklich zu diskutierenden Bedingungen käme die Reaktion aktiv—inaktiv unter dem Einfluß erhöhter Na-Konzentration praktisch zum Stillstand, und es müßte möglich sein, schon während der Phase 2 kleine und kurzzeitige Aktionspotentiale auszulösen. Dies ist tatsächlich der Fall! (HENATSCH, LOSS u. MÜHL 1956, LUTTGAU 1956.) Die normalen Aktionspotentiale hinterlassen ja eine absolute Refraktärzeit von 1 msec. Das ist wiederum mit dem Gedankenexperiment des Ausfalles der Phase 3 verständlich, denn auch ohne Phase 3 schreitet die Inaktivierung aktiver Träger sehr rasch fort, wie aus dem gestrichelten Verlauf des normalen Aktionspotentials zu ersehen ist. Erst die Reaktion

inaktiv ⟶ ruhend (Phase 4)

liefert, wie übrigens Abb. 67 sehr schön zeigt, in diesem Fall die erforderliche Zahl aktivierbarer Träger. Ist dagegen ein Plateau vorhanden, so sind nicht inaktivierte Träger wegen Verzögerung des Inaktivierungsprozesses vorhanden. Die Versuche können so gedeutet werden, daß Hypertonie, Kochsalz, TEA (von innen wirkend!) und verschiedene Alkaloide ein Plateau auch bei den erregbaren Membranen auslösen, die diese Eigenschaft natürlicherweise nicht besitzen. Der Prozeß aktiv → inaktiv bezüglich der Träger scheint im Plateau sehr stark verzögert zu sein und es auch zu bleiben, bis die Schwelle für den Prozeß aktiv → ruhend (Phase 3) erreicht ist, durch den das verlangerte Aktionspotential beendet wird.

Der Einfluß des Veratridins und Acetylcholins

Die Veratrum-Alkaloide, die eine langdauernde Negativitat (Nachpotential) nach dem Aktionspotential erzeugen, haben schon lange die Aufmerksamkeit der Neurophysiologen erregt (Zusammenfassung aller alteren Arbeiten siehe

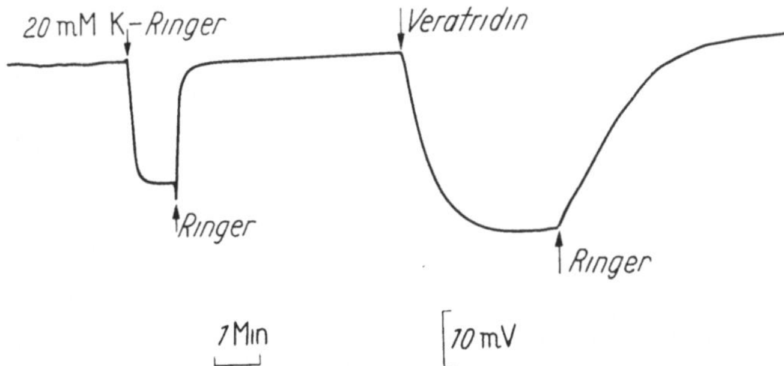

Abb 69 Vergleich der Kalium-Depolarisation mit der Veratridin-Depolarisation, nach STRAUB (1956) 20 mM einer Kalium-Ringerlosung bewirken eine rasche Depolarisation der erregbaren Membran Bei Zugabe von Ringerlosung steigt das Membranpotential ebenso rasch wieder an Veratridin 5 10^{-6} g ml depolarisiert langsamer und starker und die Erholung ist ebenfalls verzogert

KRAYER u. ACHESON 1946). Sie sind neuerdings am Nerven von verschiedenen Autoren geprüft worden (LORENTE DE NÓ 1947, SHANES 1952, SHANES, GRUNDFEST u. FREYGANG 1953, HODLER, STAMPFLI u. TASAKI 1950, FLECKENSTEIN vgl. 1955, STRAUB 1956).

Die folgenden Ausführungen basieren auf der Arbeit von STRAUB (1956), der vor allem die Veratridinwirkung auf das Ruhepotential markhaltiger Nervenfasern des Frosches untersucht hat, unter Benützung der Saccharose-Trennwand-Methode (in der Ausführung von STÄMPFLI u. NISHIE 1956). Abb. 69 zeigt die Depolarisation durch Erhöhung der Außenkonzentration des Kaliums und durch Einwirkung von Veratridin. Der Eintritt und auch die Erholung ist bei der Veratridin-Depolarisation verlangsamt. Wurde das Veratridin in einer Na-freien Ringerlösung (in der das Natrium durch Cholin ersetzt war) zugesetzt, trat gar keine Wirkung auf; aber an einer veratrinisierten Faser hat eine Veränderung der Na-Konzentration einen starken

Einfluß auf das Ruhepotential. Erhöhte Ca-Konzentration (4,4 mM Ca) verursachte den gleichen Effekt wie das Fehlen von Na, die Depolarisation durch Veratridin blieb aus. Daraus und aus zahlreichen anderen Kontrollversuchen kann mit STRAUB der Schluß gezogen werden, daß durch Veratridin die Na-Permeabilität der Membran auf einen Wert erhöht wird, der weit über demjenigen der ruhenden Faser liegt; gleichzeitig steigt auch die K-Permeabilität, und als Resultante entsteht eine Senkung des Ruhepotentials. Sie bleibt aus, wenn das äußere Na fehlt, also kein Einstrom stattfinden kann oder wenn durch Ca ein antagonistischer Effekt auf die Membran ausgeübt wird. Im Sinne der Vorstellungen über das Na-Transport-System können die Resultate wie folgt gedeutet werden: Veratridin verschiebt das Na-Transport-System zugunsten der aktiven Träger schon im Ruhezustand, und es ist daher verständlich, daß veratrinisierte Nerven eine Tendenz zur repetitiven Bildung von Aktionspotentialen haben. Ca-Ionen und auch Cocain wirken als Antagonisten; denn Erhöhung der Ca-Ionen-Konzentration beeinflußt die Träger zugunsten des Ruhezustandes, während Lokalanaesthetica vom Typus Cocain eine Verschiebung zugunsten des inaktiven Zustandes verursachen. Der Cocain-Effekt ist aber anderer Art als derjenige der Ca-Ionen, aber mit dem gleichen Endeffekt. Interessant ist der Befund von FLECKENSTEIN (1951), daß der Veratrinblock der Erregungsleitung durch anodische Polarisation und Lokalanaesthetica, die für sich allein auch blockieren würden (aber auf Grund der Inaktivierung der Träger), aufgehoben wird und daß die Faser wieder leiten kann. Der Block entsteht durch Aktivierung der Träger bis zu einem solchen Grad der Depolarisation, daß keine Erregung mehr entstehen kann. Durch die Lokalanaesthetica wird ein wesentlicher Teil der Träger inaktiv und die verbleibenden ruhenden Träger können wegen Repolarisation des Membranpotentials durch einen Reiz aktiviert werden. ARNOLD u. POSTERNAK (1954) haben gezeigt, daß ein anodischer Strom beim Frosch-Ischiadicus sowohl die Wirkung depolarisierender wie auch nichtdepolarisierender Narkotica aufheben kann.

Nach der Hypothese von NACHMANSOHN (s. S. 54) sollte Acetylcholin die Erhöhung der Na-Permeabilität der Membran verursachen, d. h. in der Ausdrucksweise der „Träger"-Theorie den Übergang ruhender in aktive Träger steuern. Eine Veränderung des Membranpotentials müßte primär Acetylcholin freisetzen und durch dieses sollten erst sekundär aktive Träger gebildet werden. STRAUB (1956) hat die Wirkung des Acetylcholins mit Veratridin am Froschnerven geprüft. Veratridin hat allein offenbar schon die Wirkung, die für Acetylcholin postuliert wurde, also müßte Acetylcholin den Veratridineffekt verstärken. Das Gegenteil ist aber der Fall; Acetylcholin wirkt als Antagonist und dämpft den Veratridineffekt, wobei es unsicher ist, ob die Träger aus dem aktiven Zustand in den ruhenden (ähnlich der Ca-Wirkung) oder in den inaktiven (ähnlich der Cocain-Wirkung) versetzt werden, oder ob die

K-Permeabilität zunimmt. Es muß allerdings gesagt sein, daß das Acetylcholin in diesen Versuchen von außen in die nodale Membran eindrang, während NACHMANSOHN eine intracelluläre Wirkung geltend macht, die eventuell anders sein könnte. Immerhin ist bei der Injektion von Acetylcholin in Riesenfasern (vgl. S. 57) immer nur Block der Erregung beobachtet worden, der ja entweder von einer Inaktivierung der Träger oder einer Überführung in den Ruhezustand herrühren muß. Carbamylcholin erhöht das Ruhepotential und führt so zu einer Steigerung der Anstiegssteilheit. Immer dann, wenn die erregbaren Gewebe im schlechten Zustand sind, wird die Anstiegssteilheit klein und das Überschießen des Aktionspotentials verschwindet. Diese Erscheinungen sind immer die Folge eines niedrigen (depolarisierten) Ruhepotentials und können durch elektrische Repolarisation zum Verschwinden gebracht werden. Heute sieht es so aus, als ob nur die Lage des Membranpotentials der entscheidende Faktor ist und chemische Aktionssubstanzen mit Trigger-Wirkung (vgl. S. 53) bleiben hypothetisch.

Die Rolle des Calciums

LOCKE war 1894 wohl der erste, der eine physiologische Funktion des Calciums für die Erregung nachwies, indem er ein Nerv-Muskelpräparat in physiologischer Kochsalzlösung unerregbar werden ließ, um dann durch Zusatz von Calcium die Erregbarkeit wieder zu erwecken. Die „abdichtende“ Funktion des Calciums für Membranen ist seither intensiv studiert worden (vgl. FLECKENSTEIN 1955, BRINK 1954) und auf seinen Einfluß auf das Natrium-Transportsystem wurde soeben hingewiesen. Hier soll ein ganz anderer Gesichtspunkt zur Sprache kommen: die Wanderung des Calciums selbst beim Erregungsvorgang.

Auch hier hat das moderne Atomzeitalter das Instrument zum Studium im radioaktiven Isotop ^{45}Ca beschafft. HODGKIN u. KEYNES (1957) haben daher die Bewegungen des Calciums im Zustand der Ruhe und Erregung an den Riesen-Nerven des Kalmars Loligo eingehend geprüft. Wurden diese Fasern während 2 Std in Meerwasser mit ^{45}Ca gebadet und dann gewaschen, ging ihre Radioaktivität zuerst in einer raschen Phase von etwa 15 min und dann in einer langsamen Phase von etwa 20 Std verloren. Die langsame Phase entspricht dem intracellulären Ca, die rasche dem extracellulären, vor allem in der Nervenscheide eingelagerten Ca. Im ruhenden Nerv findet ein Ca-Einstrom von etwa 0,1 pm/cm^2·sec statt und bei Erregung wird dieser Betrag um 0,006 pm/cm^2·Impuls erhöht. Die Größe des Calcium-Einstromes hängt aber sehr stark vom gleichzeitig anwesenden Magnesium ab. In einer magnesiumfreien Lösung war der Einstrom in Ruhe 4mal größer (0,4pM/cm^2/sec) und bei Erregung etwa 2mal großer (0,01 pM/cm^2. Impuls). Erhöhung der äußeren Calcium-Konzentration führte zu einer beträchtlichen Erhöhung des

Einstromes bei Reizung der Nerven. Die Messung des Calcium-Ausstromes nach Mikroinjektion von ^{45}Ca in die Nerven zeigte eine Halbwertszeit von 20 Std und wurde durch Erregung der Membran gar nicht beeinflußt. Das Calcium im Inneren des Nerven hat eine Beweglichkeit, die nur $^1/_{45}$ des Wertes für eine wäßrige Lösung ist und die Diffusionskonstante ist nur $^1/_{10}$ des für freie Lösung geltenden Wertes, so daß geschlossen werden darf, daß fast alles intracelluläre Calcium in gebundener Form vorliegt. Berechnet man die Änderung der Calcium-Permeabilität P_{Ca} gemäß der Goldmanschen Gleichung (s. S. 75) und berücksichtigt man, daß die anziehende Kraft des Ruhepotentials (es wurden 60 mV angenommen) auf das Ca^{++}-Ion doppelt so groß ist, dann erhält man für die Verhältniszahlen der Permeabilitäten für Kalium, Natrium und Calcium

$$P_K : P_{Na} : P_{Ca} = 1 : 0{,}025 : 0{,}001 .$$

Der Auswärtsstrom des Calciums kann nur dadurch erklärt werden, daß es die Membran zusammen mit einem Anion passiert oder daß auch hier ein aktiver Transport-Mechanismus vorliegt, wie er von GILBERT u. FENN (1957) für den Muskel postuliert wird.

Beim Bespülen eines markhaltigen Nerven mit calciumfreier Ringerlösung verschwindet das Aktionspotential sofort (FRANKENHAEUSER 1957) und es tritt eine Depolarisation auf, die beim brasilianischen Frosch größer ist (STÄMPFLI u. NISHIE 1956) als beim europäischen (SCHMIDT u. STÄMPFLI 1957). Warmblüter-Nerven zeigen nur einen geringen Depolarisationseffekt. Die stärkste Depolarisation durch Calcium-Mangel haben die Autoren bei einem Optimum des gleichzeitig anwesenden Kaliums beobachtet und schließen daraus, daß Kalium und Calcium kompetitive Wirkungen auf die Membran haben.

Die Wirkung der Kohlensäure

Die eigenartige und rasche Wirkung der Kohlensäure auf den Erregungsvorgang kann zwar noch nicht in den Rahmen der Ionentheorie gebracht werden, soll aber doch hier kurz besprochen werden, weil sie zweifellos bald im Zusammenhang mit den Ionen-Transporten gebracht werden wird.

MONNIER hat 1939 beim Studium der Reizparameter eine Größe entdeckt, die er „amortissement", Dämpfung genannt hat und die eine wertvolle zusätzliche Information über die Vorgänge in der erregbaren Membran liefert (vgl. MONNIER 1955). Wird der Dämpfungsmechanismus gelockert (z.B. durch Entzug des Calciums), so entstehen bei Einzelreiz repetierte Aktionspotentiale (Abb. 70) und alle Übergänge bis zur Spontan-Aktivität der Faser. Es ist eine alte Tradition bei den Neurophysiologen, daß bei Operationen am Warmblüter Nervenfasern, die Spontan-Aktivität zeigen, durch Anblasen mit Ausatmungsluft sofort zur Ruhe gebracht werden können, weil die Kohlensäure äußerst rasch dämpfend wirkt. LEHMANN hat 1937 diese Wirkung am Warmblüternerven untersucht und fand Erhöhung der Reizschwelle, Erhöhung des hyperpolarisierten Nachpotentials (positives Nachpotential) und Aufhören der Spontanaktivität, wenn die CO_2-Spannung in der Krebs-Lösung, in der sich der isolierte Nerv befand,

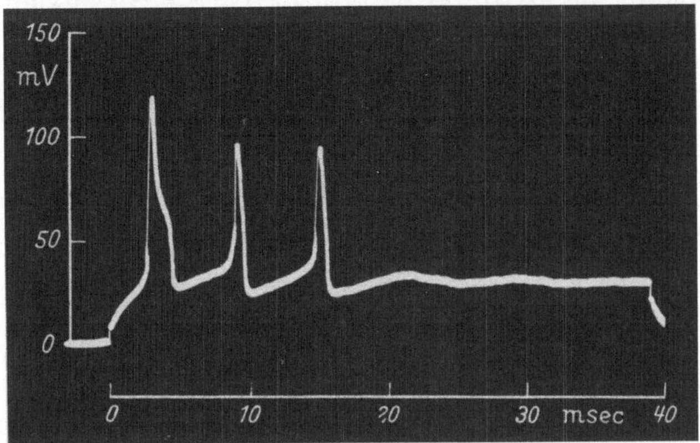

Abb. 70. Auslösung repetierter Aktionspotentiale durch Depolarisation eines isolierten Ranvier-Knotens, nach STÄMPFLI (1956)

vermehrt wurde. LORENTE DE NÓ (1947) dehnte diese Beobachtungen auf isolierte Kalt- und Warmbluter-Nerven aus und zeigte, daß p_H-Verschiebungen durch andere Säuren als Kohlensäure bis zu p_H 5,5 beinahe ohne Effekt waren,

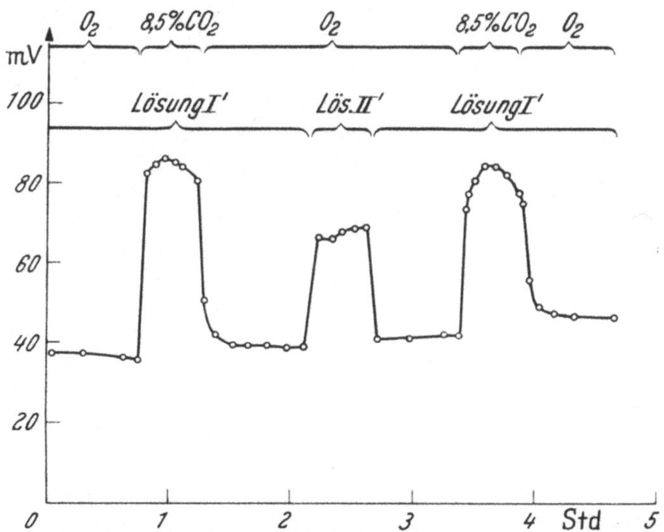

Abb. 71. Änderung der Reizschwelle durch Kohlensäure bzw. Salzsäure bei gleicher Verschiebung des p_H (7—6,1), nach CORABOEUF u. NIEDERGERKE (1953). Ordinate: Reizschwelle in mV (Rheobase). Abszisse: Zeit. Man beachte, daß durch gleiche p_H-Verschiebung zwei verschiedene Erhöhungen der Reizschwelle entstehen. Kohlensäure wirkt viel stärker

so daß es sich um eine spezifische Wirkung der Kohlensäure handelt. CORABOEUF (1951) in MONNIERS Laboratorium bestätigte die Spezifität der Kohlensäure-Wirkung am Frosch-Ischiadicus mit intaktem Perineurium, zeigte aber in einer zweiten Arbeit (CORABOEUF u. THIEULIN 1952), daß bei Entscheidung

(Aufspaltung des Perineuriums) auch eine gewisse von der Kohlensäure unabhängige, aber geringe p_H-Wirkung vorhanden war. LEGOUIX u. THIEULIN (1951) studierten mit einem neuen Test die Wirkung der Kohlensäure und konnten auch damit die Spezifität bestätigen (vgl. auch CORABOEUF, BOISTEL

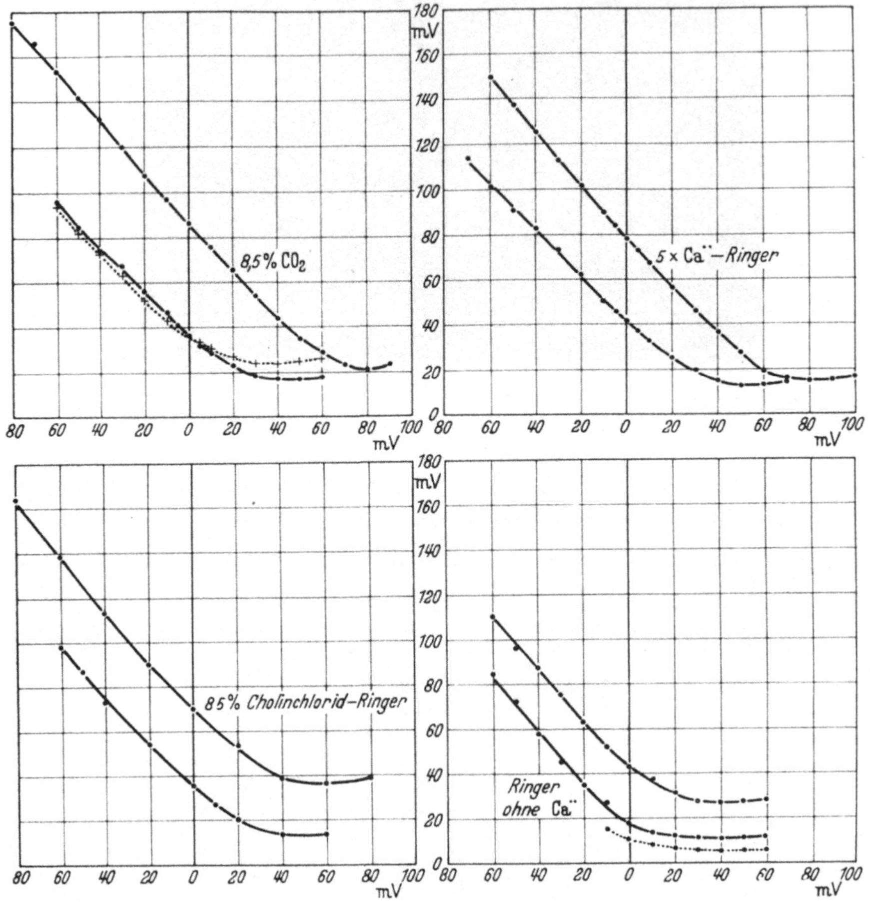

Abb. 72. Elektrotonische Änderungen der Reizschwelle, nach NIEDERGERKE (1953). Ordinate Rheobasen in mV. Abszisse Elektrotonische Verschiebungen in mV, rechts Katelektrotonus, links· Anelektrotonus. Die unbeschrifteten Kurven sind an der gleichen Faser unter normalen Bedingungen gemessen. — Zu a Bei den unbeschrifteten Kurven ist die punktierte Kurve nach der Einwirkung gemessen; zu d die punktierte Kurve wurde nach längerer Einwirkungsdauer einer calciumfreien Lösung gemessen

u. WALLON 1956). NIEDERGERKE (1951) untersuchte Reizschwelle und Leitungsgeschwindigkeit des Froschnerven bei Kohlensäurewirkung und dehnte mit STÄMPFLI und CORABOEUF die Untersuchungen im Hallerianum (NIEDERGERKE u. STÄMPFLI 1953, CORABOEUF u. NIEDERGERKE 1953) auf die einzelne markhaltige Nervenfaser aus, die besonders rasch und übersichtlich anspricht. Abb. 71 zeigt die Erhöhung der Reizschwelle durch eine Lösung I (Na-Maleinat-Puffer, der in O_2 ein p_H von 7 und in 8,5 % CO_2 ein p_H von 6,1 hat) und eine Lösung II, die in O_2 ohne Kohlensäure ein p_H von 6,1 hat. Man sieht, daß die p_H-Verschiebung mit Kohlensäure eine fast doppelt so starke Wirkung hat wie die gleiche p_H-Verschiebung ohne Kohlensäure. Erhöhung des Ca-Gehaltes verursacht ebenfalls eine Schwellenerhöhung; aber es scheint sich dabei um einen anderen Mechanismus zu handeln; denn in einem weiten Konzentrationsbereich addieren sich Kohlensäure und Calciumwirkung unabhängig voneinander. Die Beziehung zwischen diesen Einwirkungen wird noch deutlicher, wenn die Elektrotonus-Kurven gemessen an einzelnen markhaltigen Nervenfasern miteinander verglichen werden, wie das NIEDERGERKE (1953) getan hat. Der Elektrotonus wurde durch eine Gleichstrom-Durchstromung von 17 msec Dauer hervorgerufen, dem der rechteckige Prüfreiz von 0,1 msec Dauer zur Bestimmung der Reizschwelle folgte. Abb. 72 zeigt die Kurven a) für die Wirkung von 8,5 % Kohlensäure, die neben der Erhöhung der Steilheit eine charakteristische Zunahme der Steilheit im anodischen Teil aufweist, ferner b) die Wirkung einer Erhöhung der Ca-Konzentration, c) die Wirkung einer starken Erniedrigung der äußeren Natrium-Konzentration durch Ersatz mit Cholinchlorid und d) die Wirkung bei Calcium-Entzug.

Wir haben gesehen, daß die Veränderung der Reizschwelle kein eindeutiges Merkmal ist. Sie kann durch Erhöhung des Ruhepotentials, aber auch durch Verschiebung des Instabilitätspunktes, an dem der Na-Einstrom über den Ionen-Ausstrom überwiegt, als Folge der Inaktivierung des Transport-Systems verursacht sein. Die Kohlensäure-Wirkung ist so interessant, daß sie mit den modernen Methoden des Studiums des Na-Transportsystems sorgfältig überprüft werden sollte.

Das elektrische Organ

Zitteraal und Zitterwels standen in den Anfängen der Neurophysiologie im 17. Jahrhundert im Mittelpunkt des Interesses (vgl. S. 4). Heute sind sie wieder sehr beachtet; denn sie sind hervorragende Objekte zur Prüfung der Richtigkeit der Ionentheorie. Der Zitteraal Electrophorus electricus (früher Gymnotus genannt) ist von KEYNES u. MARTINS-FERREIRA (1953) im Hinblick auf die Ionenverschiebungen studiert worden. Das elektrische Organ dieses Aales besteht abwechselnd aus innervierten und nichtinnervierten Schichten, die enggepackt in 3 verschiedenen Partien (Hauptorgan — Organ von SACHS und Organ von HUNTER) $^4/_5$ des Tieres beanspruchen. Mit der Methode der Punktion mit Mikroelektroden wurde der genaue elektrische Bauplan ermittelt (Abb. 73). Im Ruhezustand zeigen die Elektroplatten außen 84 mV positiv gegen innen, ein Ruhepotential, das mit der ungleichen Verteilung des Kaliums zwischen außen und innen zusammenhängt. Genau wie beim Muskel und Nerv ist die Konzentration an Natrium innen sehr gering und die Permeabilität für Natrium in der Ruhe sehr klein, dafür ist das Kalium innen hoch und die Permeabilität für Kalium relativ groß. Die Platten sind parallel gelagert und so geschaltet, daß bei Ruhe das ganze Organ keine wesentliche Spannung zeigt. Die Erregung ergreift nur eine Membran, nämlich diejenige, die innerviert ist, die Natrium-Permeabilität steigt und diese Membran wird auf 67 mV, außen negativ gegen innen, umgeladen. Da aber je zwischen 2 erregten Membranen eine nichtinnervierte, daher unerregte Membran zu liegen kommt, entsteht während der sehr kurzen Dauer des Aktionspotentials eine Serie-Schaltung und 67 mV der umgeladenen Membran addieren sich zu den 84 mV der nichtinnervierten Membran, d. h. je Elektroplatte entstehen 151 mV, die sich durch die vielen Platten zu der großen Gesamtspannung addieren. Wurde die innervierte Membran mit einer Na-freien Lösung, in der das Natrium durch Rohrzucker oder Cholin ersetzt war, behandelt, so verschwand das Aktionspotential.

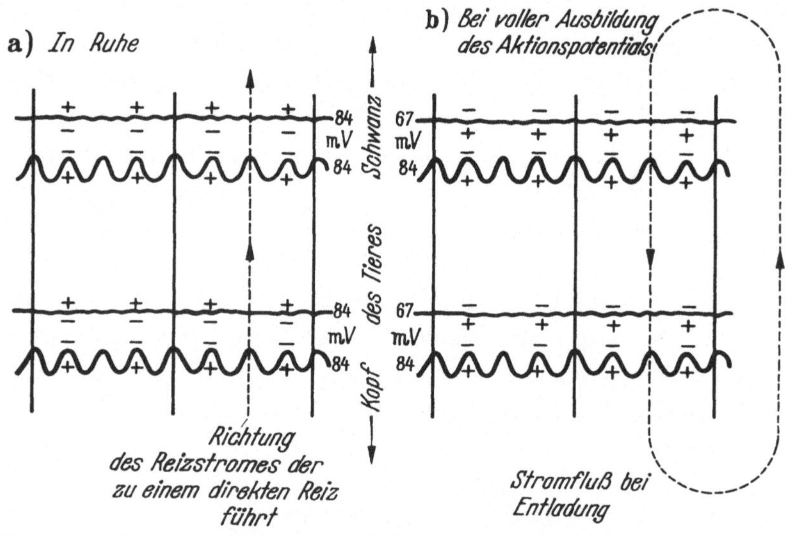

Abb. 73. Schema des elektrischen Bauplanes der Elektroplatte des elektrischen Aales Electrophorus, nach KEYNES u. MARTINS-FERREIRA (1955). Im Zustand der Ruhe a besteht kein resultierendes Potential an den Elektroplatten, sondern lediglich innerhalb jeder Platte ein Ruhepotential von 84 mV zwischen innen und außen. Bei Erregung b tritt an der innervierten Flache eine Ladungsumkehr auf, die Elektroplatten kommen dadurch in Serieschaltung und liefern durch die große Zahl mehr als 100 V, wobei die Kopfregion des Tieres positiv wird gegenuber dem Schwanz

Erhöhung der äußeren Kalium-Konzentration führte zu Depolarisation der Elektroplatte auf beiden Flächen und war meist reversibel. So ist der elektrische Aal, etwas mehr als 200 Jahre nach den ersten Versuchen von LAURENS STORM und ADANSON 1751, zu einem neuen Beweisstück der Gültigkeit der Ionentheorie geworden! KEYNES u. MARTINS-FERREIRA glauben, daß die Elektroplatten des Zitteraales nicht modifizierte motorische Endplatten sind, wie gemeinhin angenommen wird, sondern daß sie aus Muskel-Fasern hervorgegangen sind, die auf einer Fläche ihre normale erregbare Membran behalten, auf der anderen Fläche aber die Erregbarkeit ganz verloren haben.

Und jetzt der Zitterwels, der auch von ADANSON untersucht wurde *(Malapterurus)*. Alles, was vom Organ des Zitteraales gesagt wurde, gilt hier nicht! Die Elektroplatten werden bei dieser Tierart positiv und nicht negativ bei Erregung, und das elektrische Organ stammt nicht aus Muskulatur, sondern aus einer Drüse. So zeigt die Natur ihre Vielfalt und stellt dem Biologen neue Probleme.

Ausblick

Eine ansehnliche Anzahl von interessanten Arbeiten konnte im Rahmen dieses Vortrages über die Ionentheorie der Erregung nicht besprochen werden. Sie bilden die architektonisch interessanten Detail-Ausschmückungen eines klassischen Gebäudes, dessen schöne Umrisse und ausgeglichene Proportionen ich im Großen zu zeichnen versucht habe; dem Spezialisten mögen die Einzelheiten mehr bieten als das Ganze, aber für den Nicht-Spezialisten, dem meine Studie gewidmet ist, sind sie eher geeignet, den großartigen Gesamt-Eindruck zu verwischen.

Es ist keine Frage, daß die Geschlossenheit des Bildes, wie es sich jetzt in unseren Vorstellungen gebildet hat, bald von widerspruchsvollen neuen Beobachtungen durchbrochen werden wird und daß sich Revisionen, ja sogar tiefgreifende Umgestaltungen in den kommenden Jahren aufzwingen werden. Schon meldet sich ein Insekt, dessen Korperflussigkeit so viel Kalium enthalt, daß die Frage entsteht, wie kommt bei ihm die Erregung zustande? Gleichzeitig ist dieser Revolutionar so klein, daß seine Nerven eine Untersuchung mit Innenelektroden nicht gestatten. Mit der einen Hand schenkt uns die Natur den Kalmar und den Tintenfisch mit Riesenfasern, deren Studium uns die Bildung einer schonen Theorie erlaubt, und mit listigem Lacheln bietet uns die andere Hand Objekte, die unsere Theorie beschämen und ihr Geheimnis zu bewahren wissen. Dem exakten Naturwissenschaftler erscheint dieses Gebaren unheimlich, der Biologe aber liebt es und zieht aus ihm seine tiefe Befriedigung als stets alerter und auf Widersprüche gefaßter Forscher.

Zwei Stellen an der jetzigen Form der Ionentheorie erscheinen uns allen, die wir uns näher damit befassen (vgl. HUXLEY 1954), besonders schwach zu sein. Die Frage nach der Ursache der plötzlichen und explosionsartigen Permeabilitats-Änderung der Membran und die Verknüpfung zwischen Stoffwechsel und Restitution der Ionen-Verschiebungen. Für den Forscher sind nicht die Stützpunkte, sondern die schwachen Stellen einer Theorie der Ansporn zu weiterer Arbeit.

Schrifttum

ADRIAN, R H 1956. The effect of internal and external potassium concentration on the membrane potential of frog muscle. J Physiol. (Lond) **133**, 631—658.

ALEXANDER, J T, and W L NASTUK 1953 An instrument for the production of microelectrodes used in electrophysiological studies. Rev. Sci Instr. **24**, 528—531

ARNOLD, E, et J POSTERNAK 1954 Rétablissement de la conduction dans un nerf bloqué par un narcotique Helv physiol. pharmacol. Acta **12**, C 10—C 11.

BERNSTEIN, J 1912· Elektrobiologie Braunschweig F. Vieweg & Sohn

BOYLE, P J, and E J CONWAY 1941 Potassium accumulation in muscle and associated changes J Physiol (Lond) **100**, 1—63

BRINK, F. 1954· The rôle of calcium ions in neural processes Pharmacol Rev **6**, 243 bis 298

—, D W BRONK, F D CARLSON and C M CONNELLY 1952 The oxygen uptake of active axons Cold Spr. Harb Symp. quant Biol **17**, 53—67

BROWN, G. L., and O. HOLMES 1956: The effects of activity on mammalian nerve fibres of low conduction velocity. Proc. roy. Soc. B **145**, 1—14.
BROWN, H., and E. GOLDBERG 1949: The neutron pile as a tool in quantitative analyses; the palladium content of iron meteorites. Science **109**, 347—353.
CARDOT, H., S. FAURE et A. ARVANITAKI 1950: La consommation d'oxygène in vivo du myocarde et du nerf des mollusques en relation avec la composition ionique du milieu. J. Physiol. (Paris) **42**, 849—863.
COLE, K. S. 1953: Ions, potentials and the nerve impulse Lecture and Review Series 53—7. Naval Medical Research Institute, Bethesda, Md.
CONNELLY, C. M. 1958: briefliche Mitteilung.
CORABOEUF, E. 1951: L'action particulière du CO_2 sur le nerf myélinisé et son indépendance à l'égard du p_H C. R. Soc. Biol (Paris) **145**, 544—547.
—, J. BOISTEL et G. WALLON 1956: L'action complexe de l'anhydride carbonique sur le tissu nerveux. C. R. Soc. Biol. (Paris) **149**, 1869—1871.
—, u R. NIEDERGERKE 1953: Kohlensäure und p_H-Wirkung an der markhaltigen Einzelfaser des Frosches Pflug. Arch. ges. Physiol. **258**, 103—107.
—, et R. THIEULIN 1952: Interactions du gaz carbonique et des facteurs ioniques sur le nerf isolé. C. R. Soc. Biol (Paris) **146**, 187—190
—, and S. WEIDMANN 1954. Temperature effects on the electrical activity of Pukinje fibres. Helv physiol. pharmacol Acta **12**, 32—41
CRESCITELLI, F. 1951: Nerve sheath as a barrier to the action of certain substances Amer. J. Physiol. **166**, 229—240.
CURTIS, H. J., and K S COLE 1940: Membrane action potentials from the squid giant axon. J. cell. comp. Physiol. **15**, 147—157
— — 1942: Membrane resting and action potentials from the squid giant axon. J. cell comp. Physiol **19**, 135—144.
DAINTY, J., and KRNJEVIĆ, K. 1955 The rate of exchange of ^{24}Na in cat nerves J Physiol. (Lond.) **128**, 489—503.
DRAPER, M. H , and S. WEIDMANN 1951: Cardiac resting and action potentials recorded with an intracellular electrode. J. Physiol. (Lond) **115**, 74—94.
ECCLES, J. C. 1953: The neurophysiological basis of mind. Oxford: Clarendon Press.
— 1957: The physiology of nerve cells. Baltimore: Johns Hopkins Press.
EDWARDS, C., and E. J. HARRIS 1957: Factors influencing the Na movement in frog muscle with a discussion of the mechanism of Na movement J. Physiol (Lond) **135**, 567—580.
FALK, G , and R. W. GERARD 1954: Effect of micro-injected salts and ATP on the membrane potential and mechanical response of muscle. J. cell comp. Physiol **43**, 393—403.
FENN, W. O. 1936: Electrolytes in muscle. Physiol. Rev. **16**, 450—487.
— D. M. COBB, A. H. HEGNAUER and B. S MARSH 1934: Electrolytes in nerve. Amer. J. Physiol. **110**, 74—96.
FLECKENSTEIN, A. 1951: Elektrophysiologische Studien zum Mechanismus des Nervenblocks durch Schmerzstoffe und Lokalanästhetica. Naunyn-Schmiedeberg's Arch. exp. Path. Pharmak. **212**, 416—432.
— 1955: Der Kalium-Natrium-Austausch als Energieprinzip in Muskel und Nerv. Berlin-Göttingen-Heidelberg: Springer.
FLÜCKIGER, E., and R. D. KEYNES 1955: The calcium permeability of Loligo axons J. Physiol. (Lond.) **128**, 41P—42P.
FRANKENHAEUSER, B. 1957a: A method for recording resting and action potentials in the isolated myelinated nerve fibre of the frog. J. Physiol. (Lond.) **135**, 550—559.
— 1957b: The effect of calcium on the myelinated nerve fibre. J. Physiol. (Lond.) **137**, 245—260.
—, and A. L. HODGKIN 1957: The action of calcium on the electric properties of squid axons. J. Physiol. (Lond.) **137**, 218—244.

GILBERT, D L, and W O FENN 1957: Calcium equilibrium in muscle J gen Physiol. **40**, 393—408.

GLYNN, I M. 1955: Action of cardiac glycosides on red cells J Physiol (Lond) **128**, 56P—57P

GOLDMAN, D E 1943: Potential, impedance and rectification in membranes J gen Physiol **27**, 37—60

GRANIT, R 1955: Receptors and sensory perception New Haven Yale University Press

GRUNDFEST, H, M ALTAMIRANO-ORREGO, C Y KAO and D NACHMANSOHN 1953 Resting and action potentials of squid axons with internal ionic environment altered by microinjection Fed Proc **12**, 58

— C Y KAO and M ALTAMIRANO 1954 Bioelectric effects of ions microinjected into the giant axon of Loligo J gen Physiol **38**, 245—282

—, and D NACHMANSOHN 1950 Increased sodium entry into squid giant axons during activity at high frequencies and during reversible inactivation of cholinesterase. Fed Proc **9**, 53

— — C Y KAO and R CHAMBERS 1952 Mode of blocking of axonal activity by curare and inhibitors of acetylcholinesterase Nature (Lond) **169**, 190

HARRIS, E J 1956 Transport and accumulation in biological systems London Butterworths Scientific Publ

—, and H MARTINS-FERREIRA 1955 Membrane potentials in the muscles of the South American frog Leptodactylus ocellatus J exp Biol **32**, 539—546

HENATSCH, H D, M LOSS u N MUHL 1956 Über Plateau-Verlangerungen der Aktionsstrome isolierter Ranvierknoten in hypertonischem Milieu Pflug Arch ges Physiol **262**, 562—572

HOBER, R 1905 Über den Einfluß der Salze auf den Ruhestrom des Froschmuskels Pflug Arch ges Physiol **106** 599—635

HODGKIN, A L 1951 The ionic basis of electrical activity in nerve and muscle Biol Rev **26**, 339—409

—, and B FRANKENHAEUSER 1956 The after-effects of impulses in the giant nerve fibres of Loligo J Physiol (Lond) **131**, 341—376

—, and A F HUXLEY 1939: Action potentials recorded from inside a nerve fibre Nature (Lond) **144**, 710

— — 1945 Resting and action potentials in single nerve fibres J Physiol (Lond) **104**, 176—195

— — 1952 Movement of sodium and potassium ions during nervous activity Cold Spr Harb Symp quant Biol **17**, 43—52

— — and B KATZ 1949. Ionic currents underlying activity in the giant axon of the squid Arch Sci physiol **3**, 129—150

—, and B KATZ 1949a The effect of sodium ions on the electrical activity of the giant axon of the squid J. Physiol (Lond) **108**, 37—77

— — 1949b The effect of temperature on the electrical activity of the giant axon of the squid J. Physiol (Lond) **109**, 240—249

—, and R D KEYNES 1955a: Active transport of cations in giant axons from Sepia and Loligo J Physiol (Lond) **128**, 28—60

— — 1955b The potassium permeability of a giant nerve fibre J. Physiol (Lond.) **128**, 61—88

— — 1956 Experiments on the injection of substances into squid giant axons by means of a microsyringe J Physiol (Lond) **131**, 592—616

— — 1957: Movements of labelled calcium in squid giant axons. J Physiol (Lond) **138**, 253—281

HODLER, J, R. STAMPFLI u. I TASAKI 1950 Die Wirkung von Veratrin auf die einzelne markhaltige Nervenfaser. Helv. physiol pharmacol Acta **8**, C62—C63.

HUXLEY, A. F. 1954: Electrical processes in nerve conduction Aus: Ion transport across membranes, S. 23—34. New York: Academic Press.

HUXLEY, and R. STAMPFLI 1951a: Direct determination of membrane resting potential and action potential in single myelinated nerve fibres. J Physiol. (Lond.) **112**, 476—495

— — 1951b: Effect of potassium and sodium on resting and action potentials of single myelinated nerve fibres. J. Physiol. (Lond.) **112**, 496—508.

JENERICK, H. P 1953: Muscle membrane potential, resistance and external potassium chloride J. cell. comp. Physiol **42**, 427—448

KEYNES, R D. 1951a: The ionic movements during nervous activity. J Physiol (Lond.) **114**, 119—150.

— 1951b: The role of electrolytes in excitable tissues. Publ. Inst. Biol. Univ. Brasil, Rio de Janeiro.

—, and P R. LEWIS 1951 The sodium and potassium content of cephalopod nerve fibres. J Physiol. (Lond.) **114**, 151—182

—, and MARTINS-FERREIRA, H. 1953. Membrane of potentials in the electroplates of the electric eel. J. Physiol (Lond.) **119**, 315—351.

KILB, H., u. R. STAMPFLI 1956: Eine Vorrichtung zur Membranpotentialmessung am einzelnen bespulten Ranvier'schen Schnurring in Ruhe und Erregung Helv physiol. pharmacol Acta **14**, 251—254.

KRAYER, O, and G. H ACHESON 1946. The pharmacology of the veratrum alkaloids Physiol. Rev. **26**, 383—446.

KRNJEVIĆ, K. 1954: Na and K in degenerating cat nerves J Physiol. (Lond.) **135**, 281 bis 287.

— 1955 The distribution of Na and K in cat nerves. J. Physiol. (Lond.) **128**, 473 bis 488.

KROGH, A. 1946 The active and passive exchange of inorganic ions through the surfaces of living cells and through living membranes generally Proc. roy. Soc. B **133**, 140 bis 200

LARRAMENDI, L. M H., R. LORENTE DE NÓ and F. VIDAL 1956. Restoration of sodium-deficient frog nerve fibres by an isotonic solution of guanidinium chloride. Nature (Lond.) **178**, 316—317.

LEGOUIX, I. P., et R. THIEULIN 1951: L'inhibition anélectrotonique test sensible de l'état physiologique de la fibre nerveuse. Application à l'étude de mécanisme de l'action du gaz carbonique. C R. Soc Biol (Paris) **145**, 548—550.

LEHMANN, H. J. 1953: The epineurium as a diffusion barrier. Nature (Lond.) **172**, 1045 bis 1048

— 1957: Über Struktur und Funktion der perineuralen Diffusionsbarriere. Z. Zellforsch. **46**, 232—241.

LING, G., and R. W. GERARD 1949: The normal membrane potential of frog sartorius fibers. J. cell. comp. Physiol. **34**, 383—396.

—, and J W. WOODBURY 1949: Effect of temperature on the membrane potential of frog muscle fibers. J. cell. comp. Physiol. **34**, 407—412.

LORENTE DE NÓ, R. 1947: A study of nerve physiology. Studies from the Rockefeller Institute for medical research **132**, Part 1 and 2.

— 1949: On the effect of certain quaternary ammonium ions upon frog nerve. J. cell. comp. Physiol. **33**, Suppl., 1—231.

— 1950: The ineffectiveness of the connective tissue sheath of nerve as a diffusion barrier. J. cell. comp. Physiol. **35**, 195—240.

— 1958: Submicroscopic organisation and function of nerve cells. Correlation of nerve activity with membrane properties. Exp. Cell Res. Suppl. **5**.

—, F. VIDAL and L. M. H. LARRAMENDI 1957: Restoration of sodiumdeficient frog nerve fibres by onium ions. Nature (Lond.) **179**, 737—738.

LUTTGAU, H. CH. 1956: Das Na-Transportsystem während der Erregungsprozesse am Ranvier-Knoten isolierter markhaltiger Nervenfasern. Experientia (Basel) **12**, 482 bis 486.

LUTTGAU, H CH 1958 Die Wirkung von Guanidinhydrochlorid auf die Erregungsprozesse an isolierten markhaltigen Nervenfasern Pflug Arch ges Physiol Im Druck.

MARMONT, G 1949 Studies on the axon membrane J cell comp Physiol **34**, 351—382

MATCHETT, P. A, and J A JOHNSON 1954 Inhibition of sodium and potassium transport in frog sartorii in the presence of ouabain Fed Proc **13**, 384

MONNIER, A M 1955· Die funktionelle Bedeutung der Dampfung in der Nervenfaser Ergebn Physiol **48**, 230—285

MULLER, P 1956 Über verlangerte Aktionspotentiale in Na-haltigen und Na-freien Außenmedien Int Symposium uber den Mechanismus der Erregung Berlin VEB Deutscher Verlag der Wissenschaften

NAGEL, W 1909 Handbuch der Physiologie des Menschen Bd IV Die allgemeine Physiologie der Nerven Von M Cremer Braunschweig F Vieweg & Sohn

NASTUK, W L, and A L HODGKIN 1950 The electrical activity of single muscle fibers J cell comp Physiol **35**, 39—73

NICELY, M B 1955 Measurement of the potential difference across the connective tissue sheath of frog sciatic nerve Experientia (Basel) **11**, 199—200

NIEDERGERKE, R 1953 Elektrotonus und Akkommodation an der markhaltigen Nervenfaser des Frosches Pflug Arch ges Physiol **258**, 108—120

— 1951 Reizschwelle und Leitungsgeschwindigkeit des Froschnerven unter Kohlensaureeinwirkung Pflug Arch ges Physiol, **254**, 193—204

—, u R STAMPFLI 1953 Die Kohlensaurewirkung an der einzelnen markhaltigen Nervenfaser bei Rheobasenbestimmungen Pflug Arch ges Physiol **258**, 95—102

OVERTON, E 1902 Beitrage zur allgemeinen Muskel- und Nervenphysiologie II Uber die Unentbehrlichkeit von Natrium-(oder Lithium)Ionen fur den Kontraktionsakt des Muskels Pflug Arch ges Physiol **92**, 346—386

RITCHIE, J M, and R W STRAUB 1956 The after-effects of repetitive stimulation on mammalian non-medullated fibres J Physiol. (Lond) **134**, 698—711

— — 1957 The hyperpolarisation which follows activity in mammalian non-medullated fibres J Physiol (Lond) **136**, 80—97

ROTHENBERG, M A 1950. Studies on permeability in relation to nerve function II Ionic movements across axonal membranes Biochim biophys Acta **4**, 96—114

SCHAEFER, H 1940 Elektrophysiologie, Bd I Wien Franz Deuticke

SCHATZMANN, H J 1953 Herzglykoside als Hemmstoffe fur den aktiven Kalium- und Natriumtransport durch die Erythrocytenmembran Helv physiol pharmacol Acta **11**, 346—354.

SCHMIDT, H, and R. STAMPFLI 1957. Die Depolarisation durch Calcium-Mangel und ihre Abhangigkeit von der Kalium-Konzentration Helv. physiol pharmacol Acta **15**, 200—211

SEGAL, J 1953/54 Elemente einer Theorie der Nervenerregung I Eiweißalteration und Nervenerregung Wiss Z Humboldt Univ Berlin

— 1954/55 Elemente einer Theorie der Nervenerregung II Polarisationserscheinungen in heterogenen Medien Wiss Z Humboldt Univ Berlin

— 1954/55 Elemente einer Theorie der Nervenerregung III Der zeitliche Ablauf der Alterationsprozesse in Eiweißlosungen und der Erregung im Nerven Wiss Z Humboldt Univ Berlin

— 1956 Bemerkungen zur Theorie der Erregung Int Symposium uber den Mechanismus der Erregung Berlin VEB Deutscher Verlag der Wissenschaften

SHANES, A M 1951 Potassium movement in relation to nerve activity. J gen Physiol **34**, 795—807

— 1952 The ultraviolet spectra and neurophysiological effects of „veratrine" alkaloids J Pharmacol **105**, 216—231

— H GRUNDFEST and W FREYGANG 1953 Low level impedance changes following the spike in the squid giant axon before and after treatment with „veratrine" alkaloids J gen Physiol **37**, 39—51.

STAMPFLI, R. 1952: Bau und Funktion isolierter markhaltiger Nervenfasern. Ergebn. Physiol. **47**, 70—165.

— 1954: A new method for measuring membrane potentials with external electrodes Experientia (Basel) **10**, 508—509.

— 1956a: Die Ionentheorie des Erregungsvorganges und ihre moglichen Zusammenhange mit der Biochemie Arch f. exper. Pathol. Pharmacol. **228**, 29—46.

— 1956b: Nouvelle méthode pour enregistrer le potentiel d'action d'un seul étranglement de Ranvier et sa modification par un brusque changement de la concentration du milieu extérieur. J. de Physiol. (Paris) **48**, 710—714.

—, and K. NISHIE 1956: Effects of Calcium-free solutions on membrane-potential of myelinated nerve fibers of the Brazilian frog Leptodactylus ocellatus. Helv. physiol pharmacol. Acta **14**, 93—104.

STEINBACH, H. B 1952: Modern trends in physiology and biochemistry, p. 173 New York: Academic Press.

STRAUB, R. 1955. Der Einfluß von Acetylcholin, Eserin und Prostigmin auf das Ruhepotential markhaltiger Nervenfasern. Helv. physiol pharmacol. Acta **13**, C_{34}—C_{36}

— 1956: Die Wirkungen von Veratridin und Ionen auf das Ruhepotential markhaltiger Nervenfasern des Frosches Helv. physiol Acta pharmacol. **14**, 1—28

TASAKI, I 1939a: The strength-duration relation of the normal, polarized and narcotized nerve fiber. Amer J. Physiol. **125**, 367—379

— 1939b: The electro-saltatory transmission of the nerve impulse and the effect of narcosis upon the nerve fiber Amer. J. Physiol. **127**, 211—227.

— 1950: Excitation of single nerve fiber by action current from another single fiber J. Neurophysiol. **13**, 177—183.

— 1953: Nervous transmission. Springfield, Ill.: Ch C Thomas.

— 1955· Etudes sur le processus de production du potential d'action d'un noeud de Ranvier. Coll. internat centre nat recherche scientifique (Paris) **67**, 1—27.

— 1956. Initiation and abolition of the action potential of a single node of Ranvier J. gen. Physiol. **39**, 377—395.

—, and W. H. FREYGANG 1955: The parallelism between the action potential, action current, and membrane resistance at a node of ranvier. J. gen. Physiol. **39**, 211 bis 223.

—, and S. HAGIWARA 1957: Demonstration of two stable potential states in the squid giant axon under tetraethyl-ammonium chloride. J. gen. Physiol. **40**, 859—885.

—, and K. MIZUGUCHI 1949: The changes in the electric impedance during activity and the effect of alcaloids and polarisation upon bioelectric processes in the myelinated nerve fibre. Biochem. biophys. Acta **3**, 484—493.

TEORELL, T. 1949: Membrane electrophoresis in relation to bioelectrical polarization effects. Arch. Sci. physiol. **3**, 205—218.

TOBIAS, C. A., and R. W. DUNN 1949: Analyses of microcomposition of biological tissue by means of induced radioactivity. Science **109**, 109—113.

TRAUTWEIN, W., u. K. ZINK 1952: Über Membran- und Aktionspotentiale einzelner Myokardfasern des Kalt- und Warmbluterherzens. Pflüg. Arch. ges. Physiol. **256**, 68—84.

USSING, H. H. 1949: The distinction by means of tracers between active transport and diffusion. Acta physiol. scand. **19**, 43—56.

WEIDMANN, S. 1951a: Electrical characteristics of Sepia axons. J. Physiol. (Lond.) **114**, 372—381.

— 1951b: Effect of current flow on the membrane potential of cardiac muscle. J. Physiol. (Lond). **115**, 227—236.

— 1955a: The effect of the cardiac membrane potential on the rapid availability of the sodium-carrying system. J. Physiol. (Lond) **127**, 213—224.

— 1955b: Effects of calcium ions and local anaesthetics on electrical properties of Purkinje fibres. J. Physiol. (Lond.) **129**, 568—582.

WEIDMANN 1956: Elektrophysiologie der Herzmuskelfaser. Bern u Stuttgart: Huber.
— 1957. Resting and action potentials of cardiac muscle. Ann N Y. Acad Sci. **65**, 663—678

WILDE, W S. 1957 The pulsatile nature of the release of potassium from heart muscle during the systole. Ann. N. Y. Acad Sci **65**, 693—699.

WILLIAMS, L. W 1909 The anatomy of the common squid, Loligo pealii LESUEUR, Leiden E J Brill

WOODBURY, J W. 1952 Direct membrane resting and action potentials from single myelinated nerve fibers J cell comp Physiol **39**, 323—339

—, and L A WOODBURY 1950 Membrane resting and action potentials from excitable tissues Fed Proc **9**, 139

WOODBURY, L A, H H. HECHT and A R CHRISTOPHERSON 1951: Membrane resting and action potentials of single cardiac muscle fibers of the frog ventricle Amer J Physiol **164**, 307—318

YOUNG, J Z 1944 Giant nerve fibres Endeavour **3**, 108—115
— 1951 Doubt and Certainty in Science Oxford, Clarendon Press

4. Die saltatorische Leitung der Erregung

HERMANN V. HELMHOLTZ hat 1850 zum ersten Mal die Geschwindigkeit der Leitung der Erregung im Nerven gemessen und für den Ischiadicus des Frosches etwa 25 m/sec gefunden. Damit war der Aberglaube an die „Blitzesschnelle des Gedankens" durch eine saubere Messung widerlegt.

Vergleicht man die Leitungsgeschwindigkeiten verschiedener Nerven aus dem ganzen Tierreich, dann wird man auf eine sehr bemerkenswerte Tatsache aufmerksam, die in stark vereinfachter Form in Abb. 74 dargestellt ist. Zum

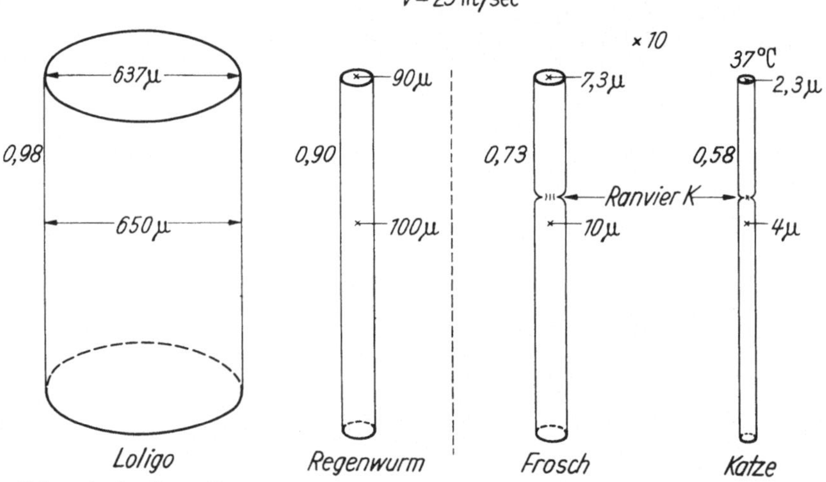

Abb. 74. Schematische Darstellung der Faser-Architektur im Tierreich, bezogen auf gleiche Leistung (Fortpflanzungsgeschwindigkeit der Erregungswelle 25 m/sec bei allen Fasern). Der Maßstab rechts ist 10× vergroßert

Vergleich wurden 4 Nervenfasern ausgewählt, die alle eine Leitungsgeschwindigkeit von 25 m/sec haben. Links ist eine Riesenfaser des Kalmars Loligo und eine ebensolche des Regenwurmes gezeichnet, rechts im 10fach vergrößerten Maßstab eine markhaltige Faser vom Frosch und eine markhaltige Faser aus dem N. ischiadicus der Katze, deren Leitungsgeschwindigkeit 25 m/sec beträgt, wenn die Temperatur 37° C ist, während die übrigen Fasern bei 20° C mit dieser Geschwindigkeit leiten. Vier veränderliche Größen bestimmen zur Hauptsache die Leitungsgeschwindigkeit:

1. der Durchmesser des Axons,
2. der Grad der Myelinisation,
3. der Mechanismus der Erregungsleitung,
4. die Temperatur.

Der Durchmesser der Faser und damit auch des Axons nimmt von links nach rechts von 600 μ auf 4 μ ab. Die beiden in der linken Hälfte dargestellten Fasern leiten die Erregung kontinuierlich. Das Axon ist bei der Faser des Kalmars nur von Bindegewebe und beim Regenwurm nur von einer ganz dünnen Myelinschicht umgeben. Der Grad der Myelinisation ist durch das Verhältnis Durchmesser des Axons : äußerer Durchmesser angenähert ausgedrückt. Die beiden in der rechten Hälfte dargestellten Fasern dagegen sind markhaltige Fasern, mit einer richtigen, aus Myelin aufgebauten Markscheide, einem höheren Grad von Myelinisation (der Quotient ist kleiner!) und der für markhaltige Fasern charakteristischen Unterteilung in Internodien und Ranviersche Knoten. Die Anordnung der Fasern von links nach rechts entspricht aber auch dem Aufstieg der entsprechenden Tiere in der Evolution. Was ist in diesem langen Zeitraum vom primitiven Loligo bis zum Warmblüter geschehen, daß die gleiche Geschwindigkeits-Leistung nervöser Leitung bei der Katze von einem Nerv bewerkstelligt wird, der $^1/_{150}$ des Durchmessers (verglichen mit Loligo) hat und somit auf die gleiche Länge bezogen nur $\frac{1}{22'500}$ des Baumaterials beansprucht? Wir kennen die Antwort heute: der saltatorische Leitungsmechanismus macht diese gewaltige Material-Einsparung möglich.

Der Vergleich der beiden links abgebildeten Fasern zeigt den Einfluß der Myelinisation. Bei markarmen Fasern ist die Leitungsgeschwindigkeit, bei gleicher Myelinisation, ungefähr proportional der Wurzel aus dem Durchmesser:

$$v \sim \sqrt{d}, \tag{1}$$

Marklose Fasern erreichen sehr hohe Leitungsgeschwindigkeiten von 25 m/sec nur mit Riesenfasern mit 400—600 μ Durchmesser. Sobald aber etwas Myelin vorhanden ist, ist der Durchmesser schon auf etwa $^1/_6$ und der Materialbedarf auf $^1/_{36}$ reduziert (Regenwurm).

Der Übergang von der markarmen, *kontinuierlich* leitenden Faser zu den markhaltigen, sprunghaft oder *saltatorisch* leitenden Fasern rechts, ist durch eine noch drastischere Reduktion des Durchmessers um $^1/_{10}$ und des Materialbedarfes um $^1/_{100}$ charakterisiert. Für die markhaltigen Fasern gilt lineare Proportionalität zwischen Leitungsgeschwindigkeit und Durchmesser des Axons d

$$v = k \cdot d, \tag{2}$$

wobei die Proportionalitätskonstante k je nach Nervenart und Tierart etwas verschiedene Werte annimmt. Sie beträgt z. B. für den Nervus saphenus der Katze $k = 7{,}4$, wenn d in μ und v in m/sec gemessen wird (GASSER u. GRUNDFEST 1939). Der Übergang vom poikilothermen (wechselwarmen) Tier (Frosch) zum homoeothermen Warmblüter (Katze) hat eine nochmalige Reduktion des Durchmessers um etwas mehr als die Hälfte und des Materiales um $^1/_6$ möglich gemacht.

Der Übergang vom kontinuierlichen zum saltatorischen Leitungsmechanismus ist von allen diesen Ökonomie-Prinzipien in der Evolution das wirksamste gewesen und die Frage ist daher naheliegend: Was versteht man unter saltatorischer Leitung und wie wurde sie entdeckt?

1934—1945

ERLANGER und BLAIR haben 1934 bei Studien über die Änderung der Leitungsgeschwindigkeit und die Form des Aktionsstromes an markhaltigen Nerven Registrierungen erhalten, die sie erstmals auf eine eventuelle funktionelle Bedeutung der Unterteilung in Internodien und Ranviersche Knoten aufmerksam werden ließ. Ganz unvorbereitet waren sie nicht, denn LILLIE hatte schon 1925 von der Möglichkeit einer saltatorischen Erregungsleitung gesprochen, bei der die Erregung in markhaltigen Nerven von einem Knoten zum nächsten „springen" könnte. Beim Studium seines Eisendraht-Modells hatte er festgestellt, daß die Isolierung des Drahtes durch Glasröhrchen, so daß nur noch in den Zwischenräumen Verbindung mit der Salpetersäure bestand, die „Leitungsgeschwindigkeit" des Modells um ein Vielfaches gegenüber der Leitungsgeschwindigkeit des blanken Eisendrahtes erhöhte. Er kam zum Schluß, daß in markhaltigen Nervenfasern „ein Fernwirkungseffekt auftreten könnte, der von Knoten zu Knoten wirkend einen Grund für die höheren Leitungsgeschwindigkeiten markhaltiger Nervenfasern darstellen würde. Der elektrische Widerstand zwischen der Oberfläche des Axons und dem umgebenden Medium müßte an den Knoten relativ gering sein; diffundierende Substanzen (Farbstoffe) dringen leicht an diesen Stellen ein und vermutlich gilt dies auch für Ionen". Es ist bemerkenswert, wie klar LILLIE die Verhältnisse erkannt hat! ERLANGER zog 1937 bei der Besprechung seiner Versuche vom Jahr 1934 den Schluß (S. 129): „Wir haben den Eindruck, daß das Gewicht der Befunde für eine saltatorische Fortpflanzung der Erregungswelle in markhaltigen Nervenfasern spricht und damit auch für einen Mechanismus, der die Segmente zu selbständig wirkenden Einheiten macht." Versuche von BLAIR (1938) brachten für diese Auffassung, die damals ziemlich allgemein belächelt wurde und nicht einmal von ERLANGERs Co-Autor H. S. GASSER geteilt werden konnte, zusätzliches Beweismaterial indirekter Art, und auch ERLANGER (1939) und BLAIR u. ERLANGER (1939) veröffentlichten weitere Befunde, die die Theorie stützten.

Inzwischen war in Japan von KATO (1934) und seinen Schülern SHIMIZU, KAKU und TASAKI die Technik der Arbeit mit isolierten einzelnen Nervenfasern entwickelt worden und viele der älteren Physiologen erinnern sich noch an die hervorragend inszenierte Vorführung dieser Präparation am Internationalen Physiologenkongreß in Leningrad im Jahr 1935. TASAKI trat 1939 mit einer Arbeit hervor, in welcher er mit einzelnen isolierten Nervenfasern arbeitend den Beweis erbringen konnte, daß die Markscheide im Internodium wie ein Isolator wirkt, daß *nur* am Knoten der elektrische Reiz wirksam werden kann und daß es daher wahrscheinlich sei, daß die Erregung von Knoten zu Knoten springe. PFAFFMANN (1940) hat ebenfalls einzelne Nervenfasern prapariert und ihr Aktionspotential in Paraffinöl (ganz unschädlich für Nervenfasern) untersucht. Auch er hat klar erkannt, daß die Erregung am Knoten entsteht und daß das vom Internodium erhaltene Aktionspotential in Große und Form so ist, daß es nur als ein vom benachbarten Knoten herrührendes, ausgebreitetes Potential angesprochen werden kann. TASAKI und TAKEUCHI (1941) haben (wiederum an Einzelfasern) gefunden, daß der Aktionsstrom an jedem Knoten bei Fortleitung der Erregung gleich groß ist, dann, wenn die Knoten unter gleichen außeren Bedingungen stehen; daß er sich aber an demjenigen Knoten ändert, an dem einmal ein Eingriff vorgenommen wird und daß die Änderung auf diesen Knoten beschränkt bleibt. Sie zeigten auch, daß der Aktionsstrom eines erregten Knotens 5—7mal größer ist, als dem Schwellenwert für Reizung am benachbarten Knoten entspricht, so daß sogar zwei benachbarte narkotisierte Knoten übersprungen werden können. Als erregbare Membran im Sinne der Reiztheorie kommt nur die Membran am Knoten, die sog. *nodale* Membran in Frage, sie ist reizbar und narkotisierbar. Das Internodium dagegen ist nicht reizbar und auch nicht narkotisierbar, wenn die benachbarten Knoten passend vor dem Eingriff geschützt werden. Wesentlich war bei diesen Versuchen die Isolierung des einzelnen Knotens.

Bei der Besprechung dieser Versuche habe ich 1945 geschrieben: „Überblickt man dieses Beweismaterial, so folgt daraus, daß in der markhaltigen Nervenfaser eine sprunghafte Fortpflanzung der Erregung von Internodium zu Internodium erfolgt, die nur scheinbar eine gleichförmige Fortpflanzungsgeschwindigkeit hat. In Wirklichkeit ist die Fortpflanzungsgeschwindigkeit von der Latenzzeit jedes Schnürringes (heute sagen wir Knoten) resp. von der Summe der Latenzzeiten abhängig" (v. MURALT 1945). Diese Feststellung, die damals mit Skepsis aufgenommen wurde, gibt den Stand im Jahr 1945 wieder. Sie ist heute so zu korrigieren, daß die Erregung nicht von Internodium zu Internodium, sondern von Knoten zu Knoten springt. Bevor diese neue Entwicklung besprochen werden kann, muß aber kurz über den Bau der markhaltigen Nervenfaser berichtet werden.

Der Bau markhaltiger Nervenfasern

Der markhaltige Nerv besteht aus dem Axon, der Markscheide und der Schwannschen Scheide oder Neurolemm. Das Axon ist ein Eiweißzylinder mit einer zur Faserachse parallelen, submikroskopischen Feinstruktur, mit positiver Doppelbrechung und eingelagerten Mitochondrien (vgl. Abb. 75). ENGSTROM und LUTHY (1950) fanden durch Röntgenabsorptionsmessungen 8—9%

Trockensubstanz, d. h. weniger als beim Axon markarmer Nerven. Elektronenmikroskopisch wurde eine Fadenstruktur von 100—200 Å Dicke und unbestimmter Länge gefunden (SCHMITT 1950, SCHMITT und GEREN 1950, FERNÁNDEZ-MORÁN 1950), BAUD (1952) fand 200—300 Å.

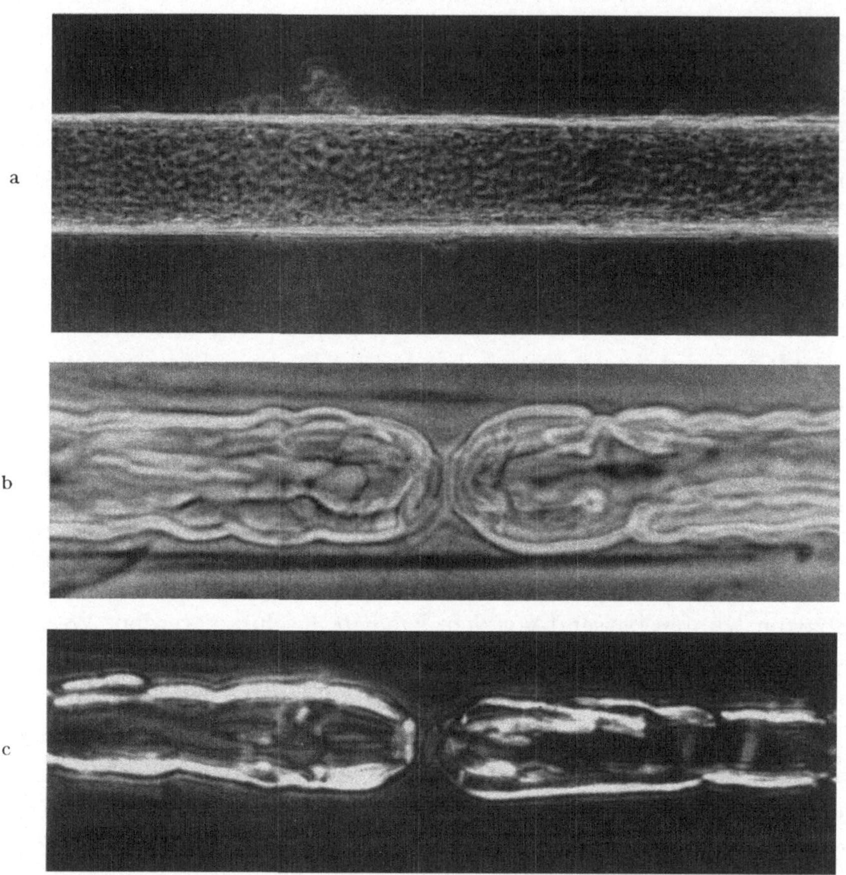

Abb. 75a—c. Mikrophotographie einer Hummerfaser und des Ranvier-Knotens einer markhaltigen Faser vom Frosch. a Hummerfaser in Meerwasser. Phasenkontrast; man beachte den großen Querschnitt des Axons und die geringe Dicke der Markscheide (Aufnahme V. HALÁSZ). b Ranvier-Knoten einer lebenden, einzelnen, markhaltigen Faser des Frosches in Paraffinol. Phasenkontrast (Aufnahme V. HALÁSZ). c Ranvier-Knoten einer lebenden, einzelnen markhaltigen Faser des Frosches bei gekreuzten Nicolprismen (polarisiertes Licht 45°) (Aufnahme V. HALÁSZ)

Am *Ranvierschen Knoten* erfährt das Axon eine sehr beachtliche Einschnürung (vgl. Abb. 76). Im Phasenkontrastbild der *lebenden* Einzelfaser (KLEMM u. LEHMANN 1954) erkennt man die hellgezeichnete Markscheide, die am Knoten sich beidseits einbuchtet und im Zwischenraum ist der Durchtritt des eingeschnürten Axons vergleichbar mit dem Schienenstrang einer Bahnlinie, die von einem Tunnel in den anderen führt, deutlich erkennbar. Abb. 77 nach HESS und YOUNG (1952) gibt eine schematische Umzeichnung ihrer Präparate wieder. Die Markscheiden der beiden Internodien werden durch eine „Verzahnung“ der beiden Schwann-Zellen zusammengehalten (vgl. Abb. 84,

S. 138). Sehr stark kann dieser Halt aber nicht sein, denn bei Quetschung können Knoten verschwinden, d. h. das Myelin fließt von einem Internodium in das andere (Schneider 1952) und bei Zug und bei der Degeneration (vgl. S. 197) können die Markscheiden beidseits zurückgleiten, wobei sie eine ziemlich lange Strecke von nacktem Axon freigeben. Außen über den Knoten läuft von einem Internodium zum nächsten die Faserscheide von Key u. Retzius, das Endoneurium, während das Neurolemm mit dem Mark zusammen einbiegt. Damit entsteht zwischen Faserscheide und einbiegenden Schwannschen Scheiden ein im Querschnitt dreieckig erscheinender perinodaler Raum. Er grenzt mit seiner scharfen Kante entweder an die Schwann-Zell-Membranen oder dann direkt an die *nodale Membran*, die auf einer elektronenmikroskopischen Aufnahme, die ich H. S. Gasser verdanke, erstmals sichtbar wurde (Abb. 78).

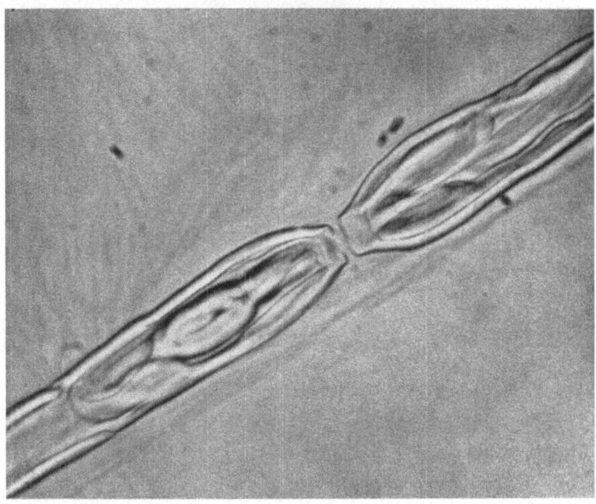

Abb. 76 Phasenkontrast-Aufnahme eines lebenden, ganz leicht gedehnten Ranvier-Knotens einer einzelnen markhaltigen Nervenfaser (Aufnahme L. Klemm)

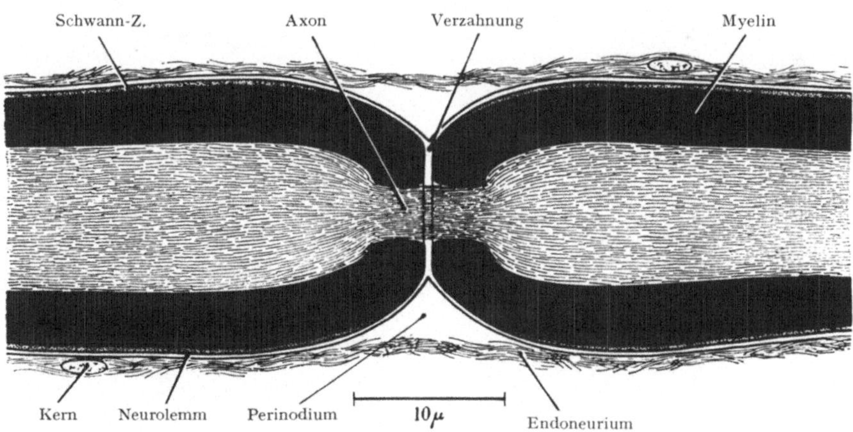

Abb 77 Schematische Darstellung der groben Struktur eines Ranvier-Knotens, nach Hess u Young (1952) Im Knoten wird das Axon eingeschnurt und die Markscheide mit dem Myelin biegt beidseits ein. Dadurch entsteht der „perinodale“ Raum, der gegen innen durch die ineinandergreifenden Schwann-Zellen der beiden Internodien und gegen außen durch das Endoneurium abgegrenzt ist

Auf diesem Bild ist in der Mitte das Axon mit der Einschnürung und einer leichten Quellung im Zentrum des Bildes (Artefakt?) zu sehen. Rechts und links vom Zentrum sieht man die einbiegenden, durch Zerrung gestreckt erscheinenden Markscheiden der beiden Seiten. Dazwischen, unmittelbar dem

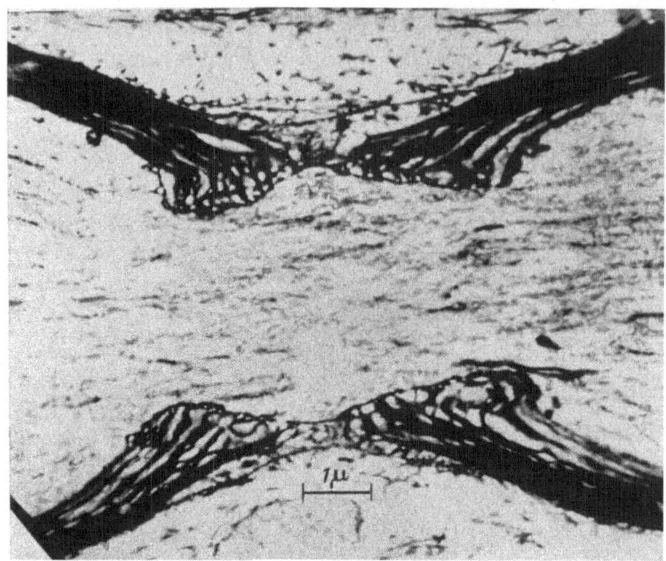

Abb. 78. Elektronenmikroskopische Aufnahme eines Längsschnittes durch einen Ranvier-Knoten. (Die Aufnahme verdanke ich H. S. GASSER.) Man sieht die Einschnürung des Axons, die Anheftung des Myelins zu beiden Seiten, als ob „Greifarme“ vorhanden wären und unmittelbar dem Axon in der Mitte des Knotens anliegend eine Membran, die als die eigentliche erregbare Membran angesprochen werden kann, die nodale Membran

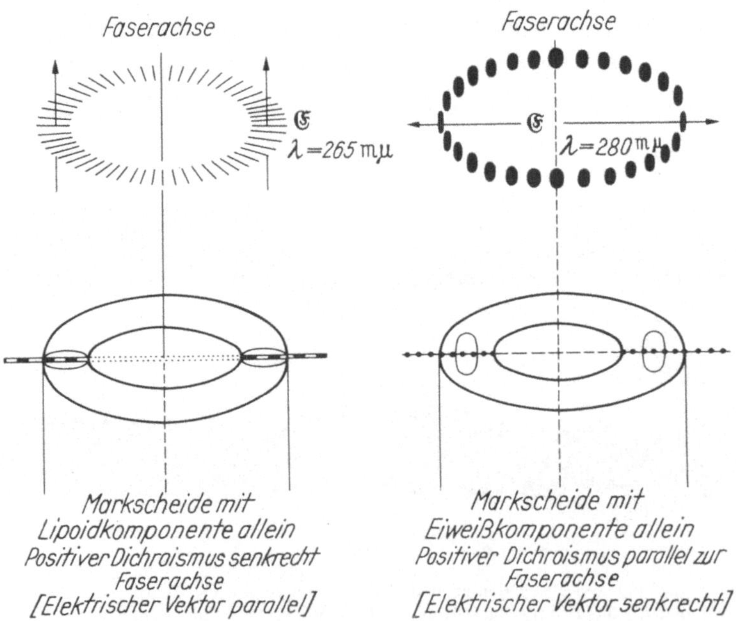

Abb. 79. Dichroismus der markhaltigen Nervenfaser, nach LÜTHY (1951). Die markhaltige Nervenfaser zeigt im Ultraviolett einen ausgesprochenen Dichroismus (Unterschied in der Absorption des Lichtes, je nach Schwingungsrichtung). Bei einer Wellenlänge von 265 mμ absorbiert vor allem die Lipoidkomponente, deren Moleküle radspeichenartig in Schichten angeordnet sind. Man mißt einen Dichroismus senkrecht zur Faserachse, d. h. das monochromatische UV-Licht wird senkrecht zur Faserachse weniger stark absorbiert als parallel. Bei einer Wellenlänge von 280 mμ absorbiert vor allem die Eiweißkomponente, deren Moleküle „blättchen“artig parallel zur Faserachse, abwechselnd mit den Lipoidschichten angeordnet sind. Das monochromatische UV-Licht wird senkrecht zur Faserachse stärker absorbiert als parallel. Im unteren Teil der Abbildung sind die Indexellipsen der Doppelbrechung für sichtbares Licht für die Lipoidkomponente und die Eiweißkomponente eingezeichnet

Axon anliegend eine Membran, die nach außen an den perinodalen Raum grenzt, der durch die etwas eingezogen erscheinende Faserscheide abgeschlossen ist und im Querschnitt unten im Bild rechteckig (Zerrung?), oben dagegen trapezförmig erscheint.

Die Struktur der Markscheide hat durch die Arbeiten von GEREN (1954) und ROBERTSON (1955) überraschende neue Aspekte gewonnen. Es war ja schon lange bekannt, daß im Myelin der Markscheide zylindrische Eiweißschichten mit Lipoidschichten abwechselnd ein konzentrisches Röhrensystem mit ungefähr 100—200 Schichten bilden (W. J. SCHMIDT 1937; SCHMITT und BEAR 1937). LÜTHY (1951) hat mit Hilfe von polarisiertem Ultraviolettlicht gefunden, daß ein sehr interessanter Dichroismus (verschiedene Absorption je nach Einfallrichtung des polarisierten Lichtes) in der Markscheide besteht, der auf die speichenartige Anordnung von Lipoid- und die konzentrische Anordnung von Eiweißlamellen in rhythmisch abwechselnden Schichten zurückzuführen ist, wie Abb. 79 schematisch zeigt. Es war daher sehr befriedigend, als SJÖSTRAND (1950) ihre Existenz erwähnte und FERNÁNDEZ-MORÁN (1950) sie in der Markscheide elektronenoptisch sichtbar machen konnte, und noch überraschender war es, als ROBERTSON (1955) Bilder erhielt, die die spiralige Natur dieser Schichten bewiesen. Abb. 80a ist die elektronenmikroskopische Aufnahme einer markhaltigen Nervenfaser. Um das Axon liegen die Spiralen der Lipoid-Protein-Schichten der Markscheide in Form von Doppellamellen. Die Abstände zwischen 2 Lamellen sind 120 Å und die dunkel zeichnende Lamelle hatte eine Dicke von 50 Å. Daß es sich um eine Spirale handelt, geht aus der stark vergrößerten Abb. 80b hervor, in der man innen deutlich die Grenzmembran zwischen Axon und Markscheide (Axolemm) sieht, dann die Membran der Schwann-Zelle (SZM) mit der Stelle der Einstülpung, die Spirale des eingerollten Myelins und außen noch einmal die gleichgerichtete äußere Einstülpung der Schwann-Zell-Membran.

Wie kommt es zu dieser spiraligen Einhüllung des Axons in ein Myelinblatt? Die neue Theorie der *Myelinogenese* von GEREN (1954) soll darüber Auskunft geben. Abb. 81 zeigt eine schematische Umzeichnung der elektronenmikroskopischen Aufnahmen von ROBERTSON. Man sieht, daß die Myelinlamelle spiralig um das Axon „gewickelt" ist und erinnert sich daran, daß schon RANVIER davon sprach, die Schwann-Zelle sei eine Fettzelle, die um das Axon gerollt sei und so ein Schutzrohr bilde. GEREN hat embryologische Beweise dafür gebracht, daß diese Aufrollung langsam erfolgt und daß die Oberflächenmembran der Schwann-Zelle primär das Axon umgibt und sekundär die Myelinlamellen durch Rollen bildet, wobei der Kern der Schwann-Zelle immer außen bleibt. Die Markscheide ist somit ein integrierender Bestandteil der Schwann-Zelle und das Neurolemm begrenzt sie, sowohl nach außen wie auch innen gegen das Axon, wo zwischen Neurolemm und Axolemm ein Spaltraum entsteht, von GASSER (1952) „Mesaxon" genannt.

Wie verhalten sich nun aber diese spiraligen Schichten am Ranvier-Knoten, wo ja das Myelin beidseitig einbiegt? (vgl. Abb. 82). Auch hier hat

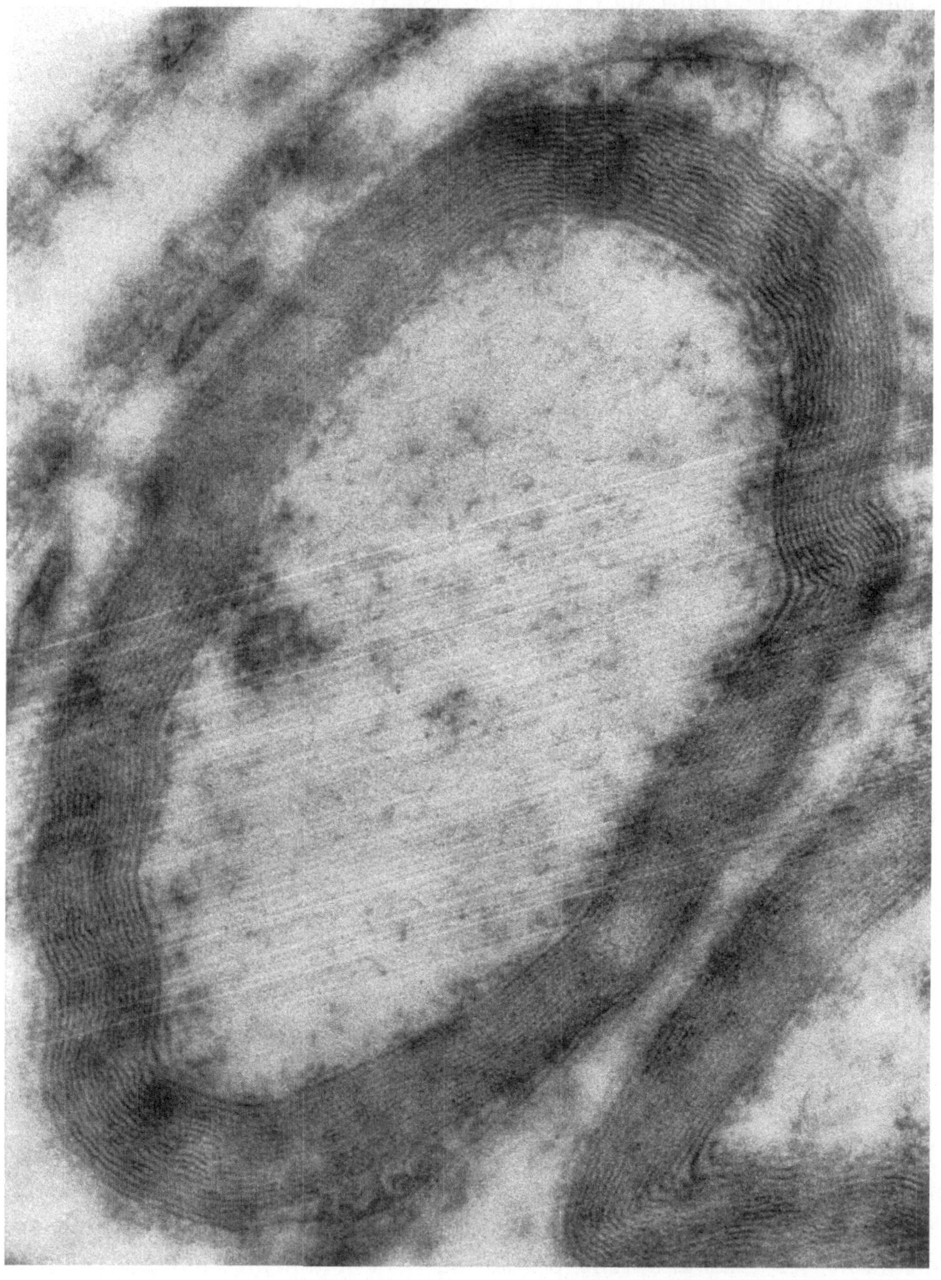

a

Abb. 80a u. b. Elektronenmikroskopische Aufnahmen von markhaltigen Nervenfasern. (Die Aufnahmen verdanke ich J. D. ROBERTSON.) a Querschnitte durch markhaltige Nervenfasern. Man erkennt die Lamellenstruktur der Markscheide (nur 20 Schichten!), die eine Spirale bilden

ROBERTSON bemerkenswerte neue Bilder mit dem Elektronenmikroskop gewonnen. Er hat am Schnürring Myelin-Lamellen gefunden, die sich senkrecht

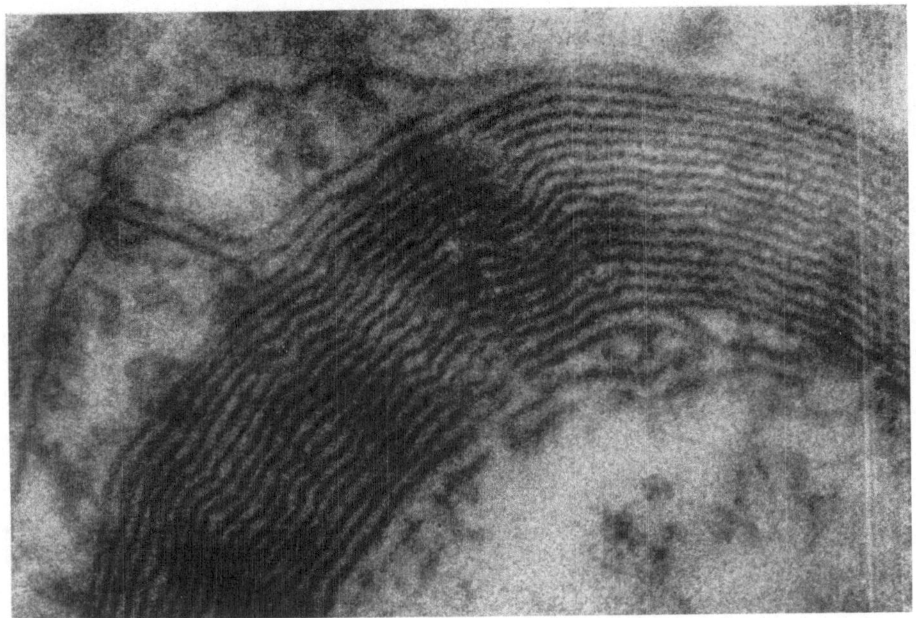

Abb. 80b. Vergrößerter Ausschnitt der Stelle, an der die Spirale innen ansetzt und außen aufhort. Man beachte die Regelmaßigkeit der spiralig ineinandergerollten Folien

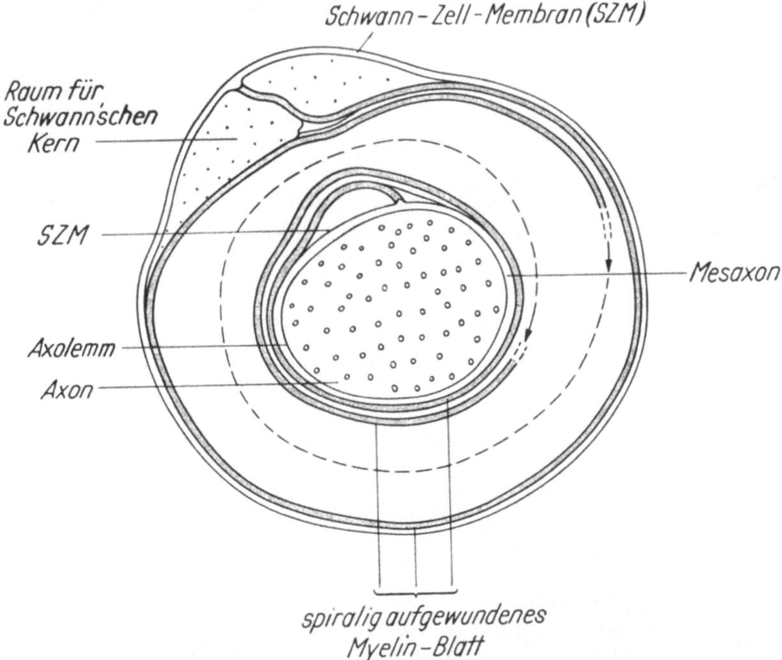

Abb 81. Schematische Darstellung der Entstehung der Spiralstruktur durch „Einrollen" des Myelins in vielen Lagen, nach GEREN (1954) und ROBERTSON (1955)

am Axon anheften und somit den Abschluß der Isolation des Internodiums bilden. Abb. 82a zeigt den Langsschnitt durch einen Ranvier-Knoten (der leider etwas gestreckt ist!). Man sieht, wie eine Myelinlamelle nach der

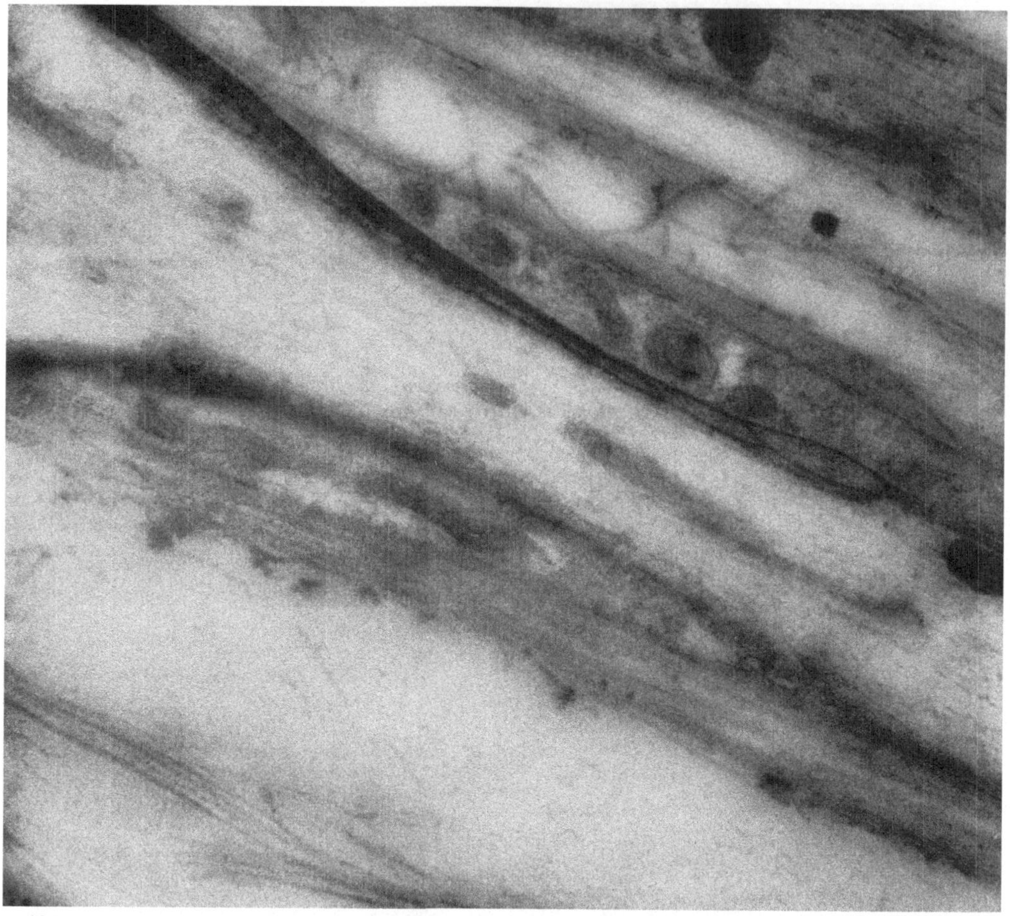

Abb. 82a. Langsschnitt durch einen Ranvier-Knoten. (Die Aufnahme verdanke ich J. D. ROBERTSON.) Im oberen Rand sieht man die Myelin-Lamellen und ihr „Auslaufen“, indem sich eine nach der anderen am Axon, das stark eingeschnurt ist, anheftet Der untere Rand zeigt die Myelinstruktur nur unscharf

anderen ausläuft und sich am Axon wegen der Streckung in spitzem Winkel anheftet. Man kann sich aber gut vorstellen, daß diese Anheftung normaler-

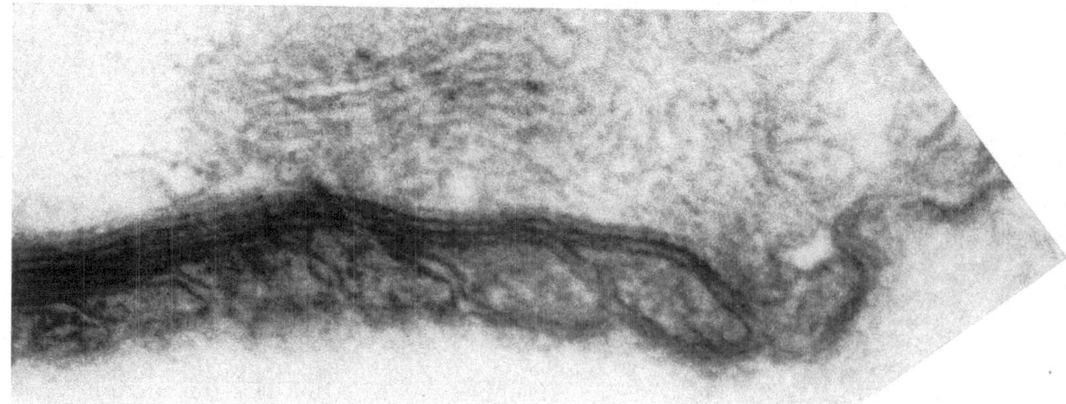

Abb. 82b. Zeigt die Art der Anheftung der Lamellen mit der Zell-Oberflachen-Membran (ZOM) am Axon im Knoten sehr deutlich. Detail von Abb. 82a

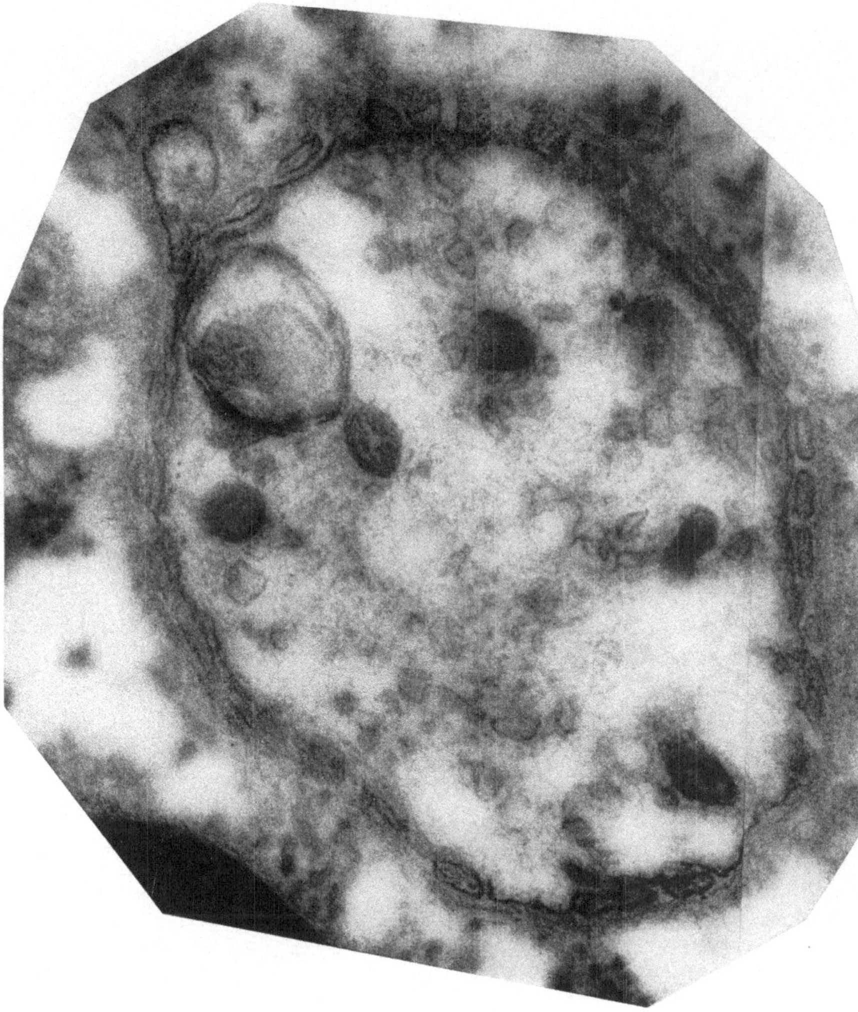

Abb. 83 a

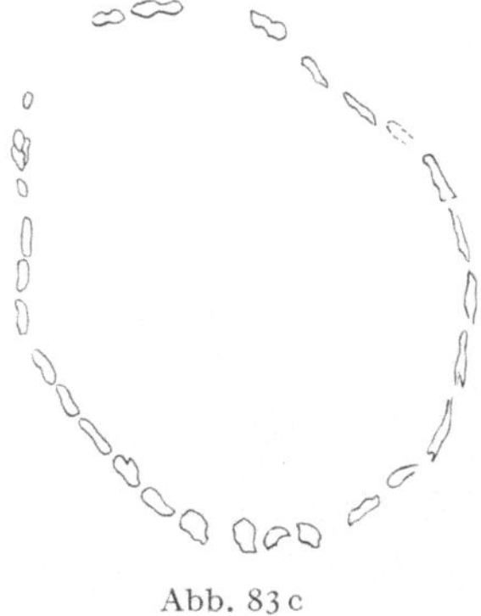

Abb. 83 c

Abb. 83a—c. Querschnitt durch einen Ranvier-Knoten (Die Aufnahme verdanke ich J. D. Robertson.) In der Mitte ist das Axon mit eingelagerten Mitochondrien getroffen. An einzelnen Stellen ist die das Axon umgebende „nodale“ Membran sehr deutlich abgebildet. Im perinodalen Raum sieht man im Querschnitt getroffen die fingerartigen Fortsatze der Schwann-Zellen, die auf dem Knoten liegend ineinandergreifen (vgl. auch Abb. 21, S. 51). a Querschnitt im Gesamtbild. b Stark vergroßerte Partie mit nodaler Membran und senkrecht getroffenen Fortsatzen der Schwann-Zellen (s. S. 138)

weise senkrecht erfolgt. Als letztes Element ist die Schwann-Zell-Membran deutlich sichtbar, die am Knoten einwärts biegt und auf dieser Aufnahme im spitzen Winkel zurucklauft. Abb. 82b zeigt in starker Vergroßerung diese

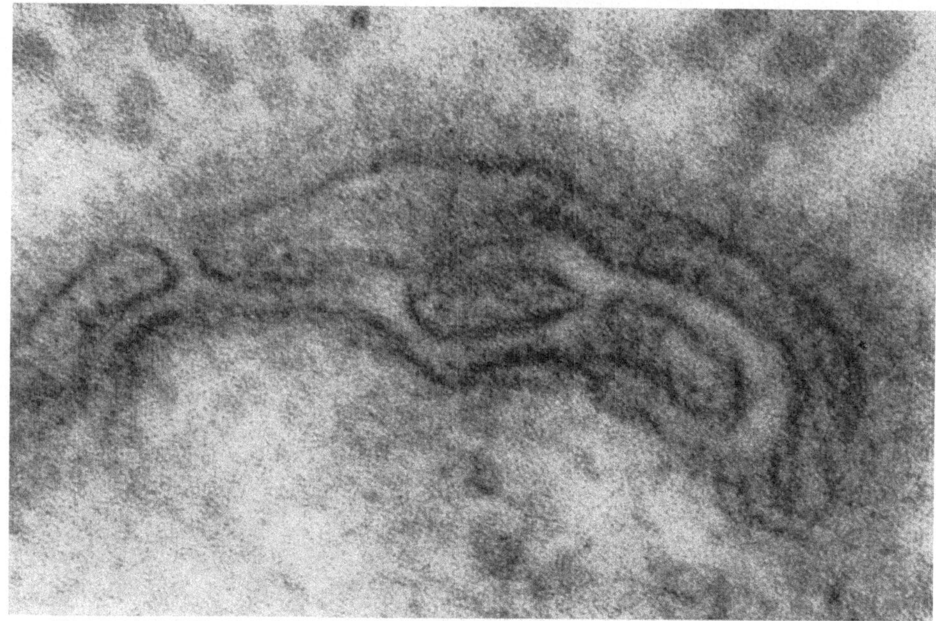

Abb. 83b

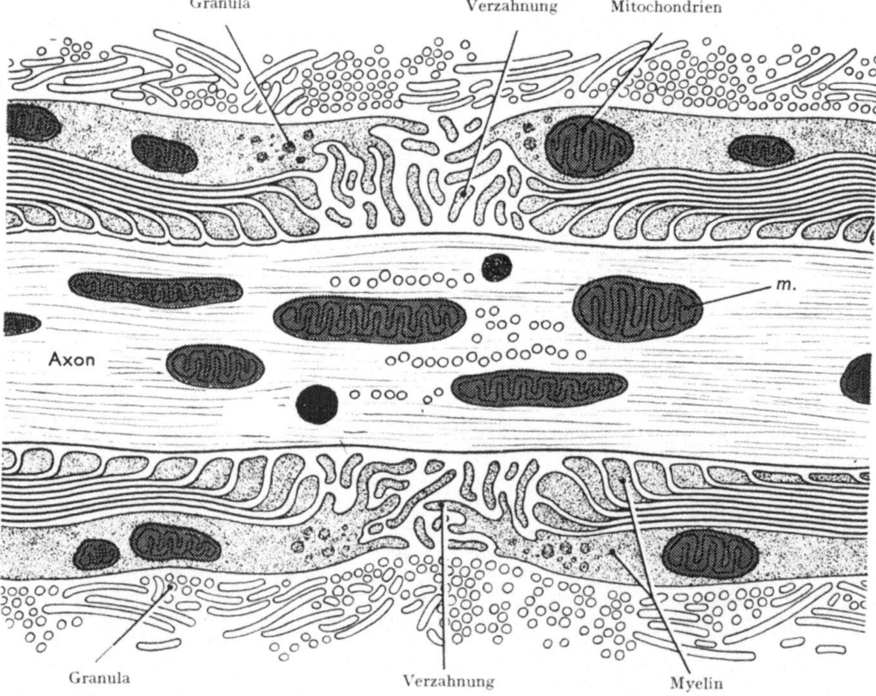

Abb 84. Schematische Darstellung der elektronenmikroskopisch sichtbaren Elemente im Knoten, nach ROBERTSON (1957). Im Axon liegen Mitochondrien, runde Granula und Strukturen, die wie Bläschen erscheinen („vesicules"). Rechts und links sieht man das Einbiegen und Anheften der Myelin-Folien. Die Schwann-Zellen bilden finger- oder zottenartige Auswüchse, die sich ineinander vergreifen, ohne ein Syncytium zu bilden

Anheftung der spiraligen Lamellen in der Nachbarschaft des Knotens sehr deutlich. Räumlich gesehen müssen die Anheftstellen eine Schraubenlinie auf dem zylindrischen Axon beschreiben. Abb. 83a ist ein Querschnitt durch den Knoten. Im Inneren des eingeschnürten Axons sind Mitochondrien (*M*) und Bläschen (sog. „vesicules") zu sehen. Um das nodale Axon liegt das Axolemm, das wir heute an dieser Stelle als die erregbare Membran ansprechen. Robertson hat im angrenzenden Raum finger- oder zottenartige Fortsätze der Schwann-Zellen beider Internodien gefunden, die ineinander eingreifen, ohne ein Syncytium zu bilden. Abb. 83b zeigt in starker Vergrößerung diese „Zotten" im Querschnitt und außerdem auch die Axon-Membran, der wir die Hauptrolle im Erregungsprozeß zuschreiben. Wie diese Zotten der beiden angrenzenden Schwann-Zellen fingerartig auf der Axon-Oberfläche ineinandergreifen und wie sie damit besondere Verhältnisse in unmittelbarer Nähe „außen" an der erregbaren Membran schaffen, zeigt die schematische Zeichnung der Abb. 84 nach Robertson (1957). Welche Bedeutung dieser eigenartigen „Verzahnung" der Schwann-Zellen zukommen könnte, wird später diskutiert (vgl. S. 161).

Die elektrischen Daten der markhaltigen Nervenfaser

Das Axon ist ein guter Leiter für den elektrischen Strom und hat mit 100 Ωcm einen nur wenig gegenüber einer Ringerlösung (90 Ωcm) erhöhten spezifischen Widerstand. Die Markscheide dagegen ist mit einem spezifischen Widerstand von 800 MegΩcm und einer Dielektrizitätskonstante von 5,4 ein guter Isolator. Tabelle 2 orientiert über sämtliche in Frage kommenden elektrischen Größen einer markhaltigen Nervenfaser.

Der markhaltige Nerv ist ein ausgesprochener Kernleiter in einer isolierenden Hülle, die alle 2—3 mm durch einen Knoten unterbrochen ist. Konnte die marklose Nervenfaser in einfacher Weise schematisch als Eiweißzylinder dargestellt werden, dessen Inneres äquipotential die negative und dessen Äußeres die positive Komponente des Membranpotentials trug, so sind bei der markhaltigen Faser die Verhältnisse komplizierter. Unter der Annahme, daß der Sitz des Ruhepotentials die nodalen Membranen sind, und daß bereits der angrenzende Raum „außen" ist, entsteht die Frage, wie die Verteilung der Äquipotentialflächen im Internodium aussieht. Der Potentialsprung liegt vermutlich an der dem Axon unmittelbar anliegenden Membran. (Ob man sie Mesaxon oder Axolemm nennen will, ist hier nicht wesentlich.) Das geht aus Versuchen von Tasaki und Ushiyama (1950) hervor, in welchem sie die Isolation der Markscheide mit Saponin von außen nach innen vordringend langsam aufhoben und die Depolarisation erst ganz zuletzt auftrat. Äther, Chloroform und Aceton wirken entweder nicht oder sofort zerstörend. Man könnte daran denken, daß das Saponin ohne Beeinflussung der Eiweißkomponente langsam in der Lipoidspirale im Sinne von Robertson nach innen fließt.

Tabelle 2. *Elektrische Daten für eine markhaltige Nervenfaser*
Nach HUXLEY u. STAMPFLI (1949a), HODLER, STAMPFLI u. TASAKI (1952), entnommen aus STAMPFLI (1952a)

Faserdurchmesser	14 μ
Dicke der Markscheide	2 μ
Internodallänge	2 mm
Spezifischer Widerstand des Außenmediums (Ringerlösung bei 20° C)	90 Ω cm
Spezifischer Widerstand des Axoplasmas	110 Ω cm
Kapazität der Markscheide je Längeneinheit	10 μμ F/cm
Kapazität der Markscheide je Oberflächeneinheit	0,0025 μ F/cm²
Kapazität der Markscheide je Internodium	2 μμ F
Dielektrizitätskonstante der Markscheide	5,4
Spezifischer Widerstand der Markscheide	800 MegΩ cm
Widerstand der Markscheide je Längeneinheit	40 MegΩ cm
Widerstand der Markscheide je Oberflächeneinheit	0,16 MegΩ/cm²
Widerstand der Markscheide eines Internodiums	200 MegΩ
Widerstand eines Knotens	80 MegΩ
Widerstand der nodalen Membran je Oberflächeneinheit[1]	18 MegΩ
Kapazität eines Knotens	0,6 μμ F
Kapazität der nodalen Membran je Oberflächeneinheit	2,7 μ F/cm²
Längswiderstand des Axons	140 MegΩ cm
Längswiderstand eines Internodiums	28 MegΩ
Maximale Stromdichte am Knoten	20 mA/cm²

Das Problem

Eine markhaltige Nervenfaser vom Frosch leitet bei 20° C etwa mit 25 m/sec. Die Länge der Internodien einer solchen Faser l ist dem Faserdurchmesser proportional, so daß gilt:

$$l/D = 0{,}2; \qquad l \text{ in mm, } D \text{ in } \mu$$

wie TASAKI, ISHII und ITO (1943) fanden. Eine Faser von 12,5 μ hat daher eine Internodallänge von 2,5 mm und der Erregungsimpuls braucht ziemlich genau 0,1 msec von einem Knoten zum nächsten. Die Messung der Leitungsgeschwindigkeit ist heute technisch an einzelnen Nervenfasern möglich, wie Abb. 85 in einem Versuch von H. CHR. LÜTTGAU zeigt. Die Frage lautet aber, ist es möglich, die sprunghafte Ausbreitung der Erregung von einem Knoten zum nächsten quantitativ zu erfassen? Ist es möglich, mit einer Elektrode von eng umschriebenen Bezirken an einer Nervenfaser elektrisch so abzuleiten, daß auch zeitliche und räumliche Diskontinuitäten exakt meßbar werden.

Betrachtet man das Internodium (Abb. 86) mit Axon, Knoten K_1, Knoten K_2 und Außenmedium (vom Axon durch die Markscheide gut isoliert) als einen geschlossenen Stromkreis, so fließt der Hauptstrom vom Knoten K_1 durch das Axon zum Knoten K_2, von dort nach außen, wobei er die nodale Membran depolarisiert und zurück zum erregten Knoten K_1, wo er mit dem mächtigen Einstrom der Natrium-Ionen nach innen fließt. Kleine Nebenschluß-Strömchen gehen außerdem unterwegs durch die Markscheide ab. Nach 0,1 msec kommt

[1] Unter Annahme einer Einschnurung des Axons auf $^1/_2$ und eine Breite des Spaltraumes zwischen den Internodien von 1 μ.

es bei K_2 zur Erregung, und jetzt wiederholt sich dasselbe im nächsten Internodium I_2.

Wäre die Fortpflanzung der Erregung kontinuierlich, so mußte eine Gerade als Funktion zwischen Zeitabstand des Aktions*stromes* und Distanz entlang der

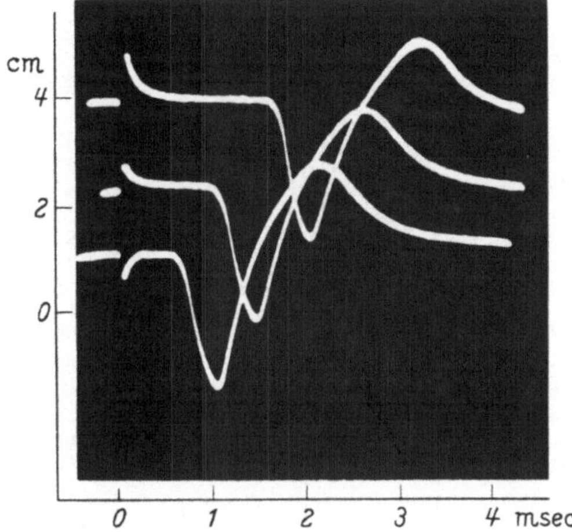

Abb. 85. Beispiel der Messung der Leitungsgeschwindigkeit der Erregung in einer einzelnen, markhaltigen Nervenfaser (Aufnahme von H. CHR. LÜTTGAU) Von 2 Ranvier-Knoten einer Einzelfaser wird abgeleitet und registriert. Am Nervenstamm wurde der Reiz an 3 verschiedenen Stellen gesetzt. Je größer die Entfernung war, desto später trat die Erregung an den Knoten ein. Die Leitungsgeschwindigkeit ist 24 m/sec bei 19° C. Ordinate. Abstand Reizort-Ableitstelle in cm; Abszisse Zeit in msec

Faser gefunden werden, deren Steigung die Leitungsgeschwindigkeit v angibt. Ist die Fortpflanzung aber saltatorisch, so muß eine Treppenkurve in Sprüngen von 0,1 msec gefunden werden, deren „Steigung" ebenfalls der Leitungsgeschwindigkeit v entspricht (1. Postulat) (Abb. 87).

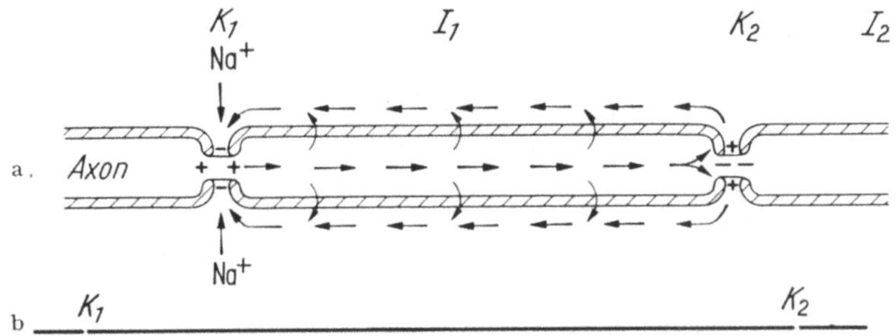

Abb 86 a u b a Schematische, aber maßstablich falsche Zeichnung des Internodiums und des Stromverlaufes. Beim Knoten K_1 fließt bei Erregung Na ein; auf der Höhe des Aktionspotentials dominiert der Einwartsstrom. Strömchen fließen durch das Axon zum nächsten Knoten und erzeugen dort eine Depolarisation und damit einen Auswärtsstrom Obwohl die Markscheide gut isoliert, treten doch auch Verluste im Internodium auf Der am benachbarten Knoten K_2 wirksame Strom hat normalerweise 5fache Schwellenstromstärke, d h. der Sicherheitsfaktor für die Leitung ist 5. — b Im unteren Teil der Abbildung ist das richtige Verhältnis zwischen Durchmesser und Länge der internodalen Strecke gezeichnet

An der nodalen Membran K_2 wird unter der Einwirkung der Erregung bei K_1 das Membranpotential verringert bis die Reizschwelle erreicht ist; dann folgt der Einwartsstrom, der vom Überschuß der einfließenden Na-Ionen herrührt. Der durch die Membran fließende Strom kippt somit bei Erregung in der Richtung um. Wenn nur an den Knoten, im Internodium aber nirgends, Erregung gebildet wird, darf es dort *nicht* zu einem lokalen Umkippen der Stromrichtung kommen (2. Postulat). Unterbricht man die Stromleitung

„außen“, so muß es so lange zu einem Unterbruch der Erregungsleitung kommen, bis die Verbindung mit einem Knoten wieder elektrisch leitend hergestellt ist (3. Postulat).

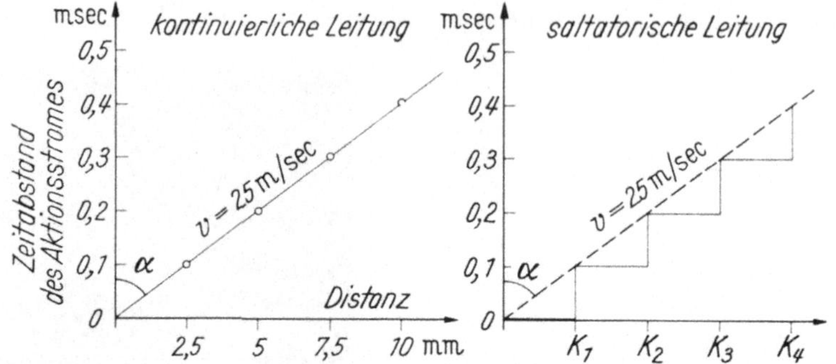

Abb. 87. Schematische Darstellung des Unterschiedes zwischen kontinuierlicher und saltatorischer Leitung. Ordinate: zeitliche Verzogerung der Erregung Abszisse Abstand der Ableitstelle vom Reizort. Bei kontinuierlicher Leitung entsteht eine Gerade, deren „Neigung“ die Leitungsgeschwindigkeit gibt. Bei saltatorischer Leitung entsteht eine Treppe, deren „Neigung“ auch die Leitungsgeschwindigkeit ist, deren „Stufen“ aber vom Abstand der Knoten abhangt. (Zur Berechnung der Leitungsgeschwindigkeit muß tg α genommen werden)

Das Beweismaterial

Der strenge Nachweis der saltatorischen Leitung der Erregung war in erster Linie ein technisches Problem. Mit der Einführung der Trennwand-

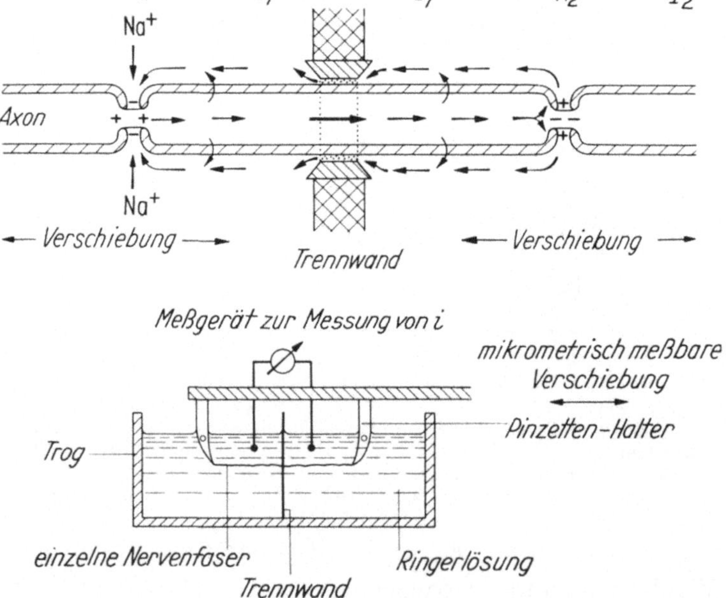

Abb. 88. Schematische Darstellung des Verfahrens von HUXLEY u. STAMPFLI (1949a u b) Die isolierte Nervenfaser wird in einem Bad von Ringerlosung durch die feine Offnung einer Trennwand gezogen und zu beiden Seiten mit Pinzetten gefaßt, die mit einem Verschiebe-Balken verbunden, eine mikrometrisch meßbare Verschiebung der Faser gegenuber der Trennwand erlauben In der Offnung der Trennwand, deren ringformiger Querschnitt so klein ist, daß ein sehr hoher elektrischer Widerstand entsteht, fließt der gleiche Strom wie im Inneren der Einzelfaser, aber in umgekehrter Richtung Durch Verschiebung der Faser kann in mehreren Internodien und an verschiedenen Stellen der Aktionsstrom gemessen werden, nur nicht direkt am Knoten, wenn er in die Trennwand gelangt

methode durch HUXLEY und STAMPFLI von 1948 an wurde es ihnen mit einem Mal möglich, eine einzelne Nervenfaser wahlweise auf ihrer ganzen Länge elektrisch abzugreifen. Abb. 88 zeigt das Prinzip. Wird eine markhaltige Nervenfaser durch das enge Loch in der Trennwand gezogen, dann bildet sich an dieser Stelle ein Flüssigkeitsring, dessen Widerstand um so höher ist, je näher der Durchmesser des Loches dem Faserdurchmesser kommt. Der durch den relativ hochohmigen Flüssigkeitsring fließende Strom i ist gleich groß, aber in der Richtung umgekehrt, wie der im Axon an dieser Stelle fließende Strom i. Mißt man die Potentialdifferenz an den beiden Seiten der Trennwand, so ist sie gleich $R \cdot i$, wenn R den Widerstand des Flüssigkeitsringes angibt. (Den Spannungsabfall in den beiden mit Ringerlösung gefüllten Trögen darf man vernachlässigen.) Die Nervenfaser wird an 2 Haltern so bewegt, daß sie mikrometrisch meßbar durch das Loch hin- und hergeschoben werden kann, so daß der Strom i, sein zeitliches Auftreten auf der ganzen Länge der Faser und seine Form an jeder Stelle beobachtet werden kann. Abb. 89 zeigt die Registrierung der Aktionsströme i über 6 verschiedene Internodien (HUXLEY u. STAMPFLI 1949 a u. b). Der Erregungsimpuls breitet sich von unten nach oben aus und es ist deutlich zu sehen, daß ein Zeitsprung jeweils bei Eintritt in das nächste Internodium auftritt. Abb. 90 zeigt die Auswertung des Zeitsprunges in Abhängigkeit von der Distanz und HUXLEY und STAMPFLI konnten m. E. als erste sehr überzeugend dartun, daß eine „Treppe“ besteht (Erfüllung des 1. Postulates).

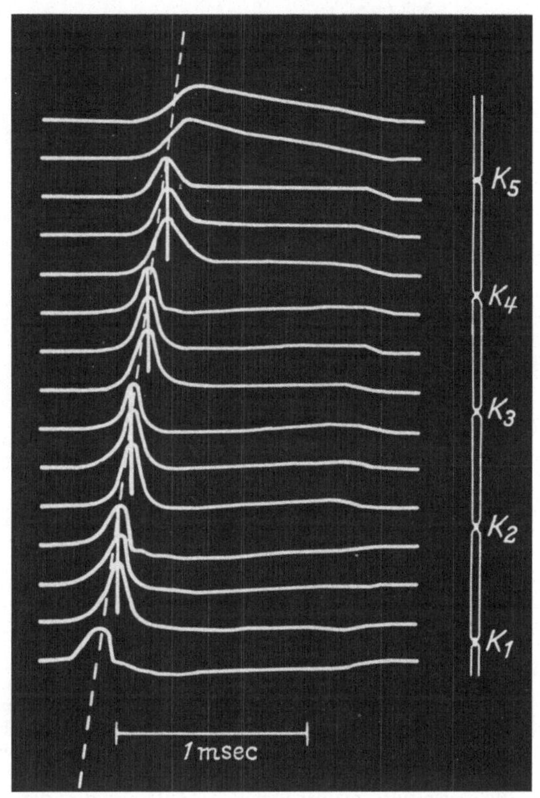

Abb. 89. Registrierung des Aktionsstromes in 6 verschiedenen Internodien (über 5 Knoten K_1—K_5) nach HUXLEY und STAMPFLI (1949 a). Wurde die Erregung kontinuierlich geleitet, so mußten die Spitzen des Aktionsstromes auf der gestrichelt eingezeichneten Geraden liegen. Innerhalb eines Internodiums ist der Aktionsstrom aber immer synchron und springt dann zeitlich, wenn ein Internodium nach dem anderen durch die Abgreifstelle (Trennwand) kommt.

Verschiebt man die Trennwand sehr wenig, dann ist die graphisch ermittelte Differenz der gemessenen Längsströme gleich dem Strom, der im Zwischenraum vom Axon durch die Markscheide nach außen geflossen ist oder am Knoten gleich dem nodalen Membranstrom. Im Internodium wurden immer nur passive Auswärtsströme registriert, es findet also keine Erregung statt. Am Knoten dagegen folgt auf den passiven Auswärtsstrom ein Einwärtsstrom,

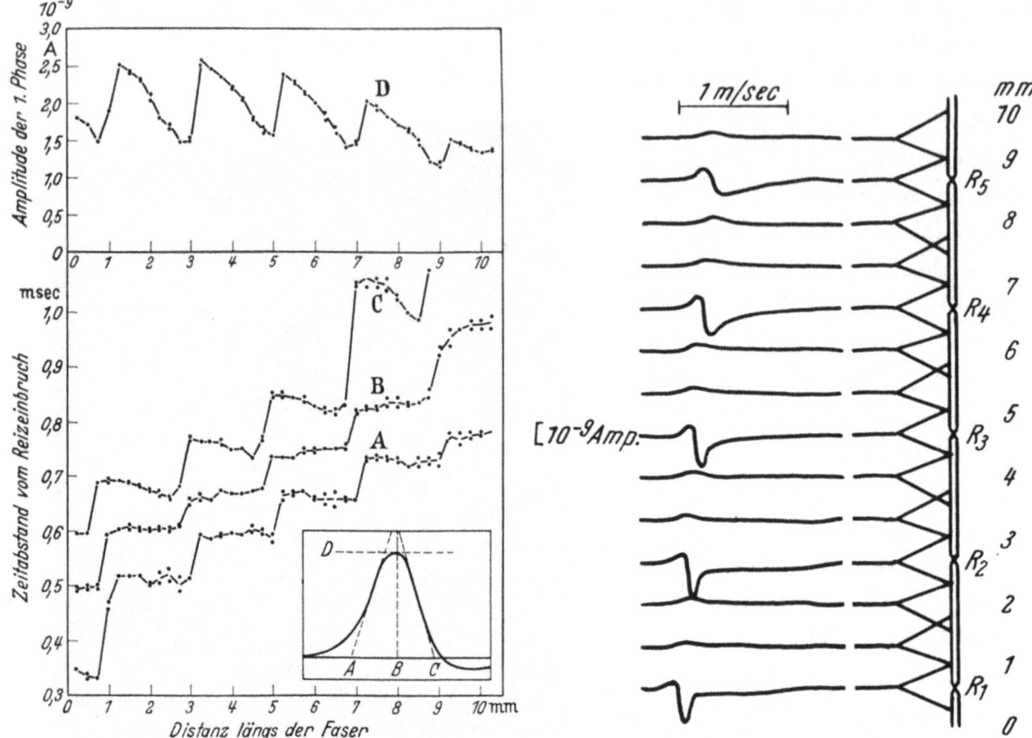

Abb. 90. Auswertung der Registrierungen von HUXLEY u. STAMPFLI (1949a). Drei Stellen des Verlaufes des Aktionsstromes wurden zur Messung genommen A die Stelle der großten Anstiegssteilheit, B die Stelle des Gipfels, C die Stelle der großten Abfallsteilheit. Tragt man die Meßwerte auf, mit der Ordinate Zeitabstand vom Reiz; Abszisse: Distanz langs der Faser, so entsteht in allen 3 Fallen eine Treppenkurve, deren Stufen den Abstanden der Knoten entsprechen. Im oberen Teil der Abbildungen sind die Amplituden der Aktionsstrome gezeichnet, die bei der Passage jedes Knotens wieder heraufschnellen. Dadurch wird die Leitung auf große Abstande „dekrementlos"

Abb. 91. Der Membranstrom in einer Einzelfaser, nach HUXLEY u. STAMPFLI (1949a u. b). Rechts ist schematisch die Lage der Knoten und Internodien markiert. Ist der Strom an 2 verschiedenen Registrierstellen nicht gleich groß, dann ist die Stromdifferenz zwischen den beiden Stellen der Strom, der dort durch die Markscheide oder die nodale Membran aus- oder eingeflossen ist. Dieser Differenzstrom ist der Membranstrom. Im Internodium fließt nur ein kleiner Auswartsstrom bei Erregung (Ausschlag nach oben). An den Ranvier-Knoten dagegen kommt es nach dem reizenden Auswartsstrom zu einem starken, „aktiven" Einwartsstrom, der mit der neugebildeten Erregung gekoppelt ist und deutlich zeigt, daß nur an den Knoten Erregungen entstehen

bevor das Aktionspotential sein Maximum erreicht (Abb. 91). Nur an den Knoten wurde in diesen Versuchen Erregung beobachtet (Erfüllung des 2. Postulates).

TASAKI (1939a) hat durch Brückenisolatoren (vgl. S. 71) 3 Internodien mit 2 Knoten elektrisch von den anderen Faserabschnitten abgetrennt und diese Knoten K_2 und K_3 mit 0,5 % Urethan-Ringer narkotisiert. (Urethan ändert den Widerstand der nodalen Membran nur sehr wenig.) Der Erregungsimpuls springt über beide unerregbaren Knoten K_2 und K_3 auf den nächsten normalen Knoten. Verbindet man aber den mittleren Trog mit einer elektrisch leitenden

Flüssigkeitsbrücke mit den Knoten K_1 und K_4, dann hört die Leitung auf und es entsteht Block (Abb. 92). Solange der Widerstand durch den Luftspalt zwischen K_1 und K_2 bzw. K_3 groß ist, fließt genügend Längsstrom, um durch Depolarisation K_4 zu reizen. Wird dagegen kurzgeschlossen, so fließt der größere

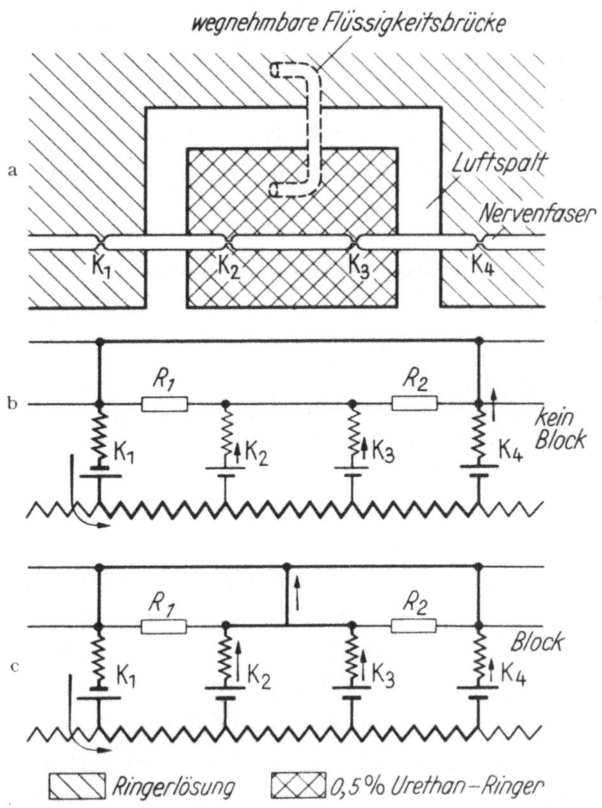

Abb. 92 a—c. TASAKIS Versuch zum Nachweis der Stromkreise bei saltatorischer Erregungsleitung (TASAKI 1939c, modifiziert nach STAMPFLI 1952a). Die Einzelfaser liegt mit ihren 4 Ranvier-Knoten K_1, K_2, K_3, K_4 so über 2 Luftspalten, daß K_2 und K_3 in einem mittleren Flüssigkeitstrog elektrisch und in bezug auf Badelösung weitgehend isoliert sind. Sie werden mit Urethan narkotisiert. Solange keine Flüssigkeitsbrücke angelegt wird, springt die Erregung von K_1 auf K_4, denn der Strom fließt im Axon bis K_4; dort findet eine Depolarisation am Knoten statt, die als Reiz wirkt und der Rückfluß erfolgt über den äußeren Stromkreis auf der mit Flüssigkeit überschütteten Unterlage. Sobald aber die Flüssigkeitsbrücke angelegt wird, fließt der größte Teil des Stromes bei K_2 und K_3 aus, ohne reizen zu können wegen der Narkose, und K_4 wird nicht mehr erregt. Die Pfeile im elektrischen Ersatzschema geben durch ihre Größe ungefähr an, wieviel Strom in den einzelnen Abschnitten bei diesem Versuch fließt.

Teil des Auswärtsstromes durch K_2 und K_3, aber ohne zu reizen, da die Knoten ja narkotisiert sind und für K_4 ist die Stromstärke nicht mehr ausreichend. Dieses elegante Experiment von TASAKI hat schon 1939 das 3. Postulat erfüllt. Es wurde von HUXLEY und STAMPFLI (1949) durch einen sehr einfachen Versuch erweitert. Legt man eine Einzelfaser so über einen Luftspalt (vgl. Abb. 93), daß nur das Internodium eintrocknet, so findet Unterbruch der Leitung statt. Überbrückt man den Luftspalt mit einem Leiter, so wird die Außenleitung wieder hergestellt und der Block verschwindet. FRANKENHAEUSER und SCHNEIDER (1951) haben diesen Versuch wiederholt und bestätigt, während TASAKI gewisse Bedenken hat, über die STÄMPFLI (1952a) eingehend berichtete[1].

Seither hat nun STÄMPFLI die Technik der Unterbrechung der äußeren Stromleitung sehr viel weiter ausgebaut durch sein Saccharose-Trennwand-Verfahren (vgl. S. 68 und S. 232). Damit ist auch über das 3. Postulat die Diskussion geschlossen, denn in Saccharose-Lösungen findet keine Schädigung des Internodiums statt, und es tritt so lange Block auf, als nicht durch Einführung eines äußeren elektrischen Leiters der Stromrückfluß zum erregten Knoten ermöglicht wird. Könnten in der Markscheide longitudinal merkliche

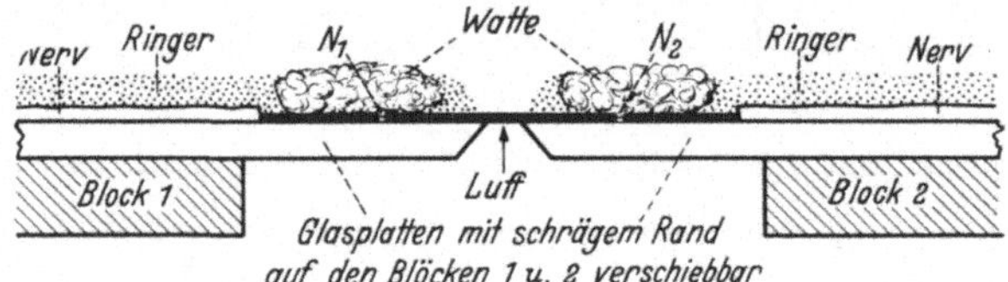

Abb. 93. Luftspaltmethode von STAMPFLI (1952a). Legt man eine Einzelfaser auf 2 zusammengeschobene Glasplatten, so daß ein Internodium auf die Trennlinie kommt, dann kann man durch vorsichtiges Auseinanderziehen einen Luftspalt schaffen und damit den Widerstand im äußeren Stromkreis so vergrößern, daß der erregte Knoten N_1 den Knoten N_2 nicht mehr genügend depolarisieren kann. Es entsteht Block der Leitung. Sobald man den Luftspalt elektrisch überbrückt, kann außen Strom fließen und die saltatorische Leitung kommt wieder in Gang

Ströme fließen, so wären diese Experimente gar nicht möglich (STÄMPFLI 1952b, 1954, 1956) (Erfüllung des 3. Postulates)[2].

Jetzt ist der Augenblick gekommen, vom Gegner der saltatorischen Theorie, von LORENTE DE NÓ, zu sprechen. Wie immer in der Wissenschaft, sind Kontroversen sehr fruchtbar, denn sie spornen beide Parteien zu vermehrter Forschung und Sicherung ihrer Auffassungen an. LORENTE DE NÓ hat zwar die Stichhaltigkeit der von TASAKI, HUXLEY und STÄMPFLI vorgebrachten Befunde 1949 anerkannt, aber die saltatorische Leitung als ein Kunstprodukt bezeichnet, das sich, verursacht durch die Präparation und Isolierung der einzelnen Nervenfaser, unter unphysiologischen Bedingungen einstelle und in vivo nicht existiert (Colloques internationaux XXII, Paris 1949). Er stützte seine Argumentation auf die Beobachtung, daß isolierte Nervenfasern in vitro nur am Knoten Methylenblau aufnehmen, welches anschließend bei Anfärbung der unmittelbar benachbarten Bezirke des Axons das Ranviersche Kreuz zeigt, während bei Injektion des Farbstoffes in den Rückenlymphsack des Frosches nach wenigen Minuten schon im Nerven einzelne Fasern sichtbar werden, die eine durchgängig blaue Farbe des Axons, ohne jede Differenzierung des

[1] Wir bezeichnen die Ranvier-Knoten allgemein mit K. Abb. 91 und Abb. 93 wurden aus anderen Publikationen unverändert übernommen. So kommt es, daß in diesen Abbildungen die Knoten einmal mit R und einmal mit N bezeichnet sind. Der Leser möge dies verständnisvoll entschuldigen.

[2] Diese Versuche beweisen, daß die Leitung durch lokale Strömchen erfolgt und daß der Längswiderstand des Myelins sehr hoch ist. Sie können aber nicht als entscheidende Beweisstücke für oder gegen die saltatorische Leitungstheorie herangezogen werden.

Knotens zeigen. Das Argument: in vivo ist der Knoten kein singulärer Punkt, in vitro scheint er es zu werden!

STÄMPFLI und ZOTTERMAN (1951) haben sich daran gemacht, dieses Argument zu entkräften, indem sie am intakten Hautnerven des Frosches gearbeitet haben. Abb. 94 zeigt die von ihnen verwendete Anordnung. Die Rückenhaut eines Frosches mit dazugehörigem Nerv (N. dorso-cutaneus) wird

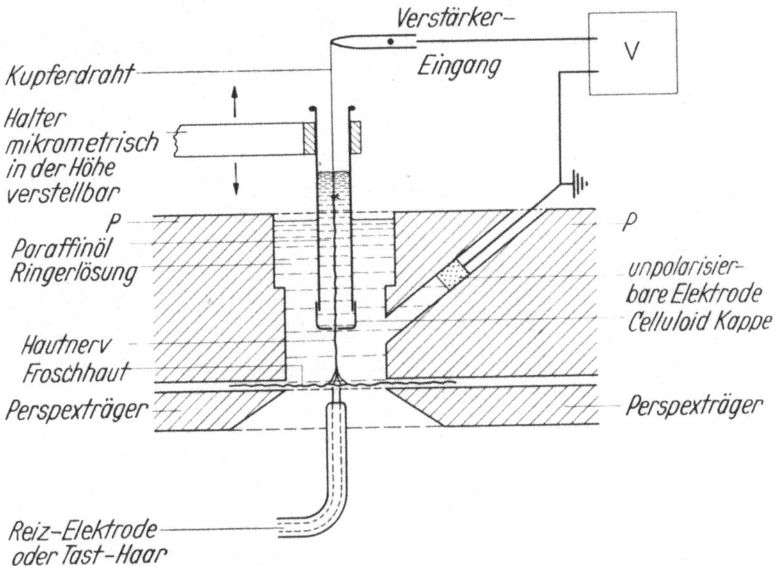

Abb. 94. Vorrichtung zur Messung der saltatorischen Leitung am intakten Nerven, nach STÄMPFLI u. ZOTTERMAN (1951). Die von den Ästen des Nervus dorso-cutaneus innervierte Hautpartie des Frosches wird mit einem Nervenast präpariert und so zwischen 2 Perspexplatten P eingeklemmt, daß das Innervationsgebiet von außen mit einer Elektrode oder einem Reizhaar gereizt werden konnte. Der Nerv wird intakt durch eine feine Öffnung in der Celluloidhülse in ein mit Paraffinöl gefülltes Glasrohr gezogen, an einem Kupferdraht befestigt und mit dem Eingang des Verstärkers leitend verbunden. Die zweite Ableitelektrode ist die Grenzschicht zwischen Paraffinöl und Ringerlösung, die mit niedrigem Widerstand über eine unpolarisierbare Elektrode ebenfalls mit dem Verstärker verbunden ist. Das Glasrohr mit Paraffin ist mit einem Mikro-Trieb fest verbunden, mit dem es meßbar gesenkt oder gehoben wird, womit sich die Grenzschicht Paraffin-Ringerlösung kontinuierlich auf der Faser verschiebt

zwischen 2 Plexiglasblöcken so montiert, daß von unten mit einem Tasthaar oder einer Elektrode ein Reiz gesetzt wird, der über den Receptor zu Nervenimpulsen Anlaß gibt, die im unverletzten sensorischen Nerv zentralwärts geleitet werden. Hat man Glück, so wird nur ein Receptor und eine Nervenfaser gereizt. Der Forderung, physiologische Verhältnisse zu schaffen, ist entsprochen. Der Nervenstamm wird durch die aus der Abbildung ersichtliche Anordnung bezüglich der Aktionspotentiale in variabler, mit Mikro-Manipulator einstellbarer Höhe abgegriffen. Die Kurve der Steilheiten des Aktionspotentials (Abb. 95) zeigt scharfe Maxima in Abständen von 1,5 mm, was der internodalen Distanz in diesem Nerven entspricht. Also auch am intakten Nerven ist die Leitung saltatorisch. FRANKENHAEUSER (1952a) hat unabhängig ebenfalls am intakten Nervenstamm gearbeitet und einen nach innen fließenden Strom immer in regelmäßigen Abständen gefunden, die der Internodallänge der verwendeten Fasern entsprechen. LAPORTE (1950, 1951) dagegen schloß aus seinen Versuchen, daß markhaltige Fasern kontinuierlich leiten, und zu einem ähnlichen Ergebnis kam ROSENBLUETH (1953). Die Versuchsanordnungen der beiden Autoren können aber aus technischen Gründen, deren Erörterung hier zu weit führen würde, nicht als einwandfrei angesprochen werden. Die Deutung, die sie somit ihren Versuchen geben, ist nicht stichhaltig.

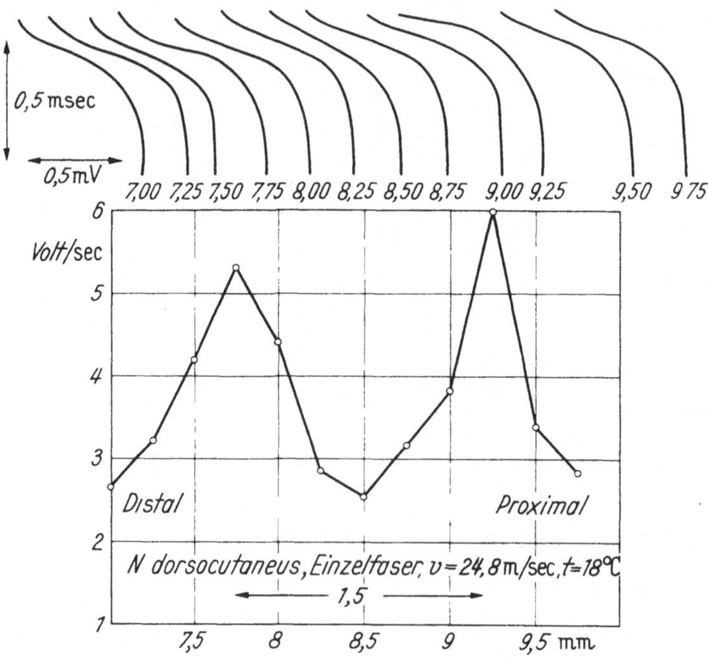

Abb. 95. Ergebnisse der Versuche von STAMPFLI u. ZOTTERMAN (1951). Im oberen Teil sind die registrierten Anstiegspartien der Aktionspotentiale an verschiedenen Stellen des intakten Nervenstammes aufgezeichnet. Im unteren Teil der Abbildung die Auswertung. Ordinate Anstiegssteilheit. Abszisse: Abstand der Angriffstelle auf dem intakten Nervenstamm. — Die beiden Maxima entsprechen der Lage von je 2 Ranvier-Knoten einer Einzelfaser, die isoliert von der Haut aus durch Reizung eines Receptors in Aktivität versetzt wurde

Die Tunnelhypothese

Könnte es nicht so sein, daß die Erregung im markhaltigen Nerven zwar kontinuierlich über das Axon läuft, aber nur an den Knoten elektrisch feststellbar ist, so als ob sie im Tunnel des Internodiums verborgen wäre? Ein Beobachter in einem Ruderschiff auf dem Vierwaldstätter See könnte bei der Beobachtung des Gotthardschnellzuges in den Fels-Tunnels der Axenfluh auf den ausgefallenen Gedanken kommen, der Zug eile „saltatorisch" von Brunnen nach Flüelen. Dieser Gedanke ist als Tunnelhypothese bezeichnet worden (SCHNEIDER 1950). Ihre Widerlegung gibt Anlaß, eine weitere Reihe von sehr schönen Experimenten zu besprechen, die direkt und indirekt unsere Kenntnisse über den saltatorischen Leitungsmechanismus gefördert haben. In diesem Sinne kommt der Tunnelhypothese, auch wenn sie widerlegt ist, eine besondere Bedeutung zu.

Die Beobachtung, daß die markhaltige Nervenfaser nur am Knoten durch einen Reiz erregt werden kann, war die früheste Feststellung der singulären

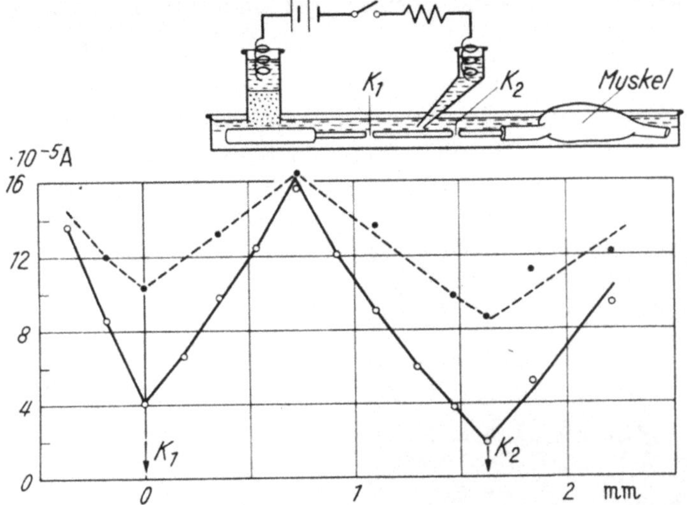

Abb. 96. Bestimmung der Reizschwelle an einer isolierten Einzelfaser in Abhängigkeit vom Reizort, nach TASAKI (1953). Die Einzelfaser wird in einen sehr flachen Ringer-Tümpel gebracht und mit einer feinen, unpolarisierbaren Elektrode, die längs verschoben werden kann, gereizt. Die Reizschwelle sinkt am Knoten zu ganz niedrigen Werten und erreicht in der Mitte des Internodiums jeweils ein Maximum. Die ausgezogene Linie gibt die Versuche bei kathodischer Reizung, die gestrichelte Linie bei Stromumkehr

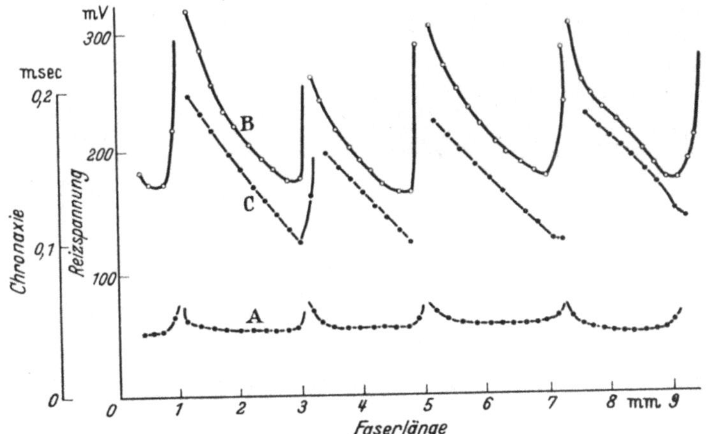

Abb. 97. Verteilung von Rheobase und Chronaxie auf einer markhaltigen Einzelfaser, nach HODLER, STÄMPFLI u. TASAKI (1952). Mit der Methode der durch ein feines Loch in einer Trennwand durchgefädelten Nervenfaser (vgl. Abb. 88) wird die Reizschwelle für einen langdauernden Reiz (A) von 5 msec Dauer, für einen Reiz von 0,05 msec Dauer (B) ermittelt. Da immer nur die kathodische Seite der Trennwand Reizort ist, fallen die Kurven bei Annäherung an den Knoten ab, um nach Passieren desselben auf den höchsten Wert anzusteigen (maximale Entfernung vom nächsten Knoten). Die Chronaxie (C) fällt ebenfalls beinahe auf die Hälfte bei Annäherung an den Knoten. Für den langdauernden Reiz ist die verteilte Kapazität und der Widerstand längs des Internodiums zu klein, um sich deutlich bemerkbar zu machen. Man beachte die doppelte Ordinate mV für A u. B, Zeit in msec für C

Rolle des Knotens (TASAKI 1939a). Abb. 96 zeigt eine Kurve der Schwellenwerte einer Einzelfaser mit einer Mikroelektrode von 0,1 mm Öffnung und Stromstößen von 0,5 sec Dauer abgegriffen (nach TASAKI 1953). Die Schwelle ist am Knoten am niedrigsten, steigt bis zur Mitte des Internodiums auf das 4fache und sinkt bis zum nächsten Knoten wieder ab. Damit ist das Verhalten der Rheobase gezeigt. Wie steht es mit der 2. charakteristischen Größe: der *Chronaxie* oder *Kennzeit*? Sie ist von HODLER, STÄMPFLI und TASAKI (1952) mit der Trennwandmethode untersucht worden (Abb. 97). Je weiter sich die kathodische Seite der Trennwand vom Knoten entfernt, desto größer wird die Chronaxie oder Kennzeit, die am getrennten Maßstab abzulesen ist. Überschreitet die Trennwand den nächsten Knoten, so beginnt das Spiel von neuem.

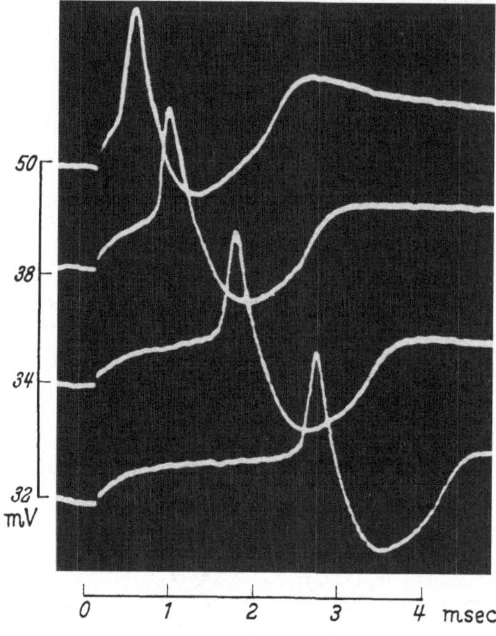

Abb. 98. Abhängigkeit der Latenzzeit eines Knotens von der Reizstärke (Aufnahme von H. CHR. LÜTTGAU). Binodale Aktionspotentiale wurden, durch direkte Reizung, in nächster Nachbarschaft der Reizstelle registriert. Hat der Reiz Schwellenstärke, so ist die Latenzzeit bis zum Eintritt der Erregung sehr stark von der Stärke des Reizes abhängig. Die zunehmende Steilheit der Latenzzeit Reizstärken-Kurve ist aus diesen 4 Registrierungen, die bei offener Kamera nacheinander gewonnen wurden, sehr deutlich zu sehen. Die Reizstärke war 32, 34, 38 und 50 mV

Am Knoten gemessen ist die Kennzeit nur halb so groß wie dann, wenn die Elektrode eine Internodallänge entfernt ist. Die charakteristischen Größen Rheobase und Chronaxie gelten somit streng nur für den Knoten und alle Bestimmungsmethoden, die nicht direkt am Knoten zu messen gestatten, können nur relative Werte liefern.

Wie steht es mit der *Latenzzeit*? Sie ist ja in charakteristischer Weise umgekehrt proportional zur Reizstärke. Abb. 98 von H. CHR. LÜTTGAU zeigt die Abhängigkeit der Latenzzeit des binodalen Aktionspotentials von der Reizstärke in der Registrierung auf dem Schirm des Oszillographen und Abb. 99 bringt die Resultate von HODLER, STÄMPFLI und TASAKI (1952). Im Gegensatz zu den Verhältnissen bei markarmen Nerven (vgl. Einsatz), wo unabhängig von der Lage der Reizelektrode immer die gleiche Kurve für die Beziehung Reizstärke/Latenz gefunden wird, sind die Verhältnisse beim markhaltigen Nerven ganz anders! Die Kurve ist verschieden, je nachdem, ob nahe am Knoten oder fern gereizt wird. Wie kommt es zu dieser Verzögerung? Im geschlossenen und ohmisch und kapazitiv geshunteten Stromkreis: —Trennwand—Knoten K_1—Axon—Knoten K_2—+Trennwand wurde durch den Reiz an der Trennwand eine Potentialdifferenz erzeugt, die einen Stromfluß im genannten Stromkreis erzeugt. Diese Potentialdifferenz konnte sich aber wegen der verteilten Kapazitat des Stromkreises nur verzögert bis zum nächsten Knoten K_1 ausbreiten, und es kommt zu einer Verlängerung der Latenz, die durch die Leitungszeit der Potentialwelle im Internodium verursacht ist. Für die

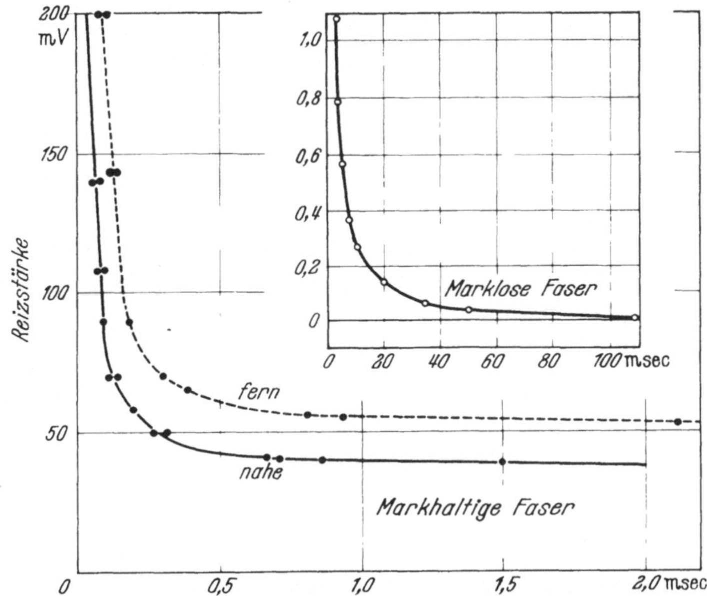

Abb. 99 Abhängigkeit der Latenzzeit von der Reizstarke bei markhaltigen Nerven und Riesen-Nervenfasern (modifiziert nach HODGKIN und nach STAMPFLI). Der hyperbelartige steile Anstieg der Verkurzung der Latenzzeit, bei Vergroßerung der Reizstarke, war schon aus Abb. 98 ersichtlich und ist in dieser Abbildung in Kurvenform wiedergegeben. In anderem Zeitmaßstab gilt die gleiche Beziehung auch fur die marklose Riesen-Nervenfaser — Bei der markhaltigen Nervenfaser kommt es aber sehr darauf an, ob fern oder nahe vom Ranvier-Knoten gereizt wird Die verteilte Kapazitat und der Widerstand im Internodium bedingen eine Verschiebung der Kurve, die nur dadurch erklart werden kann, daß der Knoten die einzige erregbare Stelle beim markhaltigen Nerven ist

Erregung des Knotens ist eben nicht der Strom, sondern die Spannung maßgebend, und sie breitet sich verlangsamt über das Internodium aus.

Diskontinuitäten sind charakteristisch für die saltatorische Leitung. Der Aktionsstrom zeigt, wie wir gesehen haben, eine zeitliche Diskontinuität (Abb. 89) und eine räumliche Diskontinuität (Treppenkurve, Abb. 90). Am Aktionspotential dagegen kann nur die räumliche Diskontinuität der Steilheit (Abb. 95) beobachtet werden. Zeitliche Diskontinuitaten sind deshalb nicht feststellbar, weil vor allem die verteilte Kapazität der Markscheide eine Verzögerung und damit eine beinahe kontinuierliche Ausbreitung bedingt. Trotz kontinuierlichem Lauf der Potentialwelle im markhaltigen Nerven erfolgt die Leitung der Erregung aber sprunghaft von Knoten zu Knoten.

Soweit konnten die Versuche noch zur Verfechtung einer Tunnelhypothese herangezogen werden. Nicht aber die folgenden: TASAKI und TAKEUCHI (1942)

haben in einem Versuch 3 isolierte Knoten K_1, K_2, K_3 studiert. K_2 wurde durch Anelektrotonus gerade so unerregbar gemacht, daß er von K_1 aus nicht erregt werden konnte, so daß die Erregung K_2 bis auf K_3 übersprang. Sobald K_3 erregt wurde, entstand aber durch die summierte Wirkung der Aktionspotentiale K_1+K_3 ein genügend starker Reiz, und K_2 wurde erregt. Es entstand die zeitliche Reihenfolge K_1, K_3, K_2, also ein „Zurückspringen" der Erregung. Hier versagt die Tunnelhypothese!

STÄMPFLI hat mit der Saccharose-Trennwand eine Möglichkeit geschaffen, den Außenstrom ohne Schaffung sehr unphysiologischer Bedingungen zu unterdrücken. Depolarisiert man jetzt einen Knoten, z. B. K_2, so ist zwischen K_2 und K_1 das Ruhepotential fast voll meßbar. Fände ein nur irgendwie wesentlicher Stromfluß durch die Markscheide in der Längsrichtung von K_1 nach K_2 statt, so müßte das Ruhepotential in K_1 bald zusammenbrechen, was aber nie der Fall ist. Ja noch mehr! Die Kompensationsmethode von HUXLEY und STÄMPFLI (1951) hat gezeigt, daß es nicht einmal nötig ist, den Außenwiderstand zu erhöhen, sondern daß es genügt, außen eine kompensatorische E.M.K. anzulegen, um das Ruhepotential zu kompensieren und den Strom außen auf Null zu bringen. Bestünden nur geringe Kurzschlüsse im Inneren des Internodiums in Längsrichtung, dann wäre die Methode gar nicht durchführbar. Die elektrischen Versuche sprechen also alle gegen eine Tunnelhypothese.

AUTRUM und SCHNEIDER (1950a, b) haben Kälteblock und Druckblock ins Feld geführt. Abkühlung des Internodiums sollte einen Block erzeugen, SCHNEIDER hat sich aber selbst im Laboratorium von FRANKENHAEUSER davon überzeugt (FRANKENHAEUSER u. SCHNEIDER 1951), daß ein Druckblock 3 Wirkungen haben kann: 1. Störung der erregbaren Struktur im Internodium (das würde zugunsten der Tunnelhypothese sprechen!). 2. Erhöhung des Längswiderstandes des Axons um das 5fache, so daß der Sicherheitsfaktor des Aktionspotentials für die Übertragung der Erregung von K_1 auf K_2 nicht mehr ausreicht. 3. Verminderung der Isolationseigenschaften der Markscheide und Depolarisation der Knoten durch Stromfluß durch diese Stelle. Ist die Erklärung 1 oder 2 richtig, so mußte das Aktionspotential von K_1 in der Anordnung von FRANKENHAEUSER und SCHNEIDER diphasisch werden, galt dagegen 3, so mußte es monophasisch sein. Das letztere war immer der Fall, so daß die Versuche mit Druckblock zugunsten der saltatorischen Theorie zu interpretieren sind. Beim Kälteblock wurden die Versuche von HODLER, STÄMPFLI und TASAKI (1952) nachgeprüft und sie fanden, daß streng lokalisierte Abkühlung des Internodiums keinen Leitungsunterbruch hervorruft, solange die Schnürringe K_1 und K_2 im Bereich des Sicherheitsfaktors arbeiten und durch den Eingriff nicht darüber hinaus geschädigt werden.

Die Tunnel-Hypothese darf heute als widerlegt gelten.

Indirekte Beweise und Folgerungen

Die Technik der Isolierung einzelner Nervenfasern hat es möglich gemacht, Bestrahlungsversuche mit Ultraviolettlicht unter eindeutigen Bedingungen durchzuführen. Die markhaltige Nervenfaser ist für Licht von einer Wellenlänge

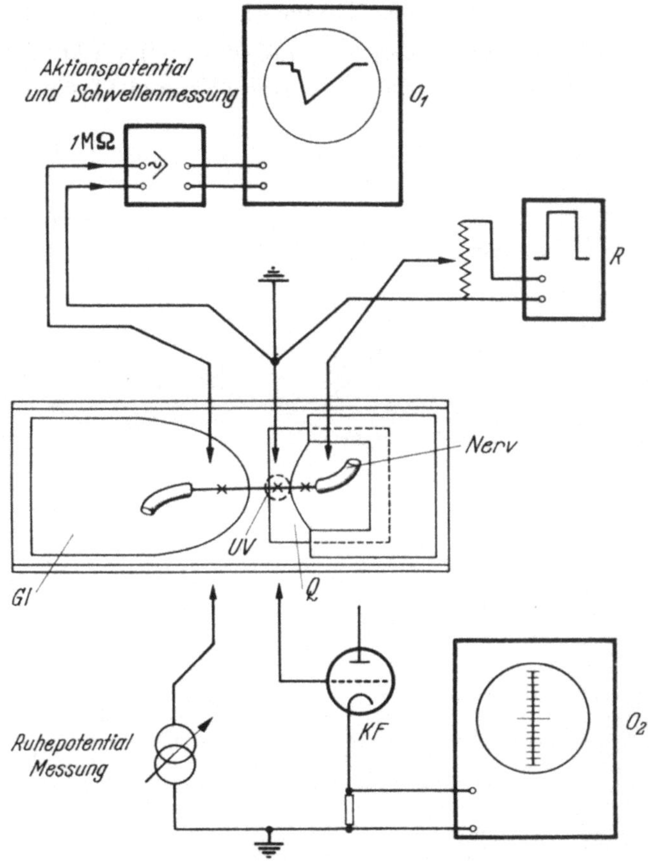

Abb. 100a. Anordnung zur Untersuchung der Wirkung der UV-Bestrahlung eines Ranvier-Knotens, nach LUTTGAU (1956). Die isolierte einzelne Nervenfaser wird so auf einen zwischen einer verschiebbaren Glasplatte *Gl* und einer Quarzplatte *Q* gebildeten Luftspalt gelegt, daß ein Knoten (×) auf die Quarzplatte zu liegen kommt und ein Internodium den Luftspalt uberbruckt. Dieser Knoten wird von unten mit einem sehr eng begrenzten Bundel von monochromatischem UV-Licht bestrahlt. Mit der Reizapparatur *R* werden rechteckige Reize kathodisch auf den bestrahlten Knoten gegeben, die Aktionspotentiale werden mit dem Oszillograph O_1 uber den Verstarker registriert und konnen auch zur Bestimmung der Reizschwelle dienen. Das Ruhepotential wird durch Kompensation mit einer geeichten Stromquelle uber den Kathodenfolger-Eingang (*KF*) mit dem Oszillographen O_2 gemessen

oberhalb 300 mμ unempfindlich, dagegen reagiert sie auf Licht kürzerer Wellenlänge äußerst stark. Schon bei der ersten Untersuchung (HUTTON 1944) fiel auf, daß in der Empfindlichkeit riesige Unterschiede zwischen dem Ranvier-Knoten und den Internodalpartien bestehen und daß diese verschiedenartigen Abschnitte bei isolierter Bestrahlung gegensatzlich reagieren. Bestrahlt man das Internodium, so sinkt zunächst die Reizschwelle an dem benachbarten (unbestrahlten!) Knoten. Dieses Absinken beruht auf einer elektrischen Depolarisation, verursacht durch die Abnahme des Widerstandes in der bestrahlten Internodalpartie (BOOTH, v. MURALT u. STÄMPFLI 1950). Die Bestrahlung des Knotens dagegen führt zu einer sofortigen, mit der Bestrahlungszeit und je nach Wellenlänge verschieden stark ausgeprägten linear ansteigenden Veränderung der Reizschwelle, zu einer Abnahme der Steilheit des Aktionsstromes im bestrahlten Knoten (LÜTTGAU 1956). Erst nach sehr langer Bestrahlung kommt es zu einer S-förmig verlaufenden Abnahme des Ruhepotentials und des Membranwiderstandes. Diese Versuche können im Sinne der

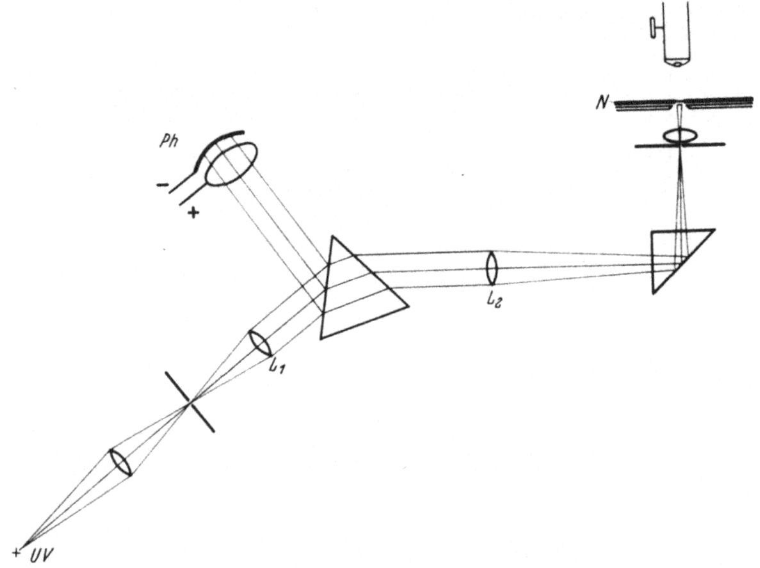

Abb. 100b. Vorrichtung zur Bestrahlung eines isolierten Ranvier-Knotens mit monochromatischem Ultraviolettlicht. Die UV-Lichtquelle wird auf einen feinen Eintrittsspalt abgebildet. Im Monochromator, der ein 60^0-Quarzprisma besitzt, wird nach Wahl eine bestimmte Wellenlange ausgesucht und durch den Austrittsspalt in den Quarzkondensor eines Mikroskopes gebracht. Durch diesen Kondensor wird ein stark verkleinertes monochromatisches Bild der Quarzlinse L_2 im Objekt erzeugt, und wenn der Ranvier-Knoten der Nervenfaser N in dieses Bild gebracht wird, erfolgt eine isolierte Bestrahlung der nodalen Membran, weil die Myelinschichten zu beiden Seiten so stark UV absorbieren, daß die auf das Axon einfallende Intensitat in den dem Knoten benachbarten Zonen viel zu gering ist. Die Strahlungsintensitat der Lampe wird mit einer Photozelle (*Ph*) in bezug auf Konstanz uberwacht (LUTTGAU 1956)

Ionentheorie so gedeutet werden, daß im Laufe der Bestrahlung der Na-Einwärtsstrom während der Erregung mit einer linearen Zeitkurve abnimmt, d. h. daß Na-Träger durch das kurzwellige UV-Licht in zunehmendem Maß unbrauchbar gemacht werden. (Es findet keine Erholung statt, so daß nicht von Inaktivierung gesprochen werden soll.) Abb. 100 zeigt die Anordnung, mit der LÜTTGAU am einzelnen Schnürring die Wirkung der eng umschriebenen monochromatischen Bestrahlung gemessen hat. Abb. 101 zeigt die Abnahme der Anstiegssteilheit als lineare Funktion der Bestrahlungszeit, für die Wellenlänge $\lambda = 280$ mμ. Bestrahlt man das Internodium mit der gleichen Strahlungs-Intensität, so bekommt man überhaupt keine Wirkung, auch nicht nach Stunden. Diese Versuche zeigen: 1. daß der Ranvier-Knoten sich in bezug auf UV-Empfindlichkeit ganz anders verhält als das Internodium (auch wenn berücksichtigt wird, daß das Myelin relativ stark UV-Licht absorbiert!);

2. daß durch das UV-Licht das Na-Transportsystem im Knoten meßbar photochemisch gestört wird und daß infolgedessen (indirekter Schluß) nur am Knoten Erregungen gebildet werden.

Berechnet man, um wieviel geringer der Einstrom von Natrium beim Vergleich einer markhaltigen mit einer marklosen Faser gleichen Durchmessers wird, durch die Aufteilung der erregbaren Zonen auf Knoten und die Einschaltung der lediglich passiv leitenden Internodien, so kommt man auf $^1/_{300}$ (HODGKIN 1951). Damit wird auch der Aufwand zum Herauspumpen des

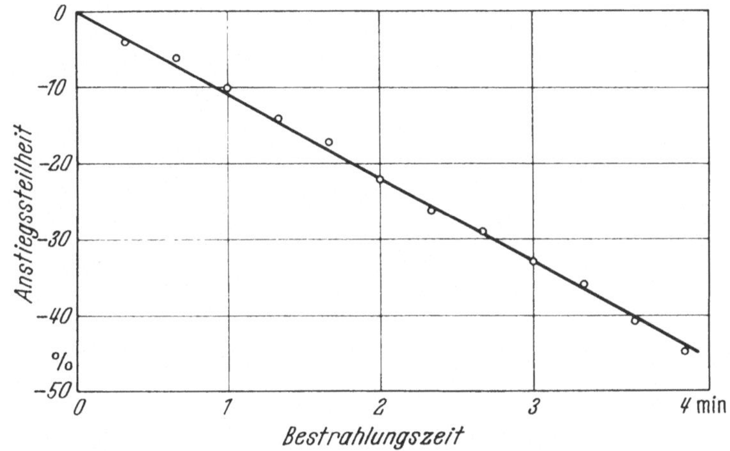

Abb. 101. Die Veränderung der Anstiegssteilheit des Aktionspotentials eines bestrahlten Knotens, nach LÜTTGAU (1956). Wird ein isolierter Knoten mit monochromatischem UV-Licht von $\lambda = 280$ mμ bestrahlt, so nimmt die Anstiegssteilheit des Aktionspotentials mit der Dauer der Bestrahlung linear und irreversibel ab. Bei Unterbruch der Bestrahlung bleibt der Prozeß stehen. Ordinate Abnahme der Anstiegssteilheit. Abszisse Bestrahlungszeit

Natriums reduziert und die calorischen Werte sind noch kleiner. Bedenkt man nun noch, daß die marklose Faser, um gleich schnell leiten zu können, je nach Myelinisation einen 10—70mal größeren Durchmesser aufweisen muß, so wird erst klar, wie groß das Ökonomieprinzip der saltatorischen Leitung ist.

Die Frage der Beziehung zwischen saltatorischer Leitungsgeschwindigkeit des Impulses und Größe der Internodien bzw. Knoten-Abstand hat Anlaß zu einigen Diskussionen gegeben. RUSHTON (1951) hat in einer theoretischen Arbeit gezeigt, daß die Leitungsgeschwindigkeit nur für kleine Knoten-Abstände mit Vergrößerung des Internodiums ansteigt, dann aber ein flaches Maximum erreicht, in welchem Änderungen des Knoten-Abstandes *keinen* Einfluß auf die Leitungsgeschwindigkeit haben. Die beobachteten Internodal-Längen in markhaltigen Nerven liegen alle im Gebiet dieses Maximums, und das erklärt auch (HUXLEY u. STAMPFLI 1949b), warum die Leitungsgeschwindigkeit in regenerierenden Nervenfasern, die bei gleichem Durchmesser doppelt so viele Knoten, d. h. halb so lange Internodien aufweisen, gleich groß ist wie bei normalen Fasern (SANDERS u. WHITTERIDGE 1946). Auch in den Nerven-Modellen läßt sich das verfolgen, und BONHOEFFER (1953) und FRANCK (1951) konnten an den passiven Eisendraht-Modellen fast alle Erscheinungen, die an marklosen und markhaltigen Nerven beobachtet werden, reproduzieren.

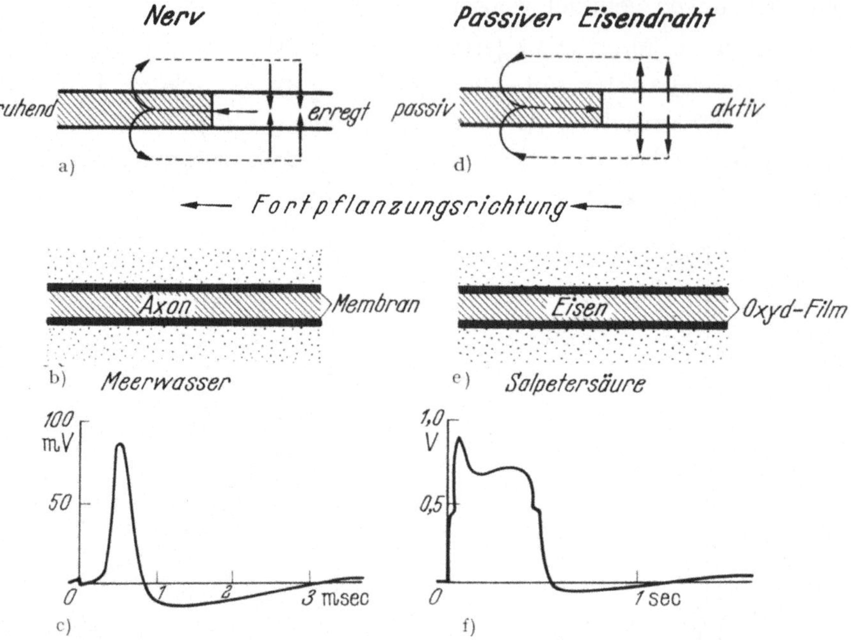

Abb. 102a. Vergleich zwischen dem Verhalten einer Riesen-Nervenfaser und einem passiven Eisendraht nach FRANCK (1951). a Die Nervenmembran wird durch einen Auswärtsstrom erregt, der als „Strömchen" von dem Einstrom an der erregten Stelle herrührt. So wird die Erregung auf unerregte Gebiete fortgepflanzt. d Beim Eisendraht herrscht an der passiven Stelle ein Einstrom, weil an der aktiven Partie die Stromrichtung umgekehrt ist als beim Nerven. Einstrom verwandelt aber hier die passive zur aktiven Stelle und so pflanzt sich die Aktivität fort, nur mit umgekehrter Stromrichtung. b und e Beim Nerv ist die erregbare Membran der Sitz der elektromotorischen Kraft, beim Draht die Oxydschicht. c und f Die „Aktions"-Potentiale unterscheiden sich zwischen Nerv und Draht in folgenden Punkten: Dauer, Form und Stromrichtung. Man beachte beim Draht das „Plateau" und das hyperpolarisierte Nachpotential

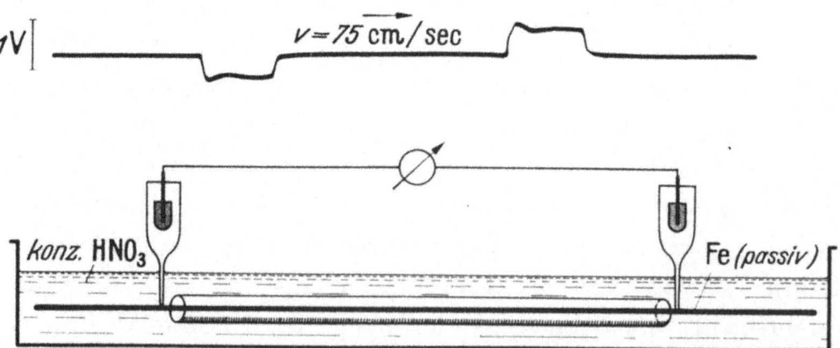

Abb. 102b. Modell der markhaltigen Faser, nach FRANCK (1951). Schon LILLIE hat durch Aufreihen von Glascapillaren die Struktur der Internodien am Eisendraht-Modell kopiert. Die Abbildung zeigt ein „Internodium", hergestellt durch ein isolierendes Glasrohr mit je einer Elektrode am „Knoten". Es wird ein „binodaler" Aktionsstrom registriert (vgl. Abb. 33, S. 7), der sich saltatorisch über die Glasröhre ausbreitet

Abb. 102a zeigt einen Vergleich zwischen Riesen-Nervenfaser und Modell. Nur die Stromrichtung und -dauer sind im Modell anders, aber sonst verhält es sich gleich. Abb. 102b illustriert, wie ein markhaltiger Nerv durch Überziehen des Eisendrahtes mit einer Glascapillare imitiert werden kann, indem die Glascapillare die isolierende Funktion der Markscheide übernimmt. Untersucht man an solchen Modellen, wieweit die „Sprungweite“ des aktiven Prozesses durch Vermehrung der Glascapillaren und Veränderung der Elektrodengröße (Variation der Internodallänge und der Fläche der nodalen Membran) beeinflußt werden kann, so erhält man die charakteristischen Kurven von Abb. 102c.

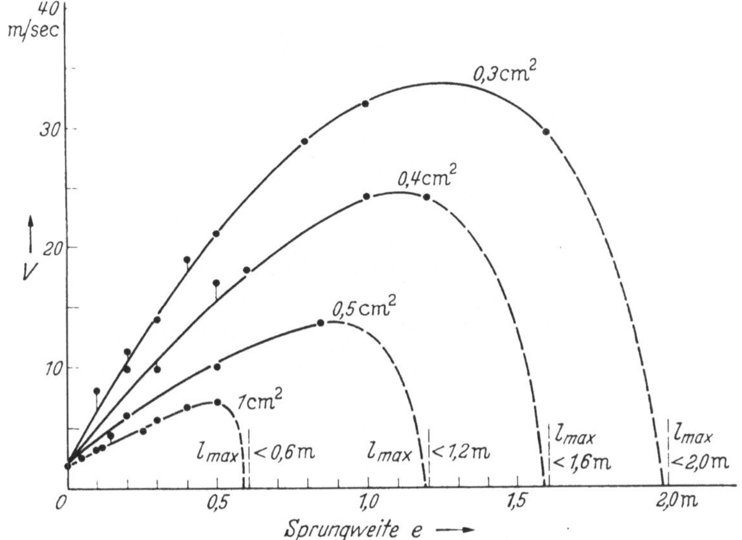

Abb. 102c Sprungweite der „saltatorischen“ Übertragung in Abhängigkeit von der nackten Fläche der „Knoten“, nach FRANCK (1951). Das Modell zeigt sehr schön, daß die Sprungweite um so größer ist, je kleiner die nackte Fläche an den „Knoten“, d. h. je größer die wirksame Stromdichte unter sonst gleichen Bedingungen ist. Die Abbildung zeigt, daß die Leitungsgeschwindigkeit ein Maximum mit sehr flacher Kuppe hat. Nur im unteren Gebiet nimmt die Leitungsgeschwindigkeit mit der Länge der Internodien proportional zu.

Bis zu einer kritischen Länge des Internodiums steigt die Leitungsgeschwindigkeit linear mit der Internodallänge, dann geht die Kurve in ein Plateau über und fällt steil ab. Je kleiner der aktive Querschnitt am „Knoten“ ist, desto größer wird die Sprungweite, weil die Stromdichte am gereizten Knoten für die Erreichung der Schwelle maßgebend ist.

Untersucht man die Abhängigkeit der Internodallänge von der Faserdicke (z. B. TASAKI 1953), so findet man wohl eine lineare Beziehung, aber mit sehr großer Streuung. Die Tatsache, daß die Internodallänge variieren darf, ohne die Leitungsgeschwindigkeit in großen Grenzen zu beeinflussen, ist eine Art Sicherheitsfaktor, der die „Fabrikationsfehler“ bei der Bildung der Internodien kompensiert.

Die Leitung im Warmblüter-Nerven

Die Frage: wie sind die Verhältnisse beim Warmblüter, ist für den Physiologen nicht so aufregend wie für den Laien, für den die Unterschiede unter den Wirbeltieren, beeindruckt von der Verschiedenheit der äußeren Gestalt, sehr viel größer zu sein scheinen. Sie mußte also beantwortet werden.

GESSLER (1954) hat mit der in Abb. 103 dargestellten Anordnung bei 38° C, mit Gefäßversorgung am Nervenstamm des Nervus saphenus der Ratte, mit

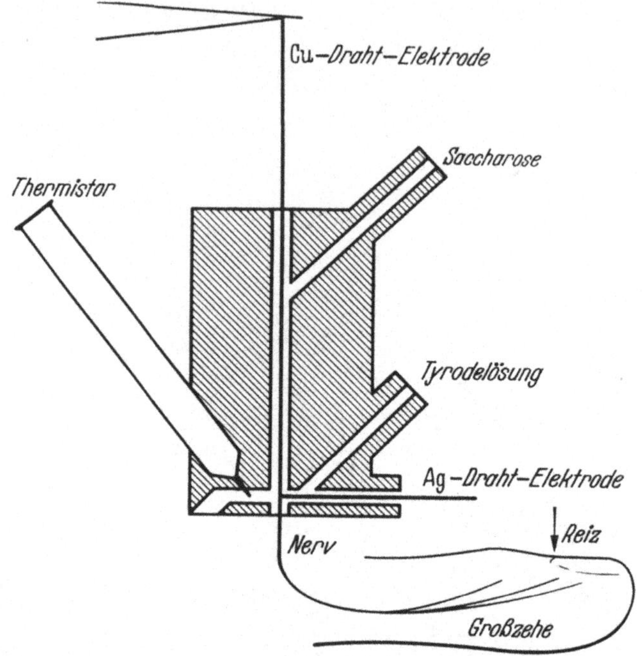

Abb. 103. Anordnung zur Untersuchung der saltatorischen Leitung an Warmbluter-Nerven, nach GESSLER (1954). An der Ratte kann der Ast des Hautnerven, der die große Zehe versorgt (N. saphenus), sehr gut präpariert werden. Er wird in einen Kanal in einem Perspex-Block, der mit warmer Tyrode-Lösung geheizt ist, eingezogen und aus einem höheren Zweigstutzen mit warmer Rohrzuckerlösung berieselt. Dort, wo der Tyrode- und der Rohzuckerstrom sich vereinigen, entsteht eine scharfe Trennfläche zwischen Elektrolyt und Nicht-Elektrolyt, die als Flüssigkeits-Elektrode wirkt. Mit einem Silberdraht wird von dieser Trennfläche abgegriffen, während die andere Elektrode durch einen Kupferdraht in direkter Verbindung mit dem Nerv steht. Der Perspex-Körper kann gehoben oder gesenkt werden, während der Nerv festgehalten wird. Durch Reizung an einzelnen Receptoren können einzelne Fasern im intakten Stamm in Aktion versetzt werden. Die Temperatur wird mit dem Thermistor überwacht

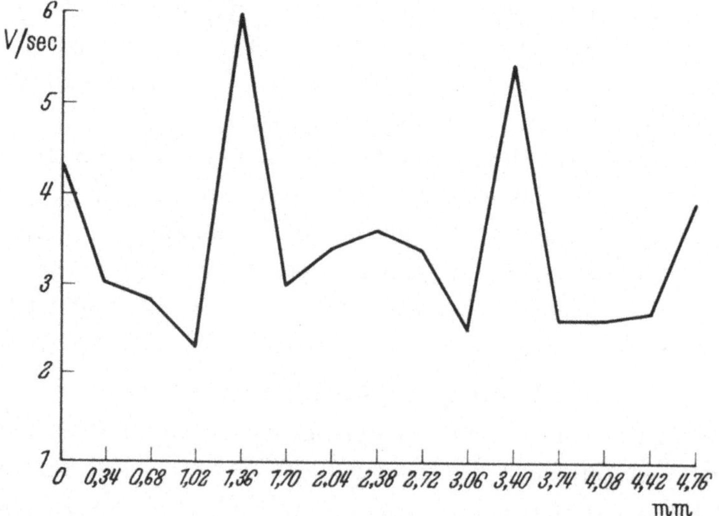

Abb. 104. Auswertung eines Warmbluterversuches, nach GESSLER (1954). Die Steilheiten zeigen den gleichen Verlauf wie beim Kaltbluter, und die Maxima entsprechen den Abständen der Knoten

Hautreizung gearbeitet. Die Reizung erfolgte mit einer fein ausgezogenen Glascapillare, die einen einzelnen Druckreceptor in der Haut mit 1—10 Impulsen/sec reizte und gleichzeitig die Zeitablenkung des Oszillographen steuerte. Der Nerv läuft durch einen Saccharose-Tunnel hindurch, der als Ganzes mit einem Mikrometertrieb gehoben und gesenkt werden kann. Zwischen der Saccharose und der seitlich einströmenden Tyrode entsteht eine ganz scharfe Trennschicht nichtleitender und leitender Flüssigkeit, die ohne jede Schädigung nach oben und unten längs des Nerven verschoben wird. Abb. 104 zeigt die Registrierung und die Auswertung der Diskontinuitaten der Steilheit, die eine Internodallänge von 1,15 mm ergeben. Auch am intakten Nervenstamm des Warmbluters wird die saltatorische Übertragung der Erregung gefunden.

Lussier u. Rushton (1952) haben ebenfalls am intakten Nerv gearbeitet und ihren Messungen kommt deswegen Bedeutung zu, weil hier 2 von der „Schule" unabhängige Forscher die saltatorische Leitung bestätigt haben; das gleiche gilt auch von der Arbeit von Bishop u. Levick (1956).

Die Leitung im Zentralnervensystem

Das angebliche Fehlen von Knoten in den langen markhaltigen Bahnen des Zentralnervensystems war lange eine beliebte Diskussionsbemerkung, um Zweifel an der Richtigkeit des saltatorischen Leitungsmechanismus im peripheren Nerven zu äußern. Sie gipfelte in dem Satz: Ja, wie soll denn dann die Leitung im Rückenmark erfolgen?

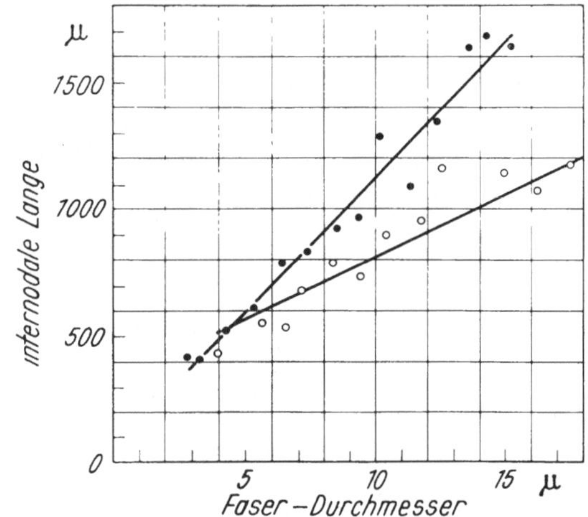

Abb 105 Beziehung zwischen Internodallange und Faserdurchmesser im Ruckenmark, nach Hess u. Young (1952). Ordinate Internodallange in μ, Abszisse Faserdurchmesser in μ Ausgefullte Punkte Meßwerte bei erwachsenen Kaninchen Unausgefullte Punkte Meßwerte bei jugendlichen Kaninchen

Wann und wie die irrtümliche Behauptung, im Zentralnervensystem gebe es keine Knoten oder knotenähnliche Strukturen, in die Hand- und Lehrbücher geraten ist, ist heute fast nicht mehr festzustellen. Die Verbreitung dieser Behauptung zeigt aber, daß nicht nur im Mittelalter Texte ebenso eifrig wie unkritisch kopiert wurden, sondern daß das auch noch heute der Fall ist. Cajal (1909) und viele Histologen nach ihm haben knotenahnliche Strukturen in den langen Leitungsbahnen des Rückenmarks gesehen und diejenigen, die danach suchten, haben sie gefunden. Es brauchte aber die saltatorische Theorie, um hier mit einem tief verankerten Vorurteil aufzuräumen. Die Frage, ob im Zentralnervensystem Knoten vorkommen oder nicht, wird bei der Betrachtung von Abb. 105, die aus der Arbeit von HESS u. YOUNG (1952) entnommen ist, hinfällig, da hier die Abstände der Knoten in Abhängigkeit von der Faserdicke der entsprechenden Leitungsbahn dargestellt sind. Wo etwas ist, kann man auch messen!

Mit dieser Feststellung ist aber die physiologisch gestellte Frage, wie der Leitungsmechanismus im Zentralnervensystem ist, noch nicht beantwortet. TASAKI (1952) hat versucht, im Rückenmark des Frosches mit einer Mikroelektrode einzelne Fasern zu reizen und fand, daß sie „empfindliche Stellen" besitzen, die ungefähr 0,2—0,4 mm auseinanderliegen. Halbwegs zwischen diesen Stellen bestand fast völlige Unempfindlichkeit gegen Reiz. Der Schwellenwert des Reizstromes an der „empfindlichen Stelle" war sogar etwas niedriger als an peripheren Nerven in Ringerlösung, aber etwa gleich groß wie die Werte, die LUSSIER und RUSHTON (1952) am intakten Nervenstamm gefunden hatten. Schädigt man diese Fasern im Rückenmark, so kann ihre Erregbarkeit, ebenso wie bei peripheren Fasern, durch anodische Polarisation wiederhergestellt werden.

Es ist heute mehr als wahrscheinlich, wenn auch nicht direkt bewiesen, daß die Leitung in den Bahnen des Zentralnervensystemes, die beim Warmblüter Geschwindigkeiten über 100 m/sec erreichen kann, saltatorisch ist.

Ausblick

Und damit kehren wir zu den anfangs gestellten Betrachtungen zurück. Was ist in den frühen Tagen der Entwicklungsgeschichte des Lebens auf der Erde durch den Erwerb saltatorisch leitender Nervenfasern von den damals neuen Tierformen gewonnen worden?

Durch die Lokalisierung des Erregungsprozesses auf die nodale Membran wird der Einstrom von Na-Ionen, bezogen auf gleichen Faserdurchmesser, auf $^1/_{300}$ reduziert. Entsprechend sinkt auch der Aufwand für die Natriumpumpe, den Stoffwechsel und schließlich auch für die Wärmeproduktion. Dafür nimmt (immer auf gleichen Durchmesser bezogen) die Leitungsgeschwindigkeit um das 10fache zu. In saltatorisch leitenden Fasern ist bei erheblicher Einsparung an Baumaterial, an Ionen-Austausch und Stoffwechsel (Wärmeproduktion) eine erhebliche Steigerung der Leistung im Dienste der Übermittlung der lebenswichtigen Signale eingetreten.

Die Frage ist naheliegend, wie es möglich ist, daß diese kleine Stelle, der Knoten, mit einem Volumen von etwa 15 μ^3 in der Lage ist, Aktionspotentiale mit einer Frequenz von 100/sec während Stunden zu erzeugen, ohne praktisch zu ermüden. Man muß es im Laboratorium erlebt haben; vor der Vorlesung schaltet man die Reizung des Knotens ein und notiert auf dem Schirm des Oszillographen Höhe und Dauer des Aktionspotentials, und nach abgehaltener Vorlesung kommt man zurück und findet das Aktionspotential so wenig verändert, daß man sich eher fragt, ob diese geringfügige Verschiebung vom Verstärker herrührt, oder vom erregten Knoten! Wie ist das möglich? Im

Inneren des Knotens sind zweifellos die Mitochondrien für die Aufrechterhaltung wirksamer oxydativer Phosphorylierungen und für den Betrieb der Natrium-Kalium-Pumpe sehr leistungsfähig. Kann diese Pumpe aber Schritt halten mit dem Einstrom von Natrium bei Erregung und der Anhäufung von Kalium in den extracellulären Räumen, die beim Knoten wohl auf den doch

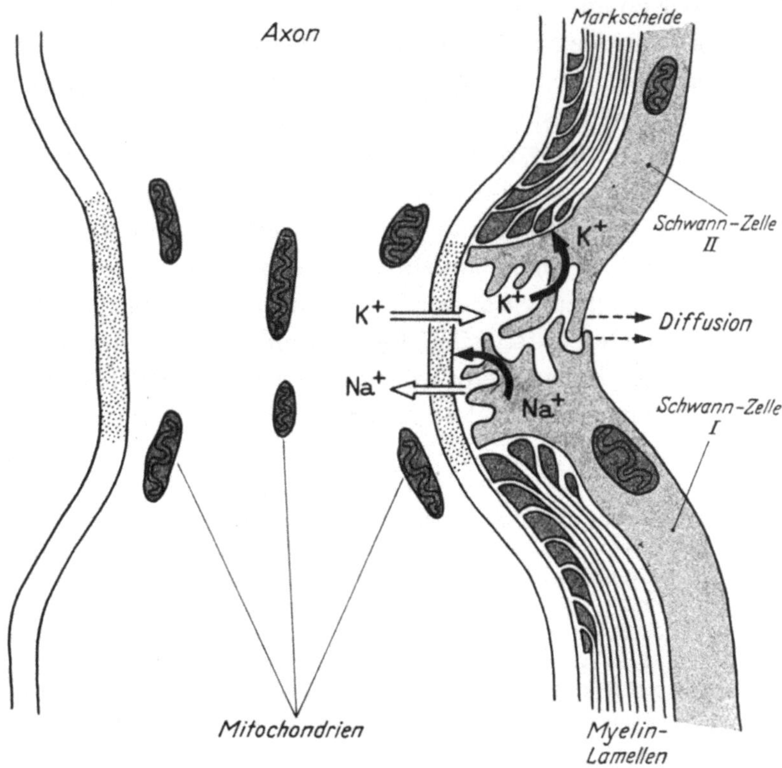

Abb 106 Schematische Darstellung eines Querschnittes durch den Ranvier-Knoten Das Axon schnurt sich etwa um $^1/_3$ ein Im Axoplasma liegen zahlreiche Mitochondrien. Die Spirallamellen des Myelins heften sich zu beiden Seiten des Knotens an das Axon an. Die Schwann-Zellen der beiden Seiten greifen mit fingerartigen Zotten ineinander Das Schema zeigt hypothetisch, wie das Ionenmilieu im Zwischenraum durch eine Ionenpumpe in den Schwann-Zellen kompensatorisch in bezug auf „Konstanz des inneren Milieus" gesichert werden könnte

recht kleinen perinodalen Raum beschränkt sein werden? FRANKENHAEUSER u. HODGKIN (1956) haben gefunden, daß auch bei Riesen-Nervenfasern eine gewisse Anhäufung von Kalium bei Erregung in einem Spaltraum zwischen erregbarer Membran und äußerer Ionen-Barriere stattfindet. Je Impuls findet immerhin ein Anstieg um etwa 1,6 mM Kalium in einem Raum statt, dessen Spaltweite etwa 300 Å beträgt. Wenn schon bei den Riesen-Nervenfasern solche Effekte beobachtet werden, ist es verwunderlich, daß erregte Knoten praktisch keine Ermüdung zeigen und wenn sie auftreten, daß Ermüdungserscheinungen erst lange nach der Reizung feststellbar werden (TASAKI 1955).

Die fingerartigen Fortsätze der Schwann-Zellen, die wie „Resorptions-Zotten" den Knoten und die nodale Membran intim umschließen, haben meine

Phantasie sehr angeregt. Wäre es nicht denkbar, daß in diesen „Zotten“ eine wirksame Kaliumpumpe das bei der Erregung ausgetretene Kalium „resorbiert“ und daß damit eine Anhäufung von Kalium in den an den Knoten angrenzenden Raum, die zu einer Depolarisation der nodalen Membran führen müßte, vermieden wird? Wenn die Pumpe der Schwann-Zelle ähnlich arbeitet, wie die Natrium-Kalium-Pumpe der nodalen Membran, würde bei Kalium-Resorption aber auch eine Natrium-Sekretion stattfinden, und in dieser Weise käme es im Raum um den Knoten nie zu einer Natrium-Verarmung. Wenn diese Vorstellung richtig ist, wäre die Schwann-Zelle der Gegenspieler zur nodalen Membran und würde, durch ihr relativ großes Volumen, als wirksamer Ionen-Puffer die „Konstanz des Milieus“ am Knoten sichern. Abb. 106 soll diese rein hypothetische Vorstellung erläutern und anschaulich machen.

Es ist hier nicht der Ort, die Bedeutung markhaltiger Nerven für die Evolution der Tierformen zu würdigen. Der saltatorische Leitungsmechanismus und seine hervorragende Leistungsfähigkeit bezüglich Leitungsgeschwindigkeit und Unermüdbarkeit ist aber ganz zweifellos ein entscheidender Schritt in der Steigerung der Leistungsfähigkeit der Lebewesen im Kampf ums Dasein gewesen.

Schrifttum

AUTRUM, H. J., u. D. SCHNEIDER 1950a: Die Blockierung der Erregungsleitung in einzelnen markhaltigen Nervenfasern durch lokalen Druck. Naturwissenschaften **37**, 46—47.

— — 1950b: Der Kalteblock der einzelnen markhaltigen Nervenfaser. Naturwissenschaften **37**, 21—22.

BAUD, C. A. 1952: Ultrastructure de la fibre nerveuse en rapport avec sa fonction. Bull. schweiz. Akad. med. Wiss **8**, 426—434.

BISHOP, P. O., and W. R. LEVICK 1956. Saltatory conduction in single isolated and non-isolated myelinated nerve fibers. J. cell. comp. Physiol. **48**, 1—34.

BLAIR, E. A. 1938: The effect of brief currents on axons, especially in relation to the postulated nonconducted response. Amer. J. Physiol. **123**, 455—470.

—, and J. ERLANGER 1939: Propagation, and extension of excitatory effects, of the nerve action potential across nonresponding internodes. Amer. J. Physiol. **126**, 97—108.

BONHOEFFER, K. F. 1953. Modelle der Nervenerregung. Naturwissenschaften **40**, 301—311.

BOOTH, J., A. v. MURALT and R. STAMPFLI 1950. The photochemical action of ultra-violet light on isolated single nerve fibres. Helv. physiol. pharmacol. Acta **8**, 110—127.

CAJAL, S. R. 1909. Histologie du système nerveux, **1** S. 269—275. Paris.

ENGSTROM, A., and H. LUTHY 1950. The distribution of mass and lipids in the single nerve fiber. Exp. Cell Res. **1**, 81—91.

ERLANGER, J. 1939: The initiation of impulses in axons. J. Neurophysiol. **2**, 370—379.

—, and E. A. BLAIR 1934: Manifestations of segmentation in myelinated axons. Amer. J. Physiol. **110**, 287—311.

—, and H. S. GASSER 1937: Electrical signs of nervous activity. Philadelphia.

FERNÁNDEZ-MORÁN, H. 1950: Sheath and axon structures in the internode portion of vertebrate myelinated nerve fibers. Exp. Cell Res. **1**, 309—340.

FRANCK, U. F. 1951: Elektrochemische Modelle zur saltatorischen Nervenleitung. Z. Elektrochem. **55**, 535—538.

FRANKENHAEUSER, B. 1952a. Saltatory conduction in myelinated nerve fibres. J. Physiol. (Lond.) **118**, 107—112.

—, 1952b. The hypothesis of saltatory conduction. Cold Spr. Harb. Symp. quant. Biol. **17**, 27—36.

FRANKENHAEUSER 1953: Accommodation in single nerve fibers. Acta physiol scand **29**, 126—127.

—, and A L HODGKIN 1956· The after-effects of impulses in the giant nerve fibres of Loligo J Physiol (Lond) **131**, 341—376.

—, and D SCHNEIDER 1951. Some electrophysiological observations on isolated single myelinated nerve fibres (saltatory conduction) J. Physiol (Lond) **115**, 177—184

GASSER, H S 1952. Discussion on saltatory conduction Cold Spr Harb Symp quant. Biol **17**, 32—36

—, and H GRUNDFEST 1939 Axon diameters in relation to the spike dimensions and the conduction velocity in mammalian A fibers Amer J Physiol **127**, 393—414

GEREN, B B 1954 The formation from the Schwann cell surface of myelin in the peripheral nerves of chick embryos Exp Cell Res **7**, 558—562

GESSLER, U 1954· Nachweis der saltatorischen Erregungsleitung am intakten Nervenstamm des Warmbluters Pflug Arch ges Physiol **259**, 165—168

HESS, A, and J Z YOUNG 1949 Nodes of Ranvier in the central nervous system J Physiol (Lond) **108**, 52

— — 1952. The nodes of Ranvier Proc Roy Soc B **140**, 301—320

HODLER, J, R STAMPFLI and I TASAKI 1952 Role of potential wave spreading along myelinated nerve fibre in excitation and conduction Amer J Physiol **170**, 375—389

HODGKIN, A L 1951: The ionic basis of electrical activity in nerve and muscle Biol. Rev **26**, 339—409

HUXLEY, A F, and R STAMPFLI 1949a Evidence for saltatory conduction in peripheral myelinated nerve fibres J. Physiol (Lond) **108**, 315—339.

—, — 1949b Saltatory transmission of the nernous impulse Arch Sci Physiol **3**, 435—447

—, — 1951 Direct determination of membrane resting potential and action potential of single myelinated nerve fibres J Physiol. (Lond.) **112**, 476—.508

HUTTON-RUDOLPH, M 1944· Photochemische Versuche an einzelnen Nervenfasern Diss Bern

KATO, G 1934 Microphysiology of nerve Tokyo· Maruzen

KLEMM, L, u H. J. LEHMANN 1954 Beobachtungen am supravital gefarbten Ranvierschen Knoten Z Zellforsch **41**, 203—206.

LAPORTE, Y. 1950· De la conduction continue dans les fibres nerveuses myélinisées périphériques. J. Physiol. (Paris) **42**, 463—468

— 1951. Continous conduction of impulses in peripheral myelinated nerve fibers J gen Physiol **35**, 343—360

LILLIE, R S. 1925: Factors affecting transmission and recovery in the passive iron nerve model J gen Physiol **7**, 473—507.

LUSSIER, J J, and W A H RUSHTON 1952 The excitability of a single fibre in a nerve trunk J Physiol (Lond) **117**, 87—108

LUTHY, H 1951 Absorptionsspektrometrie markloser und markhaltiger Nervenfasern im naturlichen und polarisierten ultravioletten Licht Pflug Arch ges Physiol **253**, 477—502.

LUTTGAU, H CHR 1956 Elektrophysiologische Analyse der Wirkung von UV-Licht auf die isolierte markhaltige Nervenfaser Pflug Arch ges Physiol **262**, 244—255

v MURALT, A 1946. Die Signalubermittlung im Nerven Basel Birkhauser

— 1947/48· Signal transmission in nerve Harvey Lect **43**, 230—253

PFAFFMANN, C 1940 Potentials in the isolated medullated axon J cell comp Physiol **16**, 407—410

ROBERTSON, J D 1955: The ultrastructure of adult vertebrate peripheral myelinated nerve fibers in relation to myelogenesis J biophys biochem Cytol. **1**, 271—278

— 1957 The ultrastructure of nodes of Ranvier in frog nerve fibres J. Physiol (Lond) **137**, 8—9 P

ROSENBLUETH, A 1953 The propagation of impulses in myelinated axons. Abstr commun XIX. Int. Physiol. Congress Montreal 712—713.

RUSHTON, W A. H. 1951: A theory of the effects of fibre size in medullated nerve. J. Physiol. (Lond.) **115**, 101—122.

SANDERS, F K., and D WHITTERIDGE 1946: Conduction velocity and myelin thickness in regenerating nerve fibres. J. Physiol. (Lond.) **105**, 152—174.

SCHMIDT, W. J. 1937: Die Doppelbrechung von Karyoplasma, Zytoplasma und Metaplasma. Berlin: Gebrüder Bornträger.

SCHMITT, F. O. 1950: The structure of the axon filaments of the giant nerve fibers of Loligo and Myxicola. J. exp. Zool. **113**, 499—515.

—, and R S. BEAR 1937: The optical properties of vertebrate nerve axons as related to fiber size. J. cell. comp Physiol **9**, 261—273

—, and B. B. GEREN 1950· The fibrous structure of the nerve axon in relation to the localization of „neurotubules". J. exp. Med. **91**, 499—504.

SCHNEIDER, D 1950· Die lokale Reizung und Blockierung im Internodium der isolierten markhaltigen Nervenfaser des Frosches Z. vergl. Physiol. **32**, 507—529.

— 1952: Die Dehnbarkeit der markhaltigen Nervenfaser des Frosches in Abhangigkeit von Funktion und Struktur Z Naturforsch **7b**, 38—48.

SJOSTRAND, F S. 1950: Electron-microscopic demonstration of a membrane structure isolated from nerve tissue. Nature (Lond.) **165**, 482.

STAMPFLI, R 1952a: Bau und Funktion isolierter markhaltiger Nervenfasern. Ergebn Physiol. **47**, 70—165.

— 1952b: Neue Theorien der Nervenleitung 3. Coll Ges physiol Chemie, S 109—128.

— 1954: Saltatory conduction in nerve. Physiol. Rev. **34**, 101—112.

—, 1956: Die Ionentheorie des Erregungsvorganges und ihre moglichen Zusammenhange mit der Biochemie. Naunyn-Schmiedebergs Arch exp. Path. Pharm. **228**, 29—46.

—, u. Y ZOTTERMAN 1951: Nachweis der saltatorischen Erregungsleitung am intakten Nervenstamm. Helv. physiol. pharmacol. Acta **9**, 208—213.

TASAKI, I. 1939a: The strength-duration relation of the normal polarized and narcotized nerve fiber. Amer. J. Physiol. **125**, 367—379

— 1939b· Electric stimulation and the excitatory process in the nerve fiber Amer J Physiol. **125**, 380—395.

— 1939c: The electro-saltatory transmission of the nerve impulse and the effect of narcosis upon the nerve fiber. Amer. J. Physiol. **127**, 211—227

— 1940: Mikrophysiologische Untersuchung uber die Grundlage der Erregungsleitung in der markhaltigen Nervenfaser. Pflüg. Arch. ges. Physiol **244**, 125—141.

— 1952: Properties of myelinated fibers in frog sciatic nerve and in spinal cord as examined with microelectrodes. Jap J. Physiol **3**, 13—94

— 1953: Nervous transmission. Springfield, Ill.: Ch. C Thomas.

—, 1955: Etudes sur le processus de production du potentiel d'action d'un noeud de Ranvier. Coll. internat. centre nat. recherche scientifique (Paris). No. **67**, 1—27.

— K. ISHII and H ITO 1943: On the relation between the conduction-rate, the fibre-diameter and the internodal distance of the medullated nerve fibre. Jap J med Sci **9**, 189—199

—, and K FRANK 1955: Measurement of the action potential of myelinated nerve fiber. Amer. J. Physiol. **182**, 572—578.

—, u. T. TAKEUCHI 1941: Der am Ranvierschen Knoten entstehende Aktionsstrom und seine Bedeutung für die Erregungsleitung. Pflüg. Arch. ges. Physiol **244**, 696—711

— — 1942· Weitere Studien über den Aktionsstrom der markhaltigen Nervenfaser und über die elektrosaltatorische Übertragung des Nervenimpulses Pflüg. Arch. ges. Physiol. **245**, 764—782.

—, u J. USHIYAMA 1950: Über den Effekt von Saponin und anderen Chemikalien auf die Erregungsleitung der einzelnen markhaltigen Nervenfaser. Helv physiol pharmacol Acta **8**, C77—C79.

WOLFGRAM, F. J , and A. VAN HARREVELD 1952: Modes of conduction in myelinated nerve Amer J Physiol. **171**, 140—147.

5. Spielt das Aneurin (Vitamin B_1) eine Rolle im Erregungsprozeß peripherer Nerven?

Wenn man die letzten 60 Jahre überblickt, so mutet es erstaunlich an, daß der erste experimentelle Anhaltspunkt dafür, daß das Aneurin (Vitamin B_1) eine Rolle im Erregungsprozeß peripherer Nerven spielen könnte, erst im Jahr 1938 gefunden wurde. Dies ist deswegen so merkwürdig, weil schon in den allerersten Arbeiten von EIJKMAN (1897) und GRIJNS (1901) die Beziehung zwischen dem Mangel eines wesentlichen Faktors in der Nahrung (der Begriff des „Vitamins" existierte ja damals noch gar nicht!) und dem Auftreten schwerer Störungen im gesamten peripheren Nervensystem — Beri-Beri — ganz deutlich aufgezeigt worden war. EIJKMAN hatte von einem „antineuritischen Prinzip" gesprochen, dessen Abwesenheit in der Nahrung zu Polyneuritis (allgemeine Nervenentzündung) und zu der als Beri-Beri im Osten bei den reisessenden Völkern längst bekannten, verheerenden Krankheit führt. Zwei wichtige Grundsätze hatte er schon damals erkannt: 1. Das antineuritische Prinzip kann vom tierischen Körper *nicht* synthetisiert werden. Es kommt nur in den Pflanzen vor, fehlt aber im polierten Reis. 2. Es findet täglich ein bestimmter Verbrauch dieses Faktors innerhalb des Körpers statt, der zu einem „Nachschub-Bedarf" führt. Wird dieser Bedarf nicht voll befriedigt, so entstehen früher oder später die Mangelerscheinungen und es entwickelt sich Beri-Beri.

Heute wissen wir, daß der unentbehrliche Faktor das Vitamin B_1 (Aneurin) ist und daß aus ihm das für den Körper unentbehrliche Aneurindiphosphat (Cocarboxylase) aufgebaut wird. Wir werden aber sehen, daß auch das Aneurin selbst unentbehrlich ist, und so können wir die obigen Feststellungen etwas anders fassen und daraus 3 spezielle Fragen ableiten, die das eigentliche Thema der vorliegenden Erörterung sein werden. Aneurin und Cocarboxylase sind offenbar unentbehrliche Bestandteile im Geschehen zur Aufrechterhaltung des chemischen Gleichgewichtes jedes Neurons (Nerven-Zelle und peripherer Neurit). Der Aneurin-Vorrat wird aber durch Verbrauch ständig beansprucht, so daß jedes Neuron auf einen gewissen Nachschub an Vitamin angewiesen ist, der nur mit der Ernährung erfolgen kann. Sinkt der Spiegel des Aneurins unter einen bestimmten Wert, so treten schwere Mangelerscheinungen auf. Damit sind wir vor folgende Fragen gestellt: 1. Welche funktionelle Aufgabe hat das Aneurin im Neuron und welche hat die Cocarboxylase? 2. Warum wird dieses kostbare Vitamin ständig „verbraucht"? 3. Wie groß ist der Aneurin-Umsatz im Zustand der Ruhe und bei der Tätigkeit in einem Neuron?

So einfach diese 3 Fragen zu sein scheinen, so schwer ist es, nach 60jähriger Bekanntschaft mit diesem Vitamin eine präzise Antwort zu geben!

Im Jahr 1927, 3 Jahrzehnte nach den Arbeiten von EIJKMAN und GRIJNS, haben JANSEN und DONATH ein kristallisiertes, hochwirksames Vitaminpräparat dargestellt, mit dem die durch Verfütterung von poliertem Reis entstandenen Ausfallserscheinungen geheilt werden konnten. WINDAUS in Göttingen verbesserte das Herstellungsverfahren wesentlich und bearbeitete die Chemie des Vitamins. WILLIAMS erkannte die richtige chemische Konstitution des neuen Stoffes, worauf sowohl in deutschen, amerikanischen und englischen Laboratorien die Synthese gelang. JANSEN hat das neue Vitamin mit dem Namen Aneurin getauft, während im englischen Sprachgebiet Thiamin vorherrscht. Eine eindeutige und spezifische Wirkung des Aneurins wurde von R. A. PETERS in Oxford entdeckt; nämlich die Störung des Kohlenhydratabbaues im Gehirn, bei Avitaminose. Fügt man zum Gehirnbrei avitaminotischer Tauben in vitro kristallisiertes Aneurin, so nimmt die Sauerstoffaufnahme zu, wobei ein Molekül Aneurin die Dehydrierung von etwa 400 Substratmolekülen veranlaßt, also enzymatisch wirkt (Katatorulin-Test von PETERS). LOHMANN hat den Zusammenhang aufgeklärt, indem er 1937 entdeckte, daß der Pyrophosphatester des Aneurins das Coferment der Carboxylase ist, die Cocarboxylase (Aneurindiphosphat). Er konnte sie zusammen mit SCHUSTER isolieren und kristallisieren. Von da an hat die Enzymnatur des Vitamins das Denken der Biochemiker und Physiologen dominierend beeinflußt, und alle Ausfallserscheinungen bei Avitaminose wurden unter dem Gesichtspunkt einer Störung des Kohlenhydratstoffwechsels (Decarboxylierung) gesehen. Wir stehen heute am Anfang einer neuen Entwicklung der Vorstellungen und glauben, daß es mindestens einen, wenn nicht mehrere Wirkungsmechanismen des Aneurins gibt, die *nicht* auf der enzymatischen Basis der Cocarboxylase beruhen. (Zur Frage der Geschichte der Reindarstellung, Konstitutionsaufklärung und Chemie des Aneurins vgl. GREWE 1937.)

Die „Freisetzung" von Aneurin bei der Erregung

Die ersten Anzeichen für ein Eingreifen von Aneurin selbst in den Erregungsprozeß des Nerven lieferten einige Beobachtungen von MINZ (1938). Er verwendete ausgeschnittene Rindernerven, deren Schnittflächen in eine physiologische Salzlösung getaucht wurden. Während 10 min (40 Reize/sec) wurde die eine Gruppe von Nerven gereizt und die entsprechende Badelösung gesammelt (R), in der Kontrolle wurde die andere Gruppe ohne Reizung während der gleichen Zeit eingetaucht (U). Die Prüfung auf Aneuringehalt der Badelösung wurde mit dem von A. und M. LWOFF entwickelten Wachstumstest an Flagellaten geprüft. Diese einzelligen Organismen wachsen nur, wenn ihnen in ihrem Nährboden Aneurin zur Verfügung steht. Die Zahl der im Kubikmillimeter gebildeten Organellen hängt daher, bei sonst gleichen Bedingungen, vom Aneuringehalt der Nährlösung ab und ist somit im passenden Bereich ein Maß für die Menge des zugesetzten Vitamins.

Als Mikroorganismen wurden Polytomella caeca und Glaucoma piriformis verwendet, aus folgendem Grund: Polytomella braucht für das Wachstum entweder das ganze Molekül oder aber die beiden Aneurinbausteine Pyrimidin und Thiazol, d. h. es kann aus diesen Bausteinen das Aneurin wieder aufbauen. Glaucoma hat diese synthetische Fahigkeit nicht und ist auf die Zufuhr von Aneurin allein angewiesen. Die Ergebnisse des Versuches von Minz zeigt Tabelle 3.

Tabelle 3 *„Aneurin“-Freisetzung bei Nervenreizung*
Versuche von Minz (1938)

Art	Zahl der gebildeten Organellen im mm³						
	R	*U*	*R*	*U*	*R*	*U*	R_{30}
Polytomella	600	75	800	100	200	50	30
Glaucoma	60	10	—	—	—	—	—

Die Auswertung mit Standard-Aneurinlösungen hat ergeben, daß in den Badelosungen etwa 10^{-8} g oder 0,01 γ Aneurin vorhanden war. Bei Reizung war der Gehalt etwa 4—8mal höher. In einem Versuch wurden die Nerven nach 30 min noch einmal gereizt (R_{30}), aber — entweder war die Schnittstelle in bezug auf Aneurin „erschöpft“, oder durch Membranbildung an der Grenzfläche „abgedichtet“, oder der Nerv war unerregbar, so daß fast kein Aneurin mehr austrat. Minz hat die Frage, ob auch ein gewisser Anteil des als „Aneurin“ bestimmten Stoffes Cocarboxylase sei, nicht diskutiert. Eine Differenzierung gestattet der von ihm gewahlte biologische Test nicht.

Die Versuche von Minz waren damals fur uns in Bern von großter Bedeutung, weil auch wir gesehen hatten, daß bei der Prüfung von Nervenextrakten aus gereizten Nerven das biologische Testpraparat, der Rückenmuskel des Blutegels, in merkwurdiger Weise für Acetylcholin sensibilisiert wurde. Diese Sensibilisierung kann vom Aneurin herrühren, so daß indirekt der vermehrte Aneuringehalt in Nervenextrakten gereizter Nerven auch uns schon bekannt war. Ich erwähne diese Beobachtung nur um zu zeigen, daß das Problem damals „in der Luft“ lag. Über die Prioritat des Befundes von Minz kann gar kein Zweifel bestehen. Er ist übrigens zu seinen Reizversuchen durch die gleiche Beobachtung veranlaßt worden, den Sensibilisierungseffekt des Aneurins im Acetylcholintest.

Wir haben uns damals die Aufgabe gestellt, diese „Freisetzung“ von Aneurin bei der Erregung moglichst grundlich zu untersuchen und dafür alle bekannten Testmethoden, soweit sie empfindlich genug sind, zu verwenden. Für die Gewinnung von Nervenextrakten wurde nicht die Methode des Eintauchens einer Nerven-Schnittflache in ein Bad angewandt, da dieses Verfahren große Nachteile[1] besitzt, sondern das sog. „Einschießverfahren“ der Nerven in flussige Luft. Die flüssige Luft, durch die bei raschem Einfrieren

[1] Jede Schnittflache ist depolarisiert Die Erregung kann gar nicht bis zu ihr herankommen Wenn schon Stoffe austreten, so mussen sie entweder durch Diffusion von hohergelegenen erregbaren Nerventeilen, oder durch elektrotonischen Langsstrom transportiert bis zur Schnittstelle gelangt sein

der chemische Momentzustand in einem Gewebe fixiert wird, ist in der Muskelchemie schon mit großem Erfolg gebraucht worden (vgl. MEYERHOF 1930). Die Nerven wurden bei unserem Verfahren aber nicht in die flüssige Luft eingelegt, sondern mit einer Geschwindigkeit von 1 m/sec „eingeschossen". Wird der Nerv während des Einschießens gleichzeitig mit 100 Reizen/sec erregt, so wird beim sukzessiven Eintauchen pro Zentimeter Nerv je eine Erregungswelle „festgefroren", während ohne das Einschießen auf einem Nerv von 5 cm Länge nur eine einzige Erregungswelle fixiert werden könnte (vgl. v. MURALT 1946, S. 317ff.). Der Extrakt wurde nach Pulverisierung der eingeschossenen Nerven in der Kälte gewonnen. Als Kontrollwerte dienten die ungereizten, sonst gleich behandelten, symmetrischen Nerven aus der anderen Tierhälfte (vgl. S. 248).

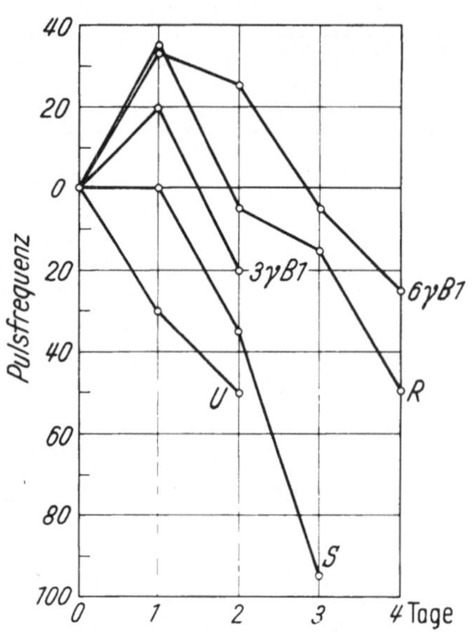

Abb. 107 Änderung der Pulsfrequenz avitaminotischer Ratten bei Verfütterung von Aneurin-Adsorbaten, nach LIECHTI, v. MURALT u. REINERT (1943). Ordinate Änderung der Pulsfrequenz, bezogen auf den Ausgangswert zu Beginn des Versuches. Abszisse Zeit in Tagen Das Adsorbat des Extraktes gereizter Nerven *R* verursacht eine vorübergehende Pulserhöhung, die etwa der Wirkung von 4 γ Aneurin entspricht. Das Adsorbat des Extraktes ungereizter Nerven *U* hat keine Wirkung. Die Dosis ist unterschwellig

Vitamin B_1-Mangel führt bei der Ratte zu einer sehr beachtlichen Verlangsamung des Herzschlages *(Bradykardie)*, die bei Einspritzung oder Verfütterung von Aneurin sofort kurativ einer vorübergehenden Beschleunigung des Herzschlages Platz macht. Auf diesem besonderen Verhalten der Ratte läßt sich ein sehr spezifischer und relativ empfindlicher Vitamintest aufbauen, der als *Bradykardietest* (BIRCH und HARRIS 1934) bekannt wurde. Abb. 107 zeigt den Verlauf der Pulsfrequenz avitaminotischer Ratten nach Fütterung eines Adsorbates von Nervenextrakten. Frankonit adsorbiert relativ spezifisch nur das Aneurin und eignet sich daher sehr gut zur Entfernung dieses Vitamins aus einem Extrakt. Die Ausgangswerte der Pulsfrequenzen zu Beginn des Versuches sind für alle Tiere normalisiert und in der Abb. 107 als Nullwert auf der Abszisse verzeichnet. Zunahme der Pulsfrequenz nach der Verfütterung ist nach oben, Abnahme nach unten eingetragen. Der Extrakt gereizter Nerven führt zu einer vorübergehenden Erhöhung, die nach 2 Tagen abgeklungen ist; der Extrakt ungereizter Nerven vermag das tägliche Absinken der Pulsfrequenz in der Avitaminose nicht zu beeinflussen. Die Eichung mit bekannten Aneurinmengen zeigt, daß im Adsorbat gereizter Nerven, das von 50 Frosch-Ischiadicus-Nerven gewonnen worden war, etwa 4 γ Aneurin vorhanden waren (LIECHTI, v. MURALT u. REINERT 1943).

Der Pilz *Phycomyces* braucht zu seinem Wachstum Stickstoff und Aneurin, oder aber die Aneurinbestandteile Pyrimidin *und* Thiazol. SCHOPFER (1939) hat dieses Verhalten zu einem sehr empfindlichen Aneurintest ausgebaut. Die zu untersuchenden Extrakte werden den mit Sporen geimpften Nahrböden, die genügend Stickstoff enthalten müssen, zugesetzt. Das Wachstum des Mycels ist dann ein Maß für die Menge des im Extrakt vorhandenen Aneurins — oder

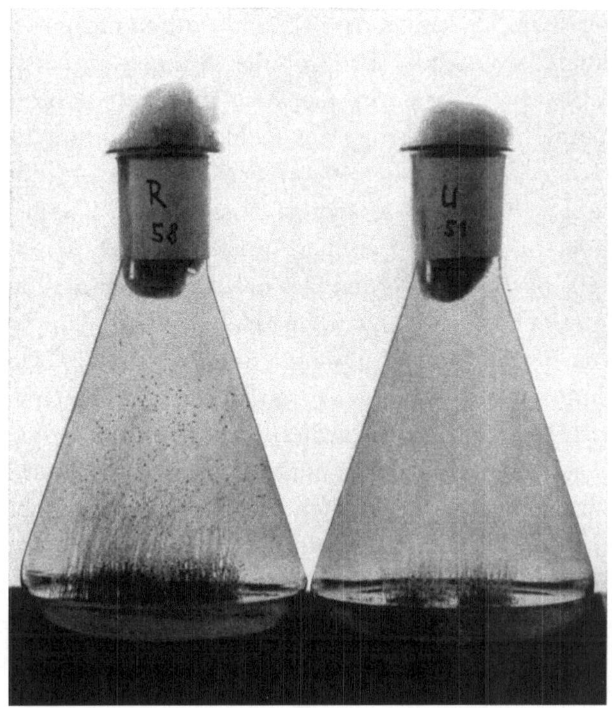

Abb. 108. Biologische Auswertung von Nervenextrakten. Links: Phycomyces-Kultur nach Zusatz des Extraktes aus gereizten Nerven zum aneurinfreien, aber sonst vollständigen Nährboden. Rechts: Gleiche Kultur nach Zusatz des Extraktes aus ungereizten Nerven.

seiner beiden Molekülhälften. Abb. 108 zeigt qualitativ den Unterschied zwischen dem Aneuringehalt eines Extraktes von gereizten und ungereizten Nerven. Durch quantitative Untersuchung konnte auch mit diesem Test die Freisetzung von Aneurin bei der Erregung nachgewiesen werden (v. MURALT und ZEMP 1943, ZEMP 1947).

Durch milde Oxydation im Alkalischen kann das Aneurin in Thiochrom übergeführt werden, das in Isobutylalkohol löslich ist und eine sehr schöne blaue Fluorescenz zeigt. Dieser Test ist für Aneurin spezifisch; denn die Cocarboxylase ist in Isobutylalkohol nicht löslich. Aus dieser Reaktion, die von KUHN, WAGNER-JAUREGG, V. KLAVEREN und VETTER (1935) entdeckt wurde, ist der sehr empfindliche *Thiochromtest* (JANSEN 1938) entwickelt worden, mit dem unter Benutzung eines im Hallerianum entwickelten hochempfindlichen Fluorometers (vgl. WYSS 1943, WYSS 1944) der Gehalt des

Nerven an freiem Aneurin quantitativ sehr genau ($1 \cdot 10^{-8}$ g konnten sicher erfaßt werden) gemessen werden konnte. Der Gehalt an freiem Aneurin bewegt sich ungefähr in folgenden Großenordnungen: Froschnerven 1 γ/g, Ratte 0,7 γ/g, Kaninchen 0,5 γ/g, Schwein 0,3 γ/g, Meerschweinchen 0,1 γ/g; derjenige an „gebundenem" Aneurin: Frosch 3 γ/g, Ratte 1,6 γ/g, Meerschweinchen 1,0 γ/g, Kaninchen 0,8 γ/g, Schwein 0,4 γ/g (G. v. MURALT 1947).

Hefe hat in einer Nährlösung, welche Dextrose, Phosphate, $CaCl_2$, $MgSO_4$, Nicotinsäure, Ferrichlorid, Mangansulfat und Puffer enthält, die Fähigkeit, Glucose abzubauen, wobei als Endprodukt Kohlensäure entsteht. Dieser Abbau wird sowohl durch Aneurin wie auch durch Cocarboxylase erheblich beschleunigt, so daß die Vermehrung der Kohlensäurebildung als Test benützt werden kann (*Hefetest von* PETERS 1940). ATKIN, SCHULTZ und FREY (1939) haben das Verfahren zu einem Mikrotest ausgebaut, so daß mit dieser biologischen Methode im Bereich zwischen $4 \cdot 10^{-9}$ und $2 \cdot 10^{-8}$ g Aneurin mit guter Genauigkeit bestimmt werden kann. Im Gegensatz zu den anderen biologischen Methoden wurde mit dem Hefetest *nie* ein Unterschied im Aneuringehalt von Extrakten aus gereizten und ungereizten Nerven gefunden! Diese Beobachtung ist mit einer ganz wesentlich verfeinerten Methode von WENT (1946) bestätigt worden. Bei dieser Methode wird die Hefe in einen kartesianischen Taucher gebracht (Methode von LINDERSTRØM-LANG und HOLTER 1940), wobei sich der Auftrieb des Tauchers mit der Bildung von Kohlensäure vergroßert. Durch Erhohung des Druckes wird das Volumen auf konstantem Wert gehalten und indirekt und sehr empfindlich mit dem Gegendruck gemessen. Die Methode gestattet die Bestimmung von 10^{-10} g Cocarboxylase oder Aneurin.

Überblickt man diese Untersuchungen, so ist kein Zweifel darüber vorhanden, daß freies Aneurin bei der Nervenerregung entsteht. Die Frage ist nur, wie? Es kann aus einer an Eiweiß gebundenen Form freigesetzt worden sein oder aus Cocarboxylase durch Dephosphorylierung entstehen. Darüber geben die Versuche keinen Entscheid, denn beide Möglichkeiten sind mit den Befunden im Einklang. Neben Aneurin-Diphosphat kommen als Quellen aber auch das Monophosphat und eventuell Polyphosphate in Frage, zwischen denen bei der Erregung Phosphat-Übertragungen unter Bildung von freiem Aneurin vorkommen könnten. Darüber wird spater berichtet.

Ein merkwürdiges Ergebnis haben A. und F. WYSS bei Versuchen mit Monojodessigsäure (1945) im Hallerianum erhalten. SHANES und BROWN (1942) haben bei Monojodessigsaure-Vergiftung an Nerven einen Abfall des Ruhepotentials gefunden, der zeigt, daß für den Ruhestoffwechsel des Nerven die Glykolyse ein unentbehrliches Glied ist; denn Monojodessigsäure blockiert, wie LUNDSGAARD (1930) am Muskel in einer aufsehenerregenden Arbeit gezeigt hat, die Milchsäurebildung. FENG (1932) hat gefunden, daß das Aktionspotential eines mit Monojodessigsaure vergifteten Nerven nach kurzer Zeit absinkt. Es ist also mit großer Wahrscheinlichkeit anzunehmen, daß die Glykolyse auch für die Energielieferung bei der Tätigkeit des Nerven essentiell ist. Wie verhält es sich mit der Aneurin-Freisetzung im monojodessigsaure-vergifteten Nerven? Diese Frage haben A. und F. WYSS (1945) mit dem Thiochromtest und mit dem Hefetest im Hallerianum geprüft. Dabei haben wir damals angenommen, mit dem Thiochromtest werde nur das freie, und mit dem Hefetest dagegen das Gesamtaneurin inklusive aller Phosphate in den Extrakten bestimmt, eine Annahme, die 1945 sicher berechtigt war. Das Ehepaar WYSS fand in den Extrakten gereizter Nerven 50% *weniger* mit dem Thiochromtest bestimmbares Aneurin, als in den Extrakten der ungereizten Kontrollen. Mit dem Hefetest dagegen wurde auch bei monojodessigsäure-vergifteten Nerven kein Unterschied zwischen den beiden Extrakten festgestellt. Die Messungen dürfen als zuverlassig bezeichnet werden, und damit entsteht die interessante Frage: Was bedeutet das alles? Um unseren heutigen Standpunkt in dieser Frage zu beleuchten, muß ziemlich weit ausgeholt werden.

Die Antimetaboliten

Am Anfang der neueren Entwicklung auf dem Gebiet des Aneurins steht eine etwas merkwürdige Geschichte, die sich in Minnesota abgespielt hat. Herr CHASTEK, der Besitzer einer Silberfuchsfarm, verfütterte seinen Tieren getrocknete Eingeweide von Fischen und mußte zu seinem größten Schaden feststellen, daß die Tiere an einer Paralyse eingingen, die durchaus den Charakter einer Aneurin-Avitaminose hatte. Zusatz von Hefe zu der Fischnahrung, ja sogar von reinem Aneurin half nichts! Was war los? GREEN (1936) hat den Sachverhalt aufklären können und nachgewiesen, daß in den Fischeingeweiden (besonders beim Karpfen!) ein Faktor vorhanden ist, der das Aneurin spaltet und somit inaktiviert. Jetzt war es auch verständlich, warum zugesetztes Aneurin zur Nahrung unwirksam bleiben mußte. Dieser „Karpfenfaktor“ gehört zu den sog. „strukturändernden Antimetaboliten des Aneurins“ (vgl. SOMOGYI 1956). Es ist hier vielleicht ein Wort am Platz darüber, was man unter „Metabolit“ und „Antimetabolit“ versteht. Die Definition geht auf FILDES und CAMB (1940) und WELCH (1945) zurück. Die Komponenten innerhalb der lebenden Zelle, die den normalen Ablauf von Stoffwechselreaktionen steuern, bezeichnet man als Metaboliten. Aneurin ware somit für das Neuron nach dieser Definition ein exogener Metabolit, weil er vom Organismus nicht selbst hergestellt werden kann. Ein Antimetabolit ist ein Stoff, der die Wirkung des Metaboliten verringert oder aufhebt. Dies kann dadurch geschehen, daß er dem Metaboliten chemisch ahnlich ist und ihn durch Konkurrenz verdrangt, ohne selbst wirksam zu sein. Man spricht in diesem Fall von einem *strukturähnlichen Antimetaboliten*. Der Stoff kann aber auch mit dem Metabolit einen unwirksamen Komplex bilden, das Wirkstoffmolekül ändern oder es spalten, dann spricht man von einem *strukturverändernden Antimetaboliten*. Für unsere Betrachtungen kommen 4 Stoffe aus dem sehr großen Spektrum der Aneurin-Antimetaboliten in Betracht: (Für weitere Einzelheiten sei auf die ausgezeichnete Übersicht von SOMOGYI 1956 verwiesen.)

A. Strukturähnliche Antimetaboliten.

1. Pyrithiamin, Neopyrithiamin (Konkurrent für Aneurin),
2. Oxythiamin (Konkurrent für Cocarboxylase).

B. Strukturändernde Antimetaboliten.

3. Karpfendarm-Extrakt (spaltet das Aneurin-Molekül),
4. Farnkraut-Extrakt (spaltet das Aneurin-Molekül).

Die Wirkung strukturähnlicher Antimetaboliten

Unter den strukturähnlichen Antimetaboliten haben TRACY und ELDERFIELD (1941) zum ersten Mal eine Verbindung synthetisiert, die von WOOLLEY u. WHITE (1943) *Pyrithiamin* getauft wurde. Diese Autoren verfütterten Pyrithiamin an Mäuse und beobachteten, daß die Tiere sehr rasch eine Vitamin B_1-Avitaminose bekamen, wobei das Mengenverhältnis zwischen Pyrithiamin und Aneurin in der Nahrung für den Effekt maßgebend war und nicht die absolute Menge, woraus man sieht, daß eine Konkurrenz durch Verdrängung wirksam wird. Die Herstellungsmethode von TRACY u. ELDERFIELD ergab aber kein reines Produkt und wurde in der Folge von WILSON u. HARRIS (1949) und RAFFAUF (1950) so verbessert, daß ein reines Produkt gewonnen wurde, das als *Neopyrithiamin* bezeichnet wurde. Es ist 8mal wirksamer als Pyrithiamin im Tierversuch (EMERSON u. CASEY 1951) und 15—300fach wirksamer im Test mit Mikroorganismen (SCHOPFER[1] vgl. auch 1945).

Der Vergleich der beiden Formelbilder von Aneurin und Neopyrithiamin zeigt deutlich die große Strukturähnlichkeit:

Pyrimidin-Hälfte: CH_3—C(=N—CH)…N—C($NH_2 \cdot HBr$)—C—CH_2—N(Br)

Thiazol-Hälfte: C(CH_3)=C—CH_2CH_2OH, C—S, H

Aneurin

CH_3—C, N, CH, C—CH_2—N, Br, $NH_2 \cdot HBr$, H_3C, CH_2CH_2OH

Neopyrithiamin

[1] Mündliche Mitteilung.

SOODAK und CERECEDO (1944) haben eine andere strukturähnliche Verbindung hergestellt, die sie *Oxythiamin* nannten, wobei eine Desaminierung am Pyrimidinring vorgenommen wurde:

```
          N                CH3
CH3—C//     \ CH            |
    |          ||          C=C—CH2CH2OH
    N\\      /C—CH2—N<      |
        C /            | \C—S
        |             Br  H
        OH
```

Oxythiamin

Die weiteren Untersuchungen von WOOLLEY, CERECEDO und ihren Mitarbeitern (WOOLLEY u. WHITE 1943, WOOLLEY u. MERRIFIELD 1952 und 1954, SOODAK u. CERECEDO 1947, EUSEBI u. CERECEDO 1949 und 1950, CERECEDO, SOODAK u. EUSEBI 1951, CERECEDO u. EICH 1955) haben gezeigt, daß die Wirkungen von Neopyrithiamin und Oxythiamin *ganz verschieden* sind. Damit war für uns eine sehr interessante Ausgangsbasis für neurophysiologische Studien geschaffen. Nach Verabreichung von *Oxythiamin*, das im Tierkörper phosphoryliert werden kann und daher die Cocarboxylase verdrängt, verlieren die Versuchstiere an Gewicht und zeigen auffällige Appetitlosigkeit *(Anorexie)*. Sie gehen aber — und das ist wichtig — ohne spezifische Symptome zugrunde. Der Cocarboxylasegehalt der Gewebe ist stark erniedrigt und im Blut steigt der Gehalt an Brenztraubensäure an, weil diese Säure ja normalerweise durch Decarboxylierung mit Hilfe der Carboxylase in den Citronensäure-Stoffwechsel eingeführt wird und bei Mangel an Cocarboxylase bzw. Carboxylase liegenbleibt. Oxythiamin ist ein relativ sehr spezifischer Konkurrent der Cocarboxylase, was aus den Formelbildern deutlich hervorgeht:

```
          N                CH3                       O
CH3—C//     \ CH            |                        ||       /OH
    |          ||          C=C—CH2·CH2  O  P·O·P=O
    N \      /C—CH2—N<      |                        |        \OH
        C /            | \C—S                       OH
        |             Br
        NH2·HBr
```

Cocarboxylase Aneurindiphosphat

```
          N                CH3                       O
CH3—C//     \ CH            |                        ||       /OH
    |          ||          C=C—CH2 CH2  O  P·O·P=O
    N\\      /C—CH2—N<      |                        |        \OH
        C /            | \C—S                       OH
        |             Br  H
        OH
```

Oxythiamindiphosphat

Ganz anders ist das Bild nach Verabreichung von sehr kleinen Dosen *Neopyrithiamin*. Die Tiere zeigen die charakteristischen Drehbewegungen, abnorme Körperhaltung, schwankenden Gang, Krämpfe und Lähmungen der

Extremitäten. Der Brenztraubensäuregehalt und der Gehalt an Cocarboxylase ist im Blut und in der Leber nicht wesentlich verändert. Während mit Oxythiamin, bei Verdrängung der Cocarboxylase, ein unspezifischer Zustand schwerer Schädigung entsteht, ruft das Neopyrithiamin, das schlecht oder gar nicht phosphoryliert werden kann[1] und somit kein Konkurrent zur Cocarboxylase ist, sondern nur das Aneurin oder sehr ähnlich gebaute Verbindungen verdrängen kann, die spezifischen Symptome der Beri-Beri hervor. WOOLLEY kam 1954 zum Schluß, daß Neopyrithiamin eine eventuell unbekannte Aneurinverbindung, „welche auf Nerven wirkt", kompetitiv im Neuron verdrängt, während Oxythiamin nur die mehr allgemeinen Reaktionen im Körper, die Cocarboxylase benötigen, hemmt.

Nach unserer Auffassung gibt es 2 verschiedene B_1-Avitaminosen und damit auch 2 Wirkungsmechanismen! Das ist insofern nicht neu, als man schon lange bei der B_1-Avitaminose zwischen neurologischen und kardio-vasculären Symptomen unterschieden hat. NABER, CRAVENS, BAUMANN u. BIRD (1954) haben experimentell bei der Embryonalentwicklung des Hühnchens und während des Wachstums mit Neopyrithiamin neurologische und mit Oxythiamin dagegen generalisierte Symptome auslösen können. Um diese Auffassung zu prüfen, haben wir (Versuche gemeinsam mit H. P. GURTNER 1957) eine Versuchsanordnung gewählt, die den Unterschied zwischen den beiden Wirkungsmechanismen bei avitaminotischen Ratten besonders deutlich herausstellen soll. Nach mehreren Versuchen, in denen wir die richtige Dosierung festgelegt haben, wurde folgender Hauptversuch mit 60 Tieren durchgeführt.

22—24 Tage lang wurden die Tiere mit einer Vitamin B_1-freien Diät ernährt. In dieser Zeit sank die Pulsfrequenz, die wir 2mal in der Woche mit Hilfe des Elektrokardiogramms an jeder Ratte bestimmten, auf einen für alle 60 Tiere erniedrigten Wert (Abb. 109a). In milder Form zeichnete sich die bekannte Bradykardie bei Avitaminose ab.

Die Mittelkurve der Körpergewichte zeigte den bekannten Stillstand und begann ebenfalls gerade abzufallen (Abb. 109b). Von diesem Tag an wurden die Versuchstiere in 4 Gruppen von je 15 Tieren eingeteilt, die nunmehr nach folgendem Plan weiterbehandelt wurden, wobei das Mangelfutter beibehalten wurde.

I	II	IIIa	IIIb	IV
40 γ Aneurin/Tag	40 γ Aneurin/Tag	40 γ Aneurin/Tag	40 γ Aneurin/Tag	—
	+	+	+	
	250 γ Neopyrithiamin/Tag	1 mg Oxythiamin/Tag	10 mg Oxythiamin/Tag	—

Diesem Plan lag folgende Überlegung zugrunde. Wenn zusammen mit den Antimetaboliten auch Aneurin gegeben wird, muß die Mangelerscheinung dort

[1] Diese Behauptung ist allerdings nicht streng bewiesen!

deutlich werden, wo der Antimetabolit auf den betreffenden Wirkungsmechanismus einwirkt, dort aber verschwinden, wo der Antimetabolit keine

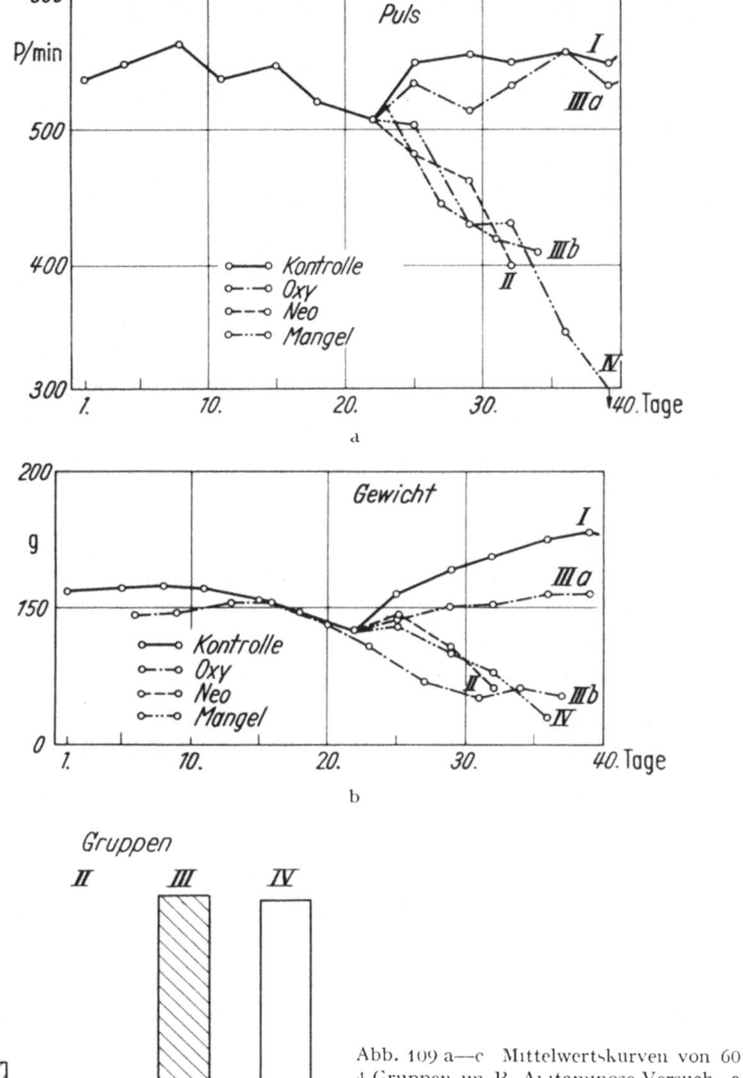

Abb. 109 a—c. Mittelwertskurven von 60 Ratten in 4 Gruppen im B_1-Avitaminose-Versuch. a Ordinate: Pulsfrequenz je Minute. Abszisse: Tage. Man beachte die zunehmende Bradykardie bei den Gruppen II, IIIb und IV und die Remission bei den Tieren, die nur Aneurin (I) oder eine zu kleine Dosis von Oxythiamin mit Aneurin bekommen haben. b Ordinate: Gewicht. Abszisse: Tage. Man beachte den Gewichtsverlust und den sehr ähnlichen Verlauf der Kurven wie in a. c Ordinate: Brenztraubensäure-Spiegel im Blut

Verdrängung ausübt und das Aneurin seine Wirkung entfalten kann. Wird Aneurin zusammen mit Oxythiamin gegeben, so müssen nach unserer Auffassung die neurologischen Symptome gemildert werden oder verschwinden, während überall dort, wo das Aneurin als Cocarboxylase gebraucht wird, d. h. also im allgemeinen Stoffwechsel, das gleichzeitig verabfolgte Oxythiamin durch Verdrängung die Wirkung blockiert. Umgekehrt: Wird Aneurin mit Neopyrithiamin gegeben, so muß es zu einer Verstärkung der neurologischen Symptome kommen; denn jetzt verdrängt das Neopyrithiamin die Möglichkeit der curativen Wirkung des gleichzeitig verabfolgten Aneurins, verhindert aber seinen Aufbau zu Cocarboxylase für den allgemeinen Stoffwechsel nicht. Es ist also zu erwarten, daß in der Gruppe III der allgemeine Zusammenbruch des Stoffwechsels weitergeht. In Gruppe II dagegen wäre eine weniger deutliche Verschlechterung des allgemeinen Zustandes zu erwarten, dagegen bleiben die durch den Mangel ausgelösten neurologischen Symptome bestehen bzw. verstärken sich noch. Unsere Versuche zeigten uns, daß diese Erwartungen nur teilweise erfüllt wurden. Die Tiere, die Aneurin zusammen mit Oxythiamin erhielten, zeigten in kleiner Dosis weniger starke Mangelerscheinungen als diejenigen, die Aneurin zusammen mit Neopyrithiamin erhielten und in großer Dosis höchstens gleich starke Mangelsymptome. Die Neopyrithiamin-Tiere waren dagegen sehr empfindlich auf jede Berührung und verfielen bei Anheben des Schwanzes in schwerste Krämpfe, typische Beri-Beri-Symptome, die die Tiere der Gruppe III überhaupt nicht zeigten; sie verfielen in einen weniger schlechten Allgemeinzustand. Die Ergebnisse der Bestimmung der Brenztraubensäure im Blut der Tiere der 4 Gruppen entsprach auch unseren Erwartungen: Bei den Mangeltieren (IV) und den mit Oxythiamin und Aneurin behandelten Tieren (III) war der Brenztraubensäure-Spiegel hoch, bei den anderen Tieren dagegen niedrig (Abb. 109c). Daraus darf wohl geschlossen werden, daß der Brenztraubensäure-Abbau im allgemeinen Stoffwechsel durch Oxythiamin, trotz gleichzeitiger Gabe von Aneurin, wegen der Verdrängung am Wirkort der Cocarboxydase blockiert war. Die Bestimmung der Cocarboxylase in der Leber der Versuchstiere ergab folgende Abnahmen, in % zum entsprechenden Wert der Kontrolltiere: Neopyrithiamintiere 13%, Oxythiamintiere 38%, Mangeltiere 90%.

Noch übersichtlicher und klarer fielen die Versuche in vitro aus, die Kunz 1954—56 im Hallerianum durchgeführt hat. Darüber soll im folgenden eingehender berichtet werden.

Die klassische Reaktion der Brenztraubensäure-Oxydation ist diejenige mit isolierten Leber-Mitochondrien im Warburg-Apparat. Sie kann nur stattfinden, wenn Cocarboxylase (Aneurin-Diphosphat) anwesend bzw. am Wirkort unverdrängt vorliegt. Die Reaktion eignet sich somit sehr gut zum Studium von Verdrängungsmechanismen. Nach dem Verfahren von Leuthardt und Müller (1948) wurde von Albinoratten, die 24 Std gefastet hatten, die Mitochondriensuspension aus der Leber gewonnen. Als Substrat diente Brenztraubensäure (Pyruvat 0,01 M, $MgCl_2$ 0,003 M, ATP 0,001 M, K-Phosphatpuffer $p_H = 7,5$ 0,05 M, KCl bis zur Isotonie). Die Atmung der Lebermitochondrien wurde mit Oxythiamin-Zusatz schon in einer Konzentration von 0,003 M merklich und in 0,01 M ganz gehemmt. Neopyrithiamin dagegen zeigte zunächst sogar einen geringen fördernden Effekt (0,003 m) und hat die Atmung erst in 3mal stärkerer Konzentration schwach gehemmt. Diese Hemmung ist irreversibel und kann weder durch Cocarboxylase noch durch Aneurin aufgehoben werden. (Unsere Erfahrungen haben gezeigt, daß der chemischen Reinheit der Antimetaboliten die größte Aufmerksamkeit geschenkt

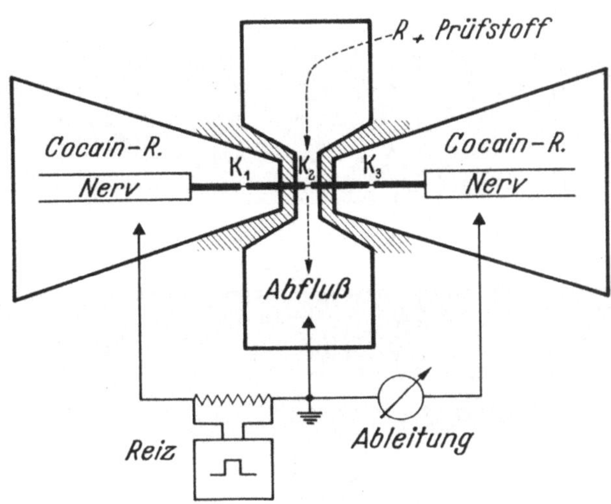

Abb. 110. Anordnung zur Prüfung der Antimetaboliten an einem isolierten Ranvier-Knoten, nach KUNZ (1954). Die einzelne Nervenfaser wird über die Brücke gelegt, durch die die Ranvier-Knoten isoliert werden. In der Brücken-Mitte strömt ständig Ringerlösung oder ein Prüfstoff am Knoten K_2 vorbei. Mit unpolarisierbaren Elektroden wird der Aktionsstrom des bespülten Knotens K_2 gegen K_3 abgegriffen, K_2 wird durch Stromschluß über K_1 gereizt

werden muß.) Oxythiamin ist für die Mitochondrien ein starker Konkurrent der Cocarboxylase, Neopyrithiamin dagegen nicht oder erst in sehr hoher Dosierung.

Deutlicher werden die Erscheinungen, wenn die Antimetaboliten in ihrer Wirkung am *peripheren Nerven* untersucht werden. Abb. 110 zeigt die Anordnung von KUNZ (1954), mit der an einem isolierten Ranvier-Knoten einer einzelnen Nervenfaser der Einfluß chemischer Stoffe geprüft werden kann. Diese scheinbar kompliziert anmutende Technik hat folgende große Vorteile:

1. Das Testobjekt ist äußerst klein, es kann also auch mit kleinsten Flüssigkeitsmengen bespült werden.

2. Der mononodale Aktionsstrom des bespülten Ranvier-Knotens (s. S. 72) gibt augenblicklich jede Änderung der Reizschwelle und des Erregungsverlaufes deutlich meßbar und registrierbar an.

3. Die Diffusionswege zum Wirkort sind sehr kurz, und die nodale Membran ist relativ gut permeabel, besonders bei rhythmischer Erregung.

4. Ein gut präparierter Ranvier-Knoten gibt unveränderlich reproduzierbare Aktionsströme über viele Stunden, wenn er in einer guten Ringerlösung

liegt und zeigt praktisch keine Ermüdungserscheinungen. Änderungen hängen also immer mit dem Einfluß äußerer Faktoren zusammen.

Bei Zusatz einer $3 \cdot 10^{-3}$ M *Neopyrithiamin*-Menge zur Ringerlösung, die einen derart isolierten Ranvier-Knoten bespült, beobachtet man sofort eine deutliche Veränderung des mononodalen Aktionsstromes (Abb. 111). Schon nach 1 min ist eine deutliche Abnahme der Spitze (Phase 1) und das Auftreten eines „Plateaus“ (Phase 2) zu beobachten. Die Erhöhung der Reizschwelle ist

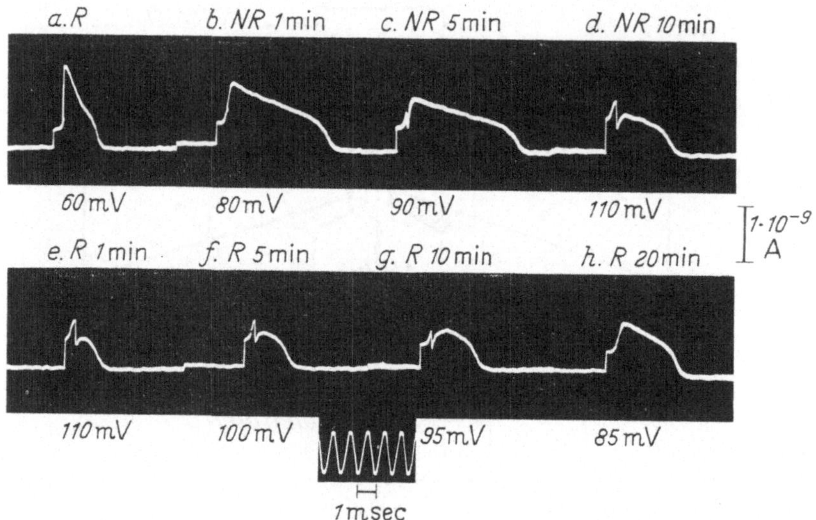

Abb. 111. Veränderung des Aktionsstroms bei Einwirkung von Neopyrithiamin (*N*), nach KUNZ (1956). Schon nach 1 min der Einwirkung von Neopyrithiamin (b) entwickelt sich ein „Plateau“ (Phase 2) und die Höhe der Spitze ist deutlich erniedrigt. Die Reizschwelle (untere Zahlen) ist erhöht. Nach 10 min (d) tritt am behandelten Knoten Unerregbarkeit auf. Auswaschen des Antimetaboliten während 20 min (e—h) führt nur zu einer teilweisen Restitution. Die Reizschwelle bleibt erhöht. *R* Ringerlösung; *NR* Neopyrithiamin-Ringerlösung

am Rechteckimpuls vor Einsetzen des Aktionsstromes deutlich erkennbar, außerdem sind die Werte angegeben. Die Wirkung nimmt immer stärker zu, so daß nach 10 min bei hoher Schwelle nur noch ein geringer Aktionsstrom auszulösen ist. Wird die Faser mit Ringerlösung ausgewaschen (e—h), so tritt zunächst noch eine Nachwirkung und dann eine langsame, aber unvollständige Erholung des Aktionsstromes und der Reizschwelle auf.

Bei Zusatz von *Oxythiamin* dagegen in gleicher und höherer Konzentration fand KUNZ keine Wirkung (Abb. 112). Verdrängung der Cocarboxylase im peripheren Nerven hat also *keine* sofortige, Verdrängung des Aneurins dagegen eine sehr rasche und deutliche Wirkung auf den Aktionsstrom, d. h. auf den Erregungsprozeß, zur Folge.

Damit entsteht die Frage nach dem Vorkommen dieser beiden Vitaminformen im peripheren Nerven. Dieses Problem wurde von SANZ (1944) bearbeitet. Er hat periphere Nerven durch Extraktion und Verdauung mit Papayotin und Diastase bei p_H 4 in bezug auf Aneurin und Cocarboxylase (Dephosphorylierung mit Phosphatase) aufgearbeitet und gefunden, daß im

Nervenbrei das Verhältnis Aneurin:Cocarboxylase 2:1 ist, bei der Inkubation während 2 Std auf 40:1 zunimmt. Freies Aneurin ist neben Aneurin Mono- und Diphosphat im Nerven immer vorhanden und spielt eine besondere Rolle, die durch die Neopyrithiamin-Verdrängung als Ausfallserscheinung am Aktionspotential sehr deutlich wird. Im Gehirnbrei dagegen herrschen andere Verhältnisse vor; dort wurde bei B_1-Avitaminose eine Anhäufung von Brenztraubensäure gefunden (vgl. PETERS 1940), ein deutlicher Hinweis, daß im Gehirnbrei die Oxydation des Pyruvates mit Hilfe der Cocarboxylase im Vordergrund des Stoffwechsel-Geschehens steht und daß der Mangel an Enzym zu einer Anhäufung führt. In der Ganglienzelle des peripheren Nerven

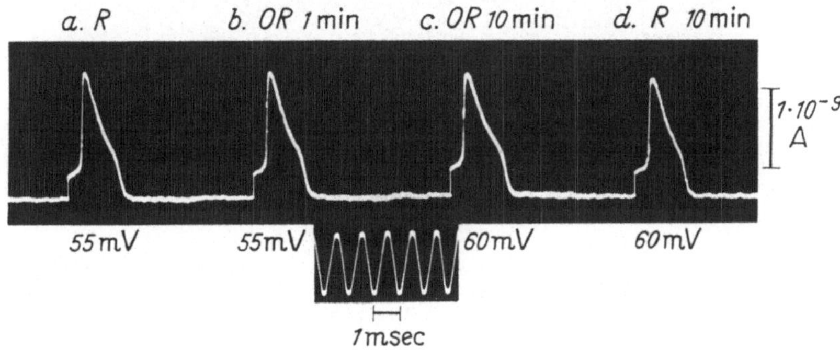

Abb. 112. Veränderung des Aktionsstroms bei Einwirkung von Oxythiamin (*b*), nach KUNZ (1956). Oxythiamin in 10mal stärkerer Dosis als Neopyrithiamin hat gar keine Wirkung auf den Aktionsstrom des Knotens. *R* Ringerlösung, *OR* Oxythiamin-Ringer

und im peripheren Nerven selbst dagegen, scheinen 2 verschiedenartige Vorgänge eine Rolle zu spielen. Für die Entstehung des Aktionspotentials ist das Aneurin unentbehrlich und seine Verdrängung führt zu einer sofortigen Störung. Eine Störung des an Cocarboxylase als Enzym gebundenen Stoffwechsels durch Oxythiamin hat gar keinen kurzzeitigen Einfluß auf die Erregungsbildung und scheint relativ unwichtig zu sein. Mit dieser Auffassung stehen wir auf dem gleichen Boden wie WOOLLEY (1954), der von mehr spekulativen Überlegungen geleitet worden war.

Welche Rolle kommt dem Aneurin im peripheren Nerven zu? Wir sind weit davon entfernt, hier eine Antwort geben zu können; aber die Versuche von KUNZ haben doch schon wertvolle Anhaltspunkte geliefert. Nach HODGKIN u. HUXLEY (1952), WEIDMANN (1955 a u. b) und LÜTTGAU (1956) gibt die Steilheit des Anstieges des Aktionsstromes in Abhängigkeit vom Membranpotential Information über den Na-Transport durch die nodale Membran (vgl. S. 101). Die Anstiegssteilheiten des Aktionsstromes werden technisch durch Einführung eines passenden *RC*-Gliedes in die Ableitung als „differenzierte" Kurven gewonnen (vgl. S. 99). Abb. 113 zeigt im oberen Teil den mononodalen Aktionsstrom desselben Knotens in Ringer, in einer mit Oxythiamin versetzten Ringerlösung, in einer Ringerlösung mit erhöhtem Na-Gehalt und in einer mit Neopyrithiamin versetzten Ringerlösung. Im unteren Teil ist der „differenzierte" Aktionsstrom aufgezeichnet, der die Steilheit in A/sec mißt

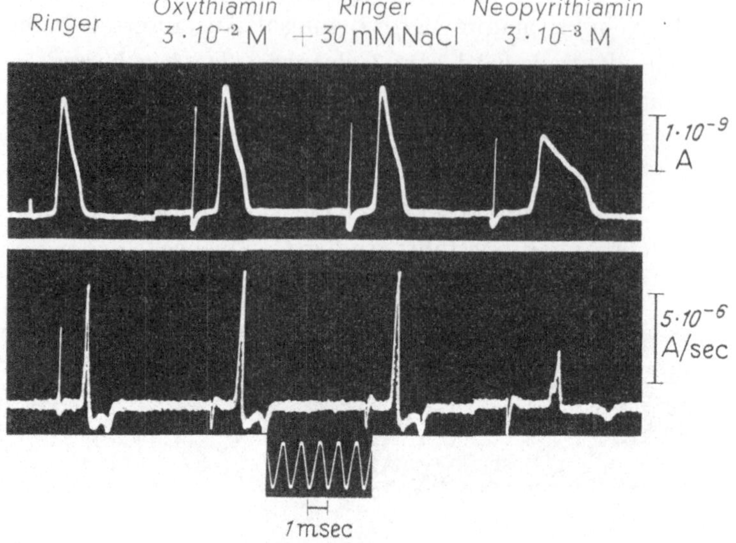

Abb. 113. Vergleich der Wirkung von Oxythiamin und Neopyrithiamin am gleichen Ranvier-Knoten, nach KUNZ (1956). Obere Kurve Aktionsstrom Untere Kurve Anstiegs- bzw. Abfall-Steilheit (di/dt). Oxythiamin hat keine Wirkung. Die geringe Erhohung der Spitze und der Anstiegssteilheit ruhrt davon her, daß ein Natriumsalz des Oxythiamins genommen wurde. Neopyrithiamin senkt die Spitze, verursacht ein „Plateau" und senkt die Anstiegssteilheit sehr stark Die Konzentration des Oxythiamins war $3 \cdot 10^{-12}$ M

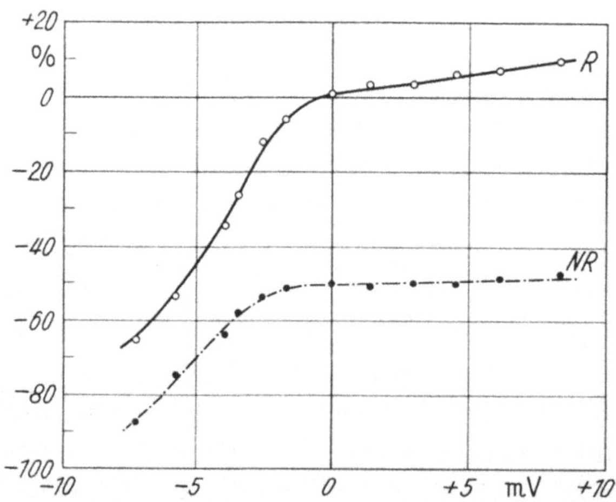

Abb. 114. Steilheitskurven eines normalen und mit Neopyrithiamin behandelten Ranvier-Knotens, nach KUNZ (1956). Die S-Kurve der Steilheit in Abhangigkeit von der Lage des Membranpotentials wird bei Einwirkung von Neopyrithiamin in gleicher Weise bezuglich des Sattigungswertes gesenkt, wie bei Erniedrigung der außeren Natriumkonzentration (vgl. Abb. 62, S. 105). *R* Knoten in Ringerlosung, *NR* Knoten in Neopyrithiamin-Ringerlosung

(vgl. Eichung). Die Erhöhung des Aktionsstromes und der Steilheit in Oxythiamin-Ringer ist ein Nebeneffekt, der von dem erhöhten Natriumgehalt des Oxythiamins herrührt (durch Neutralisation der salzsauren Gruppe entstanden).

Neopyrithiamin dagegen vermindert die Anstiegssteilheit von etwa $7 \cdot 10^{-6}$ A/sec auf $3 \cdot 10^{-6}$ A/sec. Untersucht man die Abhängigkeit dieser Änderung der Anstiegssteilheit vom Membranpotential (Methodik s. S. 241), so findet man die in Abb. 114 dargestellten S-Kurven für gewöhnlichen Ringer (R) und Neopyrithiaminringer (N). Die N-Kurve zeigt größte Ähnlichkeit mit der Kurve, die in Na-armer Lösung beobachtet wird (WEIDMANN 1955a). Aber nicht nur die Depolarisationsphase wird beeinflußt, auch die Repolarisationsphase. Der Effekt des Neopyrithiamins durch Verdrängung des Aneurins im Ranvier-Knoten führt zu einer fortschreitenden Verminderung der Zahl der für den Natrium-Transport zur Verfügung stehenden Träger. Auf das Ruhepotential

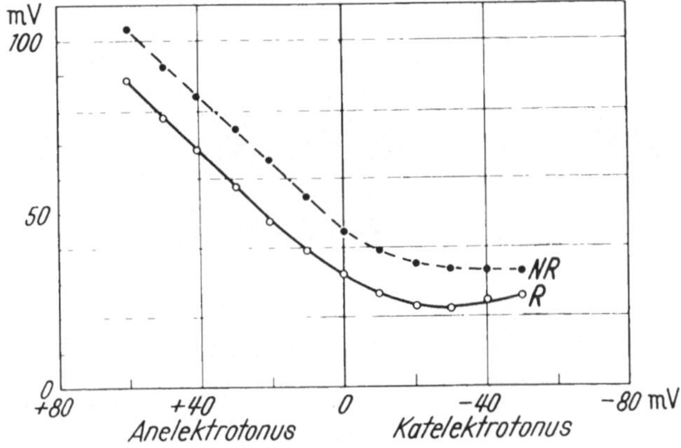

Abb. 115. Elektrotonuskurven eines normalen und mit Neopyrithiamin behandelten Ranvier-Knotens, nach KUNZ (1956). Die Elektrotonus-Kurve wird durch Neopyrithiamin gehoben, in ähnlicher Weise wie durch Kohlensäure (vgl. Abb. 72, S. 116). N Knoten in Ringerlösung. NR Knoten in Neopyrithiamin-Ringerlösung

dagegen hat Neopyrithiamin, wie KUNZ und STRAUB gefunden haben, keinen Einfluß. Das Aneurin greift somit mehr oder weniger unmittelbar in die Prozesse ein, die die Umladung der nodalen Membran während der Erregung ermöglichen, und nicht oder nur untergeordnet in diejenigen, die die Erhaltung des Ruhepotentials sichern.

Bei einem teilweisen Ausfall der Na-Träger ist eine Erhöhung des Schwellenpotentials zu erwarten. Der Einfluß des Neopyrithiamins auf den Verlauf der Elektrotonuskurve, die nach dem Verfahren von NIEDERGERKE (1953) und KUNZ aufgenommen wurde, geht aus Abb. 115 hervor. Mit kurzen Durchströmungen von 17 msec Dauer wird ein Kat- oder Anelektrotonus bestimmter Größe (Abszisse) erzeugt und mit 2 msec Rechteckimpulsen darauf die Rheobase bestimmt (Ordinate). Neopyrithiamin verschiebt die Elektrotonuskurve um 10—15 mV in Richtung der Ordinate nach oben. Der parallele Verlauf der beiden Kurven ist im Einklang mit demjenigen der Abb. 72 im anelektrotonischen Bereich. Oxythiamin dagegen ist in allen diesen Versuchen völlig wirkungslos. Das Aneurin im Nerven steht in direktem Zusammenhang mit der Aktivierung des Ionentransport-Systems.

Die Wirkung strukturverändernder Antimetaboliten

Man kann sich fragen, ob die Wirkung des Neopyrithiamins spezifisch verdrängend ist oder vielleicht gar nicht auf Verdrangung beruht, sondern ein toxischer Effekt ist. Diese Frage kann studiert werden, indem die Wirkung

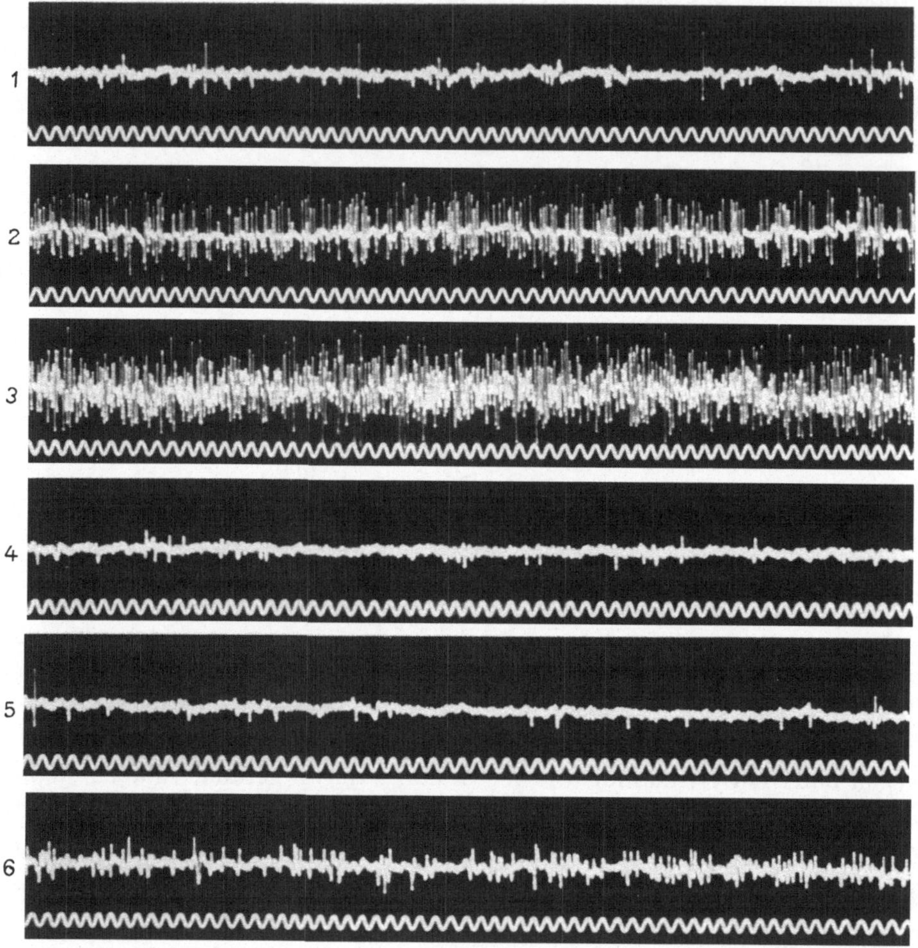

Abb. 116. Aktionsströme der Wasser-Receptoren des Frosches, nach v. MURALT u. ZOTTERMAN (1952). 1 Tätigkeit der Receptoren in Ruhe, 2 Einwirkung von Wasser, 3 Einwirkung von Salz, 4 Receptoren nach der Behandlung mit Karpfendarm-Extrakt, 5 Einwirkung von Wasser auf die blockierten Receptoren, 6 Einwirkung von Salz auf die blockierten Receptoren. Nach Auswaschen des Wirkstoffes kehrt die normale Aktivität wieder zurück.

ganz andersartiger Aneurin-Antimetaboliten geprüft wird. Zeigen sie die gleichen Effekte, so ist es sehr wahrscheinlich, daß es sich bei allen um eine spezifische Anti-Aneurinwirkung handelt. Ein erster neurophysiologischer Versuch mit strukturverändernden Antimetaboliten wurde von v. MURALT und ZOTTERMAN (1952) unternommen.

Auf der Froschzunge liegen sog. „Wasser-Receptoren" (ZOTTERMAN 1949), die auf reines Wasser und sehr verdünnte Flüssigkeiten spezifisch ansprechen. Sie liegen sehr oberflächlich und sind daher für chemische Prüfungen gut zugänglich. Abb. 116 zeigt eine Versuchsreihe. Im Zustand der Ruhe bilden diese Receptoren mit sehr geringer Häufigkeit, aber relativ regelmäßig Erregungsimpulse (1). Wird die Zunge mit etwas reinem Wasser betupft, so kommt es zu einem Impuls-Schauer, der rasch abklingt. Wird die Zunge kurz mit einem wäßrigen Extrakt von Karpfendarm (*Chastek*-Faktor vgl. S. 171) behandelt, so sind die Receptoren inaktiviert. Durch kurzes Aufkochen kann die antimetabolische Wirkung des Karpfendarmes vernichtet werden, während sich die thermostabilen Komponenten, insbesondere die vorhandenen Ionen,

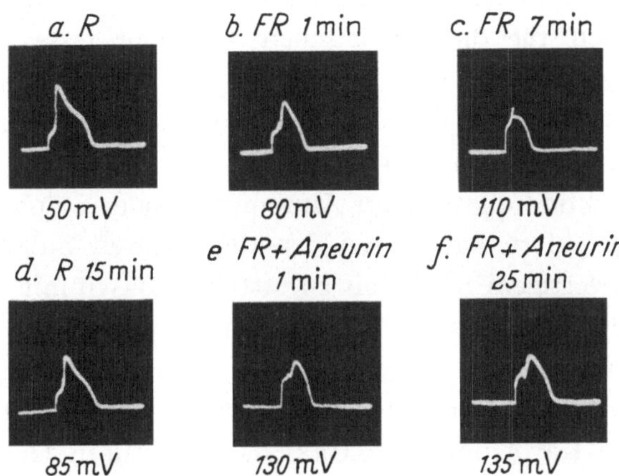

Abb. 117 Veränderung des Aktionsstromes bei Einwirkung eines Farnkraut-Extraktes (*F*), nach Kunz (1954). Bei Einwirkung des Farnkrautextraktes entsteht auch eine Senkung der Spitze des Aktionsstromes und eine Erhöhung der Reizschwelle, aber kein Plateau. Mit einer Aneurinzugabe kann die spaltende Wirkung des Farnkraut-Extraktes abgedeckt werden (e) Man beachte aber die Erhöhung der Reizschwelle (Angaben in mV unter den Kurven) *R* Ringerlösung, *FR* Frankraut-Ringerlösung

nicht verändern. Gekochter Karpfendarm-Extrakt hat keine Wirkung auf die Receptoren. Läßt man Karpfendarm-Extrakte längere Zeit stehen, so verlieren sie ihre Aktivität und im gleichen Maß sinkt auch die Wirkung auf die Wasserreceptoren der Froschzunge. Farnkraut-Extrakte zeigten gleiche Wirkung wie Karpfendarm-Extrakte und haben auf Aneurin die gleiche Spaltwirkung. Wir schlossen damals daraus, daß die Unersetzlichkeit des Aneurins für diese peripheren Receptoren wahrscheinlich sei. Die Versuche müssen aber zur Sicherstellung auch noch mit Neopyrithiamin und Oxythiamin wiederholt werden.

Kunz[1] hat auch Farnkraut-Extrakte und Karpfendarm-Extrakte geprüft und am bespülten Ranvier-Knoten die gleiche Hemmwirkung beobachtet wie mit Neopyrithiamin. Abb. 117 zeigt einen Versuch mit Farnkraut-Extrakt, bei dem die Änderungen deutlich in Erscheinung treten. Die Karpfendarm-Extrakte, in denen das aktive Prinzip an Eiweiß gekuppelt ist, wirken sehr viel langsamer, aber im Prinzip gleich, da offenbar die nodale Membran von diesen großen Molekülen nicht oder nur langsam passiert werden kann. Wenn

[1] Unveröffentlichte Versuche

sie nicht passieren, kann trotzdem eine Wirkung auftreten; denn ein Teil der Aktivität von Karpfendarm-Extrakten kann durch Dialyse vom eiweißhaltigen Anteil abgetrennt werden. Alle Aneurin-Antimetaboliten haben die gleiche Wirkung und beeinflussen, entweder durch Verdrängung oder durch Spaltung die Funktion des Aneurins, die offenbar mit der Aktivierung des Ionen-Transportsystems in der erregbaren Membran engstens verbunden ist.

Woolleys „-onium-Theorie"

Lipman (1941) hat die entscheidende Bedeutung der sog. energiereichen Phosphatbindungen für die biologischen Primärprozesse (Produktion von mechanischer, elektrischer und Strahlungs-Energie, chemische Synthesen usw.) aufgezeigt. Woolley (1954) hat auf eine neue Energiequelle hingewiesen, die vielleicht im Zusammenhang mit der Nervenfunktion interessant sein könnte: Die Reduktion quaternärer Ammonium- oder Sulphonium-Ionen, die ebenfalls Energie liefern kann. Bei den quaternären Substanzen führt die Reduktion von 5wertigem Stickstoff zu tertiären Basen mit 3wertigem Stickstoff, bei den Sulphonium-Verbindungen geht 4wertiger Schwefel in 2wertigen über. Woolley ist zu dieser Auffassung durch das Studium des Karpfendarm-Faktors, der das Aneurin zerstört, gelangt. Er hat die Reaktion studiert und gefunden, daß der Karpfendarm-Extrakt das Aneurin in Thiazol (4-methyl-5-hydrovyäthylthiazol) und ein alkyliertes Amin spaltet, welches die Pyrimidinhälfte des Aneurins, gekoppelt an ein Acceptor-Amin, enthält. Damit wurde die spaltende und gleichzeitig synthetisierende Wirkung des Karpfendarm-Extraktes bzw. des gereinigten aktiven Prinzipes klar. Um seine Hypothese zu prüfen, hat Woolley p-Aminobenzoylglutaminsäure als Acceptor-Amin benützt und ein Pteridin-Analog des Aneurins hergestellt und beide mit dem aktiven Prinzip des Karpfendarms versetzt. Das Pteridin wurde auf die d-Aminobenzoylglutaminsäure übertragen und so Pteroylglutaminsäure synthetisiert unter Abspaltung von Thiazol. Nach diesem Erfolg hat Woolley das Prinzip verallgemeinert und postuliert, daß die Umwandlung des quaternären Stickstoffs in tertiären Stickstoff des Thiazols bei der Abspaltung des Pyrimidins an einen Acceptor eine energieliefernde Reaktion von größter Reaktionsgeschwindigkeit und eventuell wichtiger biologischer Bedeutung sein könne. Zwei beachtliche Eigenschaften hat der Prozeß: 1. Bei der Spaltung des Aneurins, d. h. der Umwandlung des quaternären Stickstoffs in einen tertiären, wird ein Proton (+Ladung) frei; 2. die Reaktion gehört zu den schnellsten Reaktionen, die wir kennen und liefert etwa 7000—8000 Calorien/Mol an freier Energie. Akzeptiert man diese hypothetischen Überlegungen, so wäre es denkbar, daß Aneurin beim Erregungsprozeß tatsächlich ein primärer Energiespeicher ist und bei Spaltung eine positive Ladung und freie Energie abgeben könnte. Man kann sich dazu folgendes hypothetisches Schema zurechtlegen (v. Muralt 1957) (Abb. 118).

Solange die Energielieferung aus glykolytischen Prozessen nicht blockiert ist, erfolgt nach dieser Vorstellung die Resynthese des Aneurins und damit die energetische Kopplung des energieliefernden „-onium“-Systems an die Glykolyse fortlaufend. Sobald aber mit Monojodessigsäure die Glykolyse unterbunden wird, fallen die 3. und 4. Phase aus und der Spiegel an Aneurin im Nerven sinkt ab. Das ist von WYSS u. WYSS (1945) auch beobachtet worden. Sie fanden aber auch, daß mit dem Hefetest *keine* Änderung festgestellt wird.

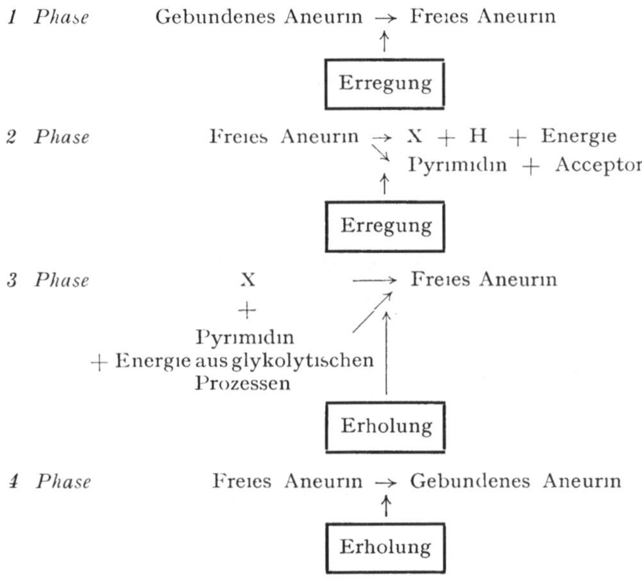

Nach WOOLLEY sollte X Thiazol sein, vgl aber S 188

Abb 118 Hypothetisches Schema auf Grund der Theorie von WOOLLEY

Die Hefe kann aber aus Pyrimidin und Thiazol Aneurin aufbauen, so daß die Reaktion der Phase 2 mit dem Hefetest gar nicht feststellbar ist, weil sowohl Aneurin wie auch die beiden Spaltprodukte gleichwertig sind. BARNHURST u. HENNESSY (1952) konnten in vitro tatsächlich mit einem glykolytischen Energielieferanten (Hefe) eine Aneurin-Synthese durchführen, die bei Ausschaltung der Glykolyse nicht gelang.

Bei der Spaltung des Aneurins ist der Ausgangspunkt der Reaktion ein sehr stark ionisiertes Neutralsalz und am Ende der Reaktion liegt im Thiazol eine schwache tertiare Base vor, die bei physiologischem p_H praktisch nicht ionisiert ist; gleichzeitig mit der Umwandlung vom quaternären zum tertiären Stickstoff wird ein Wasserstoffion frei. Dieses explosionsartig freiwerdende Wasserstoffion könnte auf die Eiweiße einer erregbaren Membran einen sehr entscheidenden Einfluß in bezug auf die Permeabilität ausüben. Eine sehr anregende Hypothese, deren Prüfung wir uns als experimentelle Aufgabe gestellt haben.

Die neuen Methoden zur Untersuchung des Aneurin-Stoffwechsels

Vier neue Methoden haben es möglich gemacht, das Problem des Aneurin-Stoffwechsels des peripheren Nerven im Zusammenhang mit der Erregung erneut in Angriff zu nehmen: 1. die Verbesserung des Einfrierverfahrens der

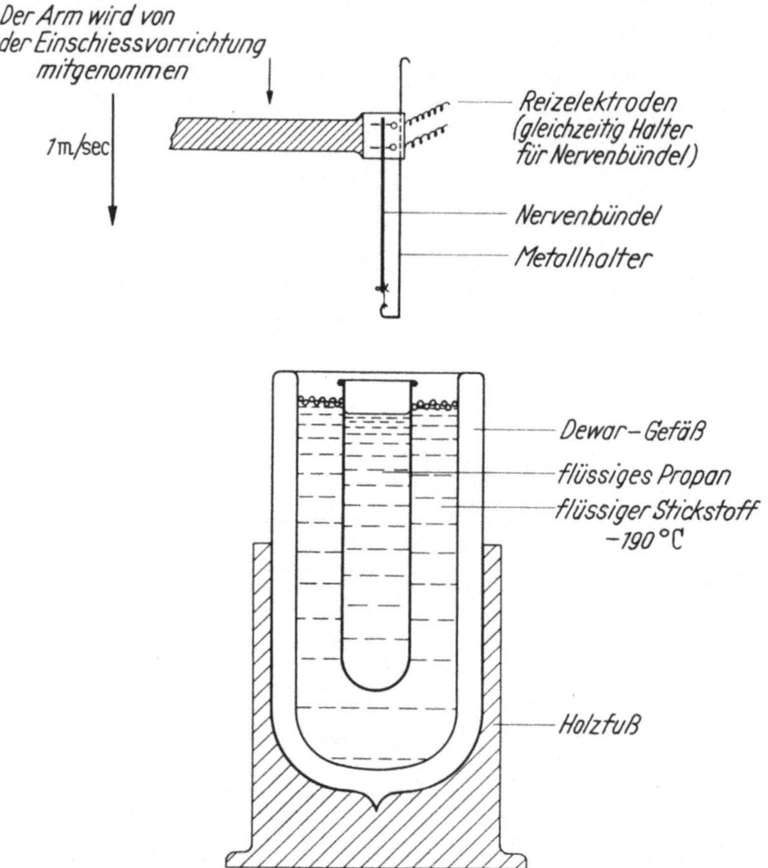

Abb. 119. Das Einschießverfahren. Das Nervenbundel wird von einer Elektrode und einem Metallhalter in senkrechter Lage frei gehalten an einem Arm, der in einer Schlittenvorrichtung senkrecht nach unten gleiten kann. Der Schlitten wird durch ein Fallgewicht mit 1 m/sec in Bewegung gesetzt und gleitet bis zu einem bestimmten Punkt. Damit wird der Nerv in das flussige Propan bei —190° C eingetaucht und je nachdem im gereizten Zustand oder in Ruhe festgefroren (vgl. auch S. 249, Abb. 157)

Nerven, 2. die Verwendung von radioaktiv am Schwefel des Thiazols markiertem Aneurin, 3. die Papierchromatographie und 4. die Hochspannungs-Elektrophorese.

Das Einschießverfahren mit flüssiger Luft hat uns vor 15 Jahren ganz schöne Resultate gegeben, hatte aber doch einen großen Nachteil. Im Augenblick, wo der Nerv in die flüssige Luft eintaucht, gibt er Wärme ab, die genügt, um die benachbarten Schichten zu verdampfen (Erscheinung von *Leydenfrost*), und die weitere Abkühlung in diesem Dampfmantel (schlechter Wärmeleiter) erfolgt verzögert. Die Temperatur der flüssigen Luft ist so nahe bei ihrem Siedepunkt, daß eine relativ kleine Wärmemenge genügt, um einen feinen

Dampfmantel zu erzeugen. Verwendet man dagegen Propan, dessen Siedepunkt bei —44,5° C liegt, und kuhlt man es mit flüssigem Stickstoff auf —190° C, so hat man eine Eintauchflüssigkeit, die 145° C von ihrem Siedepunkt entfernt ist. In dieser Flussigkeit entsteht kein Dampfmantel und die Abkuhlung ist außerst rasch. In Propan sind die eingeschossenen Nerven nach etwa 1 msec gefroren, so daß wirklich „chemische Momentbilder" entstehen, wenn man dafur Sorge tragt, daß die Reaktionen beim weiteren Verarbeiten nicht plotzlich „weiterlaufen" (vgl. Abb. 119).

Das Aneurinmolekul kann durch Einfuhrung des radioaktiven Schwefels ^{35}S markiert werden.[1] Um dieses markierte *Aneurin moglichst ausgiebig dem

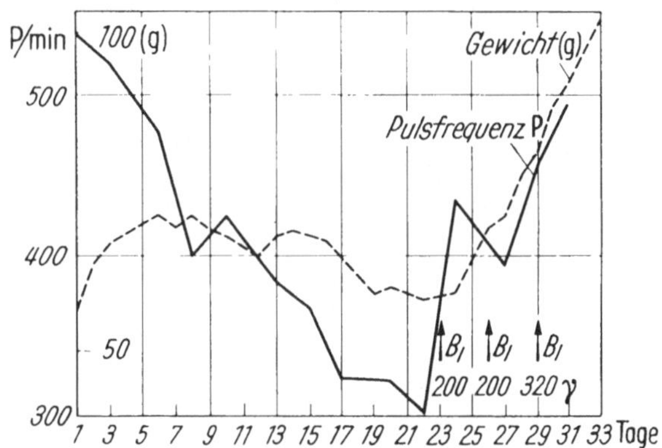

Abb 120 Mittelwertskurve der Pulsfrequenz und des Gewichtes avitaminotischer Ratten Ordinate P Pulsfrequenz je Minute, G Gewicht in g Abszisse Zeit in Tagen Die langsame Zunahme der Bradykardie (Verlangsamung des Pulses) mit fortschreitender Avitaminose ist deutlich Weniger rasch reagiert das Wachstum mit Gewichtsstillstand und leichtem Abfall Die Injektion von Aneurin hebt sofort die Pulskurve und auch das Gewicht steigt an Radioaktiv markiertes Aneurin wird den avitaminotischen Ratten gegeben, wenn die Pulsfrequenz auf 300/min abgesunken ist

Nerven zuzufuhren, wurden die Versuchstiere (Ratten) in eine Avitaminose versetzt. Der Grad der Avitaminose kann bei der Ratte durch Verfolgen der entstehenden Bradykardie (wegen Aneurin-Mangel) elektrokardiographisch sehr exakt verfolgt werden. Abb. 120 zeigt den Verlauf eines solchen Versuches, gleichzeitig auch die prompte Reaktion der Tiere auf das zugefuhrte Aneurin. Dieses *Aneurin (radioaktiv markiert) wird im Ratten-Nerv nicht nur als *Cocarboxylase und *Aneurin, sondern auch, wie GURTNER gefunden hat, als *Aneurin-Monophosphat, und wahrscheinlich als auch *Aneurin-Polyphosphat eingebaut. Außerdem sind noch einige unidentifizierte *Aneurinverbindungen in geringer Menge vorhanden. Die Vielfalt des Einbaues hat uns überrascht und gezeigt, daß das Problem wesentlich komplizierter ist, als wir dachten. Der Nachweis des *Aneurins und seiner Verbindungen ist mit Hilfe der Papierchromatographie, kombiniert mit einer Geiger-Muller-Zählrohr-Methode oder Autoradiographie, auf hochempfindlichem Rontgenfilm sehr exakt und empfindlich

Die Vielzahl der *Aneurinverbindungen im Nerv hat es aber doch wünschbar gemacht, die Aufspaltung so stark als moglich auszudehnen, und hier leistet die Hochspannungs-Elektrophorese auf Papier ganz ausgezeichnete

[1] Der Firma Hoffmann-La Roche, Basel, sei auch an dieser Stelle fur die beachtlichen Mengen gedankt, die uns zur Verfugung gestellt wurden

Dienste. Das Ergebnis der Auswertung eines Papier-Elektrophorese-Diagramms mit Hilfe des Geiger-Müller-Zählers zeigt Abb. 121. Drei Komponenten erscheinen gut getrennt: Das *Aneurin (*T*), das *Aneurin-Monophosphat (*TMP*) und ein sehr kleiner Anteil von Cocarboxylase-*Aneurin-Diphosphat (*TDP*) im Nerven.

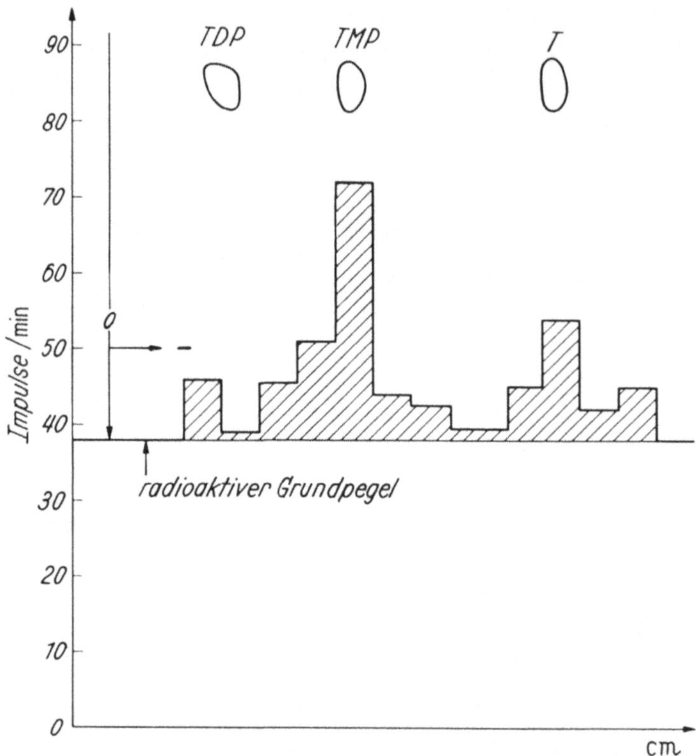

Abb. 121. Auswertung der Papierelektrophorese eines Nervenextraktes mit radioaktiv markiertem Aneurin. Radioaktiv markiertes Aneurin wurde dem avitaminotischen Tier eingespritzt (vgl. Abb. 120), nach Tötung des Tieres Extraktion des Nerven, Herstellung eines eiweißfreien Extraktes und Trennung der Komponenten durch Elektrophorese im Papier. Bei 0 wurde der Extrakt aufgetragen und nach erfolgter Wanderung der *Aneurin-Komponenten wurde mit dem Geiger-Müller-Zähler das Diagramm der Radioaktivität des Papiers gemessen. Ordinate: Impulse je Minute. Abszisse: Entfernung der Meßstelle vom Ausgangspunkt 0. — Die optisch ermittelte Lage der einzelnen Komponenten ist im oberen Teil der Abbildung eingezeichnet. *T* *Aneurin, *TMP* *Aneurin-Monophosphat, *TDP* *Aneurin-Diphosphat

Die bisherigen Ergebnisse

Die von Gurtner (1957) im Hallerianum bisher gewonnenen Ergebnisse lassen sich kurz wie folgt zusammenfassen.

Nach der Theorie von Woolley und unserer in Abb. 118 dargestellten Arbeitshypothese wäre zu erwarten, daß bei der Erregung durch Aneurinspaltung in der Phase 2 Thiazol entsteht. Die Papierchromatogramme und die Hochspannungs-Elektrophorese-Diagramme von gereizt eingefrorenen Nerven, deren durch Ultra-Zentrifugation in der Kälte völlig eiweißfrei gemachte Extrakte geprüft wurden, zeigen *keine Spur* von Thiazol. In diesem Punkt muß die ursprüngliche Arbeitshypothese revidiert werden.

Abb. 122 zeigt die Auswertung eines Papier-Elektrophorese-Diagrammes von Nervenextrakten gereizter (R) und ungereizter Nerven (U). Die Abbildung beweist, daß bei Reizung das freie *Aneurin (T) und das *Aneurin-Monophosphat (TMP) im Extrakt zunehmen. Der Gehalt an Cocarboxylase (TDP) und der Gehalt an *Aneurin-Polyphosphaten (TPP) hat etwas abgenommen. Auffallend an der Kurve ist, daß eine Verschiebung zwischen den *Aneurin-Komponenten bei der Erregung stattgefunden hat. Anscheinend sind im

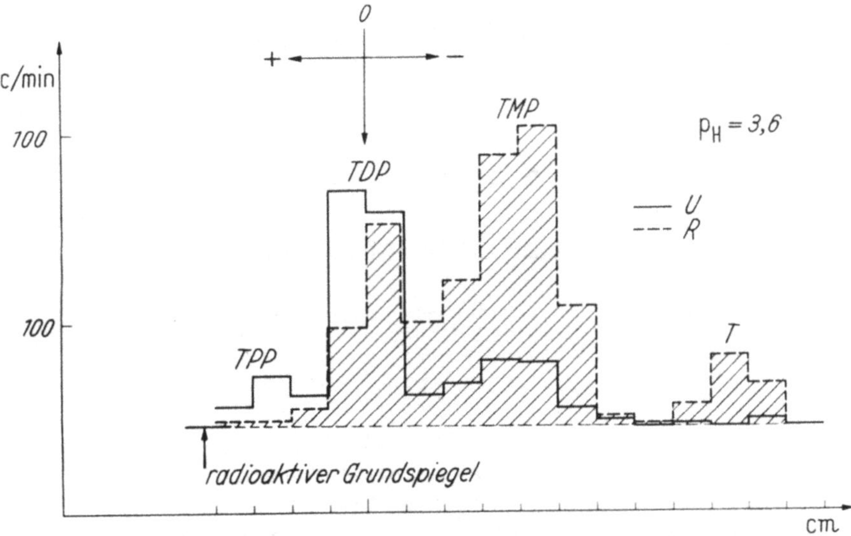

Abb. 122. Papier-Elektrophorese-Diagramm von Extrakten gereizter (R) und ungereizter Nerven (U). Die mit *Aneurin beladenen Nerven (Injektion am lebenden Tier) wurden eingefroren und extrahiert. Das Elektrophorese-Diagramm bei p_H 3,6 liefert bei kathodischer Wanderung 3 Komponenten: *Aneurin (T), *Aneurin-Monophosphat (TMP) und *Aneurin-Diphosphat (TDP), anodisch wandern die *Aneurin-Polyphosphate (TPP). Man beachte die deutlichen Unterschiede, die auf dem Aneurin-Stoffwechsel bei der Erregung basieren. Ordinate: Impulse je Minute. Abszisse: Entfernung der Meßstelle vom Ausgangspunkt 0.

Extrakt gereizter Nerven mehr *Aneurin-Verbindungen vorhanden als in demjenigen der ungereizten Nerven, ein Befund, dem wir vorlaufig keinen besonderen Wert beimessen. Diese Versuche mussen natürlich noch weiter ausgebaut werden; aber es darf wohl gesagt sein, daß mit Hilfe der *Aneurin-Verbindungen der Stoffwechsel des Aneurins bei der Erregung sehr genau verfolgt werden kann.

Das verbesserte Einschießverfahren hat es nun aber auch moglich gemacht, die chemischen Unterschiede in den Extrakten erregter und unerregter Nerven optisch aufzuzeigen. Abb. 123 zeigt die Unterschiede in der Ultra-Violett-Absorption der Extrakte symmetrischer Nerven, wobei R aus den gereizt, U aus den ungereizt eingefrorenen Nerven stammt. Besonders interessant ist der starke Unterschied in der Absorption bei 220 mμ, der eventuell von einer Thiolverbindung aus Aneurin herruhren kann.

Die zu Beginn aufgeworfene Frage: Spielt das Aneurin eine Rolle beim Erregungsprozeß, darf mit „ja" beantwortet werden. Welches seine Rolle ist, wie der Zusammenhang mit den Aneurinverbindungen ist und warum Aneurin im Nerv ständig „verbraucht“ wird, sind Fragen, die ein neues und faszinierendes Arbeitsgebiet eröffnen.

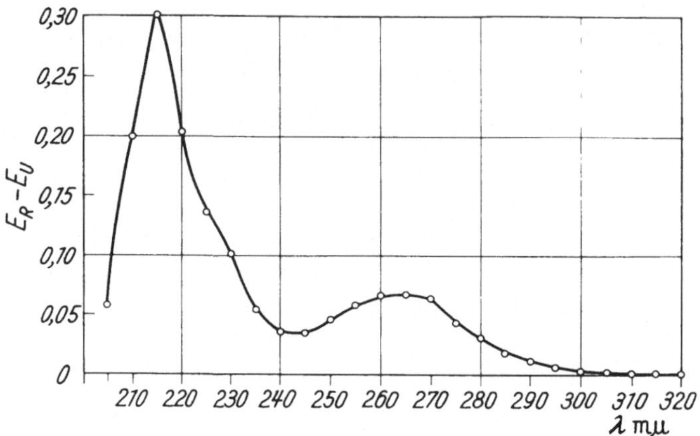

Abb. 123. Ultraviolett-Absorption von Nervenextrakten erregter Nerven. Ordinate Differenz der Extinktion zwischen genau gleich hergestellten Extrakten aus erregt und unerregt eingefroreren Nerven symmetrischer Herkunft. Abszisse Wellenlange in mμ. — Die alkoholischen Extrakte sind eiweißfrei und zeigen besonders bei 215 mμ einen markanten Unterschied in der UV-Absorption

Schrifttum

ATKIN, L., A. S. SCHULTZ and CH. N. J. FREY 1939 Ultramicrodetermination of thiamine by the fermentation method J. biol Chem 129, 471—476.

BARNHURST, J. D., and D. J. HENNESSY 1952: The Action of Fish Tissue of Thiamin. I. The isolation of Icthiamin II. Identification of the Pyrimidine Moiety of Icthiamin. J. Amer. Chem. Soc. 74, 353—358.

BIRCH, T. W., and L. J. HARRIS 1934 Bradycardia in the vitamin B_1-deficient rat and its use in vitamin B_1 determinations. Biochem. J. 28, 602—621

CERECEDO, L. R., and S. EICH 1955: Studies on thiamine analogues. Neopyrithiamine and Oxyneopyrithiamine. A comparison of their effects in vivo and in vitro J. biol. Chem. 213, 893—897.

— M. SOODAK and A. J. EUSEBI 1951: Studies on thiamine analogues. Experiments in vivo. J. biol. Chem. 189, 293—299.

EMERSON, A., and D. CASEY 1951: Neopyrithiamine-a thiamine antagonist. Fed. Proc. 10, 381—382.

EUSEBI, A. J., and L. R. CERECEDO 1949: Antithiamine effect of oxythiamine and neopyrithiamine. Science 110, 162.

— — 1950: In vivo and in vitro studies with oxythiamine and neopyrithiamine. Fed. Proc. 9, 169.

FENG, T. P. 1932: The rôle of lactic acid in nerve activity. J. Physiol. (Lond.) 76, 477—486.

FILDES, P., and M. B. CAMB 1940: A rational approach to research in chemotherapy. Lancet 1, 955—957.

GREEN, H. R. 1936: Chastek Paralysis — a new disease of foxes. Minnesota Wildlife Invest. 2, 106—107.

GREEN, R. G., J. F. BELL, C. A. EVANS, C. L. LARSON, C. H. DRAKE and D. W. MATHER 1937: Chastek-Paralysis. Minnesota Wildlife Invest. 3, 83—84.

GREWE, R. 1937: Das Aneurin (Vitamin B_1). Erg. Physiol. 39, 252—293.

GURTNER, H. P. 1957: Beitrag zur Frage des Aneurinstoffwechsels während der Nervenerregung. Helv. Physiol. Acta 15, C66—C69.

HODGKIN, A L, and A F HUXLEY 1952. A quantitative description of membrane current and its application to conduction and excitation in nerve J Physiol (Lond.) **117**, 500—544.

JANSEN, B C P 1938 Quantitative Bestimmung von Aneurin (=Vitamin B_1) Z Vitaminforsch **7**, 239—244

KUHN, R, TH. WAGNER-JAUREGG, F W VAN KLAVEREN u H VETTER 1935 Uber einen gelben, schwefelhaltigen Farbstoff aus Hefe Hoppe-Seylers Z physiol Chem **234**, 196—200

KUNZ, H A 1954 Anordnung zur Prufung von Wirkstoffen am Ranvier'schen Knoten einer einzelnen, lebenden Nervenfaser Helv physiol pharmacol Acta **12**, C55—C56

— 1956 Uber die Wirkung von Antimetaboliten des Aneurins auf die einzelne markhaltige Nervenfaser Helv physiol pharmacol Acta **14**, 411—423

LEUTHARDT, F, u A F MULLER 1948 Mitochondrien und Citrullinsynthese in der Leber Experientia (Basel) **4**, 478—480

LIECHTI, A, A v MURALT u M REINERT 1943 Uber die Freisetzung von Aneurin bei der Erregung des peripheren Nerven Helv physiol pharmacol Acta **1**, 79—88

LINDERSTRØM-LANG, K, u H HOLTER 1940 Methoden der Fermentforschung (E BAMANN, K MYRBACK)

LIPMAN, F 1941 Metabolic generation and utilization of phosphate bond energy Advanc Enzymol **1**, 99—132

LOHMANN, K, u P SCHUSTER 1937 Uber die Co-Carboxylase Naturwissenschaften **25**, 26—27

LUTTGAU, H C 1956. Das Na-Transportsystem wahrend der Erregungsprozesse am Ranvierknoten isolierter markhaltiger Nervenfasern Experientia (Basel) **12**, 482—486

LUNDSGAARD, E 1930 Weitere Untersuchungen uber Muskelkontraktionen ohne Milchsaurebildung Biochem Z **227**, 51—83

MEYERHOF, O 1930 Die chemischen Vorgange im Muskel und ihr Zusammenhang mit Arbeitsleistung und Warmebildung Berlin Springer

MINZ, B 1938 Sur la libération de la vitamine B_1 par le tronc isolé du nerf pneumogastrique soumis à l'excitation électrique C R Soc Biol (Paris) **127**, 1251—1253

v MURALT, A 1946 Die Signalubermittlung im Nerven Basel Birkhauser

— 1947 Thiamine and peripheral neurophysiology Vitam and Horm **5**, 93

— 1957 The rôle of thiamine (Vitamin B_1) in nervous excitation Exp Cell Res Suppl Caracas Symposium

—, u. J ZEMP 1943 Über die Freisetzung von Aneurin bei der Nervenerregung Pflug Arch ges Physiol. **246**, 746—748

—, and Y ZOTTERMAN 1952 The anaesthetic action of anti-aneurins on the receptors of the frog's tongue Helv physiol pharmacol Acta **10**, 279—284

v. MURALT, G 1947 Aneurine libre et totale dans les nerfs périphériques et le système nerveux central de quelques mammifères Thèse Berne 1947 Z Vitaminforsch **19**, 74—101.

NABER, E C, W. W CRAVENS, C A BAUMANN and H R BIRD 1954 The effect of thiamine analogs on embryonic development and growth of the chick J Nutr **54**, 579—591

NIEDERGERKE, R 1953 Elektrotonus und Akkommodation an der markhaltigen Nervenfaser des Froschs Pflug Arch ges Physiol **258**, 108—120

PETERS, R A 1940 Cocarboxylase Nature (Lond) **146**, 387—391

RAFFAUF, R F 1950 Neo-pyrithiamine Helv. chim Acta **33**, 102—107

SANZ, M 1944 Bestimmung der Cholinesterase-Aktivitat mit Glaselektrode Helv. physiol pharmacol Acta **2**, C29—C32

SCHOPFER, W 1939· Vitamine und Wachstumsfaktoren bei den Mikroorganismen mit besonderer Berucksichtigung des Aneurins Ergebn Biol **16**, 1—172

— 1945 Les tests microbiologiques pour la détermination des vitamines Experientia (Basel) **1**, 183—194

SHANES, A. M., and D. E. S. BROWN 1942: The effect of metabolic inhibitors on the resting potential of frog nerve. J. cell comp. Physiol. **19**, 1—13.

SOMOGYI, J. C. 1956: Metaboliten und Antimetaboliten. Ergbn. med. Grundlagenforsch **1**, 141—188.

SOODAK, M., and L. R. CERECEDO 1944: Studies on oxythiamine. J. Amer. chem. Soc. **66**, 1988—1989.

— — 1947: The effect of oxythiamine and some oxythiamine derivatives on mice. Fed. Proc. **6**, 293.

TRACY, A. H., and R. C. ELDERFIELD 1941: Studies in the Pyridine Series. II. Synthesis of 2-Methyl-3-(β-hydroxyethyl)-pyridine and of the Pyridine Analog of Thiamine (Vitamin B_1). J. org. Chem. **6**, 54—62.

WEIDMANN, S. 1955a: The effect of the cardiac membrane potential on the rapid availability of the sodium carrying system. J. Physiol. (Lond.) **127**, 213—224.

— 1955b: Effect of calcium ions and local anaesthetics on electrical properties of Purkinje fibres. J. Physiol. (Lond.) **129**, 568—582.

WELCH, A. D. 1945: Interference with biological processes through the use of analogs of essential metabolites. Physiol. Rev. **25**, 687—715.

WENT, L. N. 1946: Une microméthode pour déterminer l'aneurine et la cocarboxylase. Helv. physiol. pharmacol. Acta **4**, C4—C6.

WILSON, A. N., and ST. A. HARRIS 1949: Synthesis and properties of neopyrithiamine salts. J. Amer. chem. Soc. **71**, 2231—2233.

WOOLLEY, D. W., and R. B. MERRIFIELD 1952: Evidence for a metabolic function of thiamine not mediated through cocarboxylase. Fed. Proc. **11**, 458—459.

— — 1954: Mise en évidence d'une nouvelle action de la thiamine par l'emploi de la pyrithiamine. Bull. Soc. Chim. biol. **36**, 1207—1212.

—, and A. G. C. WHITE 1943: Production of thiamine deficiency disease by the feeding of a pyridine analogue of thiamine. J. biol. Chem. **149**, 285—289.

WYSS, A., u. F. WYSS 1945: Über den Aneuringehalt des ungereizten und gereizen Froschnerven nach Vergiftung mit Mono-Jodessigsäure. Experientia (Basel) **1**, 160—163.

WYSS, F. 1943: Über eine exakte Aneurinbestimmungsmethode. Helv. physiol. pharmacol. Acta **1**, C70—C72.

— 1944: Freies und gebundenes Aneurin im Froschnerven. Helv. physiol. pharmacol. Acta **2**, 121—130.

ZEMP, J. 1947: Über die Freisetzung von Aneurin bei der Nervenerregung. Inaug.-Diss. Bern.

ZOTTERMANN, Y. 1949: The response of the frog's taste fibres to the application of pure water. Acta physiol. scand. **18**, 181—189.

6. Degeneration und Regeneration im peripheren Nerven

Die strukturellen Besonderheiten und die intracelluläre Organisation des peripheren Nerven treten nirgends so deutlich hervor, wie gerade beim Studium der Degeneration und Regeneration. Experimentell wird daher beim Tier durch Schnitt (Neurotmesis) oder durch Quetschung, ohne Unterbruch der bindegewebigen Hülle, des Endoneuriums (Axonotmesis) die Degeneration des Nerven und anschließend seine Regeneration eingeleitet, um Einblick in die intracellulare Organisation und die ihr innewohnende Kraft zur Wiederherstellung zu erhalten. Nicht allein theoretische Erwägungen verleihen derartigen Versuchen eine besondere Bedeutung, sondern auch die rein praktischen Erfordernisse der Klinik machen es wünschbar, die optimalen Bedingungen für die Nervenregeneration nach einem Unfall (Trauma) genau zu kennen. Für den Patienten ist die Wiedergewinnung der Motorik und der Sensibilität in den durch das Trauma degenerativ entnervten Gebieten entscheidend und die langen Wartezeiten, die durch das sehr verlangsamte Wachstum der neuen Nervenfasern bedingt sind, bedeuten eine große psychische Belastung, besonders dann, wenn sie mit der Unsicherheit, ob es überhaupt zu einer Remission kommt, belastet sind. Die Erforschung der Regeneration markhaltiger Nerven beim Säugetier hat somit großen praktischen und theoretischen Wert und dürfte gut noch aktiver gepflegt werden.

Durch den Unterbruch des Nerven (Neurotmesis oder Axonotmesis) entstehen 2 ungleichwertige Nervenstücke: Der distale Teil, der von der Nervenzelle abgetrennt ist, und der proximale Teil, der noch mit ihr in Verbindung steht. Jeder Nerv ist aber aus zweierlei Zellmaterial aufgebaut: dem Zellmaterial des Axons, das aus dem Protoplasma der entfernt liegenden Nervenzelle stammt und mit ihr in Verbindung bleiben muß, um lebensfähig zu sein, und dem Zellmaterial der Schwann-Zellen (Neurolemm), zu dem heute auch das Myelin gerechnet wird, das das Axon segmentweise umhüllt. Ein Segment liegt immer zwischen 2 Ranvier-Knoten, wird Internodium genannt und besteht beim normalen Nerv aus einer Schwann-Zelle mit Kern, die als Rohr mit dem spiralig eingelagerten Myelin den internodalen Axonabschnitt umhüllt (vgl. S. 135). Da jedes Neurolemm-Rohr seinen eigenen Kern besitzt, sind diese Zellen völlig selbständig. Interessanterweise ist nicht nur das Verhalten des abgetrennten distalen Axons nach dem Unterbruch abnormal, sondern auch dasjenige der Schwann-Zellen, die es umhüllen, trotzdem sich für diese Zellen, wenn man sie isoliert betrachten würde, mit der Durchtrennung gar nichts verändert hat.

Die im Axon in vivo und unter normalen Bedingungen bestehende innere Zell-Organisation bricht durch die Abtrennung ihrer Verbindung mit der

Nervenzelle zusammen und es kommt schon nach wenigen Stunden zuerst zu einer chemischen und etwas später zu einer morphologisch nachweisbaren Auflösung. WALLER (1852) hat aus dieser Beobachtung den Schluß gezogen, daß im intakten Nerv ständig ein „nutritiver" (trophischer) Einfluß von der Nervenzelle auf das Axon ausgeübt werde, ein Einfluß, der über sehr weite Strecken wirken muß und mit Diffusionsvorgängen nicht erklärt werden kann. (Man denke an die Länge einer Vagus-Faser der Giraffe, die von der Medulla oblongata bis zum Colon des Tieres reicht und gut 2,50 m Länge aufweisen wird.) WEISS (vgl 1956) hat durch Stauungsversuche anschaulich zeigen können, daß der Nerv eine sehr dynamische Zellstruktur ist, in der ständig ein zentrifugaler Strom besteht. Bei Stauungen kommt es oberhalb der Staustelle zu einem Aufschwellen durch Behinderung des Stromes, dessen Geschwindigkeit einige Millimeter pro Tag beträgt. Damit stellt sich die Frage: Was fließt durch das Axon zentrifugal, damit die von der Nervenzelle so weit entfernt liegenden Partien nutritiv versorgt werden können? PAUL WEISS hat in einer Diskussion die Möglichkeiten, die in dieser Frage liegen, mit einem sehr realistischen Vergleich veranschaulicht. Man stelle sich vor, das Axon sei ein Flußlauf, an dessen „distalem" Teil an den Ufern organisatorische Aufgaben gelöst werden müssen, z. B. der Bau von Schulhäusern. Was wird den Anwohnern von den flußaufwärts liegenden Zentralen auf dem Fluß geliefert? Rohholz, um zu bauen, fertige Türen und Schulbänke, die sie nur noch aufzustellen brauchen, oder lediglich Baupläne, mit denen sie mit ihrem eigenen Holz nachher die Schulhäuser bauen können? Nachdem zu dieser Frage relativ wenig entscheidende Versuche angestellt worden sind, gehen die Meinungen der maßgebenden Forscher ziemlich auseinander. Ich neige mit PAUL WEISS zur Ansicht, daß alle 3 Artikel, Bauholz, Fertigware und Baupläne in allen Abstufungen geliefert werden, d. h. um zum Nerven zurückzukehren, daß chemische Bausteine, komplizierte Verbindungen wie Lipoproteine, Aneurin usw., aber auch Enzyme („Baupläne") von der Nervenzelle in diesem Strombett peripherwärts „verschickt" werden. GERARD und Mitarbeiter (SAMUELS, BOYARSKY, GERARD, LIBET u. BRUST 1951) konnten zeigen, daß radioaktiv markiertes Phosphoprotein von der Nervenzelle aus peripher durch das Axon „ausfließt", mit einer Geschwindigkeit von 2 mm/Tag, also in der gleichen Größenordnung, wie der von PAUL WEISS in anderer Weise gemessene Saftstrom. Wenn dann aber die Verbindung mit der Zelle durch Trennung abreißt, kommt es zu einem relativ raschen Zusammenbruch, eben gerade weil die Abhängigkeit so groß ist. Die Degeneration des distal gelegenen peripheren Nerven ist nichts anderes als seine in drastischer Weise klargelegte Abhängigkeit vom nutritiven Zentrum.

Degenerative Veränderungen im peripheren Nerven

Es wäre gut, wenn die Veränderungen, die sich bei der Degeneration im peripheren Nerven abspielen, getrennt für das Axon (nutritiv von der Nervenzelle abhängig) und die Schwann-Zellen (nutritiv unabhängig) beschrieben werden könnten. Gerade für die chemischen Komponenten, die als erste auf das Trauma des Unterbruchs von der Nervenzelle reagieren, läßt sich das aber ganz einfach aus technischen Gründen nicht durchführen, weil es nur ganz ausnahmsweise möglich ist, Axon und Neurolemm getrennt chemisch zu untersuchen. Die Angaben beziehen sich also leider immer auf den ganzen Nerv. Die Frage wird außerdem noch dadurch kompliziert, daß bei der Degeneration

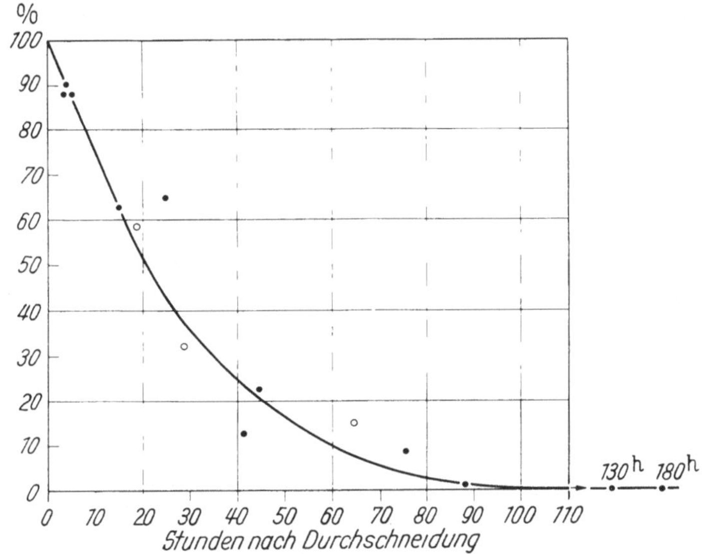

Abb. 124. Abnahme des Acetylcholingehaltes von Meerschweinchen-Nerven in der Degeneration, nach v. MURALT u. v. SCHULTHESS (1944). Der Ischiadicus-Nerv wurde auf einer Seite durchschnitten. Der Acetylcholingehalt im distalen Stumpf wurde in Abhängigkeit von der Zeit nach Durchschneidung bestimmt und die prozentuale Abnahme im Vergleich zum Gehalt des normalen Nerven der anderen Seite berechnet. Ordinate: Acetylcholingehalt in Prozent der Norm. Abszisse: Zeit in Stunden nach der Operation

ganz offensichtlich Stoffe aus dem Axon direkt in das Neurolemm übertreten, sich also eventuell nur räumlich verschieben, ohne daß die chemische Analyse eine solche Verschiebung anzeigen könnte. WEDDELL u. GLEES (1941) haben z. B. gesehen, daß Methylenblau bei der Degeneration aus dem Axon in das Myelin hinübertritt.

Die erste, schon wenige Stunden nach Durchtrennung chemisch feststellbare Veränderung bei der Degeneration ist die Abnahme des Acetylcholin-Gehaltes des Nerven. Abb. 124 zeigt, daß nach 60 Std eine Abnahme auf 10% der Norm gemessen werden kann (v. MURALT u. v. SCHULTHESS 1944). Gleichzeitig nimmt auch der Gehalt des Nerven an Acetylcholinesterase ab (v. BRÜCKE 1937, COUTEAUX u. NACHMANSOHN 1940, SAWYER 1946). Untersucht man den Aneuringehalt, dann findet man die in Abb. 125 dargestellte Kurve (v. MURALT u. WYSS 1944), bei der es bereits schwierig ist zu sagen, ob das Aneurin im degenerierenden Nerven auf ein konstantes Niveau von 40% der Norm abfallt oder, was mir wahrscheinlicher zu sein scheint, ob es von den Schwann-Zellen zu einem Teil aus dem Axon aufgenommen wird, so daß im Axon das Aneurin ganz verschwinden würde. Prüft man die Erregbarkeit des Nerven, so findet man, daß nach etwa 60 Std das Ruhepotential sehr niedrig geworden ist und daß keine Aktionspotentiale mehr entstehen. Typisch für die ersten Phasen der Degeneration ist die leichte Ermüdbarkeit des Nerven, die normalerweise nie beobachtet wird. Bei längerer Reizung werden die Aktionspotentiale sehr klein und ihre Dauer nimmt zu (TITECA 1935). Reizung des degenerierenden Nerven beschleunigt außerdem die Degeneration (COOK u. GERARD 1931), wie das ja auch zu erwarten ist, wenn seine Funktionsbereitschaft von der nutritiven Versorgung aus der Zelle abhängt. Das Verhältnis Acetylcholin: Aneurin scheint für diese Vorgänge eine Bedeutung zu haben. In 60 Std der Degeneration sinkt es auf 0,2, und wenn dieser Wert erreicht ist, hört die Erregbarkeit auf (Tabelle 4). Je besser der Ernährungszustand der Tiere ist, desto länger bleibt die Erregbarkeit erhalten, d. h. desto größer scheinen die inneren Reserven des isolierten Nerven für die Erhaltung seiner Funktionstüchtigkeit zu sein. Mit Aneuringaben kann man den Verlauf der Degeneration aber nicht verzögern, wahrscheinlich vor allem deswegen, weil der Aneurinspiegel im Nerven vor Durchtrennung schon maximal ist und nicht erhöht werden kann und

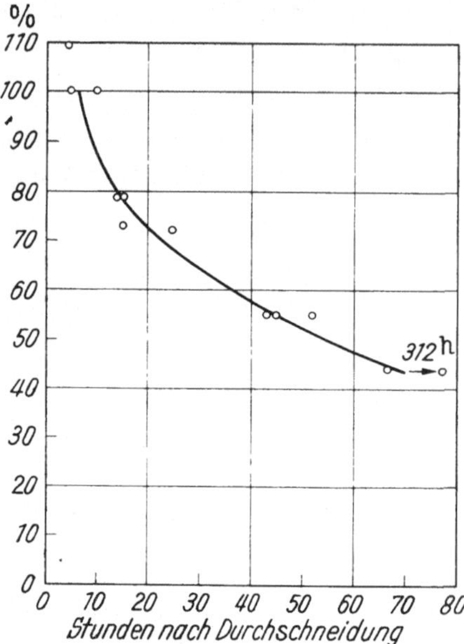

Abb. 125. Abnahme des Aneuringehaltes von Meerschweinchen-Nerven in der Degeneration, nach v. MURALT u. WYSS (1944). Der Ischiadicus-Nerv wurde auf einer Seite durchschnitten. Der Aneuringehalt im distalen Stumpf wurde in Abhängigkeit von der Zeit nach Durchschneidung bestimmt und die prozentuale Abnahme im Vergleich zum Gehalt des normalen Nerven der anderen Seite berechnet. Ordinate: Aneuringehalt in Prozent der Norm. Abszisse: Zeit in Stunden nach der Operation

Tabelle 4. *Verhältnis von Acetylcholin: Aneurin im markhaltigen Nerven (Meerschweinchen) bei der Degeneration*

Vor Durchschneidung	Nach Durchschneidung					
	5 Std	10 Std	20 Std	30 Std	40 Std	60 Std
1,0	0,9	0,8	0,7	0,5	0,4	0,2

Als Normalwerte werden angesehen: Acetylcholin 5 γ/g; Aneurin 1 γ/g

weil nach Durchtrennung das Aneurin nicht mehr in das Axon gelangen kann, da sein normaler Weg über die Nervenzelle führt.

Die Entdeckung der Antibiotica hat es möglich gemacht, Nerven auch in vitro „degenerieren" zu lassen und die Unterschiede zu den Vorgängen in vivo zu studieren (GREENGARD, BRINK u. COLOWICK 1954). In *vitro* sterben die

Schwann-Zellen ab, die Tätigkeitsatmung der Nerven setzt früher aus als die Fähigkeit zur Bildung von Aktionspotentialen, der ATP-Gehalt der Nerven fällt sehr rasch auf Null. Bei der Degeneration in *situ* proliferieren die Schwann-Zellen und entsprechend nimmt die Ruhe-Atmung zu, die Tätigkeitsatmung erlischt gleichzeitig mit der Erregbarkeit und der ATP-Gehalt nimmt nur wenig ab (Verschiebung des ATP in die proliferierenden Schwann-Zellen?), während der Gehalt an Pyridin-Nucleotiden sehr rasch abnimmt, aber nur auf 40% der Norm (ähnlich dem Aneurin), während in vitro der Abfall bis auf Null geht.

Die Degeneration ist morphologisch sehr viel intensiver untersucht worden. Über die Ergebnisse soll nur kurz berichtet werden. Drei Phasen nach der Durchtrennung konnen unterschieden werden. In der ersten Phase kommt es zu strukturellen Veränderungen in der Markscheide. Als erstes zieht sich die Markscheide zu beiden Seiten des Ranvier-Knotens zurück und es kommt zur Ausbildung „nackter Axonstücke" in den Knoten. Der Vorgang beginnt in der Nähe der Unterbruchstelle und breitet sich von dort distalwärts aus. Gleichzeitig sinkt auch das Ruhepotential, denn an der Durchschneidungsstelle entsteht ein elektrischer Kurzschluß, der zuerst die distal liegenden benachbarten Knoten depolarisiert und von dort, vermutlich auch wegen der Myelin-Retraktion, zu einer distalen Ausbreitung der Depolarisation führt. In der zweiten Phase kommt es zur „Schollenbildung", d. h. das Myelin ballt sich in „Kammern" zusammen, in denen der endgültige Zerfall des Axons dann sehr rasch fortschreitet (CAVANAUGH 1951), wobei die Schwann-Zellen, die sich stark in jedem Internodium vermehrt haben, das Axonmaterial zu „verdauen" scheinen. In der dritten Phase, nach etwa 300 Std, ist das Axon und der größte Teil der Myelinscheide „verdaut". Anschließend hört die Proliferation der Schwann-Zellen auf, sie nehmen an Volumen ab und es bilden sich die mit Endoneurium eng umgebenen „Bänder", die von BÜNGNER zum ersten Mal beschrieben worden sind und auch als Büngnersche Bänder in die Literatur eingegangen sind. Im Stadium der Proliferation ist das Cytoplasma und Nucleoplasma der Schwann-Zellen stark vermehrt und beachtliche Regionen, die Ribonucleinsäure enthalten, erscheinen im Kern (HYDÉN u. REXED 1944). Mit dem Verschwinden des Myelins nehmen Fett- und Cholesteringehalt in den Schwann-Zellen zu. Man hat den Eindruck, daß der Zusammenbruch der inneren chemischen Organisation des Axons der Reiz ist, der die Schwann-Zellen zu vermehrter Aktivität und Proliferation anregt.

Retrograde Degeneration und primäre Reizung

BETHE (1903) hat den Begriff „Störung des Lebensgleichgewichtes" bei der Betrachtung der degenerativen Vorgänge geprägt. Die Durchschneidung (Neurotmesis) stört dieses Gleichgewicht am stärksten; aber auch die

Axonotmesis macht sich sehr bemerkbar und führt nicht nur im distalen, sondern auch im proximalen Abschnitt zu reaktiven Prozessen. Hier ist es zweckmäßig, zwischen den Prozessen zu unterscheiden, die unter gut kontrollierten Bedingungen im Tierversuch beobachtet werden und denen, die sich nach einer schweren Nervenverletzung beim Menschen dem Chirurgen darbieten. Findet eine eng umschriebene Quetschung des Nerven statt oder eine glatte Durchschneidung mit sofortiger steriler Nervennaht, so kommt es nicht zu dem Prozeß, der als retrograde Degeneration beschrieben wurde, dafür werden aber oberhalb der Quetsch- oder Schnittstelle interessante Reaktionen beobachtet, die im Zusammenhang mit der Regeneration beschrieben werden. Handelte es sich jedoch um einen Unfall, so ist die Verletzung meist ziemlich ausgedehnt und es kann unter diesen Umständen, besonders im Zusammenhang mit Infektion, zur retrograden Degeneration kommen, die traumatisch bedingt um so stärker ist, je umfangreicher die Nervenverletzung war. Sie soll hier nicht weiter besprochen werden, da sie mehr in das Gebiet der Neurochirurgie gehört.

In der Nerven*zelle* kommt es bei Unterbruch der Kontinuität des Axons aber immer zu einer Reaktion, die NISSL 1892 zuerst beobachtet hat, als primäre Reizung bezeichnete und auf ihr aufbauend das Verfahren ausgebaut hat, durch welches die Zusammengehörigkeit von Nervenbahnen und -zellen ermittelt werden kann (Methode der primären Reizung). Typisch für die primäre Reizung ist die Chromatolyse in der Nervenzelle und die Verschiebung des Kernes aus zentraler Stellung an den Rand, wodurch das charakteristische Bild des „Fischauges" entsteht. In der Zelle nimmt die Aktivität der Cytochrom-Oxydase ab, diejenige der sauren Phosphatase nimmt zu. Nucleinsäuren und Eiweißgehalt sinken sehr stark ab und nach etwa 10 Tagen ist ein großer Teil der Nucleotide und Eiweiße des Cytoplasmas verlorengegangen (HYDÉN 1950). Anschließend kommt es zu einem Wiederaufbau in der Zelle, wobei Eiweiße von deutlich basischem Charakter erscheinen und Ribosenucleide sich im Cytoplasma an die Kernmembran anlagern, ein Zeichen für intensive Eiweiß-Neubildung. In dieser Phase sind motorische Vorderhornzellen gegen Poliomyelitisvirus weitgehend resistent (HOWE u. BODIAN 1941, HOWE u. MELLORS 1945).

Die Regeneration des peripheren Nerven

Die erste exakte Untersuchung der Nervenregeneration hat NASSE 1839 durchgeführt. Beobachtet wurde die Erscheinung schon 50 Jahre früher. Meistens wird in der Literatur HAIGHTON als erster angegeben, der eine Nervenregeneration festgestellt hat; aber FRIEDRICH MICHAELIS hat schon in einem an „Herrn Peter Camper" verfaßten und gedruckten Brief im Jahr 1785 eine klare Beschreibung der Nervenregeneration gegeben. NASSE ist durch die klare Beweisführung, daß die regenerativen Fasern aus dem proximalen Stumpf in den degenerierten distalen Nerventeil einwachsen und so zur Reinnervation führen, der Vater der zentrogenen oder monogenistischen Lehre der Nervenregeneration geworden, die heute ganz allgemein anerkannt wird. Eine selbständige oder autogene Regeneration des peripheren Stumpfes tritt nicht auf, und wenn angeblich eine solche verschiedentlich beobachtet worden sein soll, wurden die Autoren durch das Einwachsen der Nervenfasern aus anderen Nervenstämmen in das durch Degeneration „entnervte" Gebiet getäuscht. Die Diskussion über dieses Problem kann heute als abgeschlossen angesehen werden (vgl. v. MURALT 1946).

Die Wiederherstellung des degenerierten Nerven erfolgt, kurz zusammengefaßt, etwa in folgender zeitlichen Reihenfolge (nach YOUNG 1942, 1944, 1945, 1951). Bei der Durchtrennung (Neurotmesis) entsteht eine Lücke, die durch das Einwachsen von Fibroblasten und von durch Proliferation im distalen Nerven neu gebildeten Schwann-Zellen überbrückt wird, falls sie nicht zu groß ist. Der Hauptanteil dieses auswachsenden Materials stammt aus dem distalen Stumpf, etwas aber auch aus dem proximalen, wobei einwachsende Capillaren mitbeteiligt sind. Diese Brücke beginnt nach 3 Tagen mit einer Geschwindigkeit von 0,3 mm/Tag zu wachsen und kann sehr wirksam zur Sicherung der guten gegenseitigen Lage zwischen den beiden Stümpfen beitragen („physiologische Ligatur"). Die Einwanderung der Fibroblasten scheint vor allem durch die Ausbildung eines Exsudates zwischen den Nervenenden begünstigt zu werden. Im proximalen Stumpf spielt sich nun ein Prozeß ab, der in den letzten Jahren genauer untersucht wurde und für das Verständnis von großer Bedeutung ist. Mehrere Millimeter oberhalb (proximal) der Unterbruchstelle bilden die Nervenfasern durch Aufteilung „Sprossen". Abb. 126 nach SHAWE (1955) zeigt in Bodian-Färbung, durch die die Axone schwarz erscheinen, im oberen Bild den normalen Aspekt eines Längsschnittes durch den Nervus gastrocnemius medialis, darunter den Längsschnitt 3 mm proximal einer Quetschstelle 25 Tage nach dem Eingriff. Die reiche Bildung von „Sprossen" ist sehr schön zu sehen, und auf den nebenstehenden Bildern ist die Vermehrung der Fasern im Querschnitt noch eindrücklicher ersichtlich, wobei der Schnitt 8 mm oberhalb der Quetschstelle als normaler Querschnitt gelten darf. Abb. 127, ebenfalls nach SHAWE, zeigt in numerischer Darstellung die Zunahme der Faserzahl oberhalb der Quetschstelle und ihre Invasion in den degenerierten Nerv unterhalb, wobei die große Zahl der Fasern im invadierten Nervenstück distalwärts langsam abnimmt. Bei Quetschung ist der „Anschluß" zwischen der einwandernden Faser und der degenerierten, zugehörigen Bahn gesichert, während bei Schnitt und nachfolgender Naht die gegenseitige Lage meist stark und selbst unter ganz günstigen Verhältnissen immerhin merklich gestört ist. Durchschneidung (Neurotmesis) verursacht eine stärkere Bildung von Pilotfasern im proximalen Stumpf. SHAWE hat gefunden, daß bei Quetschung eines motorischen Nerven des Kaninchens im Mittel jede

Faser etwa 3 Sprossen bildet, während Schnitt diese Zahl auf 5 Sprossen je Axon erhöht, wobei aber einzelne Fasern sehr viel mehr Sprossen bilden, während andere gar keine auszutreiben vermögen, so daß der Mittelwert aus sehr divergenten Zahlen errechnet ist.

Ist der Nerv durchschnitten oder zerrissen und findet keine Nervennaht statt, so bildet sich die beschriebene „physiologische Ligatur“ zwischen proximalem und distalem Teil, falls die Lücke nicht zu groß ist, und auch unter diesen Bedingungen werden die Pilotfasern relativ sicher zum distalen Stumpf geleitet, wo sie die degenerierten Bahnen invadieren, und zwar dringen oft mehrere Pilotfasern gleichzeitig in eine „alte“ Bahn ein. Besteht dagegen eine große Lücke oder sind die Stümpfe gegeneinander verschoben, so schwärmen die Pilotfasern wahllos nach allen Seiten aus, manche biegen um und dringen rückwärts in den proximalen Stumpf ein und nur eine kleine Zahl stößt auf den distalen Stumpf und „findet Anschluß“. Unter diesen Umständen treten große Verluste in der Zahl der regenerierten Fasern auf und entsprechend sind auch nach Erreichen der Peripherie die Funktionsausfälle. Der Chirurg wird also durch Naht oder, falls dies wegen der Größe der Lücke nicht möglich ist, durch ein Rohr (kleine Arterien werden empfohlen) alles daran setzen, den Sprossen ein sicheres Geleit zum distalen Stumpf zu geben. Als ideal muß der Anschluß an die zugehörige alte Bahn, wie er bei Quetschungen beobachtet wird, bezeichnet werden; gut und nicht nachteilig scheint der Anschluß an eine „verwechselte“ Bahn zu sein, wenn das Innervationsziel das gleiche ist;

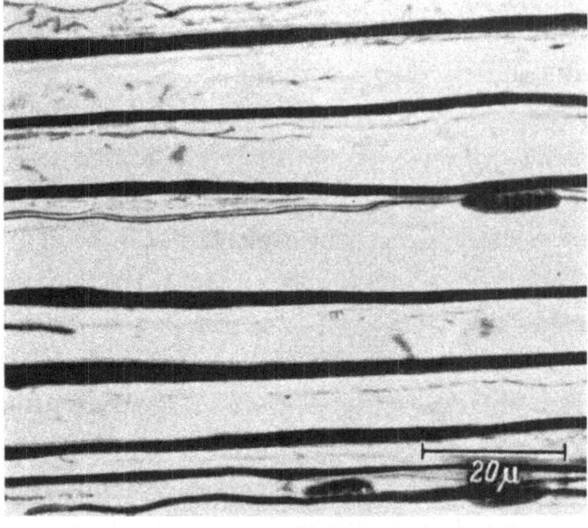

a

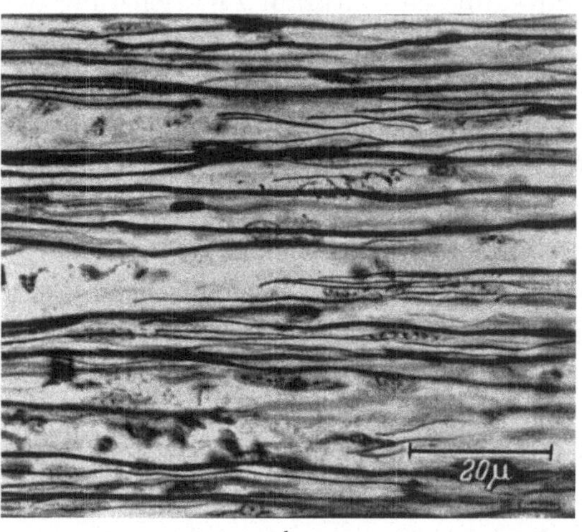

b

Abb. 126a u. b. Längs- und Querschnitte durch Kaninchen-Nerven nach Quetschung, nach SHAWE (1955). a Normaler Längsschnitt durch den N. gastrocnemius medialis. Färbung nach BODIAN (Protargol). b Längsschnitt durch den *proximalen* Teil des gequetschten Nerven, 25 Tage nach Quetschung, 3 mm oberhalb der Mitte der Quetschung. Man beachte die reichlichen Sprossen, die in Richtung auf die Quetschung (rechts) ausstrahlen. Färbung nach BODIAN unnütz und als verloren müssen diejenigen Anschlüsse bewertet werden, die mit Bahnen anderer Innervationsziele verwechselt wurden oder die Peripherie gar nicht erreichen.

SHAWE (1955) hat die Fasern, die nach Quetschung den distalen Stumpf invadieren, genau verfolgt. Nach 25 Tagen findet man an der Quetschstelle $2^1/_2$mal mehr als der Zahl der normalen Bahnen entspricht. $^1/_3$ dieser Fasern wächst nicht weiter; aber der Rest invadiert den distalen Stumpf, so daß 10 mm unterhalb der Quetschung nach 15 Tagen schon die normale Zahl von Axonen vorhanden ist. Merkwürdigerweise geht die Invasion aber weiter und nach 50 Tagen findet man 200% Axonen im distalen Teil! Dann tritt aber eine Reduktion ein, während die Fasern peripherwärts weiterwachsen; aber auch noch nach 225 Tagen findet man im distalen Stumpf 40% mehr Fasern als vor der Quetschung.

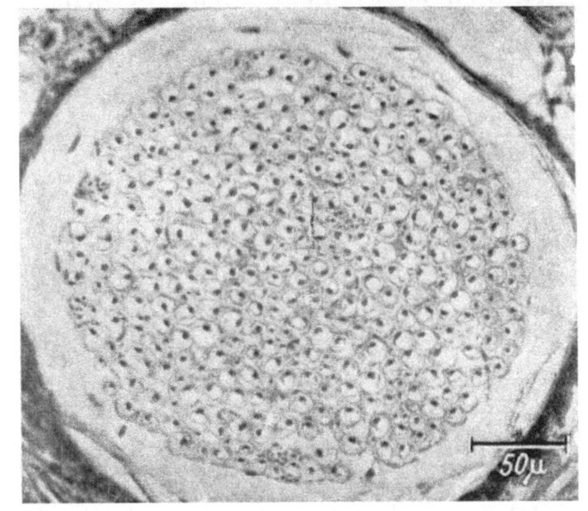

c

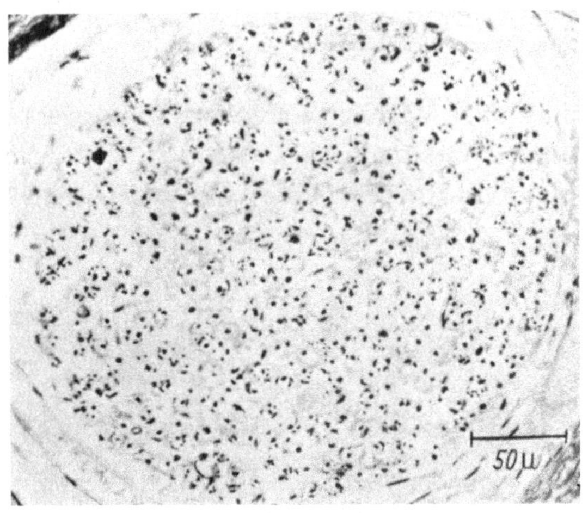

d

Abb. 126 c u. d. c Querschnitt durch den *proximalen* Teil des gequetschten Nerven 8 mm oberhalb der Mitte der Quetschung. Dieses Bild zeigt die normale Verteilung der einzelnen Nervenfasern im Gesamtnerv. Färbung nach BODIAN. d Querschnitt durch den gleichen (wie c) *proximalen* Teil des gequetschten Nerven 2 mm oberhalb der Mitte der Quetschung 27 Tage nach dem Eingriff. Man beachte die reichlichen Sprossen, aber auch die Tatsache, daß einzelne Fasern kein anfärbbares Axon mehr enthalten, während andere bis zu 10 Sprossen aufweisen. Färbung nach BODIAN

Für den weiteren Verlauf der Regeneration ist die Myelinisation der in den distalen Stumpf eingewachsenen Fasern entscheidend. Die Myelinisation folgt den vorstoßenden Axon-Spitzen mit einer zeitlichen Verzögerung und verläuft von der Unterbruchstelle zentrifugalwärts. Abb. 128 nach SHAWE zeigt die Zahl myelinisierter Nervenfasern 10 mm unterhalb der Quetschstelle. Vor dem 25. Tag ist nichts zu sehen, dann steigt die Zahl steil auf 140% der Norm, um in weiteren 25 Tagen absinkend auf etwa 115% stehenzubleiben. Diese Zahl ist 80% der Zahl der Axonen, so daß offensichtlich 20% der Sprossen ohne Myelin bestehen bleiben. Es ist aber doch sehr interessant, daß im regenerierten Nerv die Zahl myelinisierter Fasern größer ist als vor der Quetschung. Durchschneidung und Nervennaht erhöht die Zahl der proximal gebildeten Nervensprosse wie bereits erwähnt, und infolgedessen ist es nicht verwunderlich, wenn im distalen Stumpf ebenfalls

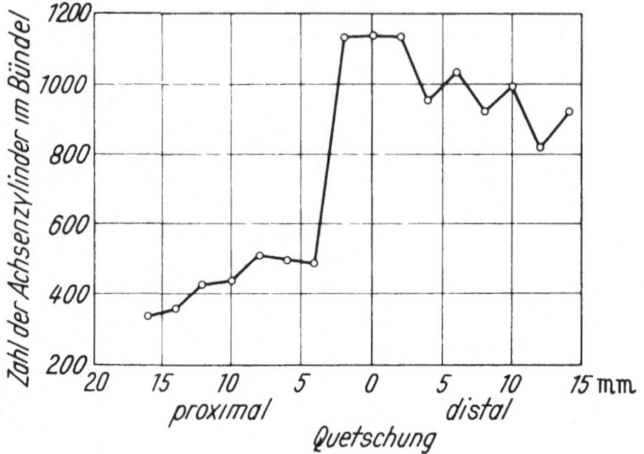

Abb. 127. Zahl der Nervenfasern in verschiedenen Abschnitten eines regenerierenden Nerven, nach SHAWE (1955). Ordinate: Zahl der Achsenzylinder im Nerv. Abszisse. Ort der Messung, bezogen auf die Stelle, an der die Quetschung ausgeführt wurde. — Die Messung erfolgte 27 Tage nach dem Eingriff. Man beachte die Vermehrung im regenerierenden Abschnitt, aber auch die Zunahme im proximalen Teil

eine größere Zahl gefunden wird, besonders dann, wenn die Anschlußverhältnisse günstig waren. Entscheidend ist aber auch hier die Myelinisation. Sie hängt davon ab, wieviele Fasern den „richtigen" Anschluß gewonnen haben. Unter

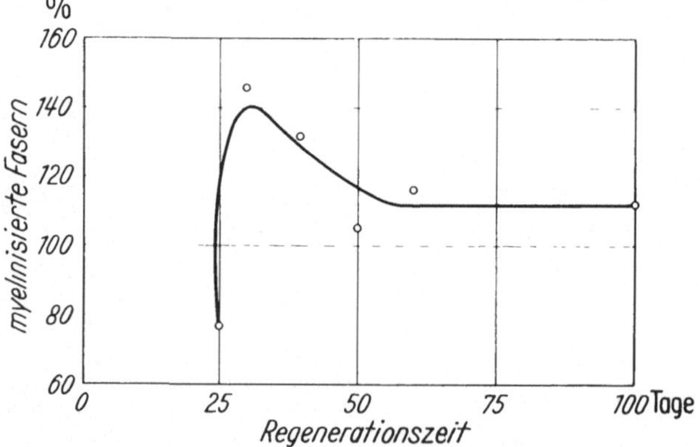

Abb. 128. Zahl der markhaltigen Nervenfasern im regenerierenden Nerven, nach SHAWE (1955). Ordinate Zahl der markhaltigen Nervenfasern im regenerierenden Nerven 10 mm unterhalb der Quetschung in Prozent der Norm. Abszisse. Zeit in Tagen nach dem Eingriff. Man beachte den verspäteten, aber steil ansteigenden Einsatz der Myelinisierung der neu vorgetriebenen Nervenfasern

ungünstigen Verhältnissen kann die Zahl myelinisierter Fasern trotz großer Zahl eingewachsener Sprossen sehr klein bleiben.

Was geschieht mit diesen überzähligen Fasern? EVANS u. MURRAY (1956) haben am N. laryngicus des Kaninchens das Schicksal der Fasern über 350Tage verfolgt. Der Nerv enthält etwa 280 markhaltige und 60 marklose Fasern, wobei die markhaltigen einen gleichmäßigen Durchmesser (8—12 μ) zeigen und rein motorischer Funktion sind. Im Gegensatz zu den Beinnerven, die vielfache Innervationsgebiete haben, ist nur eine einzige Muskelinnervation vorhanden. Abb. 129 gibt die Verteilungskurve des normalen Nerven wieder, in der die leichte Asymmetrie nach links von der Population markloser Fasern herrührt, und diejenige des reinnervierten Nerven nach Quetschung, 50 Tage und 350 Tage nach dem Eingriff. Es ist ganz deutlich zu sehen, daß zunächst eine einheitliche Faserpopulation mit einem mittleren Durchmesser

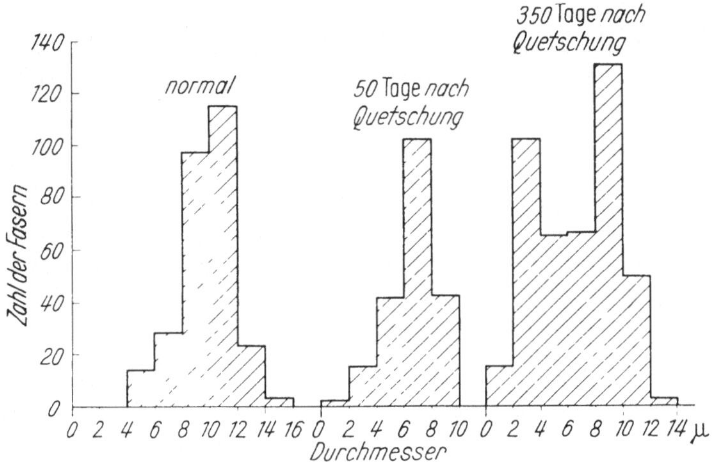

Abb 129. Histogramm der Faser-Durchmesser eines regenerierenden Nerven, nach EVANS u MURRAY (1956). Der Nervus recurrens (Ast des N laryngicus) beim Kaninchen weist eine sehr einheitliche „Population" von 280 rein motorischen Nervenfasern mit Durchmessern von 8—12 μ auf (normal) 60 marklose Fasern verursachen eine kleine Linksverschiebung — 50 Tage nach Quetschung auf der Hohe der Clavicula wird das Histogramm 10 mm distal von der Quetschung aufgenommen Die neu in den degenerierten Teil vorgetriebenen Fasern haben bei normaler Verteilung kleinere Durchmesser — 350 Tage nach Quetschung findet man ein ganz anderes Histogramm 10 mm distal von der Quetschung Es entsteht eine bimodale Verteilung der Faserdurchmesser Zu der Gruppe 8—12 μ gehoren alle die Fasern, die myelinisiert sind und die Peripherie innerviert haben Zu der Gruppe 1—6 μ gehoren die marklosen Fasern (mehr als 100) und diejenigen markhaltigen Fasern (etwa 150), die den peripheren Anschluß „verfehlt" haben

von 6—8 μ mit leichter Bevorzugung kleiner Fasern ausgewachsen ist und daß dann 2 Populationen entstehen, diejenige, die an Dicke und Myelinisation gewonnen hat (10 μ) und die kleinen Fasern, die wenig myelinisiert wurden (1—6 μ), ferner noch eine kleine Zahl von marklosen Nerven. Die großen Fasern haben die motorischen Endplatten innerviert, wahrend die kleinen markhaltigen und die marklosen Fasern keine peripheren Verbindungen aufzunehmen scheinen und trotzdem 300 und mehr Tage bestehen bleiben. Bei Durchschneidung ist das Bild sehr viel weniger schon die markhaltigen großen Fasern sind nicht so zahlreich, manche Schwann-Zellen enthalten mehrere Axone, andere gar keine und die Zahl der kleinen markhaltigen und marklosen Fasern ist sehr viel größer. Für das Dickenwachstum und die gute Myelinisation ist die periphere Innervation entscheidend (SANDERS u. YOUNG 1945, 1946, WEISS, EDDS u. CAVANAUGH 1945, AITKEN, SHARMAN u. YOUNG 1947). Das „Verfehlen" der Innervation, das zu einer Resorption der entsprechenden Nervensprossen führen soll, scheint zumindest beim N. laryngicus nicht der Fall zu sein; denn die vielen kleinen Fasern bleiben bestehen und Abb. 127 zeigt ja auch, daß zwar anfänglich ein Überschuß von 200% abgebaut wird, aber daß doch immer noch mehr Fasern als normal im distalen Stumpf am Leben bleiben. Sicher ist, daß bei Verhinderung der peripheren Innervation ein Neurom entsteht und daß unter diesen Bedingungen abnorm viele kleine Nervensprossen im distalen Stumpf gefunden werden, die alle kein Dickenwachstum zeigen (Weiss u. Taylor 1944, 1946, Sanders u. Young 1945, 1946, Hammond u. Hinsey 1945).

Für den Neurochirurgen ergibt sich die Folgerung, daß die Sicherung und der Verschluß der Lücke zwischen proximalem und distalem Stumpf und die Schaffung möglichst günstiger „Anschluß"-Verhältnisse für die Nervensprossen immer die entscheidende Voraussetzung für eine erfolgreiche Regeneration ist. Liegen die Stümpfe schlecht, hat sich Narbengewebe in die Lücke gelegt oder ist die Lücke sonst gestört, ist eine erneute Anfrischung des proximalen Nerven und gute Fuhrung der Nervensprossen zum distalen Stumpf unbedingt indiziert.

Externe chemische Faktoren bei der Nerven-Regeneration

Ramón y Cajal hat 1892 bei seinen Studien über die Regeneration peripherer Nerven auf die anziehende Wirkung hingewiesen, die der degenerierte distale Stumpf auf die auswachsenden Nervensprossen ausüben soll. Er rechnet diese Anziehung zu den chemotaktischen Vorgängen und glaubte gezeigt zu haben, daß die stärkste Wirkung von Nervenstümpfen ausgeht, die schon 2—3 Wochen degeneriert waren. Er gab an, daß von den Schwann-Zellen ein wasserlöslicher, nicht lipoidartiger Stoff hervorgebracht werde, der die Anziehung verursachen sollte (vgl. Cajal 1928). Eine Reihe von Autoren ist zu Beginn des Jahrhunderts zu ganz ähnlichen Vorstellungen gekommen (vgl. v. Muralt 1946) und eine Zeitlang schien es, als ob die Lehre der chemotaktischen Anziehung der Nervensprossen gut fundiert sei. Es mehrten sich aber auch die Stimmen, daß keine Chemotaxis bestehe und daß nur der mechanisch-leitende Einfluß des degenerierten Nerven die Nervensprossen an ihren richtigen Bestimmungsort in der Peripherie führt. Heute gilt die chemotaktisch anziehende Wirkung des degenerierten Stumpfes auf Nervensprossen in England und den USA als restlos widerlegt, vor allem durch die Arbeiten von Young und seinen Schülern und Weiss und seinen Schülern. May (1945) hat aber eine Reihe von Versuchen erwähnt und auch selbst angestellt (1952, 1954), die nicht übersehen werden dürfen und ich kann mich der radikalen Ablehnung der Chemotaxis in der jetzt geübten Form nicht anschließen. Lassen wir zunächst die Gegner zum Wort kommen. Weiss und Taylor (1944) haben die auswachsenden Sprossen gezwungen, in einem sich verzweigenden Rohr aus Arterie zu wachsen, und ebensoviele Fasern suchten den blind verlaufenden oder mit Sehnenmaterial gefüllten Kanal auf, wie denjenigen, der den degenerierten peripheren Nerv enthielt. Irgendeine anziehende Wirkung wurde nicht festgestellt, während FORSSMANN (1900) seinerzeit genau das Gegenteil gefunden hatte, daß nämlich sogar Hindernisse überwunden werden, um das degenerierte Nervenstück zu erreichen. WEISS u. HOAG (1946) haben gezeigt (mit der gleichen Zweigrohr-Methode), daß kein Unterschied besteht zwischen einem N. tibialis oder einem N. peronaeus und daß die Fasern ganz zufällig in jeden dargebotenen Nerv einwachsen. In Versuchen mit Gewebekulturen hat WEISS schon 1934 gefunden und 1943 bestatigt, daß lediglich mechanische Leitlinien die Richtung des Auswachsens bestimmen und daß keinerlei anziehende Wirkung von degenerierten Nervenstücken ausgeht. SANDERS u. YOUNG (1945) fanden bei der Implantation von degenerierten und frischen Nerven in die Schnittlinie, daß gar kein Unterschied in der Geschwindigkeit und Zahl der auswachsenden Fasern beobachtet werden kann. Entscheidend scheint nur das Vorhandensein einer mechanisch richtungsweisenden Leitbahn zu sein, der die auswachsenden Sprossen folgen konnen.

MAY (1945) erwahnt nun aber Versuche von TELLO, der in die weiße Substanz des Gehirnes eines Kaninchens ein degeneriertes Nervenstuck implantiert hat, das von zentralen Axonen 2—5 Wochen nach der Operation machtig invadiert war, „als ob sie mit unwiderstehlicher Gewalt angezogen worden waren“. Dies spricht doch fur einen chemischen Reiz. Normalerweise zeigt der Sehnerv, N. opticus, eine ganz schlechte und ungenugende Fähigkeit zur Regeneration, da er eigentlich seinem Aufbau nach eine zentrale Leitungsbahn ist. TELLO, LEOZ und ARCAUTE (zit. nach MAY 1945) haben zwischen 2 Enden des Sehnerven ein degeneriertes Nervenstuck vom N. ischiadicus des gleichen Kaninchens implantiert und konnten eine lebhafte Einwanderung von Opticus-Fasern in das Implantat beobachten, wie sie sonst beim Sehnerv bei Regeneration nie gesehen wird. MAY selbst hat die vordere Augenkammer als natürliches Medium verwendet, ein degeneriertes Nervenstuck in die Augenkammer eingebracht und in dem vollig strukturlosen Medium des Kammerwassers gefunden, daß der Nerv von Nervenfasern aus einem Gehirnstück oder aus der Cornea invadiert wird. MAY kommt zum Schluß, daß CAJAL doch recht hatte und daß von den Schwann-Zellen degenerierter Nerven ein neurotrop wirksamer Stoff produziert wird.

So stehen die Dinge heute. Die Waage hat zu ungunsten der neurotropen chemisch anziehenden Stoffe ausgeschlagen; aber ich wurde mich nicht wundern, wenn auch in diesem Punkt eine „Regeneration“ der Auffassungen zugunsten von CAJAL kommen wurde.

Interne chemische Faktoren bei der Nerven-Regeneration

Die Nervenregeneration ist in gewissem Sinn eine Wiederholung des embryonalen Wachstums, mit dem Unterschied, daß im degenerierten Nerv eine Leitstruktur vorhanden ist. Wenn auch heute dieser Leitstruktur die entscheidende Rolle für das Auswachsen der Nervensprossen zugemessen wird, bleibt doch die Frage nach chemischen Faktoren, die die Nervenzelle zum Vortreiben von Nervensprossen anregen, offen. Die Suche nach wachstumsfördernden chemischen Faktoren, die von der Nervenzelle her das Austreiben der Sprossen fördern („vis a tergo"), ist daher nicht abwegig, auch wenn heute verschiedene Autoren der Meinung sind, solche Faktoren spielten gar keine Rolle.

Von verschiedener Seite sind die Vitamine (begreiflicherweise) bezüglich ihrer Wirksamkeit geprüft worden — alle mit Ausnahme von Vitamin B_{12} (s. später) mit negativem Erfolg (vgl. GUTH 1956). Es wurden als wirkungslos befunden: Aneurin, Vitamin C und Vitamin E. Unter den Hormonen sind Schilddrüsen-Hormon, Thymus-Extrakte und die Wirkung der Kastration untersucht worden. Beim Mensch wird von den Chirurgen immer wieder beobachtet, daß die regenerative Fähigkeit des peripheren Nervensystems mit Eintritt der Pubertät abnimmt. MASELLI-CAMPAGNA (1935) will einen günstigen Einfluß der Kastration auf die Regeneration festgestellt haben. Unsicher und eher negativ sind die Versuche mit Schilddrüsen- und Thymus-Extrakten. Cortison verzögert die Regeneration, nicht aber, wenn das distale Stück 18 Tage vorher zur Degeneration gebracht wurde (LYTTON u. MURRAY 1954). Vermutlich wird durch Cortison die Proliferation der Schwann-Zellen gehemmt und die Frage darf gestellt werden, ob damit nicht auch die Bildung eines externen chemischen Faktors eingeschränkt wird. Cytochrom C scheint auch keine günstige Wirkung auf die Regeneration zu haben (FERNÁNDEZ u. REMOLINA 1953, zit. nach GUTH). Man kann sich beim Überblick über das vorliegende Material des Eindrucks nicht verschließen, daß auf diesem Gebiet relativ wenig untersucht wurde und der Grund ist sehr einfach: Exakte Regenerationsversuche sind langwierig, mühsam und sehr kostspielig, da sie sehr viele Tiere erfordern, die während Monaten gepflegt werden müssen, und sie sind unbefriedigend, wenn lediglich die Wirkungslosigkeit bestimmter Stoffe demonstriert werden soll.

Im folgenden soll über unsere eigenen Arbeiten auf diesem Gebiet berichtet werden, die sich über viele Jahre erstreckt haben und ein Material von rund 800 Operationen, vor allem an Kaninchen, umfassen.

Die Methoden

Wesentlich für die Arbeit des Chemikers ist immer der biologische Test, an den folgende Anforderungen gestellt werden müssen: er soll leicht reproduzierbar sein, in kurzer Frist eine eindeutige Antwort geben und die gleichzeitige Prüfung mehrerer chemischer Fraktionen zulassen. Ein solcher Test ist auf dem Gebiet der Nervenregeneration bis jetzt leider nicht gefunden worden. Wir haben 4 Verfahren in Bern entwickelt, die einigermaßen den Anforderungen entsprechen, aber auch nicht ideal sind. Sie dauern alle zeitlich sehr lang, sind abhängig von den individuellen Schwankungen der Versuchstiere, von ihrer Ernährung und sogar von der Jahreszeit, und erfordern außerdem operative Geschicklichkeit und sind somit auch abhängig vom Untersucher.

1. Der Corneatest nach Jent (1945). In die Cornea des Kaninchens treten etwa 65—70 größere Äste des N. ophtalmicus aus einem ringförmig den Cornealrand umgebenden Geflecht, dem Plexus annularis, radiär einstrahlend ein. Diese radspeichenartig die Cornea sensibel innervierenden Fasern lassen sich durch Methylenblau in vivo sehr schön in der durchsichtigen Cornea selektiv anfärben und werden so sichtbar. Es ist die einzige Stelle, an der Nervenfasern in vivo beobachtet werden können. Die größeren und kleineren Nervenäste treten, im Schnitt betrachtet, in den beiden vorderen Dritteln der Hornhautsubstanz ein, das hintere Drittel ist fast ganz nervenfrei. Sie streben geradlinig, mit di- und tri-chotomischen Verzweigungen und unter Bildung von Querverbindungen dem Hornhautzentrum zu, wobei sie immer oberflächlicher werden (vgl. ZANDER u. WEDDELL 1951). Leise Berührung der Cornea mit einem Tasthaar reizt diese Nerven und führt zum Lidschlagreflex, womit ihre Erregbarkeit und Leitung sehr schön geprüft werden kann. Durch einen zirkularen, sehr fein ausgeführten Schnitt, der bis auf die Descemetsche Membran heruntergeführt wird, werden operativ in Lokalanaesthesie samtliche einstrahlenden Nerven durchtrennt. Innerhalb des zirkulären Schnittes degenerieren die Nervenfasern und verlieren ihre Anfarbbarkeit mit Methylenblau in 2—3 Tagen. Die Nachprüfung mit Methylenblau zeigt sofort, ob die Operation erfolgreich war oder nicht. Die Durchtrennung macht die Cornea unempfindlich und der Lidschlagreflex hort auf. (Technik des Corneatestes s. Anhang.) Sobald nun aber *neue* Nervensprossen regenerativ von außen durch die Schnittstelle in das Innere der Cornea einwachsen, entsteht eine kleine sensible Zone, die sich langsam immer mehr ausbreitet, wie es aus Abb. 130 nach KÖNIG (1953) zu sehen ist. Aber nicht nur mit Hilfe des Lidschlagreflexes kann das Einwachsen verfolgt werden. Die Cornea bietet als einziges biologisches Objekt die Möglichkeit, durch die Methylenblau-Anfärbung das Einwachsen der Fasern auch direkt optisch zu verfolgen. Außerdem hat die Cornea den Vorteil, daß die durchschnittenen Nerven im Hornhautstroma gut eingebettet liegen, und wenn der Schnitt fein geführt wird, tritt praktisch keine Dislokation der Stumpfe auf. Außerdem entsteht in der Cornea kein Narbengewebe (MONTEIL 1952) und die Schnittstelle verheilt in wenigen Tagen glatt. Als Auswertung für die Regeneration wird die Zeit in Tagen gemessen, vom Operationstag an bis zum Erscheinen einer deutlichen Sensibilitätszone innerhalb des Schnittes, deren Ausdehnung am folgenden Tag deutlich zugenommen haben muß. Die Versuche werden so durchgeführt, daß nie weniger als 5 Kaninchen, meistens aber 10 zur Prüfung einer Substanz und gleichviele als Kontrolle mit Injektion einer gleichen Menge von physiologischer Kochsalzlösung pro Versuch auf beiden

Augen operiert werden. Die Injektion mit Kochsalzlösung ist deswegen nötig, weil unbehandelte Tiere eine etwas längere Regenerationszeit zeigen als die injizierten Tiere. Die Verkürzung durch NaCl Injektionen könnte eventuell auf einer Nebennierenrinden-Reizung durch die tägliche Injektion beruhen. Eine gewisse jahreszeitliche Schwankung der Regenerationszeiten der Kontrolltiere ist feststellbar, und deswegen wurde aus Prinzip kein Versuch ohne gleichzeitig laufende Kontrolle angesetzt. Das Verhältnis der Mittelwerte der Regenerationszeit der Kontrollen: Regenerationszeit der geprüften Substanz, $Q_{K/X}$ wird im folgenden als Maßzahl für die fördernde Wirkung der Testsubstanz X angegeben.

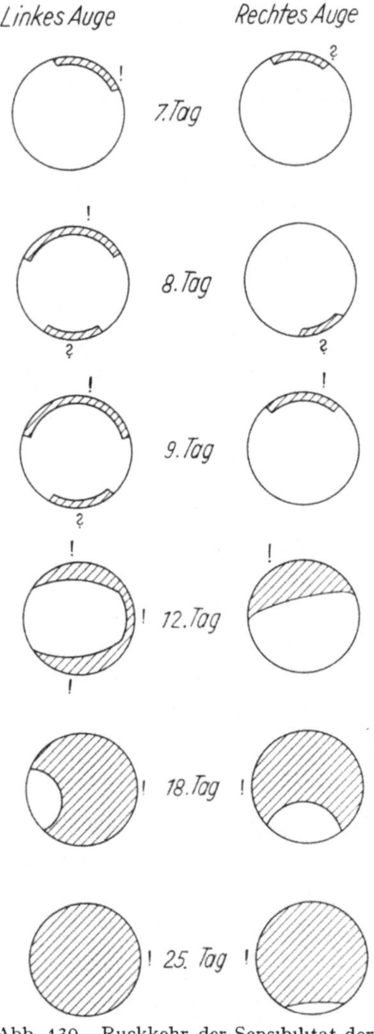

Abb. 130. Ruckkehr der Sensibilitat der Cornea nach zirkularer Durchschneidung der Nerven, nach König (1953). Die Cornea ist schematisch als Kreis dargestellt, wobei der Rand die Schnittnarbe der Operation ist. Am 7. Tag tritt am linken Auge eine sichere (!) Zone der Sensibilitat innerhalb der Narbe auf. Prufung mit dem Tasthaar-Lidschlagreflex. Am 8. Tag vergroßert sich die Zone und eine neue tritt auf, die zunachst fraglich (?) bleibt, sich aber nachher als sicher (!) erweist. Das rechte Auge zeigt mit einer Verzogerung von 2 Tagen sichere (!) Regeneration

2. Der Iristest nach Rummel (1954). Die Iris der Katze besitzt getrennte Innervation durch den N. oculomotorius bezüglich der lateralen und medialen Hälfte der Iris. Durchschneidung des lateralen Astes führt zum Ausfall der Innervation des M. sphincter auf der gleichen Seite und bei Belichtung entsteht das charakteristische Halbmondbild der Abb. 131. Sobald die Reinnervation wieder einsetzt, „nimmt der Halbmond ab", was optisch sehr gut festzustellen ist. Im Gegensatz zum Corneatest (sensible Fasern) wird in diesem Test die Regeneration von motorischen Nervenfasern beobachtet. Quetschung des Nerven ist bei diesen Versuchen günstiger als Durchschneidung, weil sehr viel leichter Verschiebungen der Stümpfe gegeneinander und damit unkontrollierbare Faktoren auftreten als beim Corneatest. Auch dieser Test hat den Vorteil, daß die Regeneration gemessen werden kann, ohne das Tier opfern zu müssen.

3. Der Phrenicustest. Der N. phrenicus, der das Zwerchfell innerviert, kann beim Kaninchen relativ leicht an der Anheftstelle an das Perikard gequetscht oder durchschnitten werden. Die Zwerchfellatmung bleibt auf der operierten Seite aus, was sehr leicht mit Röntgen-Durchleuchtung festgestellt werden kann. Es tritt, wegen der Verbindung der beiden Pleuraräume, beim Kaninchen sogar eine paradoxe Atembewegung auf, indem die denervierte Zwerchfellseite bei Inspiration gehoben wird und bei Exspiration sinkt. Die Reinnervation kann auch hier sehr gut am lebenden Tier röntgenologisch festgestellt werden.

4. Die Zellkultur nach Hintzsche (1953). Die Prüfung regenerationsfördernder Substanzen in der Zellkultur ist als Ergänzung zu den anderen Testverfahren deswegen wichtig, weil beim Tier eventuell indirekte Wirkungen

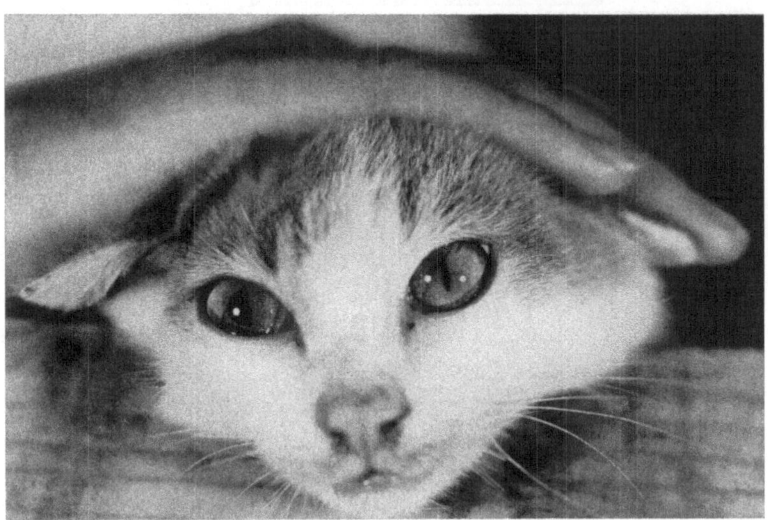

Abb. 131. Entnervung der rechten Iris bei der Katze, nach RUMMEL (1954). Das Bild zeigt den charakteristischen „Halbmond" der belichteten Pupille der Katze, nach Durchschneidung der Innervation der rechten Irishälfte des rechten Auges.

der Testsubstanzen vorliegen könnten (z. B. Reizung der Nebennierenrinde — vermehrte Ausschüttung von Rindenhormon — Beeinflussung der Narbenbildung — scheinbare Beschleunigung der Regeneration), die durch den Versuch in vitro ausgeschlossen werden können. Zur Verwendung kommen Spinalganglien vom bebrüteten Hühnerembryo, deren Nervenstümpfe maximal gekürzt und vom umhüllenden Bindegewebe befreit werden. Nach Zerzupfen im Hohlschliffobjektträger werden die unter der Lupe noch gerade sichtbaren, fast kugeligen Zellen auf Hühnerplasma und Testlösung explantiert. Durch die Isolation der Zellen kann das störende Mitwachsen von Bindegewebe vermieden werden. Als Kriterium für die Regeneration wählt man das Auswachsen von Nervenfortsätzen, wobei die Zellen in Formol-Alkohol fixiert, mit Gallocyanin gefärbt und in der Phasenkontrastimmersion untersucht werden, damit auch die feinsten Zellfortsätze erkannt werden können.

Drei Gruppen von Stoffen sind in den letzten Jahren von uns untersucht worden: 1. Dialysate von Gewebsbrei; 2. die verschiedenen Dinitrile; 3. bakterielle Lipopolysaccharide.

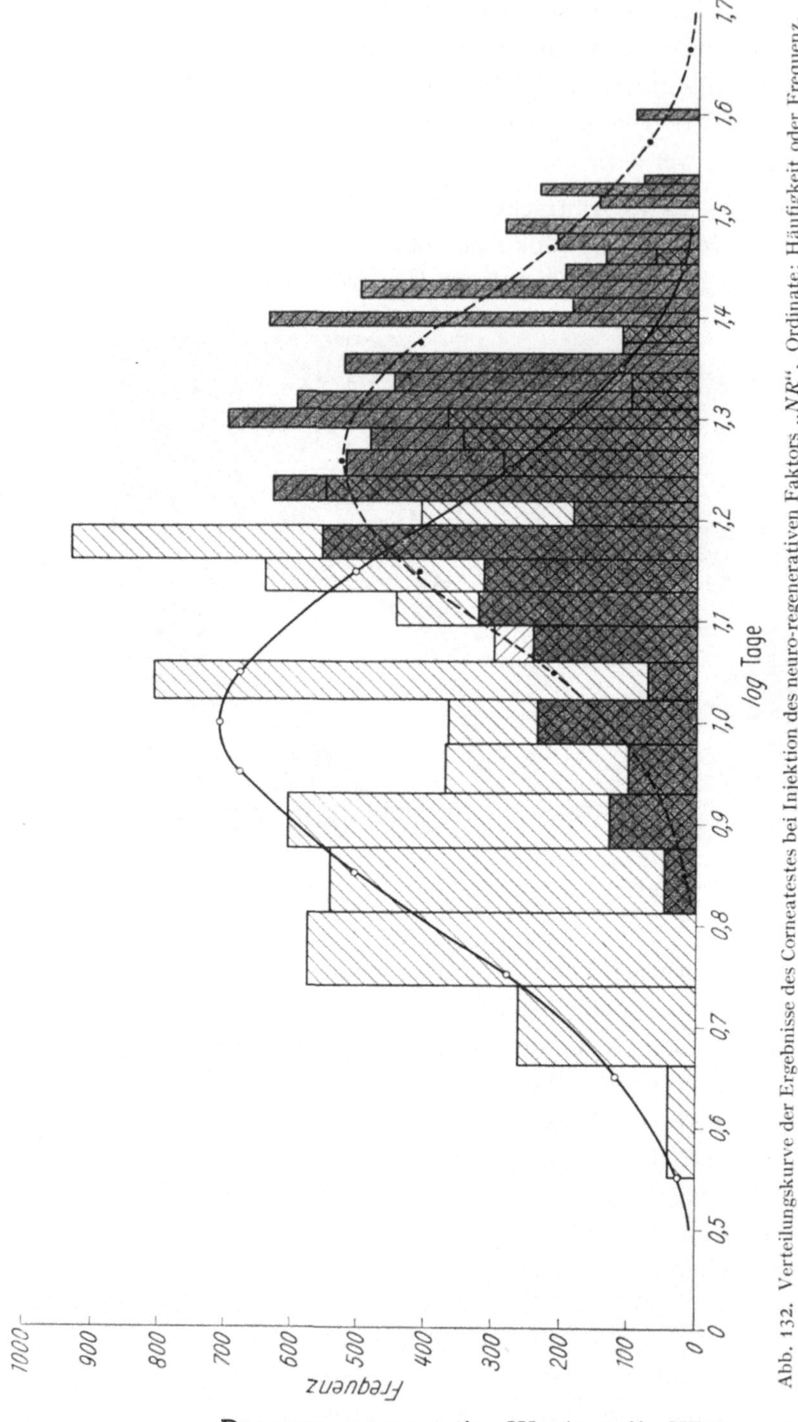

Abb. 132. Verteilungskurve der Ergebnisse des Corneatestes bei Injektion des neuro-regenerativen Faktors „*NR*". Ordinate: Häufigkeit oder Frequenz. Abszisse: Regenerationszeit in Tagen, logarithmisch

Versuche mit Kochsalz-Injektion; Versuche mit „NR"-Injektion; überlappende Werte zwischen Kontrollversuchen und „NR"-Versuchen.

Für beide Verteilungen sind die GAUSSschen Kurven gezeichnet

Der neuro-regenerative Wuchsstoff „NR"

Die stärkste regenerative Wirksamkeit haben eingeengte Dialysate aus Gehirnbrei, deren wirksames Prinzip als neuro-regenerativer Wuchsstoff „*NR*" bezeichnet wurde (JENT, KOECHLIN, v. MURALT u. WAGNER-JAUREGG 1945,

KOECHLIN u. v. MURALT 1945, 1947, LÜSCHER u. v. MURALT 1947). Abb. 132 gibt eine Übersicht über die mit dem Corneatest in 329 Versuchen beobachtete Beschleunigung der Innervation nach Durchschneidung, wenn den Versuchstieren Dialysate aus Kalbs- oder Kaninchengehirn injiziert wurden. Die Injektion erfolgte bei diesen Versuchen in die Bauchhöhle (intraperitoneal) oder in einigen Versuchen intramuskulär, wobei kein Unterschied der Wirkung festgestellt wurde. Daraus ziehen wir den Schluß, daß der neuro-regenerative Wuchsstoff *NR* selektiv von den Nervenzellen, die eine regenerative Leistung zu vollbringen haben, aufgenommen wird. Die statistische Bearbeitung des Materials von 635 Versuchen hat ergeben, daß nicht die Zahl der Tage bis zur deutlichen Besiedelung der Cornea mit neuen Nervenfasern als Maß für die Regeneration zu nehmen ist, sondern der Logarithmus dieser Zahl; denn dann entstehen, wenn als Ordinate die Haufigkeit genommen wird, symmetrische Binomialkurven (Normalverteilung). In Abb. 132 sind mit den Ergebnissen mit Gehirn-Dialysaten auch die Werte fur alle unsere Kontroll-Untersuchungen (210 Operationen), d. h. der mit Kochsalz-Injektionen behandelten Kaninchen dargestellt und in gleicher Weise ausgewertet. Die Abbildung spricht für sich und zeigt, wieviel rascher bei den mit *NR* behandelten Tieren die Cornea frisch benervt wird. Der Gipfel der Kurve liegt für die Kontrolltiere bei 18,7 Tagen und fur die behandelten Tiere bei 10 Tagen. Der Quotient $Q_{K/X}$ berechnet sich daher:

$$\text{Gehirn-Dialysat: 329 Versuche } Q_{K/X} = \frac{18{,}7}{10} = 1{,}87.$$

Der Unterschied beider Kurven ist im *t*-Test mit $t_{0,001} = 3{,}3$ stark gesichert. Wir bewerten: $Q_{K/X} > 1{,}3$ = aktiv; $Q_{K/X} < 1{,}3$ = inaktiv.

Die intraperitoneale Injektion von *NR* beschleunigt den Beginn der Besiedelung der Cornea etwa um das Doppelte. Beobachtet man den weiteren Verlauf, so findet man, daß bei den behandelten Tieren auch die Zahl der einwachsenden Nerven viel größer ist und daß sie nach abgeschlossener Besiedelung der Cornea ein viel dichteres Nervengeflecht aufweisen als bei den unbehandelten Tieren. Der Acetylcholingehalt der Cornea behandelter Tiere ist nach erfolgter Besiedelung noch wahrend Monaten viel hoher als bei den unbehandelten Tieren.

Die Prüfung der Dialysate von anderen Geweben hat folgende Werte ergeben (KOECHLIN u. v. MURALT 1947):

$$\text{Kalbs-Milz-Dialysat: 4 Versuche } Q_{K/X} = \frac{18{,}7}{17{,}2} = 1{,}09$$

$$\text{Kalbs-Leber-Dialysat: 5 Versuche } Q_{K/X} = \frac{18{,}7}{16{,}6} = 1{,}12$$

Diese Dialysate werden als *unwirksam* betrachtet, da die Verkürzung der Regenerationszeit nicht signifikant ist.

Kalbsthymus-Dialysat: 10 Versuche $Q_{K/X} = \frac{18,7}{11,0} = 1,70$

Kalbsgehirn, vorwiegend weiße Substanz: 5 Versuche $Q_{K/X} = \frac{18,7}{6,2} = 3,0$

Kalbsgehirn, vorwiegend graue Substanz: 5 Versuche $Q_{K/X} = \frac{18,7}{12} = 1,56$

Diese Extrakte sind *wirksam*, wobei deutlich ist, daß vor allem die weiße Substanz *NR* enthalt.

Daß der wirksame Faktor bei der Dialyse wirklich durch die Membran durchtritt, d. h. also niedermolekular und nicht eiweißartig ist und durch Autolyse bei 35° zerstört wird, geht aus folgenden Versuchen hervor:

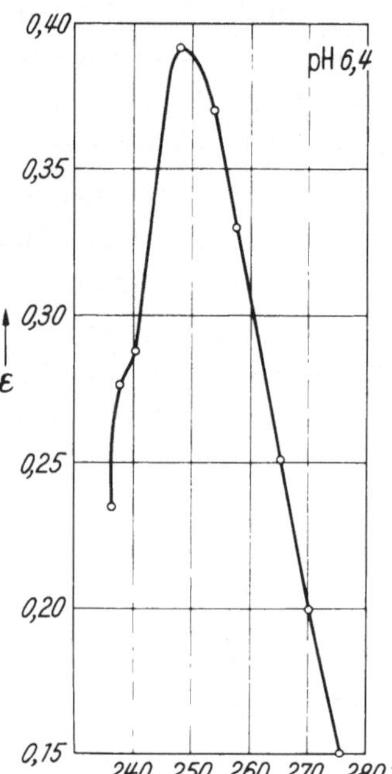

Abb. 133 Ultraviolett-Absorption des Gehirn-Dialysates Ordinate Extinktion Abszisse Wellenlange in mμ. — Das deutlich ausgepragte Maximum bei 248 mμ tritt nur bei aktiven Dialysaten auf. Mit der Zeit verschiebt es sich nach 252 mμ und gleichzeitig geht auch die Aktivitat verloren

Gehirn-Dialysat:

5 Versuche $Q_{K/X} = \frac{18,7}{9,4} = 1,99$

Gehirn-Rückstand:

5 Versuche $Q_{K/X} = \frac{18,7}{17,8} = 1,05$

Gehirn-Autolysat:

5 Versuche $Q_{K/X} = \frac{18,7}{18,6} = 1,00$

Leider ist der Wuchsstoff *NR* sehr unstabil. Er wird durch 1stündiges Kochen völlig inaktiviert, verliert beim Stehen in der Kälte seine Aktivitat ganz in 4—6 Wochen und scheint auch bei Gefriertrocknen erheblich an Aktivitat einzubüßen. Das aktive Dialysat hat ein ausgesprochenes Ultraviolett-Absorptionsmaximum bei 248 mμ (Abb. 133), das sich bei Inaktivierung nach 253 mμ verschiebt. Ob der Faktor *NR* selbst diese Absorption zeigt oder mit einer Substanz dieser typischen Absorption verbunden ist, kann nicht gesagt werden. Auf jeden Fall deutet das Absorptionsspektrum in der Richtung Hypoxanthin — Inosin — Inosinsäure — Inosintriphosphorsäure. Inosintriphosphat und Adenosintriphosphat sind schwach regenerativ wirksam und ergaben folgendes Resultat:

Inosin- und Adenosintriphosphat: 24 Versuche $Q_{K/X} = \frac{18,7}{14,0} = 1,34$

Der Leser wird sich wundern, warum diese Untersuchungen nicht weitergeführt wurden und wir nicht versucht haben, den Stoff chemisch zu isolieren. Der Grund ist darin zu suchen, daß 2 neue Stoffgruppen in den Vordergrund des Interesses traten, die die unstabilen Eigenschaften der Hirndialysate nicht zeigten und deshalb vielversprechender zu sein schienen, eine Hoffnung, die sich leider nicht erfüllt hat.

Die Dinitrile

HYDÉN u. HARTELIUS (1948) und MAGGIONI (1950) haben basierend auf Arbeiten von HEYMANS u. MASOIN (1897) gefunden, daß Malonodinitril und Succinodinitril eine Vermehrung der Ribonucleinsäure und der Eiweiße in der normalen Nervenzelle hervorrufen können. Nachdem beim Durchschneiden des Axons gerade diese Bestandteile in der Nervenzelle vermindert werden,

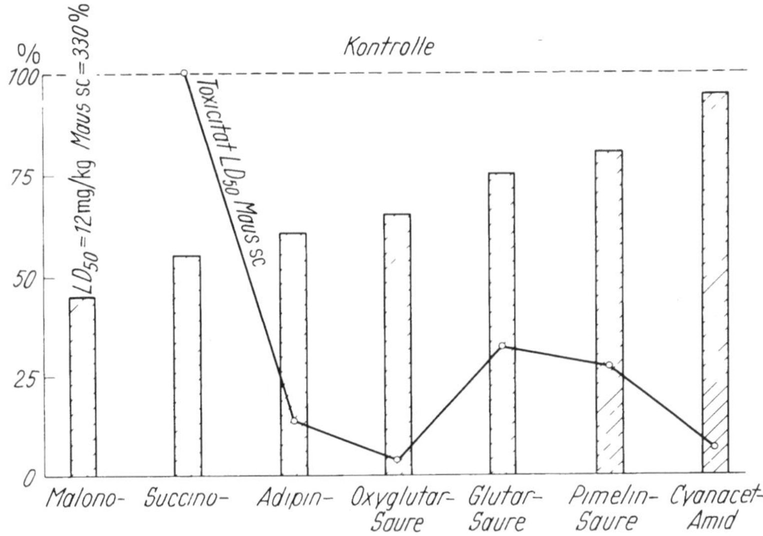

Abb. 134. Regenerative Wirkung und Toxicität der Dinitrile. Ordinate: Verkürzung der Regenerationszeit im Corneatest. Abszisse: Dinitrile in aufsteigender Reihe. Man beachte den andersartigen Verlauf der Toxicitätskurve, der anzeigt, daß zwischen regenerativer Wirkung und Toxicität keine Korrelation besteht.

war der Gedanke naheliegend, daß durch eine Anregung des Ribonucleinsäure- und Eiweiß-Stoffwechsels der Zelle die periphere Regeneration günstig beeinflußt werden könnte. MARTINI u. PATTAY (1952, 1954) haben diese Gedanken aufgegriffen, und so kam es in den folgenden Jahren zu einer systematischen Untersuchung der Dinitrile. Tabelle 5 orientiert über einige der von uns geprüften Stoffe. Abb. 134 zeigt, in welcher Weise die Toxicität dieser Dinitrile sich zu ihrer regenerativen Wirkung verhält. Nachdem die beiden Größen nicht konkordant verlaufen, bestand die Hoffnung, durch chemische Umwandlung des Moleküls zu einem wenig toxischen, aber stark regenerativ wirkenden Stoff zu gelangen, denn die große Toxicität der Dinitrile schließt leider ihre Anwendung in angemessenen Dosen beim Menschen aus. Bisher ist es uns nicht gelungen, ein ungiftiges Dinitril mit der gleich starken regenerativen Wirkung wie Malonodinitril zu finden. Einen günstigen Effekt des Vitamins B_{12} und der Indolessigsäure hat MARTINI (1955a, 1955b, 1955c) gefunden und eine schwache Wirkung hat 2,4-Dinitrophenol (SCHMID 1956).

Tabelle 5 *Formelbilder der geprüften Dinitrile und weiteren Substanzen unter Angabe der Mittelwerte im Corneatest*

Formel	Substanz	Zahl der Versuche und Mittelwert	$Q_{K,X}$
$CN-CH_2-CN$	*Malonodinitril*	14 X = 9,0	2,08
$CN-CH_2-CH_2-CN$	*Succinodinitril*	70 X = 10,8	1,73
$CN-CH_2-CH_2-CH_2-CN$	*Glutarsäuredinitril*	19 X = 15,3	1,22
$CN-(CH_2)_4-CN$	*Adipinsäuredinitril*	23 X = 11,7	1,60
$CN-(CH_2)_5-CN$	*Pimelinsäuredinitril*	18 X = 16,0	1,17
$CN-CH_2-CHOH-CH_2-CN$	*Oxyglutarsäuredinitril*	23 X = 12,6	1,48
$CN-CH_2-CONH_2$	*Malonitrilamid*	12 X = 19,0	0,98
KCN	*Kaliumcyanid*	10 X = 21	0,89
ACTH	*Adrenocorticotropes Hormon*	11 X = 22,2	0,84
	Cortison	11 X = 17,8	1,05

Alle Werte von $Q_{K/X}$, die unter 1,3 liegen, betrachten wir als *inaktiv*. Die Werte stammen aus den Arbeiten von MARTINI u. PATTAY (1954), BAMMER u. MARTINI (1953a) und KÖNIG (1953).

Interessant ist die Frage nach dem Wirkungsmechanismus dieser Stoffe. HINTZSCHE (1953) hat Succinodinitril und BAMMER (1956a) N-Acetylglutaminsäuredinitril untersucht. In höheren Konzentrationen wirkt das Succinodinitril hemmend, in niedrigen Konzentrationen besonders in den ersten 24 Std

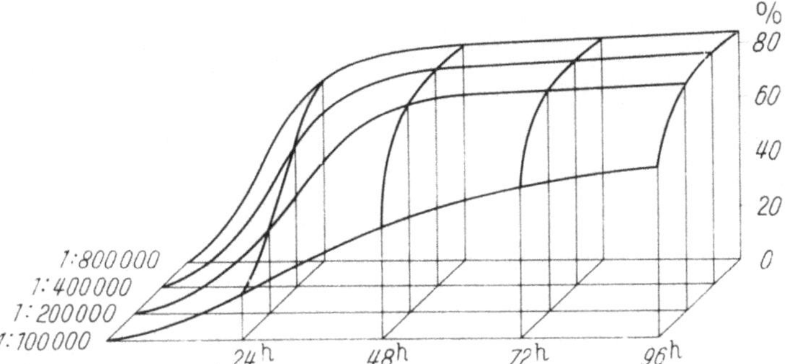

Abb. 135. Die Wirkungsweise von Succinodinitril verschiedener Konzentration auf Kulturen isolierter Spinalganglienzellen, dargestellt in Prozenten der mit neuen Neuriten versehenen Zellen, nach HINTZSCHE (1953)

stark fördernd auf das Auswachsen von Fortsätzen aus den Ganglienzellen. Es muß also damit gerechnet werden, daß bei höheren Konzentrationen eine Abspaltung von Blausäure auftritt, die hemmend wirkt. Daß die Blausäure

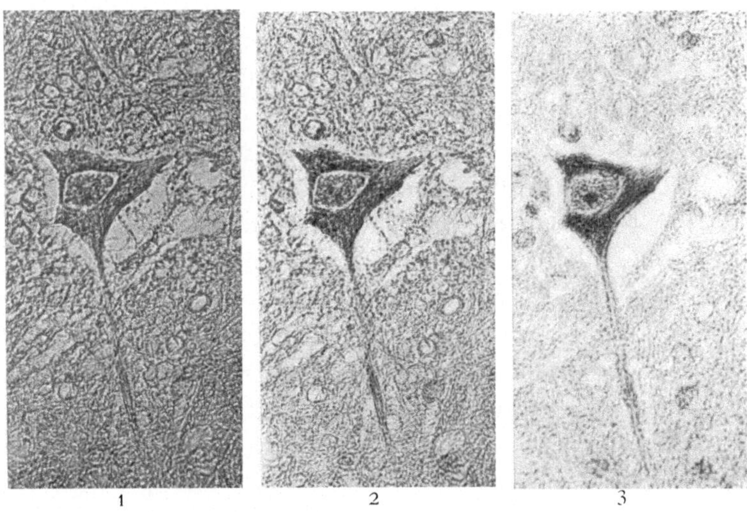

Abb. 136. Motorische Vorderhornzelle des Kaninchens, nach BAMMER u. v. MURALT (1955). Positiv einer Platte mit je der gleichen Vorderhornzelle im monochromatischen UV-Licht aufgenommen. 1 $\lambda = 298\ m\mu$, 2 $\lambda = 275\ m\mu$, 3 $\lambda = 257\ m\mu$. Für jede Wellenlänge ist die Schwärzungskurve auf der Platte mit aufgenommen. Man beachte die Zunahme der Schwärzung im Cytoplasma und im Nucleolus mit Verkürzung der Wellenlänge

nicht etwa regenerativ im Corneatest wirkt, geht daraus hervor, daß Kaliumcyanat-Injektionen gar keine fördernde Wirkung im Corneatest zeigten (KÖNIG 1953). Abb. 135 nach HINTZSCHE (1953) zeigt die Wirkung des Succinodinitrils in der Gewebekultur von Ganglienzellen. Das Auffallendste ist die rasch eintretende Förderung des Aussprossens bei sehr niedriger

Konzentration (in 24 Std + 20—40%). Ähnliches hat BAMMER (1956a) für das N-Acetylglutarsäuredinitril gefunden, dessen Effekt bei langer Einwirkung in Hemmung übergeht. BAMMER u. v. MURALT (1953, 1955) haben die Wirkung des Succinodinitrils auf motorische Vorderhornzellen des Kaninchens mit der Ultraviolett-Absorption untersucht. Abb. 136 zeigt die Aufnahme einer Vorderhornzelle in 3 verschiedenen Wellenlangen des UV mit gleichzeitiger Aufnahme der für jede Wellenlange geltenden Schwarzungskurve. Der Quotient der Extinktion bei 257 mμ und 298 mμ wurde als Maß für den Nucleoproteingehalt im entsprechenden Zellanteil genommen. Wie das zur Messung verwendete UV-Licht eventuell selbst schon wirken konnte, hat BAMMER (1956b) geprüft. Nach Behandlung mit Succinodinitril war E_{298}/E_{257} sowohl im Cytoplasma als auch im Nucleolus erhoht und ist kennzeichnend fur die stimulierende Wirkung des Succinodinitrils auf den Nucleoprotein-Stoffwechsel des Zellkerns. Von dieser Reizung aus kommt es direkt oder indirekt zu einer Anregung der Aussprossung am durchschnittenen Nervenstumpf und damit zu einer beschleunigten Regeneration. Ob diese Wirkung chemisch ist oder uber die Erhöhung des axonalen Turgors (YOUNG 1942) oder die Verstärkung des peripheren Axonstromes (WEISS 1955) geht, kann auf Grund der bisherigen Versuche nicht entschieden werden.

Die Lipopolysaccharide

Ein Einwand, der von verschiedenen Seiten gegen die Corneaversuche erhoben wurde, muß hier besprochen werden. Die Beschleunigung der Besiedelung der denervierten Cornea kann auch davon herrühren, daß der *Widerstand* im Schnittgebiet rein mechanisch durch Gehirn-Dialysate und Dinitrile vermindert wird. So waren diese Stoffe eher fibrinolytisch als neuro-regenerativ zu bewerten. Um die Berechtigung dieses Einwandes zu prufen, wurden daher Corneatest-Versuche mit den starksten fibrinolytisch wirksamen Stoffen durchgeführt, 2 Lipopolysacchariden aus gramnegativen Keimen von WESTPHAL, LUDERITZ u. BISTER (1952) gewonnen. Sa 1083 stammt aus reinem pyrogenem (fiebererzeugendem) Lipopolysaccharid von Colibakterien und Sa 1064 stammt aus dem Salmonellakeim Abortus equi. WINDLE (1952) hat fur ein weniger reines Praparat (Lipopolysaccharid) Piromen schon eine neuroregenerative Wirkung, sogar im Zentralnervensystem postuliert, halt die letztere Behauptung aber nicht mehr aufrecht. Trotzdem war es interessant, eben gerade wegen der starken fibrinolytischen Wirkung, die von WESTPHAL hochgereinigten Lipopolysaccharide im Corneatest zu prufen (BAMMER und MARTINI 1953b). Beide Pyrogene verkurzten die Regenerationsdauer im Corneatest um 30—40% $Q_{K'N}$ = 1,4—1,6, aber nicht mehr, und sind lange nicht so wirksam, wie der Wuchsstoff *NR*. Wenn eine fibrinolytische Komponente in der Beschleunigung der Regeneration im Corneatest uberhaupt eine Rolle spielt, kann durch sie die beobachtete Forderung durch den Wuchsstoff *NR*, der nicht pyrogen ist, nur zu einem ganz geringfügigen Teil erklärt werden. Die Einwände sind m. E. daher nicht gerechtfertigt, zumal Cortison, das von König (1953) nach peritonealer Injektion und auch lokal geprüft wurde, gar keinen Einfluß auf den Corneatest hat. Das gleiche gilt auch vom ACTH (adrenocorticotropes Hormon der Hypophyse), dessen Injektion den Verlauf der Regeneration so viel oder so wenig beeinflußt wie die Kochsalz-Injektionen. Umgekehrt hat Eichenberger festgestellt, daß die Dinitrile gar keine fibrinolytische Wirkung haben.

Die Wirksamkeit der Lipopolysaccharide hängt, wenn überhaupt, nur in ganz untergeordneter Weise von ihrer fibrinolytischen Wirksamkeit ab; denn Bammer (1955) hat in einer sehr sorgfältigen Untersuchung mit Hilfe der Ultraviolett-Absorption feststellen können, daß die Lipopolysaccharide, aus Abortus equi und Escherichia coli von Westphal und Mitarbeitern hergestellt, den Nucleinsäure-Stoffwechsel sowohl normaler wie primär gereizter Hypoglossus-Zellen günstig beeinflussen und daß die fördernde Wirkung auf die Regeneration zu einem wesentlichen Teil der Stoffwechsel-Steigerung in der Nervenzelle zuzuschreiben ist.

Einen weiteren chemischen Faktor hat Levi-Montalcini (vgl. 1955) bearbeitet und teilweise isoliert. Ausgehend von der Beobachtung, daß Mäuse-Sarkom bei der Transplantation auf die Allantois-Membran des 3—4 Tage alten Hühner-Embryos zu einer sehr viel früheren Entwicklung des sensorischen und autonomen Nervensystems, ja sogar zu übertriebenem Wachstum führt, hat zu Versuchen mit Nerven-Gewebskulturen geführt. Wurden bei der Auspflanzung Mäuse-Sarkom-Stückchen in die Nähe von Ganglien-Zellen des Hühner-Embryos gebracht, so kam es zu einem sehr reichen Auswachsen von Fasern schon nach 10 Std und stark zunehmend bis zu 24 Std (Levi-Montalcini, Meyer u. Hamburger 1954). Eine chemische Reinigung des Tumor-Homogenates lieferte ein lösliches Nucleoprotein, welches immer noch starke Aktivität zeigte.

Diese Versuche sind so ähnlich mit unveröffentlichten Versuchen, die wir mit dem Wuchsstoff *NR* gemeinsam mit Hintzsche durchgeführt haben, daß ich die Bilder von Levi-Montalcini mit Tumor-Nucleoprotein und diejenigen mit *NR* in Abb. 137 nebeneinander zeigen möchte. Es ist auffallend, wie ähnlich die Effekte sind und wie stark die Wirkung beider Substanzen ist. Die Frage stellt sich, ob nicht ähnliche Wuchsstoffe sowohl im Mäuse-Sarkom wie auch in der weißen Substanz des Gehirnes vorliegen.

Hoffman u. Springell (1951) bearbeiten einen Stoff, der besonders das Aussprossen in den Axonen befördern soll und den sie „Neurocletin" genannt haben.

Paul Weiss (1955) hat in einer interessanten Studie die verschiedenen Faktoren diskutiert, die zu einem beschleunigten Auswachsen von Nervenfasern nach Neurotmesis oder Axonotmesis Anlaß geben können (s. S. 220).

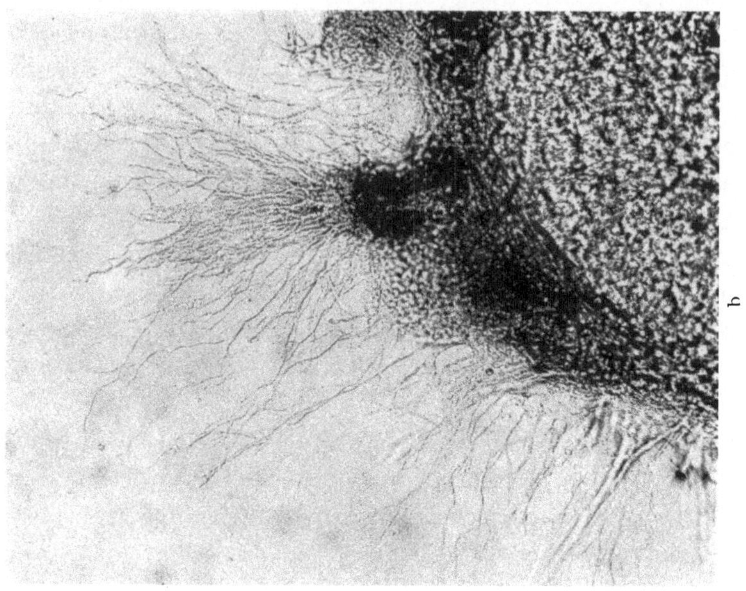

b

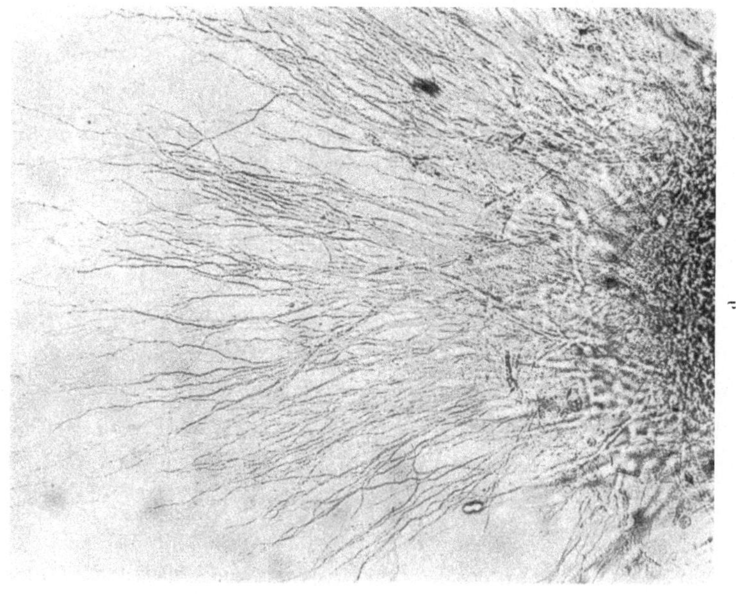

a

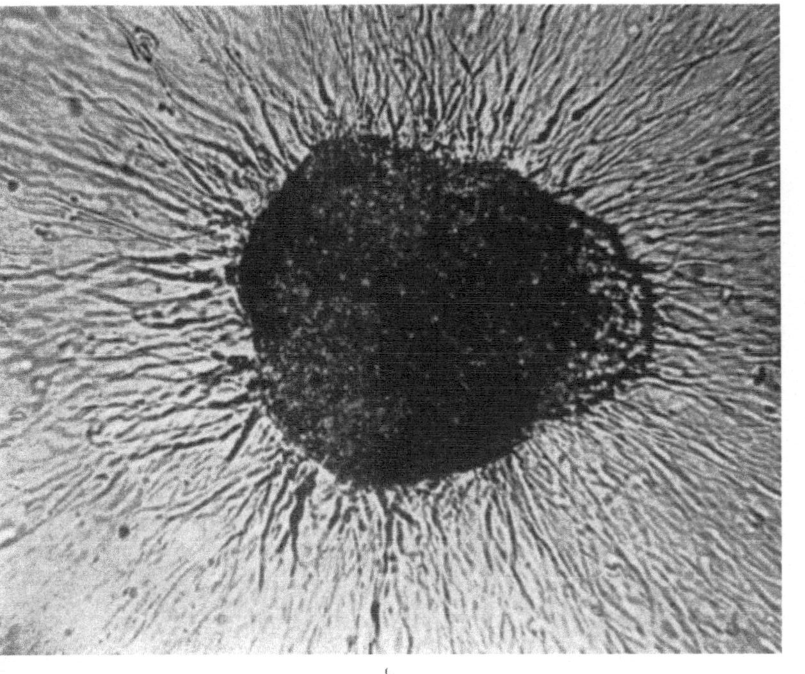

c

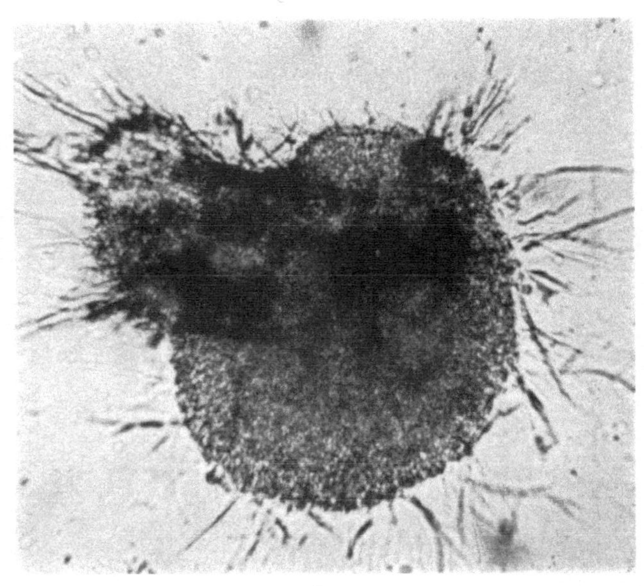

d

Abb. 137 a—d. Neuroregenerative Wirkung auf das Auswachsen von Fasern in der Zellkultur. a Spinalganglienzellen in einem Medium mit „*NR*“. b Spinalganglienzellen auf Nährboden ohne „*NR*“ (Aufnahme von E. HINTZSCHE). c Sympathisches Ganglion in einem Medium, dem die Nucleoprotein-Fraktion aus Sarkom 37 zugesetzt worden war. d Sympathisches Ganglion in einem normalen Medium [nach LEVI-MONTALCINI (1955)]

1. Die Synthese des Neuroplasmas, diese spielt sich in der Nervenzelle ab und liefert den peripherad abfließenden Nachschub.

2. Die Größe des Konvektionsstromes in die Peripherie: sie hängt vom Zustrom und vom peripheren Widerstand ab.

3. Die Geschwindigkeit der Neuroplasma-Synthese, sie wird von peripheren, retrograd einwirkenden Faktoren beeinflußt und hängt mit der Größe des Innervationsfeldes zusammen. Nach der Durchschneidung hat sie minimale Größe.

4. Der Konvektionsstrom: er führt zu lateralem Druck auf die Wandung des Axons und bestimmt bis zu einem gewissen Grad das Kaliber der Nervenfaser. Die Dehnung hängt aber auch von den Eigenschaften der Nervenscheide ab.

5. An der Schnittstelle kommt es zur Austreibung von Sprossen unter dem Einfluß dieser Kräfte. Disorganisation in der Narbe ist gleichbedeutend mit Widerstandserhöhung. Anschluß an den degenerierten Stumpf ist „Erfolg" und bedeutet Verminderung des Widerstandes.

Bewertet man die Wirkung chemischer Faktoren auf die Regeneration, so kommt m. E. vor allem die Erhöhung der Geschwindigkeit der Neuroplasma-Synthese in Frage.

Die Beschleunigung der Nervenregeneration durch *NR* und die wirksamen Dinitrile konnten nicht nur am Corneatest, sondern auch mit dem Iristest, dem Phrenicustest und in der Zellkultur bestätigt werden. Es ist unwahrscheinlich, daß die periphere „Widerstandslage" in so verschiedenartigen Nerven bzw. in der Zellkultur durch die zugesetzten Stoffe gleichartig verändert wird und es erscheint wahrscheinlich, daß der Angriffspunkt in der Nervenzelle selbst liegt. Dafür sprechen ja auch die Veränderungen der Ultraviolett-Absorption in den Nervenzellen unter dem Einfluß dieser Stoffe. Eines muß allerdings klargestellt werden: Wie der Mechanismus ist, der zu einer rascheren und ausgebreiteten Regeneration führt, ist heute noch lange nicht genügend abgeklärt. In den Vereinigten Staaten wird dem Einfluß interner chemischer Faktoren auf die Nervenregeneration wenig Glauben geschenkt (vgl. GUTH 1956 und WINDLE 1955), eine Tatsache, die uns nicht etwa abschreckt, sondern eher ermuntert, auf diesem sehr interessanten Gebiet weiterzuarbeiten.

So steht die Frage der chemischen Beeinflussung der Nervenregeneration heute. Sehr befriedigend ist die Situation aus folgenden Gründen nicht: 1. Die biologischen Regenerationsteste sind noch recht unvollkommen. 2. Der Wuchsstoff *NR* in Gehirn-Dialysaten ist zwar sehr wirksam, konnte aber bis jetzt noch nicht isoliert werden. Das gleiche gilt für den Wuchsstoff aus Mäuse-Sarkom (LEVI-MONTALCINI 1955). 3. Die Dinitrile sind wirksam, aber sehr toxisch, und zweckmäßige Abwandlungen mit hoher Wirksamkeit und geringer Toxicität konnten noch nicht gefunden werden.

Die vorgelegten Ausführungen können und sollen nur dazu dienen, intensive weitere Forschungen auf diesem sehr lohnenden Gebiet der Neurophysiologie anzuregen.

Schrifttum

AITKEN, J. T., M. SHARMAN and J. Z. YOUNG 1947. Maturation of regenerating nerve fibres with various peripheral connections. J. Anat. (Lond.) **81**, 1—22.

BAMMER, H. 1955. Untersuchungen über die Wirkung von bakteriellen Lipopolysacchariden auf Nervenzellen. Z. ges. exp. Med. **127**, 90—102.

— 1956a. Der Einfluß von N-Acetylglutaminsäuredinitril auf Nervenzellen. Naunyn-Schmiedeberg's Arch. exp. Path. Pharmak. **227**, 470—473.

— 1956b. Qualitative Studien zum Wirkungsunterschied von Ultraviolettlicht verschiedener Wellenlängen auf regenerierende Nervenzellen in vitro. Z. Zellforsch. **44**, 175—184.

—, u. V. MARTINI 1953a. Über die regenerationsfördernde Wirkung von β-Hydroxyglutarsäuredinitril am Corneatest. Pflüg. Arch. ges. Physiol. **257**, 255—258.

— — 1953b. Neuroregenerative Wirkung von Pyrogenen. Pflüg. Arch. ges. Physiol. **257**, 308—317.

—, u. A. v. MURALT 1953. Qualitative Untersuchung über die Absorption motorischer Vorderhornzellen im Ultraviolettlicht nach Einwirkung von Succinodinitril. Pflüg. Arch. ges. Physiol. **258**, 90—94.

— — 1955. Der Einfluß von Succinodinitril auf das Ultraviolettabsorptionsspektrum im Nucleolus und Cytoplasma motorischer Vorderhornzellen von Kaninchen. Pflüg. Arch. ges. Physiol. **260**, 216—224.

BETHE, A. 1903. Allgemeine Anatomie und Physiologie des Nervensystems. Leipzig.

v. BRÜCKE, F. TH. 1937. The cholinesterase in sympathetic ganglia. J. Physiol. (Lond.) **89**, 429—437.

CAJAL, S. RAMÓN Y 1928. Degeneration and regeneration of the nervous system. Oxford University Press.

CAVANAUGH, M. W. 1951. Quantitative effects of the peripheral innervation area on nerves and spinal ganglion cells. J. comp. Neurol. **94**, 181—219.

COOK, D. D., and R. W. GERARD 1931. The effect of stimulation on the degeneration of severed peripheral nerve. Amer. J. Physiol. **97**, 412—425.

COUTEAUX, R., and D. NACHMANSOHN 1940. Changes of choline esterase and end plates of voluntary muscle following section of sciatic nerve. Proc. Soc. exp. Biol. (N. Y.) **43**, 177—181.

EVANS, D. H. L., and J. G. MURRAY 1956. A study of regeneration in a motor nerve with a unimodal fiber diameter distribution. Anat. Rec. **126**, 311—333.

GREENGARD, P., F. BRINK and S. P. COLOWICK 1954. Some relationsships between action potential, oxygen consumption and coenzyme content in degenerating peripheral axons. J. cell. comp. Physiol. **44**, 395—420.

GUTH, L. 1956. Regeneration in the mammalian peripheral nervous system. Physiol. Rev. **36**, 441—478.

HAMMOND, W. S., and J. C. HINSEY 1945. The diameters of the nerve fibers in normal and regenerated nerves. J. comp. Neurol. **83**, 79—89.

HEYMANS, J. F., et P. MASOIN 1897. 10. Étude physiologique sur les dinitriles normaux. Toxicité relative, phénomènes et mécanique de l'intoxication, action antitoxique de l'hyposulfite de sonde vis-à-vis de l'action toxique des dinitriles. Arch. int. Pharmacodyn. **3**, 77—172.

HINTZSCHE, E. 1953. Über die Wirkung von Succinodinitril auf Kulturen isolierter Spinalganglienzellen. Z. mikr.-anat. Forsch. **60**, 75—80.

HOFFMAN, H., and P. H. SPRINGELL 1951. An attempt at the chemical identification of „Neurocletin" (the substance evoking axonsprouting). Aust. J. exp. Biol. med. Sci. **29**, 417—424.

Howe, H. A, and D Bodian 1941 Refractoriness of nerve cells to poliomyelitis virus after interruption of the axons Bull Johns Hopk Hosp **69**, 92—133

—, and R C. Mellors 1945: Cytochrome oxidase in normal and regenerating neurons J. exp. Med. **81**, 489—500

—, and H Hartelius 1948: Stimulation of the nucleo-protein production in the nerve cells by malonodinitril and its effect on psychic functions in mental disorders Acta psychiatr. neurol Suppl **48**

—, u. B Rexed 1944: Der Wachstumsmechanismus in den Schwann'schen Zellen während der Nervenregeneration Z mikr-anat Forsch **54**, 352—357

Jent, M. 1945. Der Cornea-Test zur Prufung und Verfolgung der Regeneration im peripheren Nerven Helv physiol pharmacol Acta **3**, 65—69

— B Koechlin, A v. Muralt u Th Wagner-Jauregg 1945· Der neuro-regenerative Wuchsstoff „NR". 1 Mitt Schweiz med Wschr. 317—320

Koechlin, B, u A v Muralt 1945 Der neuro-regenerative Wuchsstoff „NR" 2 Mitt Helv physiol pharmacol. Acta **3**, C38—C39

— — 1947 Der neuro-regenerative Wuchsstoff „NR" 3 Mitt Helv chim Acta **30**, 519—524

Konig, M P 1953 Über die Wirkung von Dinitrilen auf die Nervenregeneration Helv physiol pharmacol Acta **11**, 329—345

Levi-Montalcini, R 1955 Regenerative processes and regeneration per primam Effect of a diffusible agent of mouse sarcomas In Regeneration of the central nervous system, herausgeg von W F Windle, S 54—65 Springfield, Ill Ch C Thomas

— H Meyer and V Hamburger 1954 In vitro experiments on the effects of mouse sarcomas 180 and 37 on the spinal and sympathetic ganglia of the chick embryo Cancer Res **14**, 49—57

Luscher, E, u A v Muralt 1947 Der neuro-regenerative Wuchsstoff „NR" 4 Mitt Helv physiol pharmacol Acta **5**, C17—C18

Lytton, B, and J G Murray 1954 Effects of the peripheral pathway on the regeneration of nerve fibres J Physiol (Lond) **126**, 627—636

Maggioni, B 1950 Ricerche farmacologiche e cliniche eseguite con il dinitrile succinico Tesi di laurea, Bologna

Martini, V 1955a Azione dell'acido indol-3-acetico sulla rigenerazione delle fibre nervose corneali Boll Soc ital Biol sper **31**, 98—99

— 1955b· Ricerche sulla rigenerazione delle fibre nervose corneali Boll Soc ital Biol sper **31**, 744—745

— 1955c. Ricerche sulla rigenerazione delle fibre nervose corneali. azione della vitamina B_{12} Boll Soc ital Biol sper **31**, 745—746

—, et J Pattay 1952· Effet des dinitriles malonique et succinique sur la régénération des nerfs de la cornée du lapin Helv physiol pharmacol Acta **10**, C18—C20

— — 1954 Effet des dinitriles malonique et succinique sur la régénération des nerfs de la cornée du lapin. Arch int. Pharmacodyn. **99**, 314—327

Maselli-Campagna, V. 1935: (zit. nach Guth).

May, R M. 1945· La formation du système nerveux Paris Gallimand

— 1952: La greffe bréphoplastique intraoculaire simultanée de tissu cérébral et de thymus vivant et mort chez la souris C. R Ass Anat (39. Réunion) 289 bis 294.

— 1954: La greffe bréphoplastique intraoculaire du cervelet chez la souris. Arch Anat. micr Morph exp **43**, 42—57.

Michaelis, F 1785. Über die Regeneration der Nerven. Cassel.

Monteil, R 1952. Über die Regeneration der Nervenfasern in der Kaninchenhornhaut. Schweiz Arch Neurol Psychiat **68**, 377—380

v Muralt, A 1946· Die Signalubermittlung im Nerven Basel: Birkhauser.

v MURALT, A u G v SCHULTHESS 1944: Über den Acetylcholingehalt des peripheren Nerven wahrend der Degeneration Helv physiol pharmacol Acta **2**, 435—443

—, u F WYSS 1944 Über den Aneuringehalt des peripheren Nerven wahrend der Degeneration Helv physiol pharmacol Acta **2**, 445—448

RUMMEL, W 1954 Personliche Anregung

SAMUELS, A J, L L BOYARSKY, R W GERARD, B LIBET and M BRUST 1951: Distribution, exchange and migration of phosphate compounds in the nervous system Amer J Physiol **164**, 1—15

SANDERS, F K, and J Z YOUNG 1945 Effect of peripheral connexion on the diameter of nerve fibres Nature (Lond) **155**, 237—238

— — 1946 Influence of peripheral connection on diameter of regenerating nerve fibres J exp Biol **22**, 203—212

SAWYER, C H 1946 Cholinesterases in degenerating and regenerating peripheral nerves Amer J Physiol **146**, 246—253

SCHMID, R 1956 Weitere Untersuchungen uber nervenregenerationsfordernde Substanzen mit dem Corneatest Pflug Arch ges Physiol **263**, 533—541

SHAWE, G D H 1955 On the number of branches formed by regenerating nerve fibres Brit J Surg **42**, 474—488

TITECA, J. 1935 Etude des modifications fonctionnelles du nerf au cours de sa dégénérescence wallérienne. Arch int Physiol **41**, 1—56

WEDDELL, G, and P GLEES 1941 The early stages in the degeneration of cutaneous nerve fibres J Anat (Lond) **76**, 65—93

WEISS, P 1934 In vitro experiments on the factors determining the course of the outgrowing nerve fiber J exp Zool **68**, 393—448

— 1943 Functional nerve regeneration through frozen-dried nerve grafts in cats and monkeys Proc Soc exp Biol Med (N Y) **54**, 277—279

— 1955 Parameters of nerve regeneration In Regeneration of the central nervous system, herausgeg von W F WINDLE, S 131—134 Springfield, Ill Ch C Thomas

— 1956 The life history of the neuron J chron Dis **3**, 340—348

— V EDDS and M CAVANAUGH 1945 The effect of terminal connection on the caliber of nerve fibres Anat Rec **92**, 215—233

—, and A HOAG 1946 Competitive reinnervation of rat muscles by their own and foreign nerves J Neurophysiol **9**, 413—418

—, and A C TAYLOR 1944 Further experimental evidence against „neurotropism" in nerve regeneration J exp Zool **95**, 233—257

— — 1946 Guides for nerve regeneration across gaps J Neurosurg **3**, 375

WESTPHAL, O, O LUDERITZ u F BISTER 1952 Uber die Extraktion von Bakterien mit Phenol/Wasser Z Naturforsch **7**b, 148—155

WINDLE, W F 1952 Activities of certain bacterial polysaccharides Ann N Y Acad Sci **14**, 159—161

— 1955 Regeneration of the central nervous system Springfield, Ill Ch C Thomas

YOUNG, J Z 1942 The functional repair of nervous tissue Physiol Rev **22**, 318—374

— 1944 Surface tension and degeneration of nerve fibres Nature (Lond) **154**, 521—522

— 1945 Structure, degeneration and repair of nerve fibres Nature (Lond) **156**, 132 bis 136

— 1951 Ferrier lecture Growth and plasticity in the nervous system Proc roy Soc B **139**, 18—37

ZANDER, E, and G WEDDELL 1951 Observations on the innervation of the cornea J Anat (Lond) **85**, 68—99

7. Die Methoden der Nervenphysiologie

gemeinsam bearbeitet mit S. WEIDMANN

A. Die Arbeit mit Einzelfasern

Die Präparation der Einzelfasern

Markarme Riesenfasern

Tintenfische (Cephalopoden). Der Kalmar, Loligo (vgl. Abb. 27b, S. 65), bleibt in Gefangenschaft nur wenige Tage am Leben und laßt sich schlecht transportieren. Das Arbeiten mit Loligo forbesi (europäischer Kalmar) und Loligo paelii (amerikanischer Kalmar) ist deshalb an eine Marinebiologische Station gebunden.

Die Anatomie des Nervensystems von Cephalopoden ist in einer Arbeit von YOUNG (1936) festgehalten. Eine Anleitung zur Präparation von Einzelfasern findet sich bei HODGKIN u. HUXLEY (1945): Köpfen des Tieres, Eroffnen der Mantelhöhle durch einen ventralen Medianschnitt, Abziehen der Haut. In einem starken, durchfallenden Licht (Autoscheinwerfer) laßt sich das *Ganglion stellare* beidseitig leicht erkennen. Davon strahlen mehrere Stellarnerven nach der Muskulatur des Mantels aus. Riesenfasern von etwa 500 μ Durchmesser sind darin bereits vor der Präparation sichtbar. Anschlingen eines Stellarnerven nahe dem Ganglion, Ausschneiden mittels Iridectomieschere oder Schere nach STAMPFLI (Hersteller: G. Kloepfer, Bern, Waisenhausplatz) bis zum Abgang des ersten Hauptastes. An dieser Stelle Anschlingen mit zweitem Faden, Ausspannen des Nervenastes auf langem Objekttrager zwischen 2 Gummibändern, Verbringen in Petri-Schale. Unter einem Präpariermikroskop werden mittels Schere und Pinzetten die dünnen Fasern abgespalten, bis eine einzige Riesenfaser ubrigbleibt. Feine Ästchen, die von der Riesenfaser abgehen, sind möglichst distal durchzuschneiden. Braune Stellen im Axoplasma der Riesenfaser deuten auf einen Präparierschaden. Eine rasche Orientierung darüber, ob eine Faser auf der *ganzen* Länge erregbar ist, erfolgt nach Abb. 138.

Sepia officinalis, der gemeine Tintenfisch (vgl. Abb. 27a, S. 65), läßt sich in Behaltern mit großer Wasseroberfläche (O_2-Versorgung) landeinwarts transportieren und in Meerwasseraquarien für kürzere Zeit (Tage bis Wochen) am Leben erhalten. Präparation der Einzelfasern wie bei *Loligo*. *Sepia*-Fasern haben keine abgehenden Ästchen. Ihre Dicke beträgt etwa 200 μ. Sie eignen sich besonders für Versuche mit radioaktiven Isotopen (KEYNES 1951, HODGKIN u. HUXLEY 1953).

Krabbe. Carcinus maenas laßt sich in Meerwasseraquarien gut halten. Zur Futterung eignen sich Froschschenkel. Nach HODGKIN (1939, 1947) und

KEYNES u. LEWIS (1951) lassen sich Einzelfasern von etwa 30 μ Durchmesser präparieren: Abklemmen irgendeines der 8 Beine mittels Nagelzange oberhalb der *Coxa* (zweites und nicht erstes Beingelenk). Vorsichtiges Aufschneiden des Beinpanzers, beidseitig an Gelenken vorbei. Abheben der Schalen von 2 oder 3 Gliedern auf der Beugerseite. Fassen des Beinnerven mit Pinzette und Präparation mit feiner Schere, unter Verwendung einer dunklen Unterlage. Verbringen des Nerven in Petri-Schale. Kein Festhalten. Arbeiten unter Präpariermikroskop mit 2 feinen Nähnadeln, die isoliert gehaltert sind. Abspalten der dünnen Bündel von einem dickeren Bündel. Darauf achten, daß die Riesenfasern stets im dickeren Bündel bleiben und dadurch weniger

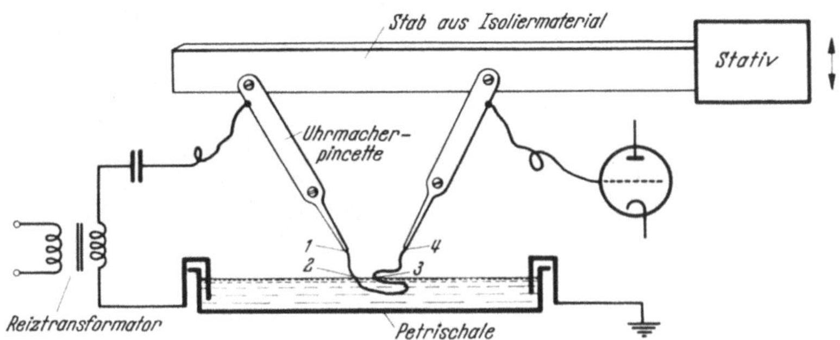

Abb. 138. Prüfung einer isolierten Nervenfaser. Elektrische Reizung zwischen (1) und (2). Das Erscheinen eines Aktionspotentials zwischen (3) und (4) bedeutet, daß die Erregungswelle über die ganze untergetauchte Strecke der Faser (zwischen (2) und (3)) geleitet wird

Schaden nehmen. Bei Druck auf den Glasboden lassen sich die Nadeln zum Durchtrennen von Bindegewebe benutzen.

Hummer. Die Nerven der 4 vordersten Beine enthalten Riesenfasern von etwa 80 μ Durchmesser. Präparation wie bei Carcinus. Die Fasern sind durch Bindegewebe stärker zusammengehalten als jene der Krabbe, was die Isolierung von Einzelfasern erschwert (s. HODGKIN u. RUSHTON 1946).

Vom Bauchmark des Hummers lassen sich Einzelfasern von etwa 120 μ Durchmesser isolieren. Diese eignen sich — nach einer Aufweichung des Bindegewebes mit Chymotrypsin — besonders gut zur Ableitung von Ruhe- und Aktionspotentialen mit Ling-Gerard-Elektroden (TOBIAS u. BRYANT 1955, TOBIAS 1955).

Markhaltige Nervenfasern

Frosch. Die von KATO (1934) eingeführte Technik zur Isolierung von Einzelfasern ist in der Folge in verschiedener Beziehung verbessert worden. STÄMPFLI (1952) und TASAKI (1953) geben Beschreibungen, die sich beide auf ein hohes Maß an persönlicher Erfahrung stützen.

Wertvolle Hilfsmittel sind ein Binocularmikroskop, Dunkelfeldbeleuchtung, eine kniegebogene Schere nach STÄMPFLI, Uhrmacherpinzetten sowie leicht angeschliffene und isoliert gehalterte Nähnadeln. In der Legende zu Abb. 139

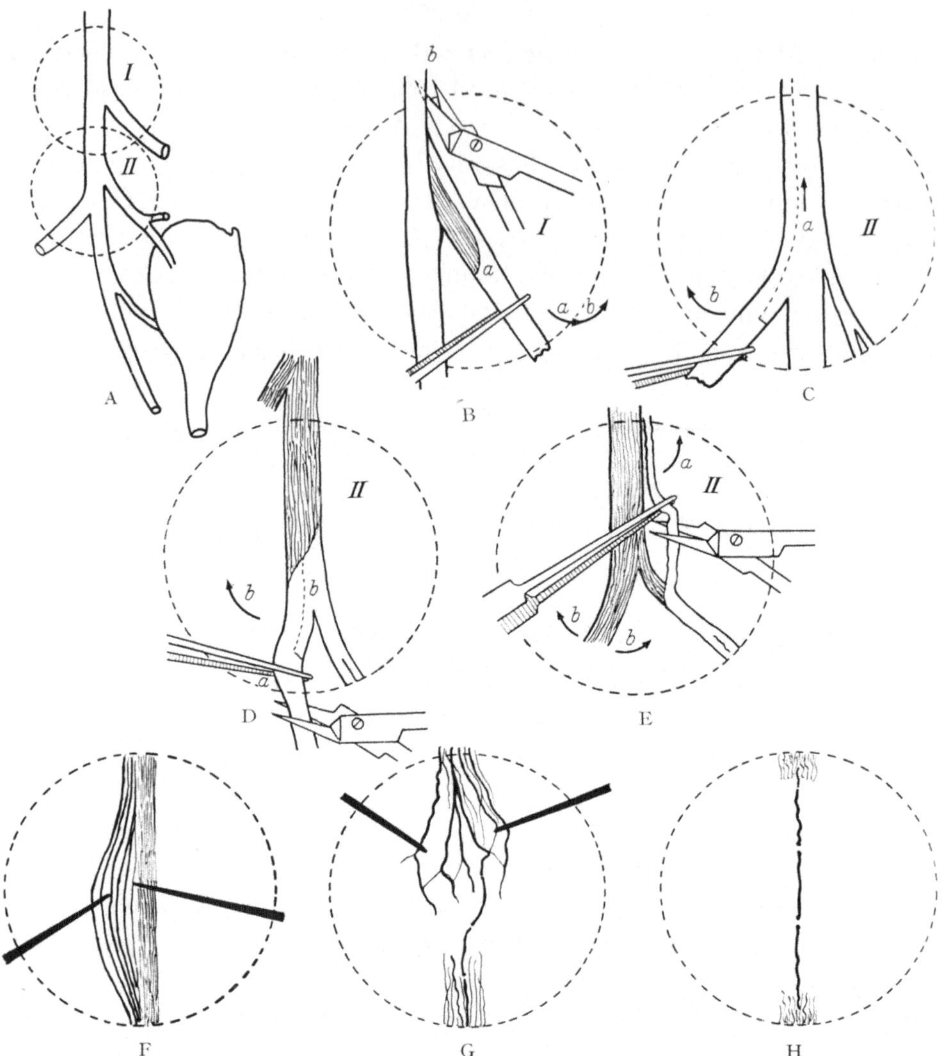

Abb. 139 Beispiel für die Präparation einer einzelnen Nervenfaser Wo im gleichen Bild 2 präparatorische Schritte dargestellt werden, sind sie entsprechend ihrer zeitlichen Aufeinanderfolge mit a und b bezeichnet. Pfeile bedeuten die während eines Schrittes notwendige Bewegungsrichtung der Pinzettenspitze A. Übersichtsbild über die Innervation des M gastrocnemius des Frosches nach Entfernung der Blutgefäße und der Muskelfascie Der Muskel liegt auf seiner platten Innenseite. Zwei motorische Äste aus dem N tibialis gehen an den Muskel Im dargestellten Beispiel wird die Nervenfaser aus dem oberen Ast isoliert, der sich nahe beim Muskel mit einem sensibeln Ast vereint (abgeschnitten) Die in diesem Bild der Übersicht halber vorgenommene Freilegung des unteren Astes ist für die Präparation unnötig. Die mit römischen Ziffern bezeichneten Kreise entsprechen den Bildausschnitten der folgenden Darstellungen. B. Mit einer Schere wird bei *a* ein „Knopfloch" geschnitten, in das das untere Scherenblatt eingeführt wird. Während man mit der Pinzette den N peronaeus nach distal zieht, schiebt man sehr langsam das Scherenblatt unter dem Epineurium proximalwärts und schneidet es auf Anschließend trennt man durch sorgfältiges Ziehen die beiden Äste fast so weit, wie man das Epineurium aufgeschnitten hatte. Der N peronaeus wird bis auf einen kurzen Stumpf abgeschnitten C Gleiches Verfahren wie bei B im Kreis II. Die Schnittlinie verläuft auf dem nicht gebrauchten Ast des N tibialis (gestrichelte Linie), der im zweiten Schnitt wie unter B vom Ischiadicus gelöst und mit kurzem Stumpf auf der Höhe des N. peronaeus abgeschnitten wird. D Der dem Muskel entlang laufende Tibialisast, der den distalen motorischen Ast des M. gastrocnemius enthält, wird in die Pinzette genommen und abgeschnitten Es folgt analog zu B und C die Eröffnung des Epineuriums entsprechend der eingezeichneten Schnittlinie E Das aufgeschnittene Epineurium hat sich auf die dem Zug der Pinzette entgegengesetzte Seite verlagert und kann mit der zweiten Pinzette gefaßt werden Es wird möglichst distal durchschnitten und bis auf die Höhe des N pero-

ist STAMPFLIS Darstellung uber den Gang der Praparation wortlich wiedergegeben.

Katze, Ratte. KATO (1941) beschreibt die Praparation von Einzelfasern der Katze. Ihm und seinen Mitarbeitern gelingt die Isolierung von Einzelfasern *in situ*, und zwar 1. von motorischen Fasern des *N. peronaeus* und *N. tibialis*, 2. von Fasern, die auf Stechen der Fußhaut den Beugereflex vermitteln und 3. von afferenten Fasern aus Streckreceptoren des *M. extensor digitorum*.

Ausgeschnittene Katzenfasern bleiben nach KATO in Tyrode-Losung 6 Std lang funktionstuchtig. Die Praparation erfolgt mit feinen Nadeln, ahnlich wie oben fur den Frosch beschrieben.

STAMPFLI (personliche Mitteilung) arbeitet mit isolierten Fasern aus dem Ischiadicus der Ratte. Die Fasern bleiben — selbst bei Zimmertemperatur — in einem guten Zustand. Die Praparation ist indessen schwierig, wegen reichlichem Bindegewebe.

Muskelfasern

Bei der Isolierung von einzelnen Muskelfasern wird im Prinzip gleich vorgegangen wie bei der Praparation von markhaltigen Nervenfasern: Durchtrennen aller Fasern mit spitzen Nadeln bis auf eine einzige. Da Muskelfasern sich rascher von einer verletzten Stelle aus entladen als Nervenfasern, ist darauf zu achten, daß die isolierte Einzelfaser auch an den beiden Enden keine Verletzung erfahrt.

Es eignen sich insbesondere Froschmuskeln mit langen, parallelen Fasern, wie z. B. *M. semitendinosus* (ASMUSSEN 1932), *M. adductor magnus* und *M. adductor longus* (KATZ 1948). Ein Praparat, bestehend aus einer einzelnen Nervenfaser und einer einzelnen Muskelfaser des *M. adductor longus*, wird von KUFFLER (1942) beschrieben.

naeus abgezogen, wahrend der Tibialisast mit der ersten Pincette festgehalten wird Anschließend trennt man *sehr* vorsichtig den Ast mit den beiden Pincetten in ungefahr gleiche Teile und zieht sie auseinander, moglichst ohne den verbleibenden Ast auf Zug zu beanspruchen Die Fasern liegen nun frei und der zweite Teil des Tibialisastes kann ebenfalls durch leichtes Ziehen nach proximal vom verbleibenden, gemischten Ast getrennt und abgeschnitten werden F Das aus einem motorischen und einem sensibeln Ast gebildete Faserbundel wird mit der nachstgroßeren Vergroßerung betrachtet Das sensible Bundel enthalt dunnere Fasern und wirkt im Dunkelfeld, gegenuber dem aus dickeren Fasern zusammengesetzten, schwach gelblich aussehenden motorischen Bundel, weiß Man uberzeugt sich durch Abtrennen einiger Fasern, ob man das motorische Bundel richtig erkannt hat und zieht dabei die Fasern etwas auseinander Mit starkster Vergroßerung wahlt man eine dicke Faser aus und durchtrennt mit den Praparieriadeln alle ubrigen G Beim Auseinanderziehen der Fasern quer zur Richtung der isolierten Faser erkennt man die feinen Fibrillen des Endoneuriums Durch Drehen des Praparates um 90° schafft man sich gunstige Verhaltnisse, um mit einer Nadel eine Faser gegen sich zu ziehen und mit der anderen die Fibrillen zu zertrennen Dies geschieht zuerst uber ein kurzes Stuck auf einer Seite und nach erneutem Drehen des Praparates, diesmal um 180°, auf der anderen Seite H Nachdem man alle Faserreste abgeschnitten hat, ist die Einzelfaser fur den Versuch bereit — Wahrend der ganzen Praparation sollte die Flussigkeitsmenge auf dem Objekttrager konstant gehalten werden Jede Austrocknung ist zu vermeiden Dies macht im Anfang Schwierigkeiten — Fur den Transport der Faser vom Objekttrager in ein Gefaß usw bedient man sich des Muskels als Ubertrager Man legt durch leichten Zug am Nervenstamm die Nervenfaser dicht an den Muskel und deponiert in einigen Windungen den Nervenstamm darauf Man kann dann ohne Gefahr fur die Faser den Muskel zusammen mit einer genugenden Flussigkeitsmenge in ein Gefaß oder auf einen anderen Objekttrager spulen und dort vorsichtig den Stamm und die Faser wieder losen, eventuell unter Bespulen mit Ringerlosung aus einer Pipette Aus R STAMPFLI (1952)

Die Möglichkeit, am Gesamtmuskel eine Mikroelektrode in eine Einzelfaser einzuführen (s. S. 229), hat die Präparation von einzelnen Fasern für viele Zwecke unnötig gemacht.

Die Ableitelektroden

Die axiale Elektrode

CURTIS u. COLE (1942) sowie HODGKIN u. HUXLEY (1945) haben Methoden der elektrischen Ableitung aus dem Innern von *Loligo*-Riesenfasern eingeführt. Verbesserungen sind durch HODGKIN u. KATZ (1949) mitgeteilt worden.

Abb. 140 zeigt die Versuchsanordnung. An einem Ende der Faser wird eine Kanüle eingebunden. Das andere Ende wird mit einem Stück Platindraht beschwert. Die Faser hängt senkrecht in einem Meerwasserbad. Eine zweite, lange, etwa 60 μ dicke Kanüle wird im Axoplasma vorgeschoben, bis deren Spitze ungefähr die Mitte der Nervenfaser erreicht. Dies geschieht unter

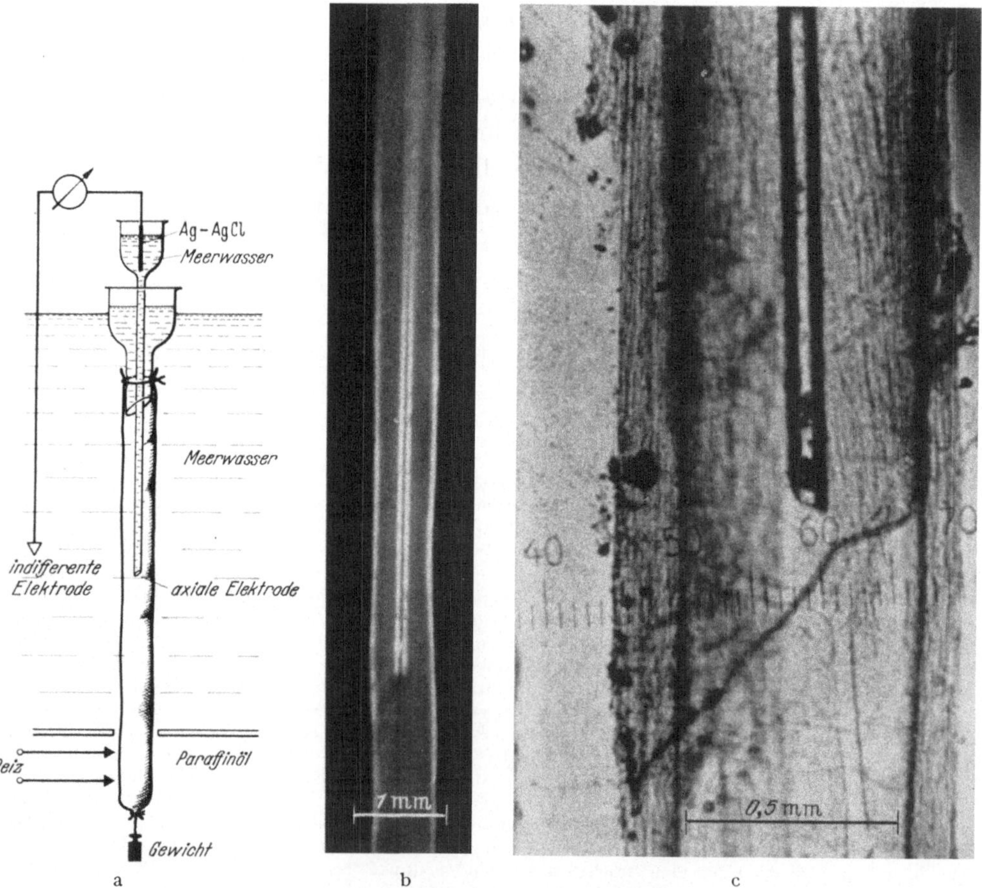

Abb. 140 a—c. Links: Prinzip der Messung des Membranpotentials zwischen „innen“ und „außen“ an einer Loligo-Riesenfaser, nach HODGKIN u. KATZ (1949). Mitte: Intracellulare Kanule bei Dunkelfeldbeleuchtung, nach HODGKIN u. KEYNES (1956). Rechts: Spitze einer intracellularen Kanule, nach HODGKIN u HUXLEY (1945)

mikroskopischer Kontrolle von vorne und von der Seite (Spiegel). Der Abgriff des Membranpotentials erfolgt zwischen der intracellulären Elektrode und einer indifferenten Elektrode im Meerwasserbad. Direktes Eintauchen der Kanulenoffnung ins Meerwasser liefert das Vergleichspotential „null".

Die Mikroelektrode nach LING-GERARD

Die Spitze einer Capillare von weniger als 0,5 μ Außendurchmesser (Abb. 29, S. 67) kann ins Innere einer Vielzahl von Zellen eingeführt werden, ohne daß dabei die Zellmembran einen wesentlichen Schaden erleidet.

Stücke von Pyrex-Glasrohr (4 cm lang, 1,5 mm Außendurchmesser) werden in einer O_2-Gas-Mikroflamme in der Mitte unter ständigem Drehen erhitzt. Kräftiger Zug erfolgt erst nach Verlassen der Flamme. Die brauchbarsten Capillaren erhalt man dann, wenn möglichst lange mit Ziehen zugewartet wird und es trotzdem nicht zu einem fühlbaren Auseinanderreißen kommt. Automatische „Elektrodenzieher" sind beschrieben worden (ALEXANDER u. NASTUK 1953, CALDWELL u. DOWNING 1955) und sind auch käuflich (Industrial Science Associates, Ridgewood 27, N. Y., USA; Palmer Ltd., London, England).

Mikroelektroden nach LING u. GERARD (1949) werden in der Regel mit 3molarer KCl-Lösung gefullt (NASTUK u. HODGKIN 1950). Damit ergibt sich trotz der Feinheit der Elektrodenspitze ein nicht allzu hoher elektrischer Widerstand (10—20 MΩ), und man hat Grund zur Annahme, daß die Potentialdifferenz Elektrode-Badelosung nicht allzu verschieden von der Potentialdifferenz Elektrode-Cytoplasma ist (s. Diskussion bei R. H. ADRIAN 1956). Die Fullung erfolgt am einfachsten durch *sorgfältiges* Kochen im Verein mit Unterdruck. Besonders schonend fur die Elektrodenspitzen ist eine von CALDWELL u. DOWNING (1955) angegebene Fullmethode: Destilliertes Wasser wird in den oberen weiten Teil jeder Elektrode eingebracht; die Spitzen tauchen während 1—2 Tagen in 3molare KCl-Losung. Eine Kombination von Capillarwirkung und Verschiedenheit des Dampfdrucks führt zu weitgehender Fullung der Spitzen. Das destillierte Wasser wird nun durch KCl-Lösung ersetzt. Durch Auf- und Abbewegen einer feinen Glasfaser wird schließlich die noch verbliebene Luft unter mikroskopischer Beobachtung entfernt. Weitere Angaben uber die Herstellung von Mikroelektroden finden sich bei LING u. GERARD (1949), bei NASTUK u. HODGKIN (1950), bei FRANK u. FUORTES (1955) sowie bei WOODBURY u. BRADY (1956).

Die Isolierung der anzustechenden Zellen ist in den wenigsten Fallen notig. Eine Vielfalt von Zellarten ist mit Ling-Gerard-Elektroden in jüngster Zeit untersucht worden. Hier eine unvollständige Liste mit Literaturangaben: Skeletmuskelfasern (NASTUK u. HODGKIN 1950, MUSCHOLL 1957); Skeletmuskelfasern in der Endplattengegend (NASTUK 1953); Herzmuskel (WOODBURY, HECHT u. CHRISTOPHERSON 1951, DRAPER u. WEIDMANN 1951); glatter

Muskel (BÜLBRING u. HOOTON 1954, HOLMAN 1957); markarme Nervenfasern von *Sepia* und *Loligo* (WEIDMANN 1951a, MOORE u. COLE 1955); markhaltige Nervenfasern des Regenwurms (KAO und GRUNDFEST (1947); Ganglienzellen von Katzen (BROCK, COOMBS u. J. C. ECCLES 1952, PHILLIPS 1956), Kaninchen (R. M. ECCLES 1955), Hummern (EYZAGUIRRE u. KUFFLER 1955), Insekten (HAGIWARA u. WATANABE 1956), Tintenfischen (BULLOCK u. HAGIWARA 1957) und Aplysia, einem Gastropoden (TAUC 1955, ARVANITAKI, CHALAZONITIS u. OTSUKA 1956), Zapfen der Retina (SVAETICHIN u. JONASSON 1956); Nervenfasern im Rückenmark von Katzen (FRANK u. FUORTES 1955); das elektrische Organ des Zitteraals (KEYNES u. MARTINS-FERREIRA 1953) — schließlich Eier von Seesternen (TYLER, MONROY, KAO u. GRUNDFEST 1956).

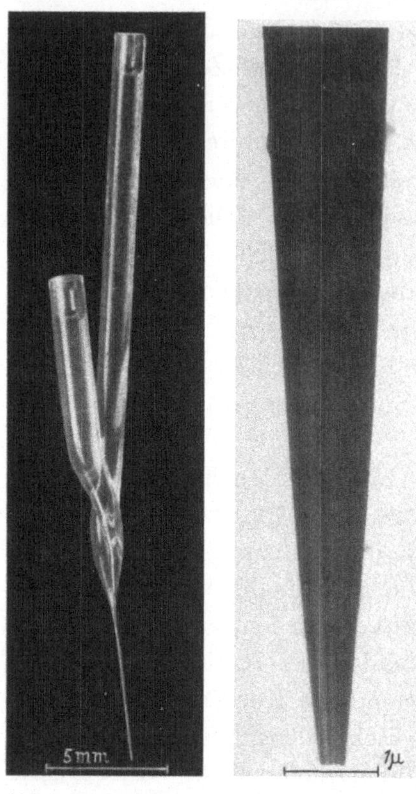

Abb 141 Links Doppelläufige Ling-Gerard-Elektrode, gefüllt mit KCl-Lösung Rechts Spitze einer solchen Elektrode, aufgenommen mit einem Siemens-Elektronenmikroskop (H STUDER, Bern)

Doppelläufige Mikroelektroden (COOMBS, J. C. ECCLES u. FATT 1955, BENOIT u. CORABOEUF 1955, Abb. 141) ermöglichen das Zuführen von Polarisationsstrom und gleichzeitig das Ableiten des Membranpotentials. Nach B. F. HOFFMAN, New York (persönliche Mitteilung) lassen sich solche Doppelelektroden auf einfache Weise wie folgt herstellen: Langes und kurzes Stück Pyrex-Glasrohr in einem Winkel von etwa 30° übereinanderhalten. In relativ großer Flamme an Kreuzungsstelle erwärmen und unter leichter Gegendrehung aneinanderschmelzen. Nach Verlassen der Flamme sachte ziehen, so daß Verbindungsstelle auf etwa 0,5 mm verdünnt. In einem zweiten Arbeitsgang diese Stelle in einer feineren Flamme nochmals erwärmen. Fortsetzung wie beim Herstellen von einfachen Mikroelektroden. In der Regel münden beide Öffnungen einer doppelläufigen Elektrode an der gleichen Stelle.

Als Kriterium für die Feinheit einer Ling-Gerard-Elektrode darf der Wert ihres elektrischen Widerstandes benutzt werden. Messung nach NASTUK u. HODGKIN (1950).

Elektrisch geladene Substanzen können durch die Spitze einer Ling-Gerard-Elektrode auf iontophoretischem Prinzip entweder sehr nahe an die Zellmembran oder ins Innere einer Zelle gebracht werden (Acetylcholin, Ca-Ionen;

del Castillo u. Katz 1955, Niedergerke 1955). Zur Injektion von Substanzen unter hydrostatischem Druck eignen sich Capillaren mit einem Spitzendurchmesser von 1—2 μ (Grundfest, Kao u. Altamirano 1954, Tobias u. Bryant 1955).

Möglichkeiten der Ableitung von markhaltigen Nervenfasern

Einstiche mit Ling-Gerard-Elektroden ergeben für markhaltige Nervenfasern keine verläßlichen Potentialwerte (Woodbury u. Woodbury 1950).

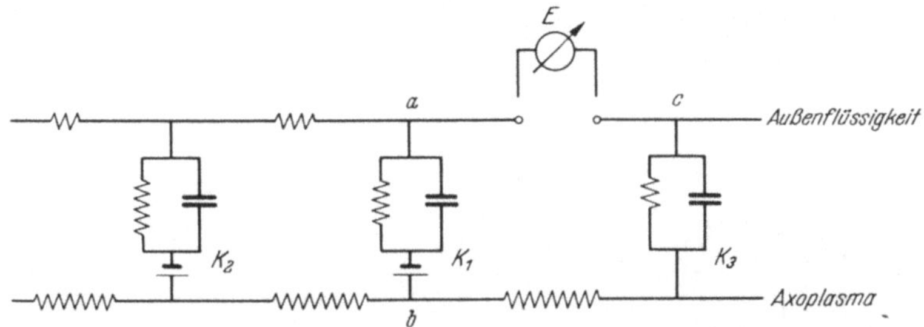

Abb. 142. Prinzip der Ableitung des Membranpotentials von markhaltigen Einzelfasern. Der Knoten K_3 wird mit isotonischer KCl-Lösung depolarisiert. Zwischen K_3 und K_1 wird der Widerstand der Außenflüssigkeit erhöht. Im Idealfall (Außenwiderstand = ∞) ließe sich zwischen (a) und (c) dieselbe Potentialdifferenz ableitet wie am Knoten K_1, zwischen (a) und (b)

Man ist deshalb auf Außenelektroden angewiesen. Es ist allgemein bekannt, daß die Spannung, die einer solchen Ableitung zugänglich ist, mit Erhöhen des äußeren Längswiderstandes ansteigt und im Idealfall (Außenwiderstand ≫ Innenwiderstand) jener Potentialdifferenz gleichkommt, die man mit Innenelektroden ableiten konnte (Abb. 142, s. Straub 1956a). Die hier zu besprechenden Methoden unterscheiden sich vor allem in der Art und Weise, wie der hohe Außenwiderstand erreicht wird.

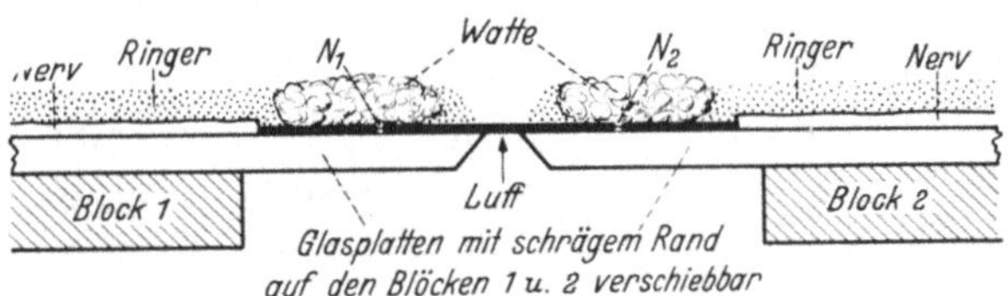

Abb. 143. Luftspaltmethode, nach Stämpfli (1952). Verschiebbare Glasplatten werden um 0,1—0,4 mm voneinander entfernt. Ein Teil des Internodiums wird dadurch trockengelegt

Luftspaltmethode. Diese hat sich aus der sog. Brückenisolatormethode entwickelt und bietet das einfachste Mittel zur Ableitung von Aktionspotentialen (Tasaki u. Mizuguchi 1949). Zwei Glasplatten werden vorerst zusammengeschoben und die Mitte eines Internodiums wird quer über den Spalt gelegt (s. Abb. 143). Das ganze Präparat ist mit Ringerlösung überflutet. Sorgfältiges Auseinanderziehen der Glasplatten bis zum Entstehen eines Spaltraums von 0,1—0,4 mm. Absaugen der Ringerlösung zu beiden Seiten, während die Flüssigkeitsbrücke mit einem Haarpinsel noch aufrechterhalten wird. Beim Entfernen des Pinsels reißt die Brücke ab. Der Außenwiderstand der Faser erhöht sich und erreicht nach einigen Minuten einen konstanten Wert. Je nach dem Austrocknungsgrad lassen sich 60—80% der Amplitude des Aktionspotentials ableiten (TASAKI u. FREYGANG 1955).

Trennwandmethode. Durch Einziehen einer Einzelfaser in eine etwa 0,5 mm lange und 40 μ dicke Capillare läßt sich der Außenwiderstand über einen Teil der Faser so weit erhohen, daß der im Außenleiter fließende Längsstrom einer Messung zugänglich wird (HUXLEY u. STAMPFLI 1949). Da die Trennwand kurz ist gegenüber einem Internodium (0,5 mm, 2 mm), können durch Verschieben der Faser relativ zur Trennwand die Veränderungen des Längsstroms als Funktion der Distanz erfaßt werden (s. Abb. 89, S. 143).

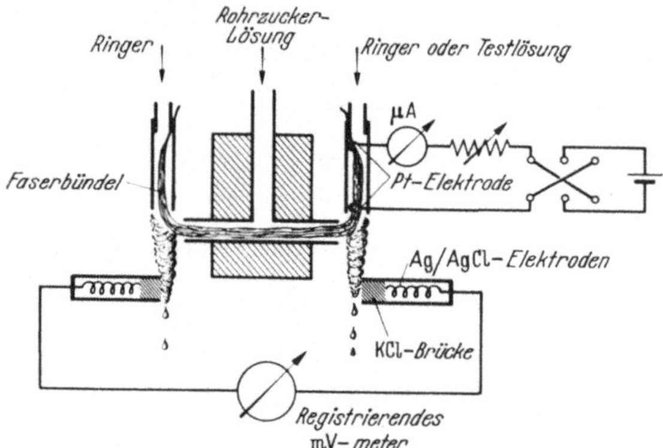

Abb 144 Rohrzucker-Trennwand, nach STRAUB (1956b) Eine isotonische Saccharoselosung erhoht den Außenwiderstand eines Nervenbundels im waagrecht gelagerten Teil Gemessen wird die Anderung des Membranpotentials als Folge des Umschaltens von Ringerlosung (rechts) auf Testlosung Ferner besteht die Moglichkeit, das Membranpotential durch Stromfluß zu verandern

Durch Kompensation des Längsstroms mittels eines Gegenstroms läßt sich der erstere auf null einstellen (HUXLEY u. STÄMPFLI 1951a, b). Diese Methode erlaubt die Ermittlung des vollen Betrages des Ruhepotentials bzw. des Aktionspotential-Überschusses; sie hat wertvolle Dienste geleistet, stellt jedoch technisch große Anforderungen und dürfte heute von der „Methode des bespülten Schnürrings" abgelöst sein.

Rohrzucker-Trennwand. Der Nerv wird lediglich von seiner Scheide befreit und das Bündel von Einzelfasern wird U-förmig eingespannt (Abb. 144). Unter Verwendung einer sehr ionenarmen Saccharoselösung läßt sich der äußere Längsstrom fast vollständig unterdrücken. Die Methode ist technisch einfach. Sie eignet sich gut zur Messung von Veränderungen des Ruhepotentials (STÄMPFLI 1954, STAMPFLI u. NISHIE 1956, STRAUB 1956a, b). Zur Registrierung von Aktionspotentialen ist sie weniger zu empfehlen; denn das Gesamt-Aktionspotential eines Bündels setzt sich aus nicht-synchronen Komponenten zusammen, was die Interpretation der Resultate erschwert.

Die Rohrzucker-Trennwand eignet sich auch vorzüglich zur Ableitung von Änderungen des Ruhepotentials an mark*armen* Nervenfasern (RITCHIE u. STRAUB 1957) und glatten Muskelfasern (BURNSTOCK u. STRAUB 1958).

Der bespülte Schnurring. Es handelt sich im Prinzip um eine Luftspaltmethode, wobei die Testlösung an einem einzigen Ranvier-Knoten vorüberfließt, während das Membranpotential aller Nachbarknoten durch Cocain-Ringer fixiert ist (Abb. 145; STÄMPFLI 1956). Durch Verwendung eines Hahns mit kleinem Totraum (KILB u. STÄMPFLI 1956) kann äußerst rasch von Ringerlösung auf eine Testlösung umgeschaltet werden. Die gemessene Potentialdifferenz erreicht bereits nach 1 sec einen neuen Gleichgewichtswert. Es ist möglich, mit dieser Anordnung Aktionspotentiale von über 100 mV Amplitude abzuleiten.

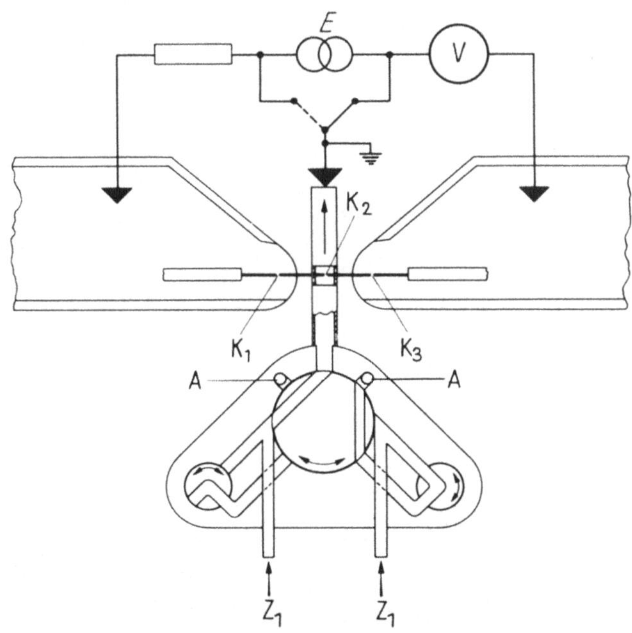

Abb 145. Der bespulte Schnurring, nach STAMPFLI (1956). Die Einzelfaser liegt zwischen 2 Glasplatten, wobei der mittlere Knoten (K_2) in eine Offnung in einem Polyathylenschlauch taucht Die Stromungsverhaltnisse im Innern des Schlauches sind derart, daß durch die Offnung keine Spulflussigkeit entweicht Luftspalte zwischen dem Schlauch und jeder Glasplatte sorgen fur hohe Außenwiderstande. Durch Stromfluß von K_1 nach K_2 wird der Knoten K_2 elektrisch gereizt Sein Aktionspotential wird zwischen K_2 und K_3 abgeleitet. Mit Hilfe des besonders konstruierten Wechselhahnes mit ganz geringem Totraum kann von einer Losung Z_1 ganz rasch auf eine andere Z_1 umgestellt werden, wobei durch die Ausflusse A fur gute Durchspulung gesorgt ist

Verstärkerprobleme

Eine Einfuhrung in die biologische Registriertechnik bietet eine Monographie von KLENSCH (1954); nutzliche elektronische Schaltungen sind bei DICKINSON (1950) zusammengestellt.

Von Einzelfasern lassen sich derart große Spannungsschwankungen ableiten, daß keine hohen Anspruche an Verstarkungsfaktor und Störpegel des Verstärkers zu stellen sind. Dagegen ergeben sich aus dem hohen elektrischen Widerstand der Meßobjekte gewisse Probleme, die hier vorweggenommen seien.

Trägheit

Das Praparat einer markhaltigen Nervenfaser hat einen elektrischen Widerstand von etwa 70 MΩ (TASAKI u. FRANK 1955). Jede Elektronenröhre besitzt eine Kapazität zwischen Gitter und Kathode von etwa 10 $\mu\mu$F. Präparat-Widerstand und Eingangskapazität bilden zusammen ein Filter für hohe Frequenzen, dessen Zeitkonstante im vorliegenden Fall 700 μsec beträgt. Ein Aktionspotential von 1000—2000 μsec Dauer mußte infolge der Trägheit des Verstärkereingangs mit groben Verzerrungen zur Aufzeichnung gelangen: Abnahme der Amplitude, Abnahme der Steilheiten.

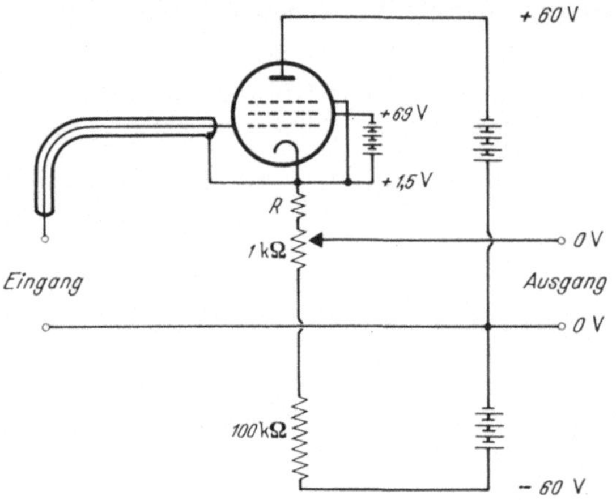

Abb. 146. Kathodenfolger-Schaltung. Der Wert des Widerstandes R wird so gewählt, daß am Ausgang — in Mittelstellung des Potentiometers und bei kurzgeschlossenem Eingang — keine Gleichspannung auftritt. Als Röhren eignen sich 6 AK 5, 6 BR 7, Brimar 6 BS 7, Cossor OM 5 sowie MULLARD ME 1400.

Durch Verwendung einer Kathodenfolger-Schaltung („cathode follower", Abb. 146) kann die wirksame Gitter-Kathodenkapazität herabgesetzt werden. Die Wirkungsweise dieser Schaltung ist folgende: Verschiebt sich das Gitterpotential nach „positiv", so sinkt der Innenwiderstand der Röhre, während der Kathodenwiderstand gleich bleibt. Das Kathodenpotential verschiebt sich dadurch ebenfalls nach „positiv", folgt also gewissermaßen dem Gitterpotential. Macht die Kathode die dem Gitter aufgezwungenen Potentialschwankungen zu 90% mit, so sind 90% der Gitter-Kathodenkapazität unwirksam.

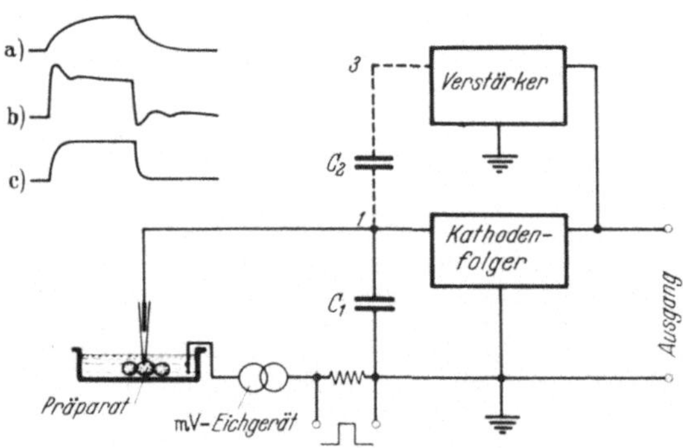

Abb. 147. Verstärkereingang mit positiver Rückkopplung. Die Kapazität C_1 wird durch die „negative Kapazität" C_2 in ihrer Wirkung aufgehoben, falls der Verstärkungsfaktor (F) zwischen Punkt 1 und Punkt 3 so gewählt wird, daß $F = 1 + C_1/C_2$ ist. Dies kann empirisch durch Injektion einer Rechteckschwingung in Serie zum Präparat geschehen. Zu schwache Rückkopplung gibt sich am Ausgang durch die Kurvenform *a* (oben links) zu erkennen, zu starke Rückkopplung bringt die Eingangsstufe zum Schwingen (*b*), Kurve *c* entspricht der richtigen Einstellung.

Durch Abschirmen der Gitterleitung und Verbinden der Abschirmung mit der Kathode läßt sich die Kapazität zwischen der Gitterleitung und der Erde auf ähnliche Weise herabsetzen. Die Funktionsweise der Kathodenfolger-Schaltung ist bei NASTUK u. HODGKIN (1950) ausführlich beschrieben.

Die Trägheit der Eingangsstufe läßt sich durch Kombination des Kathodenfolger-Prinzips mit jenem der positiven Rückkopplung noch weiter herabsetzen. Abb. 147 gibt das Prinzipschema wieder; praktische Ausführungen sind von SOLMS, NASTUK u. ALEXANDER (1953) sowie von MACNICHOL u.

WAGNER (1954) beschrieben worden. Entsprechende Geräte werden unter der Bezeichnung „Imperativer Vorsatz" von Dr. Ing. J. F. TÖNNIES, Freiburg i.Br. hergestellt und auf Wunsch mit dazupassenden Hauptverstärkern, Oszillographen und Kameras geliefert.

Gitterstrom

Zwischen dem Gitter einer Elektronenröhre und Erde fließt normalerweise ein Strom von relativ geringer Stärke (weniger als 10^{-9} A) über den Gitterableitwiderstand bzw. über das Präparat. Die Richtung dieses Stroms hängt unter anderem von der Potentialdifferenz Gitter-Kathode ab. Am Präparat einer markhaltigen Einzelfaser (70 MΩ) würde jedoch ein Gitterstrom von 10^{-10} A die Messung des Ruhepotentials bereits um 7 mV fälschen. Derselbe Strom hatte am Ranvier-Knoten (40 MΩ, TASAKI 1955) eine Änderung der Potentialdifferenz von 4 mV zur Folge, was für die Ermittlung von weiteren elektrischen Daten nicht belanglos ist (vgl. Abb. 151, S. 241).

Man muß beim Arbeiten mit markhaltigen Einzelfasern also fordern, daß der Gitterstrom unter 10^{-11} A liegt. Dagegen darf ein solcher von 10^{-10} A durchaus in Kauf genommen werden, falls mit Ling-Gerard-Elektroden an Skeletmuskelfasern gearbeitet wird.

Zur Ermittlung der Stärke des Gitterstroms wird ein Gitterableitwiderstand von etwa 50 MΩ kurzgeschlossen und die Spannungsänderung festgestellt. Beträgt diese beispielsweise 0,5 mV, so fließt ein Gitterstrom von 10^{-11} A.

Bei Verwendung einer gewöhnlichen Kathodenfolger-Schaltung (Abb. 146) sollte die Röhre zur Verminderung der Eingangskapazität unter Bedingungen arbeiten, die einen möglichst hohen Verstärkungsfaktor gewährleisten. Gerade diese Arbeitsbedingungen führen aber zwangsläufig zu einem relativ hohen Gitterstrom (Diskussion bei MACNICHOL u. WAGNER 1954). Man kann sich hier so helfen, daß man unter einer größeren Anzahl von Röhren des gleichen Typs eine solche mit möglichst geringem Gitterstrom auswählt. Durch Verändern des Gitter-Kathodenpotentials könnte an sich der Gitterstrom auf „null" eingestellt werden. Dieses Vorgehen ist aber nur ausnahmsweise zu empfehlen, da der Nullpunkt unstabil ist und da seine Einstellung nicht mehr stimmt, sobald die Potentialdifferenz des Meßobjekts sich ändert.

Ein günstiger Kompromiß zwischen den Forderungen nach kleinem Gitterstrom und jener nach geringer Trägheit ergibt sich nach K. COPELAND, London, dadurch, daß eine Röhrentype ME 1400 mit herabgesetzter Heizspannung (4 Volt) und relativ kleiner Anodenspannung (36 Volt) betrieben wird.

Bei Verwendung einer Eingangsstufe mit positiver Rückkopplung (Abb. 147) ist es unnötig, daß die erste Röhre einen hohen Verstärkungsfaktor aufweist. Man darf deshalb Arbeitsbedingungen wählen, die einen besonders kleinen Gitterstrom gewährleisten (10^{-12}—10^{-13} A).

Spannungseichung

Eichgeräte sind meist mit einem internen Standard (Normalelement) ausgerüstet und sollten für biologische Zwecke den Bereich von 0—200 mV überspannen. DE GRUYTER (1956) beschreibt eine vielfach benützte Schaltung. Sie ermöglicht ein Einstellen der Eichspannung in Stufen von 10 zu 10 mV und von 1 zu 1 mV.

Das Eichgerät wird mit Vorteil in Serie zum Meßobjekt geschaltet (Abb. 147). So wirken sich hochohmige „Kurzschlüsse" zwischen Gitter und Erde für die Messung wie für die Eichung in gleicher Weise aus, d. h. sie fälschen das Meßresultat nicht.

Isolation des Reizstromkreises von Erde

Die meisten Verstärker sind so gebaut, daß eine der Ableitelektroden direkt oder über einen relativ kleinen Widerstand mit der Erdleitung verbunden werden muß. Elektronische Reizgeräte haben ebenfalls Erdverbindung. Um Artefakte (Reizeinbruch) auf ein Minimum zu beschränken, muß der Reizstromkreis gleichspannungsmäßig *und kapazitiv* von Erde getrennt werden. Dazu gibt es verschiedene Möglichkeiten.

1. Der Transformator (z. B. General Radio Type 578 A); damit besitzt man ein einfaches Mittel zur Übertragung von *kurzen* Reizen. 2. Das trägheitsarme Relais (z. B. Carpenter, Type 3 G2, Telephone Manufacturing Co., London, England); es eignet sich besonders zur Reizung mit relativ langen (>1 msec) Rechteckimpulsen (s. KATZ 1948). 3. Isolierschaltungen auf dem Prinzip der Modulation und Demodulation einer hochfrequenten Trägerschwingung; damit läßt sich irgendein Kurvenverlauf naturgetreu übertragen. Solche Einheiten sind käuflich (Hersteller: Ing. Mühlberg, Göttingen; Bunsenstr. 10, Grass Instrument Co., Quincy, Mass., USA).

Steuerung der Helligkeit

Rasch ablaufende Vorgänge zeichnen sich auf dem Schirm einer Kathodenstrahlröhre unter sonst gleichen Bedingungen schwächer ab als langsame. Um den Unterschied wettzumachen, kann die Intensität des Elektronenstrahls nach Maßgabe der Geschwindigkeit des aufzuzeichnenden Vorgangs erhoht werden. Käufliche Oszillographen sind oft mit den nötigen Anschlüssen versehen, um dem Gitter der Röhre positive Impulse zuzuführen. KEMP (1955) und EVANS (1958) beschreiben Zusatzgeräte zur Gewinnung solcher Impulse.

Mitunter möchte man in den Reizpausen den Elektronenstrahl völlig sperren und synchron mit Einzelreizen (und dem Auslösen einzelner Kippschwingungen) die Helligkeit für kurze Zeit erhöhen. Dazu leitet man die Kippschwingung durch ein *RC*-Glied und — zwecks Amplitudenbegrenzung —

durch eine weitere Elektronenrohre. Als Folge der Entladung des Kippkondensators wird letztere für kurze Zeit gesperrt; ihr Anodenpotential erhöht sich; und dieser positive Impuls wird über einen Kondensator dem Gitter der Kathodenstrahlrohre zugeführt.

Verstärker mit negativer Ruckkopplung

Um das Membranpotential nach Belieben zu verändern und auf der eingestellten Hohe konstant zu halten, wird vom Prinzip der negativen Ruckkopplung Gebrauch gemacht. Anordnungen, die sich fur Riesenfasern von

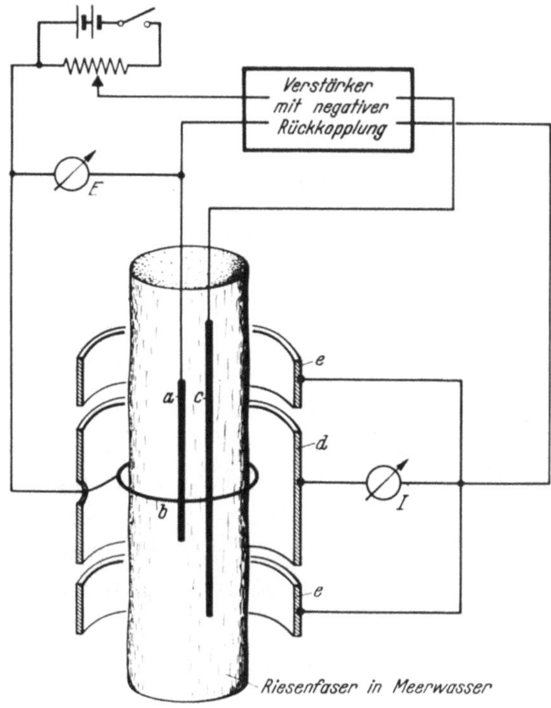

Abb. 148. Anordnung zum willkurlichen Verandern und Festhalten des Membranpotentials einer Nervenfaser von *Loligo* Erklarungen im Text

Loligo eignen, sind von MARMONT (1949) sowie von HODGKIN, HUXLEY u. KATZ (1952) beschrieben worden. Das Prinzip ist aus Abb. 148 ersichtlich. Statt der Glaskanüle wird eine Doppelelektrode (zwei chlorierte Silberdrahte) ins Innere einer Riesenfaser eingefuhrt. Messung des Membranpotentials zwischen *a* und *b*. Möglichkeit des Stromflusses zwischen *c* und *d* sowie zwischen *c* und *e*. Der Rückkopplungsverstarker wird zuerst so eingestellt, daß im Ruhezustand kein Membranstrom (*I*) fließt. Nun schaltet der Experimentator eine Potentialdifferenz in Serie zum Membranpotential. Als Folge davon liefert der Ausgang des Ruckkopplungsverstärkers so viel Membranstrom, daß das Membranpotential sich in umgekehrter Richtung verschiebt, bis am Verstärkereingang der ursprüngliche Zustand beinahe wieder erreicht ist. Es läßt sich mit dieser Anordnung bestimmen, wieviel Membranstrom (I) zu verschiedenen Zeitpunkten nach einer erzwungenen Potentialänderung notwendig ist, um die vorgenommene Änderung der Potentialdifferenz (E) aufrechtzuerhalten.

Die Schutzelektroden *e* sorgen dafür, daß oberhalb und unterhalb der Elektrode *d* kein Längsstrom fließt. Damit sind auch die letzten „Kabelkomplikationen" überwunden, und der gemessene Strom I verteilt sich *gleichmäßig* auf eine relativ große Fläche der Fasermembran.

Eine vereinfachte Methode, die an Purkinje-Fasern das Festhalten einer erzwungenen Potentialänderung ermöglicht, ist von WEIDMANN (1955a) beschrieben worden. Kabelkomplikationen werden dabei nicht vermieden, zur Lösung bestimmter Probleme ist dies aber auch nicht notwendig.

Messungen

Ruhepotential, Amplitude des Aktionspotentials

Abb. 149 zeigt den Potentialverlauf beim Einführen einer Ling-Gerard-Elektrode ins Innere einer Purkinje-Faser. Der Beginn der Kurve entspricht einem direkten Kontakt zwischen Elektrodenspitze und Badelösung (Vergleichspotential „null"). Potentialschwankungen von geringer Amplitude treten beim Durchstich durch nicht-muskuläres Gewebe auf. Eine plötzliche Potentialänderung (1. Pfeil) und die darauffolgenden Schwankungen von großer Amplitude (120 mV) werden als charakteristisches Zeichen dafür angesehen, daß die Elektrodenspitze die Membran einer rhythmisch tätigen Herzmuskelfaser durchdrungen hat. Das Ruhepotential beträgt im vorliegenden Fall maximal 93 mV, der Überschuß des Aktionspotentials 27 mV. Beim Zurückziehen der Elektrodenspitze aus dem Innern der Faser kehrt die Potentialdifferenz zum Ausgangswert „null" zurück (2. Pfeil).

Die Potential-Eichlinien werden folgendermaßen gewonnen: Elektroden extracellulär. Stehender Film. Öffnen des Verschlusses der Kamera. Manuelles Auslösen von einzelnen Kippschwingungen. Verändern der Eichspannung in Stufen von 10 mV.

Falls man keinen Wert auf ein Dokument legt, kann die Höhe des Ruhepotentials wie folgt gemessen werden: Anbringen einer Marke auf dem Schirm der Kathodenstrahlröhre. Elektrode extracellulär. Verschieben des Kathodenstrahls auf diese Marke. Einstich. Zurückbringen des Kathodenstrahls mittels Eichgerät. Die dazu notwendige Spannung entspricht dem Ruhepotential. In ähnlicher Weise läßt sich der Aktionspotential-Überschuß bestimmen: Verändern der Eichspannung, bis der Gipfel des Aktionspotentials die angebrachte Marke eben berührt. Zu solchen Messungen wird mit Vorteil eine Kippamplitude von etwa 1 cm benützt.

Die Messung des Ruhepotentials mit Außenelektroden bietet gewisse Schwierigkeiten. An markhaltigen Einzelfasern (s. Abb. 142, S. 231) wird vorerst die Potentialdifferenz zwischen 2 Knoten in Ringerlösung festgehalten (Vergleichspotential). Einer der Knoten wird sodann mit isotonischer KCl-Lösung bespült und dadurch depolarisiert. Die auftretende Potentialänderung kommt dem gesuchten Ruhepotential nahe. Zur Gewinnung eines absoluten Werts sollte der Kurzschlußfaktor nahe bei 1 liegen (Außenwiderstand ≫ Innenwiderstand). Diese Bedingung ist bei Verwendung der Trennwandmethode mit Kompensationsstrom (s. S. 232) vollkommen erfüllt, bei Verwendung der Methode des bespülten Schnurrings (s. Abb. 145) annähernd. Ferner ist zu beachten, daß isotonische KCl-Lösung eine Knotenmembran nicht vollständig

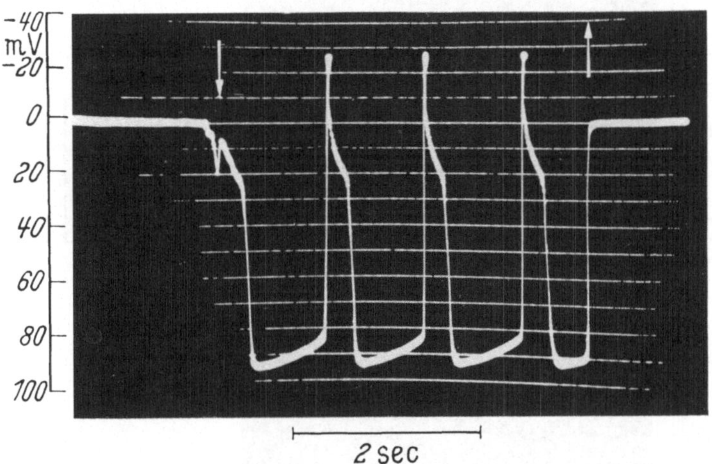

Abb. 149. Die Spitze einer Ling-Gerard-Elektrode dringt ins Innere einer Purkinje-Faser ein (1. Pfeil) und wird, nachdem 3 Aktionspotentiale registriert sind, zurückgezogen (2. Pfeil). Die Aufstriche der Aktionspotentiale sind gezeichnet. Nach WEIDMANN (1957)

depolarisiert. Es besteht Grund zur Annahme (HUXLEY u. STAMPFLI 1951a), daß die verbleibende Potentialdifferenz zwischen „innen" und „außen" noch etwa 10 mV (innen negativ) beträgt. Im allgemeinen sind die angegebenen Potentialwerte um diesen Betrag *nicht* korrigiert. Eine Korrektur würde sich in einer Erhöhung des Ruhepotentials und in einer Erniedrigung des Aktionspotential-Überschusses auswirken.

Statt einer Depolarisation der Knotenmembran mittels KCl empfehlen STAMPFLI u. WILLI (1957) eine Zerstörung der Membran durch starken elektrischen Strom. Unter Verwendung einer Dreipunktschaltung (Abb. 142, S. 231) wird am Ende des Experiments der mittlere Knoten stark hyperpolarisiert und dadurch zerstört (Stromfluß zwischen K_1 und K_2). Die zu beobachtende Änderung der Potentialdifferenz (Messung zwischen K_1 und K_3) kommt wiederum dem Ruhepotential des Knotens K_1 nahe. Selbst nach gewaltsamer Zerstörung einer Membran dürfte jedoch ein geringer Potentialsprung zwischen Axoplasma und Badeflüssigkeit übrigbleiben, der zur meßbaren Potentialverschiebung zu addieren wäre.

Steilheiten des Aktionspotentials

Die maximale Steilheit des Anstiegs und jene des Abfalls eines Aktionspotentials sind der Stärke jenes Ionenstroms direkt proportional, der zur betreffenden Zeit durch die Membran fließt und die Ladung an der Doppelschichtkapazität verändert (s. HODGKIN u. HUXLEY 1952b, Abb. 18). Bei einem Versuch, die Träger der Ladung für Einwärts- und Auswärtsstrom zu

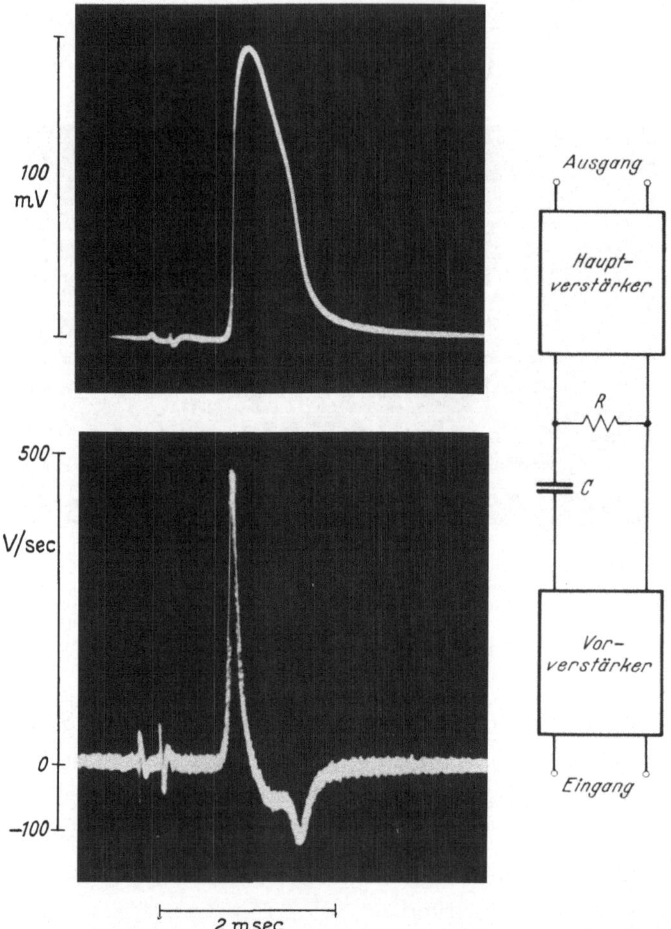

Abb. 150. Mononodales Aktionspotential, direkt registriert (oben) und nach elektrischer Differenzierung (unten). Nach LÜTTGAU (1956). Rechts Prinzipschaltung zum elektrischen Differenzieren

identifizieren, ist deshalb eine Messung der Steilheiten unter verschiedenen Versuchsbedingungen von besonderem Wert.

Eine graphische Ermittlung der Steilheiten (V/sec) ist wohl durchführbar, doch zeitraubend. Einfacher ist die Messung der Steilheiten nach elektrischer Differenzierung der Spannungs-Zeitkurve (Abb. 150), wie dies von HODGKIN u. KATZ (1949) vorgeschlagen wurde. Zu diesem Zweck wird das Aktionspotential vorverstärkt, z. B. unter Verwendung eines Verstärkers nach DE GRUYTER (1954); es folgt ein *RC*-Glied zur elektrischen Differenzierung und der übliche Hauptverstärker. Hält man die Zeitkonstante des RC-Gliedes sehr klein gegenuber der An- oder Abfallzeit des Aktionspotentials, so gilt

$$U_2 \approx RC \cdot \frac{dU_1}{dt},$$

wobei U_1 die Spannung am Eingang des RC-Gliedes und U_2 jene an dessen Ausgang bedeuten.

Steht ein Doppelstrahl-Oszillograph mit 2 unabhängigen Verstärkersystemen zur Verfugung, so verwendet man den ersten Kanal zum direkten Aufzeichnen des Aktionspotentials. Vom Ausgang des ersten Verstärkers wird eine Teilspannung abgegriffen, durch ein RC-Glied differenziert und dem Eingang des zweiten Kanals zugeführt. Auf dem Schirm des Oszillographen erscheinen somit zur gleichen Zeit ein direkt geschriebenes und ein differenziertes Aktionspotential.

Aktivierbarkeit des Na-Transportsystems

Die Anstiegssteilheit des Aktionspotentials ist nach der Ionentheorie der Erregung (S. 151) ein Maß für die Stärke des Na-Einstroms und damit ein Indicator fur die Aktivierbarkeit des Na-Transportsystems Die Stärke des Na-Einstroms hangt in charakteristischer Weise von der Hohe jener Potentialdifferenz ab, die vor Beginn der elektrischen Aktivität an der erregbaren Membran meßbar war ($\int$-Kurve; Abb. 151; HODGKIN u. HUXLEY 1952a, WEIDMANN 1955a u. b, LÜTTGAU 1956, FRANKENHAEUSER u. HODGKIN 1957). Unter bestimmten Einflussen verschiebt sich die normale $\int$-Kurve (Beispiele in Abb. 151). Aus der Art der Verschiebung lassen sich Anhaltspunkte über den Wirkungsmechanismus gewinnen.

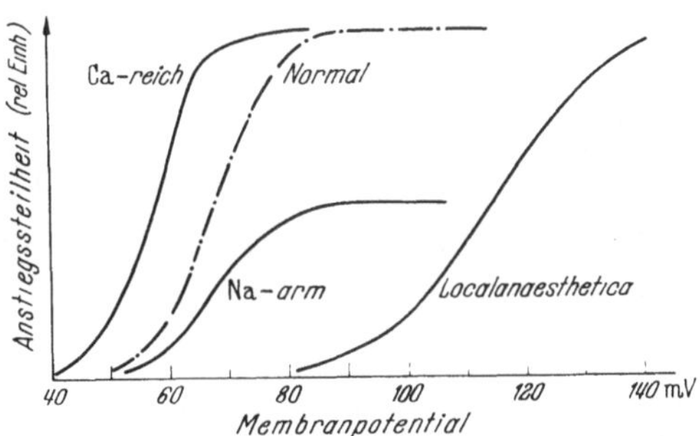

Abb 151. Beziehung zwischen Membranpotential einer ruhenden Purkinje-Faser und Anstiegssteilheit des Aktionspotentials Verminderung der extracellulären Na-Konzentration ergibt fur alle Werte des „Ruhepotentials" eine kleinere Anstiegssteilheit des Aktionspotentials, was zu erwarten ist, falls der Einwartsstrom durch Na-Ionen getragen wird Eine hohe Ca-Konzentration verursacht eine Linksverschiebung, Lokalanaesthetica bewirken eine Rechtsverschiebung der S-Kurve. Die Kurven sind in Anlehnung an experimentelle Daten (WEIDMANN 1955a, b, FRANKENHAEUSER u HODGKIN 1957) auf Grund der Gl. (1) nach HODGKIN u HUXLEY (1952a) gezeichnet. Linksverschiebung wird durch Erhohen, Rechtsverschiebung durch Vermindern der (hypothetischen!) negativen Ladungen des Na-Transportsystems erreicht

Experimentell werden die $\int$-Kurven folgendermaßen gewonnen: Verandern des Membran-Ruhepotentials auf verschiedene Werte durch Polarisationsstrom, eventuell unter Verwendung eines Verstarkersystems mit negativer Rückkopplung. Ein bestimmter Wert des Membran-„Ruhepotentials" soll wahrend etwa 100 msec aufrechterhalten werden. Dann Ausschalten des Polarisationsstroms, zu einer Zeit, da eine fortgeleitete Erregungswelle die vorgangig polarisierte Stelle eben erreicht. Die eingestellten Werte „Membranpotential" werden auf der Abszisse aufgetragen, die dazugehorigen Anstiegssteilheiten (Einwartsstrome) auf der Ordinate.

Membranwiderstand

Als Membranwiderstand definiert man

$$R = \frac{\Delta E}{\Delta I}.$$

Dabei bedeutet ΔI die Stärke des aufgezwungenen Membranstroms und ΔE die daraus resultierende Änderung des Membranpotentials.

Einfachste Verhältnisse ergeben sich im Fall der Abb. 152. Hier darf angenommen werden, daß der Gesamtstrom sich gleichmäßig auf die ganze Membranfläche verteilt. Der gesuchte Membranwiderstand ist infolgedessen der gemessenen Potentialamplitude direkt proportional.

Im Fall von markhaltigen Einzelfasern läßt sich der Knotenwiderstand mit einer sog. Dreipunktschaltung nach Abb. 142, S. 231 messen: Stromzufuhr

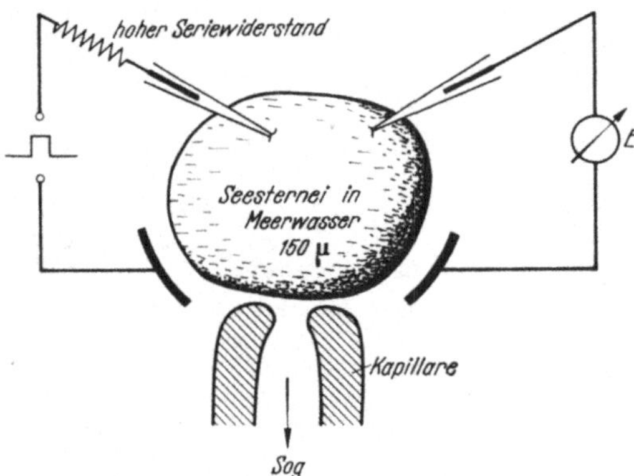

Abb. 152. Messung des Membranwiderstandes an einer Eizelle, umgezeichnet nach TYLER, MONROY, KAO u. GRUNDFEST (1956). Rechteckige Stromstoße werden zwischen einer intracellularen Elektrode und einer indifferenten Elektrode in der Außenlösung (Meerwasser) zugeführt. Die dadurch verursachten Änderungen des Membranpotentials werden mit Hilfe eines zweiten, ähnlichen Elektrodenpaares registriert

zwischen K_2 und K_1, Ableiten der Potentialänderung zwischen K_3 und K_1. Ähnliche Anordnungen sind von LÜTTGAU (1954) sowie von TASAKI u. FREYGANG (1955) beschrieben worden. Die Verhältnisse werden dadurch vereinfacht, daß der Widerstand zwischen „außen“ und „innen“ an einem 5 μ langen Ranvier-Knoten klein ist (40 MΩ) gegenüber dem Widerstand zwischen „außen“ und „innen“ im ganzen Internodium (290 MΩ je 1000 μ; TASAKI 1955). Der Polarisationsstrom wird also zur Hauptsache durch die Knotenmembran fließen; und der gesuchte Knotenwiderstand ist wiederum der gemessenen Potentialamplitude annähernd proportional.

Komplizierter liegen die Verhältnisse im Fall eines gewöhnlichen Kernleiters (Muskelfaser, markarme Nervenfaser). Registriert man die Änderung des Membranpotentials an der Ein- oder Austrittsstelle des Polarisationsstroms, so verhält sich der Membranwiderstand proportional zum *Quadrat* der Potentialamplitude (Theorie bei HODGKIN u. HUXLEY 1947). Verdoppelt sich z. B. letztere, so bedeutet dies eine Erhöhung des Membranwiderstands um einen Faktor 4.

Zusätzliche Schwierigkeiten bietet eine Messung des Membranwiderstands im Verlauf eines Aktionspotentials. Beim Einschalten eines konstanten Polarisationsstroms erreicht das Membranpotential seinen neuen Wert mit einer gewissen Verzögerung (Abb. 154), woraus man auf das Vorhandensein einer Membrankapazität schließt. Ist die Einstellzeit nicht wesentlich kürzer als das Aktionspotential, so ergibt sich zwangsläufig ein schlechtes Auflösungsvermögen für eine Widerstandsmessung während des Aktionspotentials. Trotzdem hat diese theoretisch übersichtliche Methode (rechteckige Stromstöße) brauchbare Ergebnisse gezeitigt, so für die Erfassung von Widerstands-

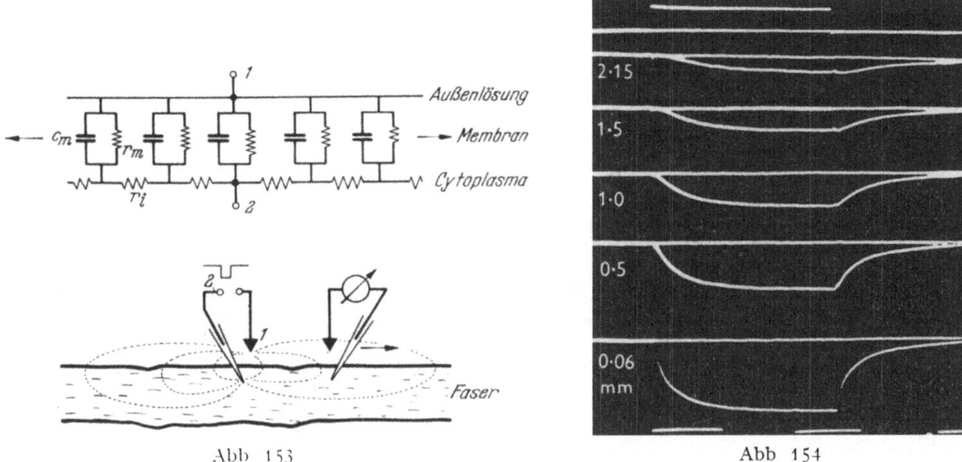

Abb. 153 Abb. 154

Abb. 153. Oben: Elektrisches Ersatzschema für eine markarme Nervenfaser oder eine Muskelfaser. r_i Cytoplasma-Längswiderstand, r_m Membranwiderstand, c_m Membrankapazität. Unten: Bestimmung der elektrischen Daten eines biologischen Kernleiters. Für kurze Zeit fließt ein konstanter Strom zwischen der Außenelektrode (1) und der Innenelektrode (2). Die dadurch verursachte Änderung des Membranpotentials wird durch ein zweites Elektrodenpaar in verschiedenen Entfernungen von den Polarisationselektroden registriert

Abb. 154. Rechteckige Stromstöße (s. oberste Kurve) werden nach dem Schema der Abb. 153 durch die Membran einer Muskelfaser der Krabbe geleitet, nach FATT u. KATZ (1953). Mit abnehmender Entfernung (links angegeben) der Ableitelektroden von den Polarisationselektroden nimmt die Amplitude der Potentialänderung zu

änderungen an Skeletmuskelfasern (FATT u. KATZ 1951, 1953), markhaltigen Nervenfasern des Frosches (TASAKI u. FREYGANG 1955) und Purkinje-Fasern des Säugerherzens (WEIDMANN 1951b).

Unter Verwendung von relativ hochfrequenten Sinusschwingungen läßt sich das zeitliche Auflösungsvermögen verbessern. Liegen zudem Messungen bei verschiedenen Frequenzen vor, so lassen sich Widerstands- und Kapazitätsänderungen gesondert ermitteln. Über Theorie und praktische Durchführung solcher Messungen orientiert eine vielbeachtete Arbeit von COLE u. CURTIS (1939).

Kabelanalyse

Theoretische Unterlagen für das Verfahren der Kabelanalyse finden sich bei HODGKIN u. RUSHTON (1946) sowie bei DAVIS u. LORENTE DE NÓ (1947). Für mathematisch weniger Geschulte ist eine Darstellung nach PORETTI (1953) empfehlenswert.

Das elektrische Schema eines Kernleiters ist in Abb. 153 dargestellt. Die gesuchten Größen sind vorerst

r_i = Widerstand des Innenleiters je Längeneinheit und
r_m = Widerstand der Membran × Längeneinheit.

Abb. 153 illustriert ferner das experimentelle Vorgehen: Rechteckige Stromstöße fließen zwischen einer Innenelektrode und einer Außenelektrode. Die Veränderung des Membranpotentials wird in verschiedenen Entfernungen gemessen, und die gewonnenen Werte (Abb. 154) werden gegen Distanz aufgetragen. Aus einem solchen Diagramm läßt sich ablesen, in welcher Entfernung die Amplitude um einen Faktor e abgenommen hat. Das ist die charakteristische Länge, λ, die mit r_i und r_m in folgender Weise zusammenhängt:

$$\lambda = \sqrt{r_m/r_i}.$$

Ferner gilt (s. zitierte Lit. über Kabeltheorie):

$$\frac{V_0}{I_0} = \frac{r_i\,\lambda}{2}$$

Dabei bedeuten V_0 die Potentialänderung zwischen „innen" und „außen" am Ort der intracellulären Polarisationselektrode und I_0 die dazu notwendige Stromstärke. Diese 2 Gleichungen lassen sich nach 2 Unbekannten (r_i, r_m) lösen.

Um Fasern verschiedener Dicke bezüglich ihrer elektrischen Daten vergleichen zu können, ist es üblich, die gefundenen Werte auf 1 cm³ Protoplasma und auf 1 cm² Membranfläche umzurechnen. Es gilt dann für den spezifischen Innenwiderstand

$$R_i = r_i \cdot \pi a^2$$

und für den Membranwiderstand

$$R_m = r_m \cdot 2\pi a,$$

wobei der Radius der Faser mit a bezeichnet ist. Die Kapazität je Quadratzentimeter Fasermembran errechnet sich nach der Formel

$$C_m = \frac{\tau}{R_m},$$

wobei τ die Zeitkonstante der Membran bedeutet (Sekunden). An einem Kabel ist der zeitliche Verlauf der Lade- und Entladekurve nicht exponentiell (s. Abb. 154). Hodgkin u. Rushton (1946) geben verschiedene Methoden an, nach denen eine von Kabelkomplikationen unabhängige Zeitkonstante ermittelt werden kann. Die einfachste — wenn auch nicht genaueste — besteht darin, die Zeit zu messen, nach der sich die Ladekurve dem neuen Gleichgewicht um 84% der Gesamtamplitude genähert hat, dies bei Ableitung in nächster Nähe der intracellulären Polarisationselektrode.

An Stelle von Rechteckimpulsen können auch Sinusschwingungen verschiedener Frequenzen zur Durchführung einer Kabelanalyse verwendet werden (Tasaki u. Hagiwara 1957).

Die Ermittlung von elektrischen Daten für *markhaltige* Nervenfasern ist dadurch kompliziert, daß Stellen von niedrigem Membranwiderstand und großer Doppelschichtkapazität (Knoten) mit Stellen von hohem Membranwiderstand und geringer Doppelschichtkapazität (Internodien) abwechseln. Es soll hier lediglich auf die Originalliteratur hingewiesen werden: HUXLEY u. STÄMPFLI (1949), HODLER, STÄMPFLI u. TASAKI (1952), TASAKI (1955).

B. Die Arbeit mit radioaktiven Isotopen

Die Aktivierungsmethode von Keynes und Lewis (1951)

Die Aktivierungsmethode ist eine typische Methode des neuangebrochenen Atomzeitalters. Eine Nerven- oder Muskelfaser, in der man den Gehalt an Ionen bestimmen will, wird im Atommeiler während so langer Zeit der Neutronenbestrahlung ausgesetzt, bis die zu bestimmenden Ionen in ihre entsprechenden radioaktiven Isotope umgewandelt sind. Durch Messung der β- und γ-Strahlung der bestrahlten Gewebsproben mit entsprechenden Filtern können die einzelnen Elemente getrennt bestimmt werden. Für Nervenversuche kommen vor allem Natrium und Kalium in Frage. ^{24}Na hat eine relativ kurze Halbwertszeit von 14,8 Std und besitzt ein einfaches β-Spektrum mit einer maximalen Energie von 1,39 MeV. Der Grundzustand des Tochterelementes ^{24}Mg wird über 2 sehr kurzlebige angeregte Kerne mit γ-Energien von 1,38 und 2,76 MeV erreicht. Die hohe Energie der β-Strahlung und der beiden γ-Strahlungen machen ^{24}Na zu einem leicht nachweisbaren und quantitativ erfaßbaren Isotop.

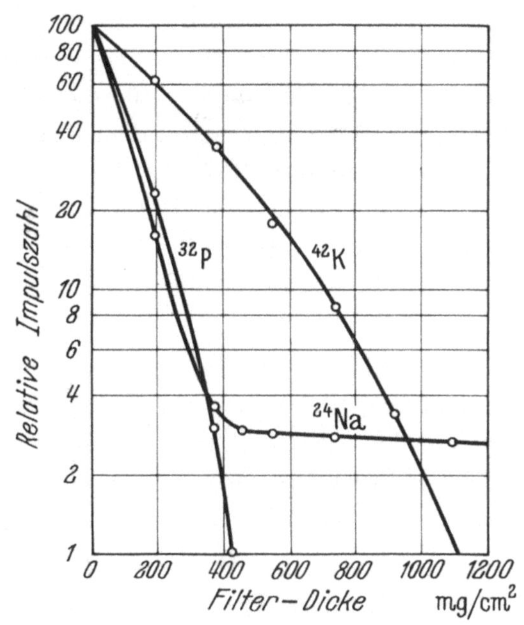

Abb. 155. Änderung der Impulszahl mit der Dicke des verwendeten Metallfilters für ^{42}K, ^{32}P und ^{24}Na. Die Filter sind dünne Bleche aus Nickel oder Messing. Die radioaktiven Proben werden 15 mm unter dem Fenster des Geiger-Müller-Zählrohres aufgestellt und das Filter wird 7 mm unter dem Fenster eingeschaltet. Die Kurven zeigen deutlich, wie differenziert werden kann. Nach KEYNES u. LEWIS (1951)

^{42}K hat eine Halbwertszeit des Zerfalles von 12,4 Std und wird auf 2 Wegen in stabiles ^{42}Ca umgewandelt. $^3/_4$ der Zerfälle geschehen unter Emission einer β-Strahlung von 3,58 MeV, $^1/_4$ führt mit Abgabe eines β-Teilchens von 2,07 MeV und eines γ-Quants von 1,51 MeV über einen angeregten Ca-Kern zum stabilen ^{42}Ca.

Über die Möglichkeiten, mit Hilfe von geeigneten Filtern bei einer ^{42}K und ^{24}Na nebeneinander enthaltenden Probe, diese gleichzeitig und getrennt nachweisen zu können, orientiert Abb. 155. Als Ordinate ist die relative Zahl der

Zerfallsimpulse aufgetragen und als Abszisse die Dicke der verwendeten Messingfilter in Milligramm je Quadratzentimeter. Das radioaktive Phosphorisotop ^{32}P, welches bei der Bestrahlung im Atommeiler als störendes Nebenprodukt im Nerven entsteht, wird von einem Filter, das mehr als 400 mg/cm² hat, bezüglich seiner radioaktiven Strahlung vollständig ausgeschaltet. Das radioaktive Isotop ^{42}K wird durch ein Filter, das mehr als 1200 mg/cm² hat, bezüglich seiner Strahlung ebenfalls ausgeschaltet, während das radioaktive Isotop ^{24}Na mit seiner starken γ-Strahlung, die 10mal stärker ist als diejenige von ^{42}K, sehr gut bestimmt werden kann.

Als Filter für die γ-Strahlen wird ein Messingblech von 4,6 g/cm² verwendet, als Filter für die β-Strahlung ein Messingblech von 0,46 g/cm². Man geht so vor, daß zunächst mit dem Filter für die γ-Strahlung während 10 min der radioaktive Zerfall der bestrahlten Nervenprobe bestimmt wird. Dann wird während 2mal 5 min mit dem Filter für die β-Strahlung gemessen und anschließend noch einmal 10 min lang mit dem Filter für die γ-Strahlung. Auf diese Weise kann der Anteil an ^{24}Na und ^{42}K in der Nervenprobe sehr genau bestimmt werden, wobei KEYNES und LEWIS die möglichen Fehlerquellen in allen Einzelheiten sorgfältig überprüft haben. Die Methode ist so ausgebaut, daß 0,3 γ Natrium und 3 γ Kalium mit einem Fehler von $\pm$ 2% in Sepia-Nerven bestimmt werden konnten.

Das Chlorid ^{35}Cl verwandelt sich bei Bestrahlung im Atommeiler in das radioaktive ^{35}S, welches eine Halbwertszeit von 87 Tagen hat und daher sehr leicht neben den anderen kurzlebigen radioaktiven Elementen in einer vorgelegten Probe bestimmt werden kann.

Die Messung von Ionentransporten

HODGKIN u. KEYNES (1955a) haben für Riesen-Nervenfasern die Methode der Verwendung radioaktiver Isotope zur Messung der Ionentransporte ausgebaut. Der von KEYNES (1951) verwendete Apparat (vgl. Abb. 15, S. 41) wurde verbessert, da die direkte Messung der Abnahme der Radioaktivität einer mit ^{24}Na beladenen Riesen-Nervenfaser bei Ionen-Ausfluß größere Fehler ergibt, als die Ausmessung von passend gesammelten Flüssigkeitsportionen, die nur die ausgetretenen radioaktiven Ionen enthalten. Wenn z. B. je zwei 10 min dauernde Zählungen der Impulse einer radioaktiv beladenen Nervenfaser, die Ionen an vorbeiströmendes Meerwasser abgibt, auf 10000 Impulse je Minute einen Abfall von 10 Impulsen/min² ergeben, dann ist der mittlere Fehler $\frac{\sqrt{100\,000 + 99\,000}}{10 \cdot 10} = 4{,}46$ Impulse/min². Wenn dagegen die vorbeiströmende Flüssigkeit auf den Gehalt an radioaktiven Ionen gemessen wird, nachdem sie in einer 10 min-Periode gesammelt wurde, dann ist der mittlere Fehler $\frac{\sqrt{1000}}{10 \cdot 10} = 0{,}32$ Impulse/min².

Die *Fließmethode* wird mit dem Apparat, der in Abb. 156 dargestellt ist, durchgeführt. Nachdem die Riesen-Faser mit radioaktiven Ionen beladen worden ist, wird sie in eine kurze Capillare mit T-Stück eingezogen. Aus dem Seitenarm wird das Meerwasser mit 0,3 oder 0,5 cm³/min mit einer motorgetriebenen Pumpe (Spritze) abgesaugt. In dieser Weise wird der Ausstrom radioaktiver Ionen, die im „Tunnel" an das Meerwasser oder die Probelösung abgegeben wurden, gesammelt, während die „freien" Enden der Riesenfaser im großen Strom von Meerwasser liegen und ihre Ionen dorthin abgeben. Die Faserstrecke, deren Ionen-Austritt gemessen wird, ist somit scharf definiert.

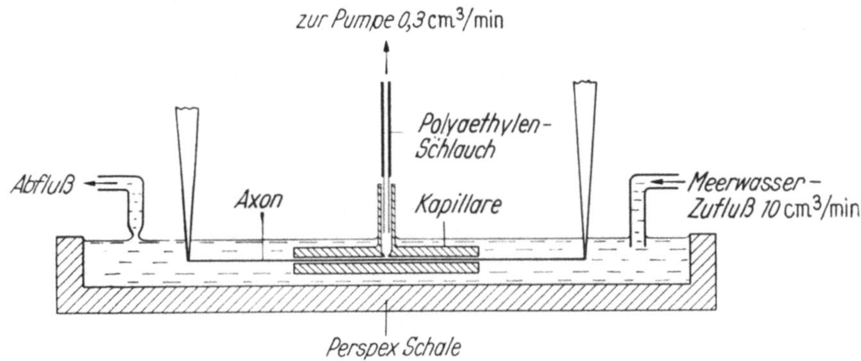

Abb. 156. Vorrichtung zur Gewinnung definierter Ionenmengen von radioaktiv beladenen Nervenfasern, nach HODGKIN u. KEYNES (1955a). Die Nervenfaser wird in eine Capillare von 17, 29 oder 32 mm eingezogen und ist mit Pinzetten gehaltert. Der Durchmesser der Capillare ist 1 mm. Mit der Pumpe im Seitenast wird ein Strom von Meerwasser im „Tunnel" aufrechterhalten, an den der im „Tunnel" liegende Abschnitt der Faser die radioaktiven Ionen abgibt, die nachher im Ausfluß gemessen werden. Im Bad wird außerdem ein ständiger Fluß von normalem Meerwasser aufrechterhalten.

Die gesammelten Flüssigkeitsmengen werden im üblichen Flüssigkeits-Zählrohrverfahren gemessen. Einzelheiten und Kontrollmaßnahmen vgl. HODGKIN u. KEYNES (1955a).

Die *statische Methode*. Die radioaktiv beladene Faser wird in U-Form gehaltert und in ein möglichst kleines Volumen von Meerwasser oder Flüssigkeit eingetaucht, Durchmischung erfolgt mit Sauerstoff-Durchperlen. Messung der Radioaktivität der Flüssigkeit nach bestimmten Zeiten. Vorteil: Einfachheit. Nachteil: ungenau definierte Größe der abgebenden Fläche, unbrauchbar für Kalium-Versuche, da die Gefahr der Diffusion des Kaliums gegen die Schnittflächen hin besteht.

Eine sehr brauchbare Apparatur für Kalium-Messungen mit der Fließmethode haben HODGKIN u. KEYNES 1955b beschrieben.

C. Das Einschießverfahren in flüssiges Propan zur Fixierung chemischer Zustandsbilder im Nerven

v. MURALT (1946) hat flüssige Luft zur raschen Abkühlung von Nerven benutzt, die während des Einschießens gereizt wurden, um eine Anhäufung von Erregungswellen auf dem Nerv zu erreichen und den „Aktionszustand" chemisch zu fixieren. Beim Einschießen gibt der Nerv Wärme ab, die zum Sieden der unmittelbar anliegenden Schichten der flussigen Luft führen und

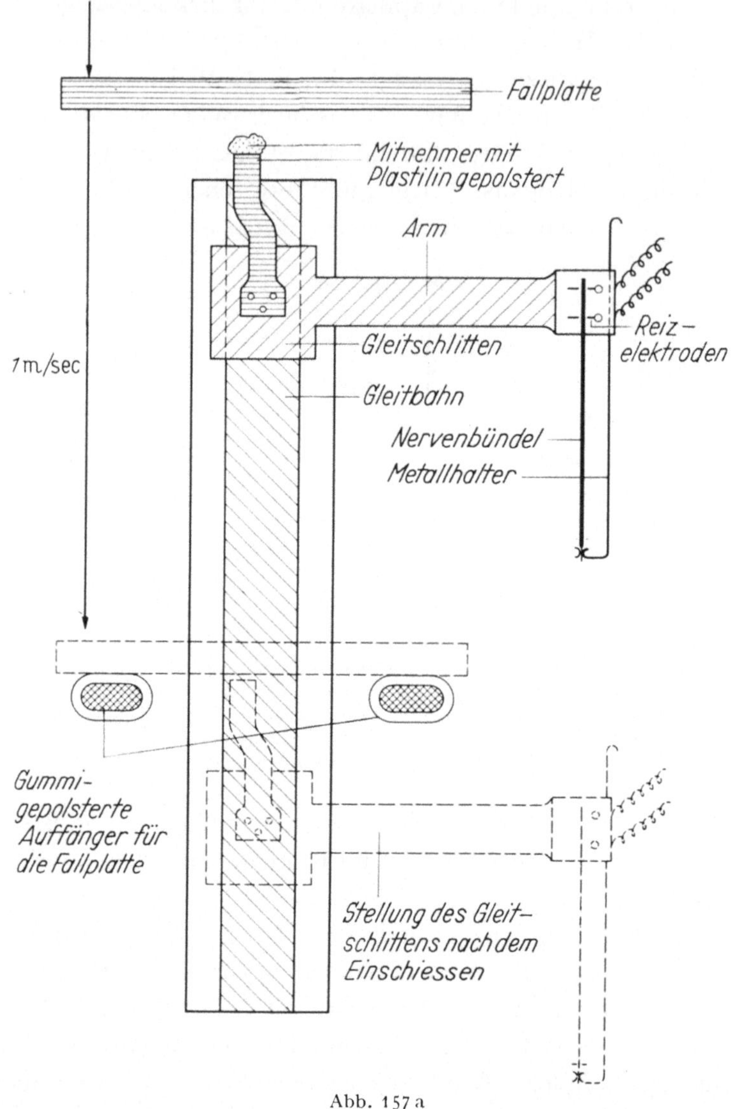

Abb. 157 a

Abb. 157 a u. b. Einschießvorrichtung fur Nerven. a Nach dem Prinzip der Fallmaschine trifft mit konstanter Geschwindigkeit ein Mitnehme-Teller auf den Arm des Nervenhalters, der in einer Gleitschiene lauft. Der Mitnehmeteller kommt auf den gummigepolsterten Haltern zur Ruhe, wahrend das Treibgewicht weiterlauft. Damit kommt auch der Arm des Nervenhalters zum Stillstand in dem Augenblick, wo der ganze Nerv im Propan bei —190° C eingetaucht ist. b Ansicht der Gleitschiene, des Nervenhalters, des Propangefaßes und des Dewar-Gefaßes mit flussigem Stickstoff und des Reizgerates

damit die Abkühlung wegen schlechter Warmeleitung des Dampfes verzögern. Die Methode wurde daher verbessert. Propan hat einen Schmelzpunkt von —190° C und einen Siedepunkt von —44,5° C. Wird es in flüssigem Stickstoff (etwa —190° C) in einem Glasrohr eingetaucht (vgl. Abb. 119, S. 186), so hat man eine Flüssigkeit, die bei —190° C über 100° vom Siedepunkt entfernt ist. Die vom eingeschossenen Nerven an das Propan abgegebene Wärmemenge genügt jetzt nicht mehr, um den Siedepunkt zu erreichen und die Abkühlung erfolgt unter optimalen Bedingungen. Abb. 157a zeigt die Einschieß-Anordnung, nach dem Prinzip der Atwoodschen Fallmaschine, und Abb. 157b die Einzelheiten des Halters und der beiden Kühlgefäße.

Die größte Schwierigkeit besteht in der Gewinnung guter Kontrollwerte von „ruhend" eingefrorenen Nerven. Bei allen Versuchen werden immer die symmetrischen Nerven mit möglichst gleicher Länge präpariert und als

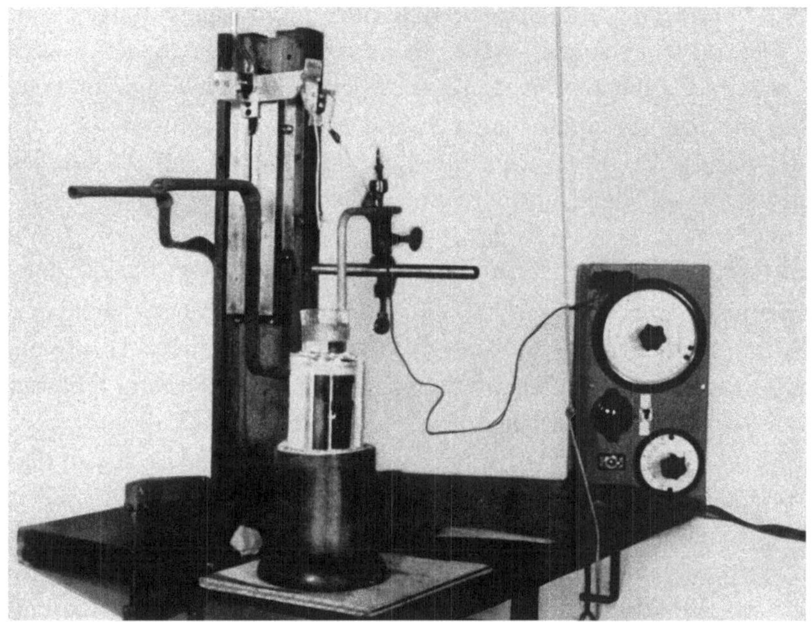

Abb. 157b

Kontrollen eingeschossen. Beim Einschießen in die kalte Lösung entsteht aber auch ohne elektrische Reizung an der Einfrierstelle ein Reiz, der sich über den Nerven fortpflanzt. Folgende Verfahren werden zur Gewinnung möglichst zuverlässiger „ruhender" Kontrollwerte empfohlen: Abkühlung der Nerven auf —2° C oder kurze Narkose in Ätherdampfen oder Erzeugung von Unerregbarkeit durch Einwirkung von Cocain. Alle Verfahren können aber leider eine Veränderung des chemischen Geschehens im Kontrollnerven und damit eine ungewollte Veränderung verursachen. Sie müssen nebeneinander geprüft werden und sind immer mit Vorsicht zu bewerten.

Aufarbeitung der Extrakte: Die steif gefrorenen Nerven werden auf einer Torsionswaage so rasch gewogen und sofort wieder in flüssiges Propan verbracht, daß sie nicht auftauen. Zerreiben in vorgekühlten Mörsern in einer Mischung von flüssiger Luft und fester Kohlensäure oder sehr viel besser, Homogenisieren mit Kühlung durch flüssigen Stickstoff. Extraktion bei —8° C mit 40% Äthylalkohol und weiteres Homogenisieren bei — 8° C während der Extraktion. Je 10 mg Nervenpulver 1 cm^3 Äthanol. Zentrifugieren der Extrakte in gekühlter Zentrifuge bei —7° bis —8° C und 40000 Touren/min entsprechend einer mittleren Einwirkung von 100000 g. Trennung in eiweißfreien, wasserklaren, alkoholischen Nervenextrakt und eiweißhaltiges Sediment. Einengung des Extraktes durch Vakuumdestillation, anschließend Papierchromatographie, Papier-Hochspannungs-Elektrophorese, falls radioaktive Isotope verwendet wurden: Autoradiographie der Papiere oder direkte Bestimmung mit Zählrohr, chemische Bestimmung mit Mikromethoden. Dieses schonende Verfahren bietet Gewähr, daß auch die Phosphor-Ester des Aneurins in den Extrakt gelangen. Die chemischen Unterschiede zwischen gereizten (*R*) und ruhend eingefrorenen Nerven (*U*) sind immer sehr klein. Auf eine strenge Trennung aller Geräte und Hilfsmittel bei der Aufarbeitung und eine konsequente Bezeichnung mit *R* und *U*, um jede Verwechslung auszuschließen, muß größter Wert gelegt werden.

D. Der Corneatest zur Prüfung neuro-regenerativ wirkender Stoffe

Die Cornea ist die einzige Stelle im Körper, wo die Degeneration und die regenerative Restitution von Nervenfasern unter natürlichen Bedingungen beobachtet werden kann. „Fensterung" des Kaninchenohres mit Cellophan und Beobachtung der Regeneration des Nervus auricularis posterior im Fenster haben ESSEX u. DE REZENDE (1943) eingeführt. Wir ziehen die Cornea als natürliches Fenster und als ideales Einbettungsmittel für die Nervenstümpfe vor. Der Corneatest ist von JENT (1945) beschrieben worden.

Vorbereitung der Tiere: Kaninchen (nicht über 2,5 kg) werden auf bequemem Ruhebett aufgebunden. Abschneiden der Wimpern und Schnauzhaare (wichtig für Sensibilitätsprüfung der Cornea nach der Operation), 5 Tropfen Eserin 0,5% in den Conjunctivalsack zur Pupillenverengerung (Verhinderung eines Irisprolapses) und 5 Tropfen 1% Percain zur Lokalanaesthesie. Operation: Ein Assistent spreizt mit 2 Fingern die Lider. Operateur, mit Stirnlampe, faßt die Conjunctiva bulbi mit anatomischer Pinzette möglichst nahe am Limbus corneae. Bulbus kann sehr stark gedreht werden, ohne daß das Tier unruhig wird, aber niemals anheben! Incision der Cornea, 1 mm vom Limbus mit Starmesser. Einführen einer sehr feinen geknickten Schere in die Incision und Vorwärtsdringen mit unterem Scherenblatt auf der Descementschen Membran (leichter Widerstand) in zirkulärer Richtung mit sukzessivem Nachfassen des Bulbus mit der anatomischen Pinzette. Eine allfällige Hornhautperforation ist harmlos, da bei langsamer Schnittführung die hinter dem Schnitt liegende Narbe verklebt und sich die vordere Augenkammer rasch wieder mit Kammerwasser füllt. Iris- oder Linsenprolaps müssen vermieden werden! Die Perforation soll nicht gescheut werden, im Interesse einer radikalen Durchschneidung der Nerven durch Incision der Cornea bis auf die Descementsche Membran.

Nach beendetem Schnitt werden 2 Tropfen Privinlösung eingeträufelt, Penicillinsalbe aufgetragen und die Lidränder zusammengenäht.

Drei Tage später wird die Naht entfernt. Eine feine ringförmige Narbe soll eben noch sichtbar sein und die Cornea muß vollständig klar erscheinen. (In über 1000 Operationen haben wir nie eine Trübung beobachtet.) Prüfung des Erfolges der Operation: 1. Direkte Beobachtung mit der Spaltlampe (GULLSTRAND). Die ungefärbten Hornhautnerven erscheinen im auffallenden Licht als grauweißliche Linien innerhalb der leicht opalescierenden Hornhautsubstanz. Einige Körner zerpulvertes Methylenblau werden in den Conjunctivalsack gebracht und lösen sich sofort in der Tränenflüssigkeit. Unter geringer Epithelanfärbung entwickelt sich bei funktionstüchtigen Nerven im durchfallenden Licht ein sehr schönes Bild der violett tingierten Nerven in 30—90 min (vgl. v. MURALT 1946, Abb. 76, S. 200). Degenerierte Nerven färben sich nicht mehr an. Fünf Tage nach der Operation darf innerhalb der Narbe kein einziger Nerv anfärbbar sein, andernfalls muß nachoperiert werden, was immer ungünstig ist. 2. Sensibilitätsprüfung: Mit dem Tasthaar wird durch Bestreichen der Cornea das Eintreten des Lidschluß-Reflexes geprüft. Fehlreaktionen können durch Berühren der Cilien der Lider oder der Schnauzhaare ausgelöst werden. Von der Operation an muß das ganze Gebiet der Cornea innerhalb der Narbe ganz unempfindlich sein.

Auswertung: Vom Operationstag an wird täglich die Sensibilität geprüft. Sobald innerhalb der Narbe eine sensible Stelle gefunden wird, wird sie zeichnerisch festgehalten und verfolgt (vgl. Abb. 130, S. 208). Nimmt sie an 2 nacheinander folgenden Tagen deutlich zu, so wird die Zeit bis zu diesem Tag als Regenerationszeit für das betreffende Tier notiert. Es sollen nie weniger als 5 Tiere für einen Ansatz in den Versuch genommen werden, besser 10 Tiere, und die Operation ist an beiden Augen auszuführen. Treten beim gleichen Tier Differenzen von mehr als 4 Tagen zwischen der Regenerationsdauer der beiden Augen auf, war die Operation fehlerhaft. Die statistische Auswertung erfolgt im logarithmischen Maßstab der Regenerationszeit (vgl. Abb. 132, S. 210).

E. Die Ultraviolett-Strahlstich-Methode[1]

Der Gedanke, die photochemische Wirkung eines sehr engbegrenzten Lichtbündels von monochromatischem Ultraviolett-Licht zur Auslösung räumlich genau umschriebener photochemischer Reaktionen in Zellen und Geweben zu verwenden, geht auf TSCHACHOTIN (vgl. 1935) zurück. Die Verwendung eines Ultraviolett-Strahles zur Mikroabsorptions-Spektralanalyse ist von CASPERSSON (1955) zu einem wichtigen Hilfsmittel für biochemische Zellprobleme ausgebaut worden. Der Unterschied zwischen den beiden Methoden besteht in folgendem:

[1] Diese Methode wurde mit Hilfe der Ciba-Stiftung für chemische, medizinische und technische Forschung ausgearbeitet. Für die Unterstützung sei auch hier herzlich gedankt.

Bei der Strahlstichmethode wird durch Absorption von Lichtquanten bestimmter Wellenlänge eine photochemische Reaktion ausgelöst, deren Auswirkung bei Nervenfasern, z. B. am Aktionspotential verfolgt werden kann (vgl. S. 155) oder am genetischen Verhalten des Zellmaterials. Bei der Mikro-absorptions-Methode wird mit geringeren Strahlungsintensitäten gearbeitet und die Absorption wird durch Messung der Schwächung des Lichtbündels mit UV-empfindlichen Photozellen gemessen. Die Mikroabsorptions-Methode kann nur an stark absorbierenden Substanzen in den relativ geringen Schichtdicken von Zellen angewendet werden. Die Strahlstich-Methode hat zur Voraussetzung, daß von einer UV-empfindlichen Substanz genügend Quanten eingefangen werden, um eine photochemische Reaktion auszulösen, deren Folgen das Gleichgewicht der Zelle stören. Die Menge der Substanz kann sehr klein sein, solange ihre Rolle im Zellgeschehen katalytisch oder genetisch bestimmend ist.

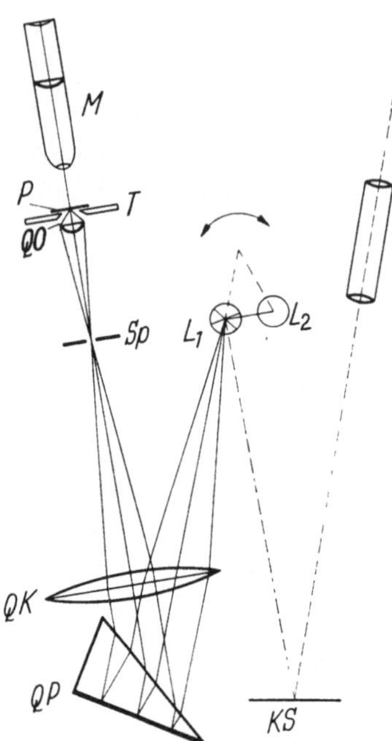

Abb. 158. Strahlengang für die Ultraviolett-Strahlstich-Methode. F Fernrohr zur Kontrolle der gleichen Lage beim Austausch der Lichtquellen L_1 und L_2; KS Kontrollspiegel; L_1, L_2 Ultraviolettlichtquellen mit verschiedener Emission, QP 30 Quarzprisma mit aluminisierter Rückfläche, QK große Quarzlinse $F = 1m$; Sp Austrittspalt des 1. Monochromators und gleichzeitig Eintrittsspalt des 2. Monochromators; QO Quarzobjekt von 3 mm Brennweite; T Objekttisch, mikrometrisch unabhängig in der Höhe verstellbar; P Präparat; M Lichtmikroskop mit Ocularmikrometer zur optischen Fixierung der genauen Lage des vom 2. Monochromators in der Objektebene entworfenen Spaltbildes

Die Anwendung der Ultraviolett-Strahlstich-Methode bereitet, wegen der Unsichtbarkeit des Lichtes, folgende technische Schwierigkeiten: 1. Zentrierung des Strahles auf das Objekt; 2. Fokussierung der Strahlung auf die gewünschte Stelle; 3. Reinheit des monochromatischen Lichtes.

Wir haben diese Schwierigkeiten in folgender Weise gelöst: Abb. 158 zeigt schematisch die Anordnung. Das Licht der linearen Lichtquelle L_1 bzw. L_2, die als Eintrittspalt des 1. Monochromators dient, fällt durch die Quarzlinse QK in das reflektierende Quarz-Prisma QP (aluminisierte Rückfläche, Silber absorbiert kurzwelliges UV) und von dort auf den Austrittspalt Sp, der gleichzeitig Eintrittsspalt des 2. Monochromators ist. Der 2. Monochromator besteht aus dem Spalt Sp und dem Quarzobjektiv QO, dessen Brennweite wegen der starken Dispersion des Quarzes im UV-Gebiet zwischen 300 und 200 mμ mit der Wellenlänge des Lichtes stark variiert. Verwendet man eine Quecksilberlampe als Lichtquelle, läßt man die gesamte Strahlung auf den Spalt Sp fallen und beobachtet man seitlich die Lage der von dem Quarzobjektiv QO entworfenen Bildchen des Eintrittsspaltes Sp in der Objektebene, so sieht man sie sauber getrennt in verschiedenen Ebenen liegen. In einer waagrechten Ebene hat man somit immer nur ein scharf gebündeltes monochromatisches UV-Licht und ein flächenhaft ausgebreitetes polychromatisches UV-Licht. Schaltet man den 1. Monochromator vor, dann erhält man durch diese monochromatisieren den Eigenschaftender Quarz-Objektive ein sehr intensives Spaltbild von z. B. $14\mu \times 28\mu$ mit einer Halbwertsbreite der Wellenlange von weniger als 10 mμ. Dieser Kunstgriff erlaubt es, mit relativ großen Intensitäten und guter Monochromasie in engumschriebenen Bezirken einer Zelle Bestrahlungen auszuführen (vgl. HOPPE 1955).

HOPPE hat Anthrazen-Kristalle gezüchtet, die flachenhaft sind und bei wenigen Mikron Dicke sehr stark fluorescieren. Man kann sie zwischen 2 Quarz-Deckglaser in Glycerin einschließen und hat ein Objekt, mit dem die Mikro-Fokussierung der unsichtbaren UV-Strahlung äußerst genau und bequem durchgefuhrt werden kann. Zur Zentrierung des Strahlenganges hat HOPPE Silber auf Quarzplättchen aufgedampft, die einen Spalt von 50 μ freilassen. Bei scharfer Abbildung dieses Spaltes ist der Lichtdurchlaß maximal und mit einer UV-empfindlichen Photozelle kann so der Strahlengang äußerst prazis zentriert werden.

Wird das Objekt auf den Objekttisch gebracht, so entsteht die Schwierigkeit, die gewunschte Stelle (z. B. Ranvier-Knoten einer Einzelfaser) in der Seite und Hohe genau in den Brennpunkt der monochromatischen Ultraviolett-Strahlung zu bringen, den man nicht sieht und dessen Einwirkung während der Einstellung des Objektes unerwünscht ist. Das neue Zeiß-Mikroskop mit unabhängig je in der Höhe verstellbarem Objekttisch und Objektiv-Rohr hat hier die Möglichkeit zu einer ebenso einfachen, wie eleganten Lösung geschaffen: Mit dem Anthrazen-Kristall oder Objekt wird der Brennpunkt der monochromatischen Strahlung mit Hilfe des Mikroskopes M im sichtbaren Fluorescenzlicht ganz scharf eingestellt und mit einem Ocularmikrometer optisch festgelegt. Der Kristall wird entfernt und die UV-Strahlung abgeschaltet. Jetzt wird das biologische Objekt auf den Tisch P gebracht und mit Höhentrieb des Objekttisches und Kreuztisches so lange verschoben, bis die zu bestrahlende Stelle im unverändert belassenen Lichtmikroskop M im Ocularmikrometer scharf und genau an der Stelle liegt, wo vorher das Bild des fluorescierenden Spaltes lag. Jetzt kann die UV-Strahlung eingeschaltet werden und man ist sicher, daß nur die gewünschte Stelle monochromatisch und eng umschrieben bestrahlt wird.

Neben der Lampe L_1 ist es oft wunschbar, wahrend des Versuches auf eine andere Lichtquelle umzuschalten. Die Brennstrecke der Lichtquelle L_1 wird uber einen Spiegel KS auf das Fadenkreuz eines Fernrohres F abgebildet. Wird die Lichtquelle L_2 mit L_1 ausgetauscht, so kann sie durch Feintrieb so lange verstellt werden, bis ihre Brennstrecke wieder genau an der gleichen Stelle liegt, so daß auch der Hauptstrahlengang zentriert und monochromatisiert bleibt.

F. Die Herstellung von physiologischen Lösungen[1]

Der sorgfältigen und immer wieder überprüften Herstellung physiologischer Lösungen ist besonders bei Nerven-Versuchen größte Sorgfalt zu widmen. Für die Zubereitung von Calcium-Lösungen sollte nur Calcium crystallisatum pro analysi verwendet werden, wobei sowohl das Kristallwasser, wie auch das durch Hygroskopie aufgenommene Wasser berücksichtigt werden muß. Die Calcium-Lösungen sollten immer titriert werden, damit Sicherheit besteht. Im folgenden sind die klassischen Lösungen in der Originalzusammensetzung und ihre Abwandlung auf Grund neuer Erfahrungen angegeben. Als Lösungsmittel sollte immer doppelt destilliertes Wasser verwendet werden, das vor jedem Kontakt mit unedlen Metallen zu schützen ist.

1 *Ringerlösung für Kaltblüter*, nach S Ringer (1885)

NaCl	0,600 g/100 cm³ =	102,6 mM	
KCl	0,0075 g/100 cm³ =	1,01 mM	
$CaCl_2$	0,010 g/100 cm³ =	0,91 mM	(muß titriert werden!)
$NaHCO_3$	0,010 g/100 cm³ =	1,19 mM	

2 *Tasaki-Ringerlösung für Kaltblüter* nach I Tasaki (1939)
(eignet sich besonders für Versuche an einzelnen Nervenfasern)

NaCl	0,650 g/100 cm³ =	111,2 mM	
KCl	0,014 g/100 cm³ =	1,88 mM	
$CaCl_2$	0,012 g/100 cm³ =	1,08 mM	(muß titriert werden!)
$NaHCO_3$	0,020 g/100 cm³ =	2,38 mM	
NaH_2PO_4	0,001 g/100 cm³ =	0,08 mM	
Glukose	0,200 g/100 cm³ =	11,11 mM	

3 *Tyrode-Lösung für Warmblüter*, nach M V Tyrode (1910)

NaCl	0,800 g/100 cm³ =	136,9 mM	
KCl	0,020 g/100 cm³ =	2,68 mM	
$CaCl_2$	0,020 g/100 cm³ =	1,80 mM	(muß titriert werden!)
$MgCl_2$	0,010 g/100 cm³ =	1,05 mM	
$NaHCO_3$	0,100 g/100 cm³ =	11,90 mM	
NaH_2PO_4	0,005 g/100 cm³ =	0,42 mM	
Glukose	0,100 g/100 cm³ =	5,55 mM	

4 *Locke-Lösung für Warmblüter*, nach F. S. Locke (1900)

NaCl	0,920 g/100 cm³ =	157,4 mM	
KCl	0,042 g/100 cm³ =	5,63 mM	
$CaCl_2$	0,023 g/100 cm³ =	2,09 mM	(muß titriert werden!)
$NaHCO_3$	0,015 g/100 cm³ =	1,78 mM	
Glucose	0,100 g/100 cm³ =	5,55 mM	

5. *Krebs-Lösung für Warmblüter*, nach H. A. Krebs u. K. Henseleit (1932)
(Gilt heute als beste Lösung)

NaCl	0,690 g/100 cm³ =	118,04 mM	
KCl	0,035 g/100 cm³ =	4,695 mM	
$CaCl_2$	0,028 g/100 cm³ =	2,523 mM	(muß titriert werden!)
$MgSO_4$	0,014 g/100 cm³ =	1,635 mM	
$NaHCO_3$	0,209 g/100 cm³ =	24,877 mM	
KH_2PO_4	0,016 g/100 cm³ =	1,176 mM	

Gasgemisch 5 % Kohlensäure

[1] „Der Physiologe ist ein Mann, der einen Frosch tötet, um zu sehen, warum er gelebt hat und die eigenartigsten Erscheinungen an isolierten Organen seinen mangelhaft zusammengesetzten physiologischen Lösungen verdankt."

Herstellung durch Mischung folgender isotonischer Stammlösungen:

NaCl	0,90 g/100 cm³	
KCl	1,15 g/100 cm³	
$CaCl_2$	1,21 g/100 cm³	(muß titriert werden!)
$MgSO_4 \cdot 7\,H_2O$	3,82 g/100 cm³	
$NaHCO_3$	1,30 g/100 cm³	
KH_2PO_4	2,11 g/100 cm³	

Gasgemisch 5 % Kohlensäure

6. Künstliches Meerwasser 3,45 %, nach C. F. A. Pantin (1946)

	g/l		
NaCl	23,427		400,77 mM
KCl	0,729		9,78 mM
$CaCl_2 \cdot 6\,H_2O$	2,218	(1,124)	10,12 mM
$MgCl_2 \cdot 6\,H_2O$	10,702	(5,013)	52,64 mM
$Na_2SO_4 \cdot 10\,H_2O$	8,967	(3,953)	32,77 mM
$NaHCO_3$	0,210		2,50 mM
$NaBr \cdot 2\,H_2O$	0,079	(0,067)	0,65 mM

7. Isotonische Lösungen für Cephalopoden, nach A. L. Hodgkin u. B. Katz (1949)
(Rezept für Stammlösungen mit einer Gefrierpunktserniedrigung von $= \Delta - 1{,}88°$ C.)

Substanz	Molarität	g/1000 g H_2O
a) NaCl	0,56	32,7
b) KCl	0,56	41,8
c) $CaCl_2$	0,38	42,1
d) $MgCl_2$	0,36	34,3
e) $NaHCO_3$	0,56	47,1
f) Glucose	0,98	177,0
g) Saccharose	0,93	319,0
h) Cholinchlorid	0,60	83,6

Künstliches Meerwasser wird erhalten, wenn folgendermaßen gemischt wird:
804 Teile a 18 Teile b 28 Teile c 146 Teile d 4,6 Teile e

8. Atomgewichte und Molekulargewichte (zur Herstellung gebräuchlicher Lösungen)

Ba	137,36	NaBr	102,91
Br	79,92	$NaBr \cdot 2\,H_2O$	120,93
C	12,01	$NaSO_4$	120,06
Ca	40,08	$NaHCO_3$	84,01
$CaCl_2$	111,00	NaH_2PO_4	119,99
Cl	35,46	$MgSO_4$	120,39
H	1,008	KH_2PO_4	136,09
K	39,10	O	16,00
KCl	74,55	P	30,97
Li	6,94	S	32,07
Mg	24,32	Glucose	180,1
$MgCl_2$	95,24	2 4 Dinitrophenol	184,1
N	14,01	Procain-Hydrochlorid	272,8
Na	23,00	Cholinchlorid	140,0
NaCl	58,45	Saccharose	342,1

Tabelle 6 *Gefrierpunktserniedrigung Δ und Isotonie*
Normallösungen und Molarlösungen
Kaltblüter: Isotonie entspricht $\Delta = -0{,}41°$ C
Warmblüter: Isotonie entspricht $\Delta = -0{,}56°$ C

Eine molare Lösung sollte $\Delta = -1{,}83°$ C haben. Das ist nie der Fall, daher werden in Kolonne 4 die maßgebenden Zahlen angegeben.

Stoff	Normallösung g/l	Molarlösung g/l	Δ gültig für isotonische Lösungen[1]	Konzentration der isotonischen Lösung	
				$\Delta = -0{,}56°$ C	$\Delta = -0{,}41°$ C
NaCl	58,45	58,45	− 3,43° C	0,162 M 0,945 %	0,119 M 0,695 %
KCl	74,55	74,55	− 3,41° C	0,164 M 1,22 %	0,120 M 0,895 %
LiCl	42,40	42,40	− 3,51° C	0,160 M 0,68 %	0,117 M 0,50 %
$CaCl_2$	55,50	111,00	− 4,82° C	0,116 M 1,29 %	0,085 M 0,94 %
$MgCl_2$	47,62	95,24	− 4,94° C	0,113 M 1,07 %	0,083 M 0,79 %
$NaHCO_3$	84,01	84,01	− 3,57° C	0,157 M 1,32 %	0,115 M 0,96 %
$Na_2HPO_4 \cdot 12\,H_2O$.	179,10	358,21	− 4,34° C	0,129 M 4,63 %	0,095 M 3,40 %
Saccharose . . .	342,1	342,1	− 1,92° C	0,29 M 10,0 %	0,213 M 7,3 %
Glucose	180,1	180,1	− 1,88° C	0,3 M 5,4 %	0,218 M 3,9 %

Normal- und Molarlösungen

Eine Molarlösung ist eine Lösung, in der 1 gMol des Stoffes in 1 Liter gelöst ist.

Die Normallösung dagegen ist so hergestellt, daß 1 g reagierender Wasserstoff auf 1 Liter entfällt. Sie kann 1 Mol oder Bruchteile desselben enthalten, je nachdem, in welcher Weise die Substanz zur Reaktion herangezogen wird.

Für die Säuretitration muß die Lösung so viel Säure enthalten, daß 1 g H zur Ersetzung durch Alkali bis zum Endpunkt der Reaktion zur Verfügung steht. MHCl enthält 1 g Wasserstoff, der ersetzbar ist, ist also gleich konzentriert wie NHCl. MH_2SO_4 enthält dagegen 2 g Wasserstoff, der ersetzbar ist, ist also gleich $2\,NH_2SO_4$. Bei der Phosphorsäure kommt es auf den Endpunkt der Titration an. Wird bis p_H 5 titriert, so stehen 1 g Wasserstoff je Liter, bis p_H 9: 2 g Wasserstoff je Liter, bis p_H 12: 3 g Wasserstoff je Liter zur Verfügung. Die Normallösung muß infolgedessen je nach dem Endpunkt 1, $^1/_2$, $^1/_3$ Mol im Liter enthalten. Das gleiche gilt für die Oxydation und Reduktion. Eine normale Permanganatlösung z. B. ist nur M/5, denn jedes Molekül Permanganat oxydiert 5 H-Atome der Oxalsäure.

[1] Bezogen auf Molarität.

Schrifttum

ADRIAN, R. H 1956: The effect of internal and external potassium concentration on the membrane potential of frog muscle. J. Physiol. (Lond) **133**, 631—658.

ALEXANDER, J. T., and W. L. NASTUK 1953: An instrument for the production of microelectrodes used in electrophysiological studies Rev. sci Instr **24**, 528—531.

ARVANITAKI, A , N CHALAZONITIS et M. OTSUKA 1956. Activité paroxystique du soma neuronique d'Aplysia sous l'effet de la strychnine. C R. Acad. Sci (Paris) **243**, 307—309

ASMUSSEN, E 1932 Über die Reaktion isolierter Muskelfasern auf direkte Reize Pflüg Arch ges Physiol **230**, 263—272

BENOIT, P , et E CORABOEUF 1955 Modifications électrotoniques du potentiel de pointe et du potentiel consécutif de la fibre musculaire striée C R Soc Biol (Paris) **149**, 1435—1438

BROCK, L. G , J S COOMBS and J. C ECCLES 1952 The recording of potentials from motoneurones with an intracellular electrode J Physiol (Lond) **117**, 431—460.

BULBRING, E , and I N. HOOTON 1954 Membrane potentials of smooth muscle fibres in the rabbit's sphincter pupillae J Physiol (Lond) **125**, 292—301

BULLOCK, T H , and S HAGIWARA 1957 Intracellular recording from the giant synapse of the squid J gen Physiol **40**, 565—577

BURNSTOCK, G , and R W. STRAUB 1958 A method for studying the effects of ions and drugs on the resting and action potentials in smooth muscle with external electrodes. J Physiol (Lond) **140**, 156—167.

CALDWELL, P C , and A C DOWNING 1955 The preparation of capillary microelectrodes J Physiol (Lond) **128**, 31 P.

CASPERSSON, T 1955· Quantitative cytochemical methods for the study of cell metabolism. Experientia (Basel) **11**, 45—60

CASTILLO, J DEL, and B KATZ 1955: On the localization of acetylcholine receptors J Physiol (Lond) **128**, 157—181

COLE, K S , and H J CURTIS 1939 Electric impedance of the squid giant axon during activity J gen Physiol **22**, 649—670

COOMBS, J S , J C ECCLES and P FATT 1955 The electrical properties of the motoneurone membrane J Physiol (Lond.) **130**, 291—325

CRAIN, S M 1956 Resting and action potentials of cultured chick embryo spinal ganglion cells J comp Neurol. **104**, 285—329

CURTIS, H J , and K S COLE 1942 Membrane resting and action potentials from the squid giant axon J cell comp Physiol. **19**, 135—144

DAVIS, L , and R. LORENTE DE NÓ 1947: Contribution to the mathematical theory of the electrotonus In R LORENTE DE NÓ 1947 A study of nerve physiology Stud. Rockefeller Inst med Res **131**, 442—496.

DICKINSON, C J 1950 Electrophysiological technique London Offices of electronic Engineering.

DRAPER, M H , and S WEIDMANN 1951 Cardiac resting and action potentials recorded with an intracellular electrode J. Physiol (Lond) **115**, 74—94

ECCLES, R M 1955 Intracellular potentials recorded from a mammalian sympathetic ganglion J Physiol. (Lond) **130**, 572—584

ESSEX, H E , and N. DE REZENDE 1943. Observations on injury and repair of peripheral nerves. Amer J Physiol **140**, 107—114

EVANS, M. H 1958. A simple intensity modulator for electrophysiology. J. Physiol. (Lond) **142**, 8—9 P.

EYZAGUIRRE, C , and S W. KUFFLER 1955 Processes of excitation in the dendrites and in the soma of single isolated sensory nerve cells of the lobster and crayfish J gen Physiol **39**, 87—119

FATT, P , and B KATZ 1951 An analysis of the end-plate potential recorded with an intracellular electrode J Physiol (Lond) **115**, 320—370.

FATT, P., and B. KATZ 1953. The electrical properties of crustacean muscle fibres J. Physiol (Lond.) **120**, 171—204.

FRANK, K., and M. G. F. FUORTES 1955: Potentials recorded from the spinal cord with microelectrodes. J. Physiol (Lond.) **130**, 625—654.

FRANKENHAEUSER, B., and A. L. HODGKIN 1957: The action of calcium on the electrical properties of squid axons. J. Physiol (Lond.) **137**, 218—244.

GRUNDFEST, H., C. Y. KAO and M. ALTAMIRANO 1954 Bioelectric effects of ions microinjected into the giant axon of Loligo. J. gen. Physiol **38**, 245—282.

GRUYTER, E. DE 1954: Neuer Vorverstarker fur physiologische Zwecke. Helv. physiol pharmacol Acta **12**, C 53—C 54

— 1956: Millivoltmeter. Experientia (Basel) **12**, 357—359.

HAGIWARA, S., and A. WATANABE 1956: Discharges of motoneurons of Cicada. J. cell comp. Physiol **47**, 415—428.

HODGKIN, A. L. 1939: The subthreshold potentials in a crustacean nerve fibre. Proc roy. Soc B **126**, 87—121.

— 1947. The membrane resistance of a non-medullated nerve fibre. J. Physiol (Lond.) **106**, 305—318

—, and A. F. HUXLEY 1945 Resting and action potentials in single nerve fibres. J. Physiol (Lond.) **104**, 176—195

— — 1947: Potassium leakage from an active nerve fibre. J. Physiol (Lond.) **106**, 341—367.

— — 1952a: The dual effect of membrane potential on sodium conductance in the giant axon of Loligo. J. Physiol (Lond.) **116**, 497—506

— — 1952b. A quantitative description of membrane current and its application to conduction and excitation in nerve. J. Physiol (Lond.) **117**, 500—544

— — 1953 Movement of radioactive potassium and membrane current in a giant axon. J. Physiol (Lond.) **121**, 403—414.

— — and B. KATZ 1952 Measurement of current-voltage relations in the membrane of the giant axon of Loligo. J. Physiol (Lond.) **116**, 424—448

—, and B. KATZ 1949 The effect of sodium ions on the electrical activity of the giant axon of the squid. J. Physiol. (Lond.) **108**, 37—77

—, and R. D. KEYNES 1955a Active transport of cations in giant axons from Sepia and Loligo. J. Physiol (Lond.) **128**, 28—60

— — 1955b The potassium permeability of a giant nerve fibre. J. Physiol. (Lond.) **128**, 61—88

— — 1956 Experiments on the injection of substances into squid giant axons by means of a microsyringe. J. Physiol. (Lond.) **131**, 592—616.

—, and W. A. H. RUSHTON 1946: The electrical constants of a crustacean nerve fibre Proc. roy. Soc. B **133**, 444—479.

HODGMAN, C. D. 1954: Handbook of chemistry and physics. 36 edit. 1106—1107. Cleveland, Ohio: Chemical Rubber Publ. Co.

HODLER, J., R. STAMPFLI and I. TASAKI 1952: Role of potential wave spreading along myelinated nerve fiber in excitation and conduction. Amer. J. Physiol. **170**, 375 bis 389

HOLMAN, M. 1957: The effect of changes in sodium chloride concentration on the smooth muscle of the guinea-pig's taenia coli. J. Physiol. (Lond.) **136**, 569—584.

HOPPE, W. 1955: Zur Mikroabsorptionsspektralanalyse im sichtbaren Spektralgebiet und im UV. Experientia (Basel) **11**, 281—282.

HUXLEY, A. F., and R. STAMPFLI 1949: Evidence for saltatory conduction in peripheral myelinated nerve fibres. J. Physiol. (Lond.) **108**, 315—339.

— — 1951a: Direct determination of membrane resting potential and action potential in single myelinated nerve fibres. J. Physiol. (Lond.) **112**, 476—495.

— — 1951b: Effect of potassium and sodium on resting and action potentials of single myelinated nerve fibres. J. Physiol. (Lond.) **112**, 496—508.

JENT, M 1945 Der Cornea-Test zur Prufung und Verfolgung der Regeneration im peripheren Nerven Helv physiol pharmacol Acta **3**, 65—69

KAO, C Y, and H GRUNDFEST 1957 Postsynaptic electrogenesis in septate giant axons. I Earthworm median giant axon J Neurophysiol **20**, 553—573

KATO, G 1934 Microphysiology of nerve Tokyo Maruzen

— 1941 Neuere Untersuchungen an einzelnen Nervenfasern Abh exakt Biol Heft 2, 121—149

KATZ, B 1948 The electrical properties of the muscle fibre membrane Proc roy Soc B **135**, 506—534

KEMP, R 1955 Cathode-ray oscilloscope intensity modulator Rev sci Instr **26**, 1120—1121

KEYNES, R D 1951 The ionic movements during nervous activity J Physiol (Lond) **114**, 119—150

—, and P R LEWIS 1951 The resting exchange of radioactive potassium in crab nerve J Physiol (Lond) **113**, 73—98

—, and H MARTINS-FERREIRA 1953 Membrane potentials in the electroplates of the electric eel J Physiol (Lond) **119**, 315—351

KILB, H, u R STAMPFLI 1956. Eine Vorrichtung zur Membranpotentialmessung am einzelnen bespulten Ranvier'schen Schnurring in Ruhe und Erregung Helv physiol pharmacol Acta **14**, 251—254

KLENSCH, H 1954 Einfuhrung in die biologische Registriertechnik. Stuttgart Thieme

KREBS, H A, u K HENSELEIT 1932 Untersuchungen uber die Harnstoff-Bildung im Tierkorper Hoppe-Seylers Z physiol Chem **210**, 33—66

KUFFLER, S W 1942 Electric potential changes at an isolated nerve-muscle junction J Neurophysiol **5**, 18—26

LING, G, and R W GERARD 1949 The normal membrane potential of frog sartorius fibers J cell comp Physiol **34**, 383—396

LOCKE, F S 1900 Die Wirkung der Metalle des Blutplasmas und verschiedener Zucker auf das isolierte Saugetierherz Zbl Physiol **14**, 670—672.

LUTTGAU, H-C 1954 Analyse der Wirkung von Barium-Ionen an der isolierten markhaltigen Nervenfaser Pflug Arch ges Physiol **260**, 141—147

— 1956 Das Na-Transportsystem wahrend der Erregungsprozesse am Ranvier-Knoten isolierter markhaltiger Nervenfasern Experientia (Basel) **12**, 482 bis 486

MACNICHOL jr, E F, and H G WAGNER 1954 A high-impedance input circuit suitable for electrophysiological recording from micropipette electrodes Res rept Nav Med Res Inst **12**, 97—118

MARMONT, G 1949 Studies on the axon membrane I A new method J cell comp Physiol **34**, 351—382

MOORE, J W, and K S COLE 1955 Membrane potentials of the squid giant axon in vivo Fed Proc **14**, 103

v MURALT, A 1946 Die Signalubermittlung im Nerven Basel Birkhauser.

MUSCHOLL, E 1957 Elektrophysiologische Untersuchung der einzelnen Faseranteile des isolierten Rattenzwerchfelles Pflug Arch ges Physiol **264**, 467—483

NASTUK, W L 1953 The electrical activity of the muscle cell membrane at the neuromuscular junction J cell comp Physiol **42**, 249—272

—, and A L HODGKIN 1950 The electrical activity of single muscle fibers J cell comp Physiol **35**, 39—73

NIEDERGERKE, R 1955 Local muscular shortening by intracellularly applied calcium J Physiol (Lond) **128**, 12P—13P.

PANTIN, C F A. 1946 Notes on microscopical technique for zoologists Cambridge: Cambridge University Press.

PHILLIPS, C. G. 1956. Intracellular records from Betz cells in the cat. Quart J exp. Physiol **41**, 58—69

PORETTI, G. G. 1953: Bestrahlung von peripheren Nerven mit Rontgen- und Radiumstrahlen. Gedruckte Dissertation. Physiologisches Institut, Bern.

RINGER, S. 1885: Regarding the influence of the organic constituents of the blood on the contractility of the ventricle. J. Physiol. (Lond.) **6**, 361—381.

RITCHIE, J. M., and R. W. STRAUB 1957: The hyperpolarization which follows activity in mammalian non-medullated fibres. J. Physiol (Lond.) **136**, 80—97.

SOLMS, S. J., W. L. NASTUK and J. T. ALEXANDER 1953: Development of a high-fidelity preamplifier for use in the recording of bioelectric potentials with intracellular electrodes. Rev. sci. Instr. **24**, 960—967.

STAMPFLI, R. 1952: Bau und Funktion isolierter markhaltiger Nervenfasern. Ergebn. Physiol **47**, 70—165

— 1954. A new method for measuring membrane potentials with external electrodes. Experientia (Basel) **10**, 508—509.

— 1956 Nouvelle méthode pour enregistrer le potentiel d'action d'un seul étranglement de Ranvier et sa modification par un brusque changement de la concentration du milieu extérieur. J. Physiol. (Paris) **48**, 710—714.

—, and K. NISHIE 1956: Effects of calcium-free solutions on membrane-potential of myelinated nerve fibers of the Brazilian frog Leptodactylus ocellatus Helv. physiol. pharmacol. Acta **14**, 93—104

—, and M. WILLI 1957: Membrane potential of a Ranvier node measured after electrical destruction of its membrane. Experientia (Basel) **13**, 297—298

STRAUB, R. 1956a: Die Wirkungen von Veratridin und Ionen auf das Ruhepotential markhaltiger Nervenfasern des Frosches Helv. physiol pharmacol. Acta **14**, 1—28.

— 1956b: Sucrose-gap apparatus for studying the resting and action potential in mammalian non-medullated fibres J. Physiol. (Lond.) **135**, 2P—4P

SVAETICHIN, G., and R. JONASSON 1956. A technique for oscillographic recording of spectral response curves Acta physiol scand. **39**, Suppl. **134**, 3—16

TASAKI, I. 1939: The strength-duration relation of the normal polarized and narcotized nerve fiber. Amer J Physiol **125**, 367—379

— 1953: Nervous transmission. Springfield, Ill. Ch C Thomas.

— 1955 New measurements of the capacity and the resistance of the myelin sheath and the nodal membrane of the isolated frog nerve fiber Amer. J. Physiol. **181**, 639 bis 650

— 1956: Initiation and abolition of the action potential of a single node of Ranvier. J. gen Physiol **39**, 377—395.

—, and K. FRANK 1955: Measurement of the action potential of myelinated nerve fiber. Amer J. Physiol. **182**, 572—578.

—, and W. H. FREYGANG 1955: The parallelism between the action potential, action current and membrane resistance at a node of Ranvier. J. gen. Physiol. **39**, 211—223.

—, and S. HAGIWARA 1957: Capacity of muscle fiber membrane. Amer. J. Physiol. **188**, 423—429.

—, and K. MIZUGUCHI 1949: The changes in the electric impedance during activity and the effects of alcaloids and polarization upon the bioelectric processes in the myelinated nerve fibre. Biochim. biophys. Acta **3**, 484—493.

TAUC, L. 1955: Etude de l'activité élémentaire des cellules du ganglion abdominal de l'Aplysie. J. Physiol. (Paris) **47**, 769—792.

TOBIAS, J. M. 1955: Effects of phospholipases, collagenase and chymotrypsin on impulse conduction and resting potential in the lobster axon with parallel experiments on frog muscle. J. cell. comp. Physiol. **46**, 183—207.

—, and S. H. BRYANT 1955: An isolated giant axon preparation from the lobster nerve cord. J. cell. comp. Physiol. **46**, 163—182.

TSCHACHOTIN, S. 1935: Die Mikrostrahlstichmethode und andere Methoden des zytologischen Mikroexperimentes. Hdb. d. biol. Arbeitsmethoden. (E. ABDERHALDEN) Abt. V, Teil 10, Heft 5, 877—958.

TYLER, A., A. MONROY, C. Y. KAO and H. GRUNDFEST 1956: Membrane potential and resistance of the starfish egg before and after fertilization. Biol. Bull. (Woods Hole) **111**, 153—177.

TYRODE, M. V. 1910. The mode of action of some purgative salts. Arch. int. Pharmacodyn. **20**, 205—223.

WEIDMANN, S. 1951a. Electrical characteristics of Sepia axons. J. Physiol. (Lond.) **114**, 372—381.

— 1951b. Effect of current flow on the membrane potential of cardiac muscle. J. Physiol. (Lond.) **115**, 227—236.

— 1955a. The effect of the cardiac membrane potential on the rapid availability of the sodium-carrying system. J. Physiol. (Lond.) **127**, 213—224.

— 1955b. Effects of calcium ions and local anaesthetics on electrical properties of Purkinje fibres. J. Physiol. (Lond.) **129**, 568—582.

— 1957. Resting and action potentials of cardiac muscle. Ann. N. Y. Acad. Sci. **65**, 663—678.

WOODBURY, J. W., and A. J. BRADY 1956. Intracellular recording from moving tissues with a flexibly mounted ultramicroelectrode. Science **123**, 100—101.

—, and L. A. WOODBURY 1950. Membrane resting and action potentials from excitable tissues. Fed. Proc. **9**, 139.

WOODBURY, L. A., H. H. HECHT and A. R. CHRISTOPHERSON 1951. Membrane resting and action potentials of single cardiac muscle fibres of the frog ventricle. Amer. J. Physiol. **164**, 307—318.

YOUNG, J. Z. 1936. The structure of nerve fibres in cephalopods and crustacea. Proc. roy. Soc. B **121**, 319—337.

Sachverzeichnis

Namenverzeichnis